临床输血技术培训

高级教程

主　审　汪德清　向　东　纪宏文

主　编　桂　嵘　王勇军

副主编　沈　伟　余泽波　陈秉宇　周　明

　　　　谢毓滨　蔡晓红　刘凤霞

U0388425

人民卫生出版社

·北京·

版权所有，侵权必究！

图书在版编目（CIP）数据

临床输血技术培训高级教程 / 桂嵘，王勇军主编．
北京 ：人民卫生出版社，2025. 1. -- ISBN 978-7-117
-37402-6

Ⅰ. R457. 1

中国国家版本馆 CIP 数据核字第 20256P878A 号

人卫智网	www.ipmph.com	医学教育、学术、考试、健康，购书智慧智能综合服务平台
人卫官网	www.pmph.com	人卫官方资讯发布平台

临床输血技术培训高级教程

Linchuang Shuxue Jishu Peixun Gaoji Jiaocheng

主　　编：桂　嵘　王勇军
出版发行：人民卫生出版社（中继线 010-59780011）
地　　址：北京市朝阳区潘家园南里 19 号
邮　　编：100021
E - mail：pmph @ pmph.com
购书热线：010-59787592　010-59787584　010-65264830
印　　刷：三河市宏达印刷有限公司
经　　销：新华书店
开　　本：850×1168　1/16　印张：29
字　　数：858 千字
版　　次：2025 年 1 月第 1 版
印　　次：2025 年 1 月第 1 次印刷
标准书号：ISBN 978-7-117-37402-6
定　　价：129.00 元

打击盗版举报电话：010-59787491　E-mail：WQ @ pmph.com
质量问题联系电话：010-59787234　E-mail：zhiliang @ pmph.com
数字融合服务电话：4001118166　E-mail：zengzhi @ pmph.com

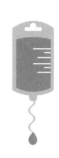

编 委（按姓氏笔画排序）

卜艳红	中南大学湘雅二医院	杨源青	中南大学湘雅二医院
马金旗	中南大学湘雅三医院	吴 斌	武汉市第一医院
王 华	西南医科大学附属医院	吴 蓉	珠海市中心血站
王 顺	武汉市第一医院	吴世泉	衢州市中心血站
王少娜	海口市骨科与糖尿病医院	吴新忠	广东省中医院
王立新	四川大学华西医院	旷开其	长沙血液中心
王勇军	中南大学湘雅二医院	邱 明	桂林医学院附属医院
王新华	航天中心医院	何 屹	四川省医学科学院·四川省人民医院
王巍巍	湖南省肿瘤医院	余泽波	重庆医科大学附属第一医院
韦小香	南宁市第一人民医院	谷 兰	中南大学湘雅三医院
文贤慧	贵州医科大学附属医院	邹彬彬	长沙血液中心
孔晓君	南京市江宁医院	汪德清	中国人民解放军总医院第一医学中心
叶志君	四川省医学科学院·四川省人民医院	沈 伟	上海市血液中心
付丽瑶	中南大学湘雅二医院	张 鹭	四川省医学科学院·四川省人民医院
白 乐	内江市第一人民医院	张宁洁	中南大学湘雅二医院
冯志文	柳州市柳铁中心医院	张会平	长沙血液中心
邢颜超	中国人民解放军新疆军区总医院	张军华	中南大学湘雅三医院
向 东	上海市血液中心	张进华	中国人民解放军西部战区空军医院
刘 艳	吉首大学	张进进	中国人民解放军新疆军区总医院
刘凤霞	中南大学湘雅三医院	张志昇	中南大学湘雅三医院
刘立辉	长沙血液中心	张树超	青岛大学附属医院
齐 珺	陕西省血液中心	陈 青	南京大学医学院附属鼓楼医院
许 靖	长沙市中心医院	陈体仙	大理大学第一附属医院
孙丽莎	湖南省肿瘤医院	陈秉宇	浙江省人民医院
孙晓丽	中国人民解放军新疆军区总医院	陈建军	湖南省人民医院
纪宏文	中国医学科学院阜外医院	陈要朋	中国人民解放军联勤保障部队医院
李 营	青岛大学附属医院		第九二三医院
李成媛	中南大学湘雅三医院	林 嘉	四川省医学科学院·四川省人民医院
李国才	中南大学湘雅三医院	欧阳淑娟	湖南省肿瘤医院
李剑平	辽宁省血液中心	罗优梅	中南大学湘雅三医院
李海英	重庆医科大学附属璧山医院	罗雁威	中南大学湘雅三医院

金　沙　上海市血液中心
周　明　湖南省人民医院
郝　珂　浙江省人民医院
胡　雪　重庆医科大学附属第一医院
胡招兰　中南大学湘雅二医院
钟　靖　邵阳市中心医院
贺　理　中南大学湘雅二医院
袁　红　四川省医学科学院·四川省人民医院
桂　嵘　中南大学湘雅三医院
晏永和　长沙血液中心
徐　华　陕西省血液中心
徐春柳　海南省人民医院
高　萌　中南大学湘雅三医院
高晶晶　福建医科大学附属泉州第一医院
唐　浩　中南大学湘雅三医院
桑列勇　绍兴市中心血站
黄　蓉　中南大学湘雅三医院
黄远帅　西南医科大学附属医院

龚晨辉　南昌大学第二附属医院
崔艳慧　中南大学基础医学院
章　旭　辽宁省血液中心
梁文飚　江苏省血液中心
彭晓丹　重庆医科大学附属巴南医院
遇红梅　吉林大学中日联谊医院
傅云峰　中南大学湘雅三医院
曾娇辉　中南大学湘雅三医院
谢毓滨　长沙血液中心
雷　平　湖南省人民医院(湖南师范大学附属
　　　　第一医院)
雷　航　上海交通大学医学院附属瑞金医院
阙文君　重庆医科大学附属第一医院
蔡　丹　湘潭市中心医院
蔡晓红　上海交通大学医学院附属瑞金医院
谭金哲　四川大学华西医院
熊永芬　武汉市第一医院

编写人员 (按姓氏笔画排序)

王　洁　王　震　王小芳　王天菊　王雨涵　王满妮　龙文蔚　印旨意　冯晨晨　刘　瑾　刘海艇
苏艳荣　杜垚强　李红燕　李凯旋　李慧梁　杨冬梅　肖　英　张芸飞　张楠楠　陆　路　陈　静
邵　雷　罗　佳　罗优梅　罗旭倩　罗金莲　罗彬瑞　周　颖　周炜鑫　周雄辉　房　婕　项伟玲
钟锦通　姜贞贞　倪　畅　郭天虹　黄玉芬　黄雪原　梅梦寒　寇秦洁　董　航　蒋　义　蒋海叶
蒋曜徽　程　福　程晶晶　谢一唯　蒋璐茜　熊海玉

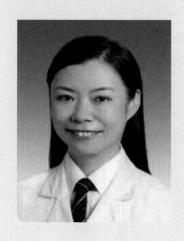

　　桂　嵘　医学博士,教授,博士研究生导师,博士后合作导师。现任中南大学湘雅三医院输血科主任。中国医师协会输血科医师分会副会长,中华医学会临床输血学分会青年学组副主任委员,湖南省输血协会临床输血专业委员会主任委员。

　　牵头制定国家卫生行业标准《儿科输血指南》(WS/T 795—2022),参与制定《围手术期患者血液管理指南》(WS/T 796—2022)和《输血相容性检测标准》(WS/T 794—2022)。以第一完成人获得湖南省科技进步奖二等奖 1 项和湖南省医学科技奖二等奖 2 项。主持和参与国家级和省厅级课题 20 余项。获得国家发明专利和实用新型专利 10 余项。以第一作者或通信作者发表论文 90 余篇,其中 SCI 论文 60 余篇。主编《输血相容性检测及疑难病例分析》。主译第 18 版、第 19 版和第 20 版《AABB 技术手册》。

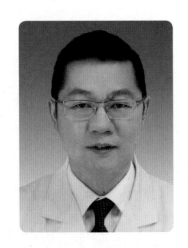

王勇军　主任技师,硕士生导师。现任中南大学湘雅二医院输血科主任。中国医师协会输血科医师分会委员,白求恩公益基金会输血医学专家委员会副主任委员,中国心胸血管麻醉学会血液管理分会副主任委员。湖南省医学会输血学专业委员会副主任委员,湖南省输血协会副理事长,湖南省临床用血质控中心副主任,湖南省恢复期血浆治疗专家小组成员。《中国输血杂志》《临床输血与检验》、*Blood and Genomics* 杂志编委。

长期从事输血医学教学与临床工作,主要研究领域为输血相关的血液免疫、患者血液保护和临床输血信息化管理。主持参与国家、省、厅及横向课题 9 项,主持湘雅大数据输血项目。获省科技进步二等奖 1 项。主编人民卫生出版社专著《输血相容性检测及疑难病例分析》和全国高等学校配套教材《临床输血检验技术实验指导》,主译第 18 版和第 20 版《AABB 技术手册》,副主译第 19 版《AABB 技术手册》。在国内外学术期刊发表论文 30 余篇。

进入中国特色社会主义新时代,我国输血医学事业迈入了全面发展的新阶段。由于我国医学输血事业区域发展不平衡,现阶段仍存在着人才梯队建设滞后、输血专职从业人员较为缺乏、输血医学教育体系不够完善和输血技师培训体系均不够完善等问题,严重制约了输血医学学科的发展。因此,建立一套规范、系统的临床输血技术培训体系极为重要。

2023年,全国卫生健康工作会议要求继续推进优质医疗资源扩容下沉和均衡布局,持续巩固健康扶贫成果,促进乡村医疗卫生服务体系健康发展,促进健康公平可及。为促进行业发展,有效落实国家健康政策,我们需要依靠地方(省、自治区和直辖市)政策和行业专家支持,建立自上而下、就近便捷、倾向中西部等偏远地区的基础输血技术帮扶体系,由输血科/血站技术骨干对技术薄弱的地区医院作有针对性、长期、稳定的技术帮扶。通过网络教学、线上交流、定期派驻、委托培养等多种教培形式,提高偏远地区及基层医疗机构的基础输血技术水平,建立针对偏远地区特殊情况的临床用血的专家共识,解决基层医疗机构的临床输血的实际难题。为此,白求恩公益基金会输血医学专家委员会成立了白求恩·输血医学教育学院输血技术培训中心,先后在阿坝藏族羌族自治州、凉山彝族自治州、甘孜藏族自治州、湘西土家族苗族自治州和怀化市成功举办了五期公益培训,初步构建了基层输血技术帮扶体系。

临床输血技术培训除了好的教师团队,也离不开规范的教程。桂嵘教授团队连续筹办多期"输血人临床技术精进班",学员覆盖全国多个省、自治区和直辖市。他们团队连续翻译3版(第18版—第20版)的《AABB技术手册》,为《临床输血技术培训基础教程》和《临床输血技术培训高级教程》的编写积累了系统、丰富的输血医学知识。相信此两本教程的出版将对我国临床输血技术培训起到推动作用,对输血医学教育进步有所裨益。同时,本书也不失为高等医学院校输血医学及其相关专业和住院医师规范化培训与考核的参考工具书。

2024年4月18日

7

输血医学增设为二级学科后,迎来发展的新起点。输血医学的继续教育逐步建立与完善,将切实为行业发展注入新动力。此高级教程有较多涉及基因检测、输血相容检测疑难问题、临床输血治疗、围手术期患者血液管理和输血不良反应等篇幅,可以为输血从业人员提供参考,通过对本书的学习能解决工作中遇到的大部分问题。同时编者将会设置公众号或小程序对本书读者进行答疑解惑,以解决工作中的实际问题。

本书借鉴以往输血医学专著的同时,也结合了国内顶尖血液中心输血技术的多年传承,以及全国各地输血科的临床实践经验,对采供血、输血技术、临床输血、质量管理的基础理论和实践作了系统性整理和提炼。全书以输血全过程为主线,合理设置了理论思维导图、学习目标、练习题、案例分析、自我测试、知识小结、附录表格等内容。立足于我国输血科进阶理论及临床工作中遇到的热点、难点问题,以理论、案例分析、辅助练习等内容为主体,以图、文、表并茂的形式,让读者提高疑难问题处理能力,适合全国输血科以及血液中心血型研究室的输血技术人员参考、阅读。如果读者想开展基础学习,本教程的姊妹篇《临床输血技术培训基础教程》可供学习。

本书分为三篇,共十六章,包括质量管理与控制技术篇、输血技术篇、临床输血治疗技术篇。按照输血的全流程进行编写,各篇之间紧密联系。三篇的章节互相关联,从理论的思维导图到解决问题的思路、图片及方法进行综合解说,并适当辅助案例说明,最后通过练习题和自测题加深读者的了解及运用。

第一篇为质量管理与控制技术篇,分为六章:血液安全监测,临床输血过程的风险管理,CAP实验室认可,临床沟通及会诊,临床输血护理管理及注意事项,采供血机构的管理与质量体系。

第二篇为输血技术篇,是本书的重点篇幅,分为六章:血型遗传学,输血相容性疑难检测与输血策略,直接抗球蛋白试验阳性、免疫介导的溶血和输血策略,围产期相容性检测及输血策略,血小板抗原抗体,人类白细胞抗原抗体。

第三篇为临床输血治疗技术篇,分为四章:临床输血治疗技术,出血性疾病实验室诊断及常规凝血结果解读,出血性疾病药物及输血治疗,患者血液管理。

附录包括:血液质量控制检查项目表,ABO异基因干细胞移植的ABO血型转变表,确定CD38单抗影响的输血相容性检测的鉴定流程图,自免溶贫或直抗阳性疑似免疫溶血性调查鉴定处理流程图,同种高频抗原抗体鉴定流程图,吸收、放散试验的应用流程图。这六个表格/流程图与文中内容相衔接,可供读者参考。

本书虽经编者共同努力,但受能力与水平所限,错误和缺点在所难免,敬请专家和读者批评、指正。

桂　嵘　王勇军

2024 年 3 月 10 日

目　录

第一篇　质量管理与控制技术篇

第二篇　输血技术篇

第三篇　临床输血治疗技术篇

练习题答案

附　　录

第一篇

质量管理与控制技术篇

第一章　血液安全监测

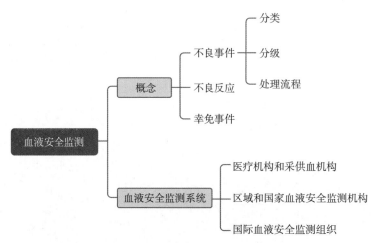

图 1-1　血液安全监测学习导图

本章帮助您了解血液安全监测的概念、意义及实施方法。

学习目标

1. 掌握血液安全监测的概念
2. 了解血液安全监测系统的三个层面
3. 了解我国不良事件分类
4. 掌握不良事件处理流程
5. 掌握献血不良反应的分类

  输血每年拯救数百万人的生命,但不安全的输血则可能危害人们的健康。血液安全是医疗和公共卫生的重要组成部分,也是输血救治生命的基本前提。那么,如何对血液安全进行全面准确的评估? 如何预防或减少血液安全事件? 如何让输血变得更安全? 这些问题都指向本章的主题——血液安全监测(haemovigilance 或 hemovigilance,HV)。haemovigilance 来源于法语 hémovigilance 一词,有时也被翻译为"血液预警"。

第一节　血液安全监测的概念及目的

  20 世纪 80 年代,因为法国卫生部门的渎职,让已受 HIV 病毒或其他病毒污染的血液进入血库。1985 年 3 月至 9 月,有 1 200 名血友病患者感染 HIV,其中近 300 人直接因艾滋病死亡。全法国有 46 万人染上各类肝炎。这起污血丑闻在法国各界引起巨大反响,1994 年,法国为了应对本国的输血传播

HIV 问题,建立了欧洲第一个全国性血液安全监测系统。其后,许多其他国家相继建立了血液安全监测系统,定期发布年度报告。

HV 始于输血传播感染(transfusion-transmitted infection,TTI),经过几十年的发展,已成为血液质量管理体系的基本组成部分,是对输血链中所有与血液安全有关的幸免事件、不良事件、不良反应的相关信息进行持续规范地收集、调查、鉴定、分析和报告的过程。

HV 的最终目标是献血者与受血者的安全。主要包括:促进患者安全,降低输血患者的患病率和死亡率,发现对血液安全的新威胁,提供输血相关不良反应和不良事件的系统监测方法,评估输血不良反应所产生的经济负担。

美国疾病预防与控制中心(center for disease control and prevention,CDC)负责的国家医疗保健安全网(the national healthcare safety network,NHSN)于 2021 年发布了《血液安全监测协议》,对 HV 关键术语的定义如下:

不良事件(adverse event):在输注血液及血液成分之前、期间及后期发生的非计划的和意想不到的事件。不良事件包括意外事件和不良反应。

不良反应(adverse reaction):患者短暂出现的与输血相关的意外的反应或效果。它可能是意外事件的结果,也可能不是。

意外事件(incident):任何影响血液、血液成分以及患者输血质量和效果的失误(error)或意外事故(accident)。患者可能发生输血不良反应,也可能不会。

幸免事件(near miss):在输血之前发现的可能导致输错血或受血者不良反应的事件集合。

CDC 将四者的关系描述如图 1-2 所示。由图可见,CDC 定义的意外事件包括三个部分:①幸免事件,在输血前及时发现和纠正。②未被发现和纠正,但未导致输血不良反应的事件。例如,患者不需要输血却给予输注了,在相容性输注的情况下,未发生输血不良反应。③未被发现和纠正,并且导致了输血不良反应的事件。例如,A 型血患者输注了 B 型血,发生急性溶血反应。

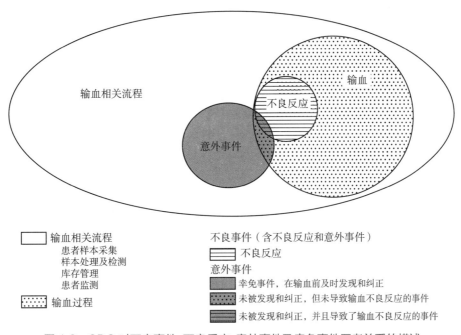

图 1-2　CDC 对不良事件、不良反应、意外事件及幸免事件四者关系的描述

国际输血协会(International Society of Blood Transfusion,ISBT)于 2011 年发布了《非感染性输血不良反应监测标准》。与 ISBT 及 CDC 血液安全监测方案相比,我国卫生行业标准《输血医学术语》将 HV 监测的范围由临床输血扩展到了整个输血链。监测对象除受血者外,也包括献血者。其定义

及相互关系描述如下：

事件（event）：发生于输血链中的非期望事件，包括幸免事件（near miss）、不良事件（adverse event）和不良反应（adverse reaction）。

不良事件（adverse event）：对血液质量和献血者或受血者的安全造成或可能造成危害的偏差事件。

不良反应（adverse reaction）：发生于献血者或受血者，与献血或输血相关的非期望病理生理反应。

幸免事件（near miss）：在造成实质性后果之前被发现并纠正的非期望事件。

中国输血协会团体标准《血液安全监测指南》对 HV 术语的定义与《输血医学术语》相似。国内《输血医学术语》《输血反应分类》及《血液安全监测》均将不良事件与不良反应描述为并列关系。这种并列的关系描述，笔者认为是由于国情和法律系统的差异，我国更多考虑"责任"的划分，将可避免的偏差事件与不可避免的非偏差事件区分开来，强调了部分不良反应是由于患者与所输注血液的相互作用而产生的，没有偏离标准操作规程，不能通过流程改进而加以避免；而因失误或意外事故而导致的不良反应，有可能通过流程改进等措施避免不良反应再次发生。可避免和不可避免的事件举例如表 1-1 所示。

表 1-1　可避免和不可避免的事件举例

事件	与血液成分的质量有关吗？	与临床输血过程偏差有关吗？	可采取的预防措施
输血传播的细菌感染	是	可能与输血前成分血质量检测失败有关	献血者皮肤消毒；血液采集时，采用旁路转移袋；采取减少病原体的措施；正确的存储条件
输血传播的病毒感染	是	否	献血者选择；血液病毒检测；采取减少病原体的措施
输血传播的寄生虫感染	是	否	献血者选择；血液寄生虫检测；采取减少病原体的措施
不正确血液储存条件引起的溶血	否	是	临床输血过程的质量控制可避免
ABO 血型不兼容引起的急性溶血性输血反应	否	是	可避免。预防措施略
过敏和低血压反应	否	否	不可预测、不可避免
输血后紫癜	否	否	不可预测、不可避免
输血相关急性肺损伤	是	否	来自男性献血者的新鲜冷冻血浆可能降低风险
输血相关移植物抗宿主病	是	是，未正确识别高风险患者并选择正确的血液输注	对高危患者使用经辐照血液可能降低风险
输血相关循环超负荷	否	是，未正确识别高风险患者	避免过度输注可降低风险
非溶血性发热反应	是	否	白细胞去除可能降低风险

总之，血液安全是血液工作的最高宗旨和最低要求，HV 是输血链全面质量管理的工具，可以对血液安全进行客观评估和持续改进，确定事件的原因、后果、残余风险和变化趋势，通过早期预警以阻止或预防事件的发生或再发生，改善决策机制，通过具有针对性和有效性的教育培训指导输血链中实践的改进，促进血液安全。

练习题一

指出以下哪个选项是正确的？（ ）

A. 事件是指输血相关的不良事件。

B. 经过科学的改进，最终不良事件都是可以避免的。

C. 血液安全监测可以对血液安全进行客观评估和持续改进，确定事件的原因、后果、残余风险和变化趋势。

D. 血液安全监测是输血链质量控制的优质工具。

第二节 血液安全监测系统

成功的血液安全监测系统，如英国的输血严重危害系统（Serious Hazards of Transfusion，SHOT），已经证明了 HV 能进一步提高血液成分的安全性。近 20 年来采供血及临床输血领域有不少重大改进，如采血转流袋的使用、血小板细菌检测、血液滤白、减少输血相关急性肺损伤（transfusion related acute lung injury，TRALI）风险相关策略等，均与 HV 体系基于血液安全大数据给出的建议有关。不同国家的血液安全监测系统，其组织结构、报告范围等均具有很大的差异，但多数都具有相似的三个层面：①医疗机构和采供血机构；②区域和国家血液安全监测机构；③国际血液安全监测组织。

一、采供血机构和医疗机构血液安全监测系统

HV 系统在建立之初，是作为对 20 世纪 80 年代污血丑闻的反应，只针对 TTI 进行监测，随后逐步扩大到对其他输血不良反应进行监测。在 HV 系统建立后不久，人们就认识到，在发达国家，血液实际上是极其安全的，但输血安全不仅仅是血液成分的安全。HV 监测进一步扩大到对输血链中的差错和意外事件的监测，全面监测受血者的安全性。随着输血链概念的延伸——从献血者的静脉到受血者的静脉，献血者的安全也成为了 HV 的监测对象。自 2006 年以来，越来越多的血液安全监测系统开始收集献血者数据。血液安全监测系统涵盖采供血和临床用血整个过程。

我国《血液安全监测指南》按输血链不同环节，将连续的血液安全监测过程分为献血不良反应监测、采供血不良事件监测、输血反应监测、输血不良事件监测。和欧美发达国家一样，我国的血液安全监测也是从临床输血环节起步。2012 年我国《医疗机构临床用血管理办法》明确要求医疗机构规范建立临床用血不良事件监测报告制度，分析临床用血不良事件，提出处理和改进措施。

相对而言，采供血环节的安全监测起步较晚。自"一法两规"实施以来，各种检查对献血不良反应的处理及记录均有要求。近年来出台的《献血不良反应分类指南》（WS/T 551—2017）和《献血相关血管迷走神经反应预防和处置指南》（WS/T 595—2018，对献血不良反应监测起到了推动作用。

采供血机构的血液安全监测体现在采供血全过程中，包括献血者招募、献血者健康检查、血液采集、成分血制备、血液检测、血液隔离放行、血液保存、发放与运输、献血后的护理和咨询等过程。图 1-3 描述了采供血机构主要工作流程及采供血机构 HV 的主要内容。

二、区域和国家血液安全监测

目前全世界约有 70 个国家建立了全国性的血液安全监测系统。其中较有代表性的是英国、法国、德国、荷兰、日本等国家的血液安全监测系统。这些系统已有效运行数十年，持续监测血液安全事件，发布年度报告，提出实践建议，成为血液质量体系的重要工具与核心环节。

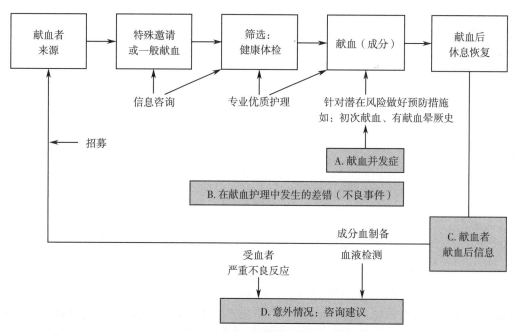

图 1-3　采供血机构血液安全监测的主要内容

（一）法国血液安全监测网络

法国是欧洲第一个建立国家级输血安全监测体系的国家。法国的不良事件上报是法律规定的强制行为，凡开展输血业务的医疗机构均有联络员负责上报输血不良事件。有些联络员由医师或麻醉师兼任，一些大型医疗机构甚至有专职血液安全监测联络员。输血不良事件发生后，由联络员填写输血不良事件报告单，8 小时内报告给地区联络员，并在 15 天内通过电脑信息系统传送给国家输血不良事件电子数据库。

（二）英国国家血液安全监测系统：SHOT

英国的 SHOT 被认为是一个非常成功的血液安全监测系统。自 1996 年 11 月 1 日正式建立以来，随着参与单位逐渐增多和系统逐渐成熟，报告数量越来越多，但死亡人数越来越少。SHOT 系统只收集英国药监局定义的输血相关的严重不良反应和不良事件，如发生严重并发症及死亡的病例，医疗机构根据自愿和保密原则向 SHOT 系统报告输血相关的重大事件，SHOT 系统收集到报告后由临床和实验室组成的工作组专家对上报事件进行确认和回顾分析并提供循证建议，另外工作组专家需编写年度报告和具体章节建议，指导临床开展继续教育，改进输血实验和制订血液安全政策，改进输血实践，促进临床安全用血。

SHOT 最显著的成就包括在 21 世纪初报告了输注来源于女性献血者的血浆和血小板与输血相关性急性肺损伤（transfusion-related acute lung injury，TRALI）相关，推动了世界范围内献血者血液采集和血液成分制备管理的明显改进。SHOT 关于安全输血实践操作中的疏忽或失误，包括标本采集和血液成分输注时患者身份核对不充分的调查数据也同样发挥了重要作用，引起了一场旨在通过患者积极参与自身医疗照护，降低患者身份误认和输血错误的风险的公众运动。

（三）加拿大血液安全监测系统

1998 年 3 月，加拿大公共卫生署开始建立输血传播伤害监测系统（Transfusion Transmitted Injury Surveillance System，TTISS），采取自愿上报的原则，对全国的输血不良事件进行监测。各医院的输血不良事件首先上报至省 / 地区监督办公室，然后再报告到加拿大公共卫生机构。为了进一步完善血液安全监测，加拿大公共卫生传染病与感染控制中心于 2005 年开发了输血差错监控系统（Transfusion Error Surveillance System，TESS）。参与的医院使用安全的 Web 电子服务器每季度向所在省的血液协调中心或加拿大公共卫生署提供数据，由加拿大公共卫生署进行系统维护和数据收集，并进行数据分析和确认。

（四）澳大利亚血液安全监测系统

澳大利亚法律规定，国家血液管理局（National Blood Administration，NBA）为血液安全监测系统的国家级法定机构，负责血液安全监测系统的安全、质量和风险管理任务。NBA组建的血液安全监测委员会对上报数据进行验证、病例审查和分析，并将其发布在澳大利亚的血液安全监测系统报告中。

（五）美国的血液安全监测系统

CDC负责的NHSN是一个基于万维网的监测系统。最初建立NHSN的目的是收集医院感染（hospital-acquired infections，HAI）数据。美国现有12 000多家医疗机构通过NHSN报告患者各种感染相关问题或其他安全问题。NHSN中的血液安全监测模块于2010年开始收集数据，医院利用该模块监测本院的输血活动，还能自行决定是否与外部机构（政府和非政府）共享数据。

（六）部分国家血液安全监测系统比较

由于资源、血液体系的不统一，安全文化理念的差异，以及政府职能部门支持力度不同等原因，许多国家和地区的HV系统至今仍处于多样化的状态。

从报告内容结构来说，大多数国家血液安全监测系统以临床输血相关事件，也就是以受血者安全监测为主，如英国、日本、德国、荷兰等。除输血不良反应外，英国SHOT报告重点关注临床输血流程中的差错，特别是错误输血。通过分析原因和提出建议，促使输血实践改进。法国HV报告则重点关注献血不良反应和输血不良反应，此外还包括输血链严重不良事件和献血后信息。加拿大以献血流行病学调查为主。美国目前尚无统一和成体系的HV，主要包括FDA的献血和输血后死亡报告以及AABB的献血不良反应报告。

从组织结构上来说，血液安全监测系统的组织方式可以是严格集中的，也可以是分散的。法国血液安全监测系统是典型的集中化系统，由具有合法授权的主管机构组织。集中化系统的优点是拥有足够的资源和人员，可以保证数据的均匀性和可比性；缺点是运行成本昂贵，受到政治和公众舆论的影响。另外，因为需要向主管当局报告，可能导致医疗机构对事件的漏报。英国血液安全监测系统SHOT则是分散化系统的典型，SHOT系统提供了有价值的数据和建议，而且运行成本要低得多。

从监测的主动性与被动性来说，目前绝大多数血液安全监测系统均是被动地收集上报数据。被动的数据上报，强调输血安全事故报告必须是非惩罚性的，通过创建一种安全文化，让医师和护士不怕报告血液安全事件，报告在一种自信的氛围中进行，目的是使输血实践得到不断改善。近年来，随着部分输血安全研究项目的开展，以及制造商在新产品上市后开展的主动监测，主动的血液安全监测逐渐发展起来。表1-2比较了部分国家血液安全监测系统的运作机构、主要关注事件及报告方式上的异同。

表1-2　部分国家血液安全监测系统比较

国别	HV运作机构	主要关注事件	报告方式
英国	SHOT（英国皇家病理学家协会所属专业组织）	严重输血反应/事件	自愿
法国	ANSM（法国药品与医疗产品管理局）	献血&输血反应/事件	强制
日本	JRC（日本红十字会）	输血反应	自愿
德国	PEI（联邦政府疫苗与生物医药局）	严重输血反应	自愿
荷兰	TRIP（专业共同体）	严重输血反应	自愿
澳大利亚	NBA（联邦血液主管部门）	献血&输血反应	自愿
加拿大	CBS（加拿大血液服务系统）	献血者流行病学情况	自愿
美国	FDA（美国食品药品监督管理局）	输血后死亡	强制

三、国际血液安全监测组织

欧盟是最早建立和实施 HV 的地区。1998 年,已开展 HV 的欧洲国家联合建立了欧洲 HV 联盟(European Haemovigilance Network,EHN)。2002 年和 2005 年,欧洲委员会(European Commission)以血液指令(EU blood safety directives)的形式,强制要求欧盟各成员国建立 HV 系统,并规定成员国监测系统上报的报告中,应当具有通用的献血者和受血者基本要素,为世界范围内 HV 的推进实施奠定了基础。2009 年在 EHN 基础上,成立了由各国卫生行政部门或机构参与的国际血液安全监测网络(International Haemovigilance Network,IHN)。IHN 成立的宗旨是增强信息交换、提高应急反应能力和联合开展监测工作和培训。IHN 统一定义了输血不良事件风险管控所涉及的标准和规范,以消除各国在实施输血不良事件风险管控计划时国与国之间的差异,使各国能够采取类似的做法开展输血不良事件风险管控工作和数据的同质化比较。

练习题二

不同国家的血液安全监测系统,其组织结构、报告范围等均具有很大差异,但多具有相似的哪三个层面?(多选题)( )

A. 医疗机构和采供血机构
B. 区域和国家血液安全监测机构
C. 国际血液安全监测组织
D. 患者参与的自身安全检测

第三节 不 良 事 件

医疗机构应当根据国家有关法律、法规和规范建立临床用血不良事件监测报告制度。

一、不良事件分类

由于国情及法律系统的差异,目前世界各国对于不良事件的分类方法呈现多样化的特点。其中,英国 SHOT 系统按照输血不良事件的结果进行分类,具体类别如表 1-3 所示:

表 1-3 英国 SHOT 系统部分不良事件类别及定义

不良事件类别	定义
输注不正确的成分血 - 错误成分输注(IBCT-WCT)	患者输注了本应输注给其他患者的成分血,或者由于输血的过程中临床 / 实验室的失误,患者输入了非同型成分血
输注不正确的成分血 - 未达到特定要求(IBCT-SRNM)	向患者输注了不符合其特定输血要求的成分血,测试或发放成分血时样本状态不符合准则,需要加温时未使用血液加热器等。若临床在紧急情况下决定输注不符合特定要求的血液,则不必报告
可避免输血,延迟输血、输血不足或过量(ADU)	可避免输血:进行预防性输血且(输注的)成分血与患者相容,但是决策导致输血存在缺陷 延迟输血:应输血而未进行输血或血液不可用所导致的显著延迟 输血不足(或过量):剂量 / 速率不适合患者的需要

续表

不良事件类别	定义
操作和储存错误（HSE）	将正确的成分血输注给预期的患者，由于操作或存储失误可能会使该成分输血的安全性降低。如冷链问题：成分血多次超出国家规定的存储温度（controlled temperature storage，CTS）或存储在不适当的、发生故障的设备中。输注过期成分血：输血时间过长。技术管理错误：如错误地设置输液泵，输注添加药物的血液，或通过相同的静脉通路输注血液和药物
正确的血液输注给正确的患者（RBRP）	由于一种或多种严重错误，在其他情况下可能导致 IBCT，但患者仍正确输注正确的血液的事件
不良事件的创新解决方案（ACE）	一个团队或部门优秀的输血实践。该流程、经验一般优于目前的常规流程，在团队之间分享该最佳实践，可给其他团队带来广泛的学习机会。其目的是认可团队或部门的特殊做法，以及对以往不良事件的创新解决方案

与英国按输血不良事件的结果进行分类不同，美国、加拿大两国的不良事件监测上报系统所采取的分类方案是根据输血不良事件在输血链中发生的环节进行分类，详情如表 1-4 所示。包括献血中心和输血服务机构两个环节。

表 1-4　美国 FDA 不良事件类别及定义

不良事件类别	定义
献血者适宜性	设置该类别的目的是确保适当地进行献血者筛查和准备工作，保护献血者和受血者安全。应向 FDA 报告的这类不良事件，包括献血者不适当地重新归队，或者对献血者医学评价不完整等
血液采集（献血者和患者）	对于献血者而言，这个类别要确保所需血液成分的安全和有效采集。应向 FDA 报告的这类差错或事故，包括使用过期采血袋、标本标识错误，或血袋弄混等。 对于患者而言，这个类别要确保输血前的标本来自于预定要输血的患者，并且正确标识。应向 FDA 报告的这类差错或事故举例：用错误患者的标本进行交叉配血
血液成分制备/选择	在血液中心，这个类别涉及适用成分的采集。所有步骤用以确保任何与血液成分制备有关的特殊需求得到满足，提供充足适当的信息也是该过程的一部分。应向 FDA 报告的这类不良事件，包括无菌性受影响（由于细菌或空气的污染）、在不正确的温度下制备成分，或成分超重等。 在输血服务机构中，这个过程涉及适当血液成分的选择，以及如果适用的话，确保对成分的处理产生安全有效的输血结果。应向 FDA 报告的这类不良事件，包括无菌性的破坏（由于细菌或空气的污染）、没有遵从血小板或冷沉淀的汇集程序，或对全血的不正确的分离等
产品检测	血液中心应确保检测的正确和适当，以发现血液成分中潜在的传染性病原体。应向 FDA 报告的这类不良事件包括：检测标本不正确，或者血液标本的 ABO、Rh 血型、意外抗体筛查、抗原分型或病毒标记物的检测结果不正确等
相容性	这一类别是为了确保红细胞成分和其他具有一定红细胞含量的血液成分与受血者是相容的。应向 FDA 报告的这类不良事件，包括检测的标本不正确，或血液标本的 ABO、Rh 血型、意外抗体筛查、抗原分型或相容性等的检测结果不正确等
贴标签	无论是血液中心还是输血服务机构，这个类别应确保所获得的信息正确、适当和有效。应向 FDA 报告的这类不良事件，包括错误的血型/产品标记/标签，缺少或者不正确的辐照标签等

续表

不良事件类别	定义
储存／发放	在血液中心，该类别应确保对血液成分的适当处理，以生产用于安全输注或进一步加工的成分血。应向 FDA 报告的这类不良事件，包括在错误温度下运输成分制品，没有满足同种异体血液标准的同种自体血液成分单位的不恰当发放，或对存在医学病史的血液单位没有进行隔离 在医疗机构，该类别应确保血液最佳的储存条件，以保证血液和血液成分的有效性；确保用于预定受血者的同种异体血液成分安全有效。应向 FDA 报告的这类不良事件，包括产品储存温度错误，或对未完成检测的血液单位没有实行隔离，不恰当地发放过期的血液，没有对需要辐照的血液进行辐照，为患者选择了不恰当的 ABO 或 Rh 血型，或将血液发放给错误的患者等 此外，医疗机构还应确保预定的患者正确进行同种自体输血，防止其他患者和工作人员的意外暴露。应向 FDA 报告的这类不良事件，包括同种自体血液成分没有满足同种异体的标准，或输注过期的血液等

我国《血液安全监测指南》参照《血站技术操作规程》(2015 版)分类，根据不良事件在输血链中的发生环节，对采供血不良事件的分类进行了详细的规定，包括采供血不良事件和临床输血不良事件两个大类，以下再进一步区分小类，详细内容参见《血液安全监测指南》。

二、采供血不良事件案例

我国《血液安全监测指南》将采供血不良事件分为八个大类。各大类内容及案例如下：

（一）献血者健康检查

包括未按要求充分核查献血者身份、未按要求登记献血者身份信息、未按要求询问和查询既往献血史、未按要求对献血者进行健康征询、未遵循知情同意的原则、未按要求对献血者进行一般检查、未按要求进行献血前检测或检测结果错误、未按要求得出健康检查结论或沟通不畅等。

案例 1

事件环节：献血者健康检查。

事件分类：未按要求进行献血前检测或检测结果错误。

事件描述：质量管理科人员取献血码为 5×××894 酶免标本（酶免项目已吸取部分血浆检测）进行血常规检测，血红蛋白浓度为 88g/L，红细胞比容为 0.33。该献血者为女性，血红蛋白浓度不符合女性 ≥ 115g/L 的献血标准条件。

发现环节：内部反馈。

案例分析：该标本为酶免检测吸取部分血浆后的剩余标本，推算该献血者献血时的血红蛋白值 <88g/L。可能原因分析：①工作人员使用硫酸铜试剂对献血者进行 Hb 测定时，硫酸铜试剂使用的环境温度可能与其允许使用的温度不匹配；②事件发生在献血人数较多的时间段，一方面可能是硫酸铜已超检测人数上限而未及时更换，影响结果判读；另一方面可能是工作人员未按照标准操作规程取血、测量和判读，导致结果异常。

血红蛋白含量测定作为献血者献血前必检的一个重要项目，案例中的情况在各采供血机构都可能存在，且风险较高，能对献血者身体造成影响，亦可能在后续环节未被识别，而将此血液产品用于临床，对受血者造成影响。

建议：①加强工作人员使用硫酸铜测定献血者血红蛋白的标准操作培训，严格按照要求操作；②使用自动化仪器测定献血者血红蛋白含量，测量结果更准确，结果有记录可查询，并且受环境温度影响及人为判读偏差小。

案例 2

事件环节：献血者健康检查。

事件分类：未按要求登记献血者身份信息。

事件描述：献血者桂 ×× 在献血后，收到血液中心的短信，显示姓名为王 ××，检验结果不合格。遂向血液中心电话咨询。

发现环节：外部反馈。

案例分析：本案例为献血者桂 ×× 收到献血检验不合格通知短信，而桂 ×× 既往献血 9 次，均合格，故向血液中心电话查询。经查发现工作人员将桂 ×× 的献血信息登记到了王 ×× 的信息中。进一步查找原因，为工作人员在献血登记过程中未按照规定使用血液信息管理系统登记献血者信息，导致献血者信息交叉。

这一类事件易造成献血者信息泄露，后期献血者献血量统计有误，或可能影响后续献血者血费报销等问题。

建议：①加强规范工作人员对血液信息管理系统的操作；②完善血液信息管理系统相关内容并进行管控，当献血者登记姓名、身份证等相关主要信息出现不一致时，系统应有警示，以便工作人员进一步核实；③对于献血者检验结果不合格的情况，特别是传染病项目的不合格，以电话的方式进行告知更为恰当。

案例 3

事件环节：献血者健康检查。

事件分类：未按要求充分核查献血者身份。

事件描述：献血者周某冒用许某身份证献血。

发现环节：内部反馈。

案例分析：许某献血时因体重不够，周某（许某姐姐）用许某身份证进行献血。工作人员对献血者身份核查方式不完善，未认真核查到位，未能及时发现冒名顶替献血人员相关信息。

建议：①加强和完善单位对献血者身份核查制度和方式，尽可能使用易操作、易辨认的方式，识别献血者身份的真实性；②加强单位职工质量意识培训，严格要求职工按照规范核查献血者身份信息；③加大所在区域相关无偿献血宣传工作，提高人民群众对无偿献血知识和血液安全理念的了解。

（二）血液采集

包括献血场所配置未满足要求、采血人员未按要求进行工作准备、未按要求准备采血器材、未按要求充分核查献血者身份、未按要求进行献血者沟通与评估、未按要求进行静脉评估选择 / 消毒 / 穿刺、未按要求进行血液采集和混匀、未按要求结束采血和提供献血者献血后照护、未按要求进行献血后注意事项告知和致谢、未按要求留取血液检测标本、未按要求标识血袋及血液标本、未按要求进行热合、未按要求正确保存和处理血液及标本、未按要求进行献血现场整理、（单采）未按要求安装检查单采耗材、（单采）献血者单采参数设置不当、（单采）采集中仪器异常预警处置不当等。

案例 1

事件环节：血液采集。

事件分类：未按要求标识血袋及血液标本。

事件描述：2021 年 8 月 19 日检验科反馈，献血服务科采血车交接的标本中有 1 支核酸检测标本未粘贴献血码。对该车所有交接标本扫描后，发现该标本疑为献血码 2××××392 对应的标本，但不能确定。

发现环节：内部反馈。

案例分析：使用手持数据终端扫描枪（PDA）对每一根标本管献血码进行扫码确认，一方面可以减少标本漏贴献血码，另一方面也可有效避免献血者标本交叉。本案例为采血工作人员在血液采集过程中，违反标准操作规程（SOP）的要求，留取标本时未使用 PDA 对留取的血液标本逐一扫描核对，导致未及时发现未粘贴献血码的标本，对血液的检测造成影响。

建议：①加强对工作人员的培训，严格执行 SOP；②标本管同一献血码应设有不同标识位，须按照要求扫描所有不同标识位的献血码后，扫描确认操作才能完成，避免只扫一码的问题。

案例 2

事件环节：血液采集。

事件分类：未按要求留取血液检测标本。

事件描述：检验科标本离心后，发现献血码为 2××××168 的保存标本红细胞比容极低，怀疑检验标本被稀释。

发现环节：内部反馈。

案例分析：经查，本案例为采血护士在血液采集过程中，提前打开了全血采集袋上留样袋的阻塞件，导致母袋内保存液流入留样袋。护士未发现这一情况，所留取的检测标本中混有保存液，导致检验标本被稀释，检测红细胞比容低。标本稀释在各采供血机构较为常见。若标本稀释未被及时发现而正常进行酶免、核酸检测，可能造成阳性标本漏检，血液安全隐患较大。

建议：①加强对工作人员培训，严格执行 SOP，采血穿刺前禁止提前打开阻塞件；②血袋使用前加强血袋的外观检查，包括采血袋上留样袋的阻塞件是否存在非人为提前打开等情况。

案例 3

事件环节：血液采集。

事件分类：未按要求准备采血器材。

事件描述：超量采集导致血液的报废。

发现环节：内部反馈。

案例分析：本案例为献血服务科工作人员在给献血者采集血液之前，献血者自愿改变献血量（大于预献血量），该工作人员将采血秤上的预采量调整为献血者自愿改变后的献血量，但未更换对应血量的采血袋，最终导致采集的血液超量而报废。采集超量的标准是采血量超过血袋目标值 10%。导致采血超量原因较多：工作人员未正确选用目标值采血袋（该案例发生的原因）、采血秤未按期校准、采血秤上血袋位置摆放不当、采血秤位置摆放不当、工作人员未设置采血秤报警提醒等。因为不同规格血袋内抗凝剂、保养液的含量不同，全血采集的量超过血袋规定容量 10% 导致血液与抗凝剂和保养液的比例不匹配，易出现凝块、储存末期溶血率增高等质量问题，采血超量（单次）过多还可能影响献血者健康。

建议：①加强工作人员的培训，规范采血操作流程，严格要求工作人员采血前、采血过程中关键控制点的核对；②确认采血秤位置摆放，定期做好采血秤的检查和校准工作；③采购使用具有报警提醒功能的采血秤，并严格要求工作人员使用报警提醒功能。

（三）成分血制备

包括血液制备环境未满足要求、血液制备相关设备未满足要求、血液制备相关物料未满足要求、制备的起始血液未满足要求、未按要求离心、未按要求速冻、未按要求标识成分血、未按要求目视检查、未按要求分离制备成分血等。

案例

事件环节：血液成分制备。

事件分类：未按要求分离制备血液成分。

事件描述：病毒灭活成分制备过程中，将 100mL 献血码为 21×××935 的血浆与规格为 200mL 的病毒灭活耗材无菌接管机连接，导致血液报废。

报告来源：内部反馈。

案例分析：经查，本案例为工作人员在制备病毒灭活血浆时，未认真核对血浆量与耗材的匹配性，将规格为 100mL 血浆与规格为 200mL 的病毒灭活耗材无菌接管制备，导致制备的病毒灭活血浆终产品中，亚甲蓝残留量可能超出标准范围，血液质量不符合相关标准要求。不同规格病毒灭活耗材应与不同规格血浆配套使用,病毒灭活时才能达到相应灭活效果;另外,可避免病毒灭活血浆终产品中亚甲蓝残留量超标准。

建议:①加强工作人员培训,在无菌接管前认真核对;②进行智能管理,在无菌接管机使用前扫码核对,只有待灭活血浆规格与使用的灭活耗材规格一致时才能执行无菌接管操作。

(四)血液检测

包括未按要求选择检测项目和检测方法、血液检测试剂未满足要求、血液检测设备未满足要求、实验室信息管理系统未满足要求、未按要求进行核酸检测实验室防污染、血液检测标本未满足要求、未按要求进行试验操作、未按要求进行试验性能监控、未按要求进行试验结果判定、未按要求设置检测流程及判定结果、未按要求进行血型检测或结果错误、未按要求进行血液检测最终结论判定、未按要求报告和利用血液检测结论等。

案例

事件环节:血液检测。

事件分类:未按要求进行血型检测或结果错误。

事件描述:输血科把洗涤后可供临床使用的悬浮红细胞,登记为不可供临床使用,导致血液报废。

报告来源:内部反馈。

案例分析:某血站的正常流程中,若发现血液意外抗体筛查试验为阳性,需要对抗筛阳性标本进一步确认后,按要求在信息管理系统中登记,并将献血者血浆报废,而同一献血者的悬浮红细胞经洗涤后可用于临床。本案例原因为输血科工作人员未按照 SOP 要求正确登记血液特殊检测结果并进行后续处理,导致血液报废。

建议:①加强工作人员相关流程培训,特别是对异常情况的处理流程;②梳理操作规程,对检测报告实行双人复核和签发;③电脑签发报告时,对异常情况进行再核对警示。

(五)血液隔离放行

包括未按要求对接收的血液进行核查、未按要求进行血液隔离、未按要求进行血液放行、未按要求采用计算机控制血液放行等。

案例

事件环节:血液隔离放行。

事件分类:未按要求进行血液隔离。

事件描述:××医院输血科反馈,发现血袋献血码为 21×××36341 血小板血袋连接的血辫上,标签的献血码为 21×××64242,血液成品标签与血辫两者献血码及血型不一致。

报告来源:外部反馈。

案例分析:本案例为工作人员在隔离放行时,未严格执行逐袋贴签并核对贴签操作的完整性,在粘贴血辫献血码时,成堆血液堆放在一起,未逐袋取出贴签并核对,导致张冠李戴,将献血码为 21×××64242 标签,错误贴到献血码为 21×××36341 血小板的血辫上,为隔离放行工作人员操作问题造成的不良事件。虽然可重新复核血液血型进行确认后输注使用,但血液标签交叉可能存在不合格血液误用,存在一定的医疗事故隐患。

建议:①加强工作人员严格操作培训的同时,进一步完善规范贴签和操作流程;②在贴签完成后增加对所贴的献血码扫码核对,避免标签交叉或者漏贴的风险。

(六)质量控制

包括人员资质不符合要求、人员培训或授权不满足要求、供应商资质不合要求或未按要求评审、设备未按要求定期校验或维护保养、未按要求进行设备标识、未按要求进行设备档案管理、物料管理不符合要求、未确保质控检查满足要求等。

案例

事件环节:质量控制。

事件分类:设备未按要求定期校验或维护保养。

事件描述:质量管理科在对 ×× 献血屋巡查时发现,有一台采血秤只有资产管理标签,无设备管理卡、检定校准标识和确认相关资料。

报告来源:内部反馈。

案例分析:本案例为质量管理科在巡查时发现,献血屋一台在用采血秤未按照《血站质量管理办法》和《血站技术操作规程》相关规定要求对关键设备进行管理。主要为设备采购、使用、校准、确认及标识在相关科室之间未对接到位,未按规定完成相关流程,关键设备管理不到位。未经确认、校准合格的设备正常使用易导致采集血液不符合质量要求而报废。

建议:①加强相关科室对相关程序的再培训学习,掌握规范流程并严格执行;②对设备使用进行信息化管理,建立从采购计划到设备报废的一套完整的信息化管理系统,确保各类设备能按照规定要求管理到位。

(七)血液保存发放与运输

包括未按要求对接收的血液进行核查、未按要求配置温度记录和报警装置、未按要求监控血液保存状态、未按要求分类存放血液产品、血液发放未遵循"先进先出"的原则、未按要求进行血液发放前外观检查、未按要求进行血液装箱运输和监控、与医疗机构沟通不畅等。

案例 1

事件环节:血液保存发放与运输。

事件分类:未按要求监控血液保存状态。

事件描述:发血部门工作人员将 63U 的 A 型红细胞全部发放,库存呈零库存状态。

报告来源:内部反馈。

案例分析:本案例为血液出库工作人员在发放血液时未关注库存情况,血站血液库存预警机制也不完善,导致库存中仅有的 A 型红细胞 63U 全部发放。本案例发生概率较小,但是风险较高。一方面,库存仅有 63U 的 A 型红细胞很难保障辖区内一次突发事件的用血,另一方面发放后再重新调配血液,所需使用时间长、风险大。每个采供血机构应按照《血站质量管理办法》要求制定切实可行的血液应急预案,保证突发事件的血液供应,预案中应包含血液应急库存量和各相关科室采取应对措施,在血液低库存量时供血部门如何发放血液,流程应知晓并严格执行到位。

建议:在血液信息管理系统中设置库存限制,对于低库存发放血液给予报警提示,设置科主任以上授权或其他权限进行管控。

案例 2

事件环节:血液保存发放与运输。

事件分类:未按要求进行血液装箱运输和监控。

事件描述:血液出库工作人员同时给 A、B 两家医院出库血小板,将出库给 A 医院的血小板 E303900 和出库给 B 医院的血小板 E304000 在装箱时交叉,误将 E304000 放入 A 医院外包装盒、将 E30900 放入 B 医院外包装盒。

报告来源:外部反馈。

案例分析:本案例为血液出库工作人员在出库装盒 / 装箱时未认真核对发放的血液与对应单位的一致性,误将两家医院需要的血液在装箱时交叉,导致血液出库错误。

建议:①梳理完善血液出库 SOP,加强出库时应核对内容的培训并落实到位;②常规出库严格落实双人核对,特殊情况如夜班等,要求一次只对一个用血机构出库,按照先急后缓的原则,确保出库正确,保障用血及时、安全。

三、临床输血不良事件案例

我国《血液安全监测指南》将临床输血不良事件分为九个大类,各大类的内容及案例如下。

（一）血液运输、入库及储存

包括血液运输时间/条件不适宜、运输记录不正确、血站发血单信息与实际发送血液不符、血液入库前未检查/检查异常、血液信息录入不正确、未建立/违反血液库存管理制度/程序、血液保存分区或标识不合理、入库血液存放位置不正确、血液保存条件不适宜/无有效监控、血液储存设备未消毒/效果未监控、不合格血液未适当处置等。

案例

发生环节：血液运输、入库及储存。

事件分类：血液保存条件不适宜/无有效监控。

事件描述：储血冰箱中的血液暴露在异常储存温度中，造成血液报废。

事件处理：血液报废。

案例分析：保洁人员不慎碰撞储血冰箱的插头，导致插头松动，冰箱停止工作。晚上8点47分起，冰箱温度超上限，冷链系统发送报警短信至值班手机，但夜班人员未能发现。第二天早上8点，接班人员在未实际观察冰箱温度的情况下，就在冰箱温度手工登记本上填上错误的冰箱温度。直到下午6点发血时，才发现冰箱温度异常，导致大量血液报废。

建议：①安装冰箱温度状态的监测系统，当冰箱工作状态异常时，可对工作人员进行电话提醒。②加强保洁等后勤人员的相关培训，强化输血科工作人员业务学习与培训，禁止在未实际观察冰箱温度的情况下登记信息。

（二）输血前评估及输血申请

包括：输血适应证不当/不充分、未及时提出输血申请、输血申请流程未按规定完成、输血申请未按规定包含相关内容、未按规定申请输血前检查、输血申请中患者信息不完整/错误、输血申请中成分种类/数量选择不当等。

案例 1

发生环节：输血前评估及输血申请。

事件分类：输血适应证不当/不充分。

事件描述：腹部手术后，一名患者在病房里摔倒，股骨骨折。患者最近一次Hb 159g/L。在骨折后又送检一次标本，Hb为61g/L。A医师认为结果可能不正确，要求再次复查Hb结果。然而，同一医疗小组的B医师没有被告之患者需要复查，而是基于错误的Hb结果，在患者没有广泛出血的情况下，B医师申请4U的红细胞输注（编者注：该死亡病例来自于SHOT报告，英国1U悬浮红细胞容积约220~340mL，包含Hb 40g以上；国内1U悬浮红细胞容积约100~130mL，包含Hb 20g以上，请注意换算），4U红细胞输血后，没有进一步复查患者Hb结果。次日术前，患者的Hb为202g/L，患者出现心力衰竭并死亡，可能与过量输血有关。

案例分析：过量输注红细胞可能导致了患者死亡。这些导致患者死亡的严重不良事件一般都包括了多个严重错误，在本案例中，输血前评估及输血申请环节的一系列错误是造成不良事件最重要的原因。①输血前评估Hb检测结果错误。②B医师递交输血申请单前未认真核查和评估Hb检测结果，也没有对患者临床症状进行评估和观察。③4U红细胞输血后均没有进一步复查患者Hb结果。一般来说，除患者出现活动性大出血的情况外，不应一次申请并输入4U的红细胞，更不应该在输血后不进行重复抽血复查Hb结果。

建议：①临床科室加强输血申请流程学习，落实逐级审核制度。②医院信息系统对一次性申请大量输血进行适当限制，并在临床医师申请输血时根据患者病种、体征和各项检查结果，给予进行Hb结果复查等相关检查的提示。

案例 2

发生环节：输血前评估及输血申请。

事件分类：输血申请流程未按规定完成。

事件描述:血液内科某患者申请血小板,输血科准备好血小板并通知临床取回输注时,临床医师告知患者已出院,导致血小板报废。

案例分析:临床医师在患者不需输注血液时,未及时通知输血科工作人员取消输血申请,导致输血科将血液准备好后却无人输注。原因包括:①输血科无法实时监控或了解到已申请血液患者在院情况。②已申请血液但未输注的患者出院时信息系统未拦截。③临床医师给患者办理出院时,未仔细审核患者输血申请是否已执行完毕。

建议:①制订血小板、洗涤红细胞等特殊血液成分发放前确认工作流程,并严格执行。②输血科信息系统应可监测患者在院情况,如有变动及时通知输血科工作人员。信息系统在患者办理出院时可进行拦截,如有未执行的输血申请单,通知临床医师及时撤销后,方可办理出院。③加强临床医师管理,患者出院时仔细审核有无未执行的输血申请,并进行相应处理。

(三) 血液标本采集

包括患者身份确认有误 / 未确认、未按二次标本规定在不同时间采集血液标本、血液标本与血液检测申请单信息不符、血液标本留样不当、标本采集和 / 或运送人员信息不能追溯、血液标本不符合要求、未按要求暂存(转运)标本、血液标本重复采集等。

案例

发生环节:血液标本采集。

事件分类:患者身份确认有误 / 未确认。

事件描述:患者 A 因为择期手术需要进行常规的血液检测和交叉配血。采血者将患者 A 的血液采集后注入了手工写有患者 B 信息的有标识的试管中,导致患者 A 的血液标本在患者 B 的试管中,反之患者 B 的血液标本在患者 A 的试管中。两位患者既往均未检测过血型。患者 A 被判为 A 型 RhD 阳性,为其交叉配血了 4U A 型 RhD 阳性血液。患者 A 的手术是在后一天。术中,为补充术中出血引起的血液丢失,给患者输注了 2U 血液,发现患者出现了心动过速、房颤和血压下降。给出的解释是由于患者年龄和相对较差的临床状况所致。手术后的第 2、第 3 和第 4 天,患者由于间歇性房颤,一般情况欠佳,出现肾功能衰竭和中度黄疸。这些变化再次被解释为手术所致。手术后第 4 天,注意到患者出现贫血,血红蛋白为 76g/L,再次申请输血。外科住院医师重新为患者申请输血,并新采集了样本送到实验室。这第 2 份样本的血型检测结果为 O 型 RhD 阳性,信息系统提醒实验室工作人员检测结果明显不一致。联系了外科住院医师,再次采集血液标本检测结果仍然为 O 型 RhD 阳性。原因分析:抽样错误的根本原因包括系统原因和人为错误。如果采集输血血液标本的人遵循国家指南和关于采集输血血液标本的 SOP,例如英国血液学标准委员会(BCSH)的指南,那么试管内血液错误(WBIT)应该是可以预防的。

建议:临床科室应加强血液标本采集流程学习。必须确保所有相关工作人员获得培训,防止未经培训的工作人员进行采血。在一些医院,尽管员工已经完成了输血培训和能力评估,但工作压力可能导致员工“偷工减料”,并忽视了完成全面患者身份确认的全部流程。需要设置相关机制保证患者身份确认的全部流程被正确执行。

(四) 实验室检测

包括血液标本未按规定进行正确的预处理、患者标本错误、献血者标本错误、检测方法不当、检测试剂过期 / 质量异常、试验未按规定操作、ABO/RhD 血型结果判读或抄录差错、交叉配血结果判读或抄录错误、其他检测结果判读或抄录错误、未按规定对检测过程进行质量控制、与历史检测结果未核对 / 不一致、未按规定及时正确报告或反馈检测结果等。

案例

发生环节:实验室检测。

事件分类:与历史检测结果未核对 / 不一致、ABO/RhD 血型结果判读或抄录差错、交叉配血结果判读或抄录错误。

　　事件描述：SHOT 报告了 1 例产科急诊患者，历史血型为 O 型 RhD 阳性。但由于计算机故障，工作人员未查询到历史血型。本次送检样本血型检测时，血型被误判为 A 型 RhD 阳性，配血时采用凝聚胺法交叉配血，没有检出与 A 型红细胞悬液的不相容。A 型 RhD 阳性血液发出后，输血科工作人员继续进行卡式法交叉配血，发现血液与患者不相容。电话通知临床立即停止输血，但 2 单位红细胞已被输注完毕。患者出现大量出血、休克和弥漫性血管内凝血。患者需要紧急子宫切除和二次剖腹手术以控制出血。原因分析：①输血前未核对患者历史血型检测结果或进行血型复查。②血型结果判读错误。③交叉配血结果判读错误。

　　建议：①利用输血信息管理系统进行患者 2 次血型的自动比对，与历史血型不一致时自动弹出警告信息，由工作人员手动确认。也可通过患者姓名 +（身份证号或医保卡）查询患者以前的住院或门诊血型信息。此外，输血科还应制订在不能查询到患者历史血型检测结果时的血型复查工作流程，并严格执行。②确保所有相关工作人员获得血型判读、交叉配血相关流程的培训和能力评估。设置相关机制保证全部流程被正确执行，防止因为工作压力导致员工省略部分工作流程。

　　（五）血液发放、运送和暂存

　　包括血浆或冷沉淀未正确解冻、血液种类 / 数量等发放错误、血液与发血单 / 交叉配血单信息不符、未按临床要求发放满足特殊需要的血液、血液未及时发放、不适当发放了非同型或未交叉配血的血液、发放的血液外观异常或过期、血液发放后医院内运送不当、血液发放后输注前暂存不当。

　　案例

　　发生环节：血液发放、运送和输注前放置。

　　事件分类：血液发放后输注前放置不当。

　　事件描述：1 单位红细胞于上午 10：00 发放至血液内科，因患者发热未能及时输血。血液置于室温，未放置冰箱妥善保存，造成血液报废。

　　建议：须建立并遵从血液发放后输注前放置管理体系，以确保血液成分在输注之前，始终在适当的温度储存。

　　（六）血液输注

　　包括输了准备给其他患者的血液且血型不相容、输了准备给其他患者的血液，血型侥幸相容、血液输注通路错误（如与药物同时通路输注）、血液发放后未在规定时间内输注完成、未对输血患者进行适当监护等。

　　案例

　　发生环节：血液输注。

　　事件分类：输了准备给其他患者的血液且血型不相容。

　　事件描述：本案例为临床护士未遵循输血前查对原则而发生输错血液的不良事件。2016 年 2 月，一男性患者，血型 B 型。住院期间，护士在没有输血医嘱的情况下，误将准备给另一患者的 AB 型血液输入该患者体内，约 10 分钟后患者出现发热、全身寒战等溶血反应的典型症状。临床当即进行紧急抢救处理，并立即转往省级三甲医院进行救治，经多方努力抢救患者转危为安。该院就此事查找原因并分析处理，证实该事件是由于当值护士严重违反了医疗核心制度，未对患者身份进行核对，错将血液输给他人，酿成重大医疗事故。

　　建议：①强化安全输血教育，强调正确识别患者身份及严格执行三查八对制度的重要性，需确保所有相关工作人员获得输血前患者身份核查相关流程的培训和能力评估。②设置相关机制保证全部流程被正确执行，防止因为工作压力导致员工省略部分工作流程。

　　（七）输血后处置与评价

　　包括未对输血反应及时报告和正确处置、病历中输血相关记录未录入或录入不正确、未对输血效果进行及时和正确评估、输血后血袋未按规定及时回收和登记等。

案例

发生环节：输血后处置与评价。

事件环节：输血后处置与评价。

事件分类：病历中输血相关记录未录入或录入不正确。

事件描述：2021 年 9 月 23 日，普通外科某患者手术用血 3U，但病程中无该次输血记录，未见输血评估、输血起始时间及有无输血反应等相关记录。

原因分析：临床医师病程记录时遗漏此次输血记录。

建议：①加强临床医师病历书写规范相关培训；②医院组织针对病历书写规范方面检查。

（八）自体输血及成分输血

包括自体输血患者的适应证应用不当、自体输血的方式选择不当、储存式自体输血血液采集不当、离体的成分血未标识或标识不当、储存式自体输血患者血液采集后储存不当、未对自体输血患者进行有效监控、回收式自体输血的血液可能溶血、仪器操作差错或设备故障等。

（九）支持保障

包括人员资质不满足特定要求或培训不足、职业暴露 / 人员意外伤害、工作环境不满足要求、未按要求处置医疗废物、设备 / 耗材 / 试剂 / 物料不满足要求、未对试剂、物料、耗材使用进行有效管理、信息系统缺陷等。

四、不良事件分级

中国医院协会团体标准《中国医院质量安全管理　第 4~6 部分：医疗管理医疗安全（不良）事件管理》将临床输血不良事件分为 4 个级别。

Ⅰ级事件（grade Ⅰ event）/ 警讯事件（sentinel event）/ 警告事件（warning event）非预期的死亡，或是非疾病自然进展过程中造成的永久性功能丧失。

Ⅱ级事件（grade Ⅱ event）/ 不良后果事件（adverse consequences event）/ 差错事件（error event）在医疗过程中因诊疗活动而非疾病本身造成的机体与功能损害。

Ⅲ级事件（grade Ⅲ event）/ 无后果事件（non-consequences event）/ 临界差错（critical error）虽然发生了错误事实，但未给机体与功能造成任何损害，或有轻微后果而不需要任何处理可完全康复的医疗安全（不良）事件。

Ⅳ级事件（grade Ⅳ event）/ 隐患事件（potential adverse event）/ 未遂事件（attempted incident）由于及时发现，错误在实施之前被发现并得到纠正，未造成危害的事件。

五、不良事件的处理流程

一个良好的不良事件监测体系应包括发现、记录、调查、评价、纠正措施、沟通和预防、反馈等关键要素。

（一）发现

不良事件的发现有很多种方式。差错内部管理体系是很多机构采用的方法。差错内部管理体系要求对全线工作人员（输血各环节所涉及的相关人员）按程序进行培训，熟悉不良事件报告表的使用。当发现不良事件时，相关责任人按流程进行不良事件填报。

例如：当输血科 / 血库接到一份准备用于血型鉴定和交叉配血的标本时，发现标识不正确，这时除要求重新采集标本外，工作人员还将填写一份不良事件报表，记录不良事件所涉及的人员、内容、发生地点及具体情况，这是不良事件管理的第一步。不良事件内部报告体系优于其他发现问题的方式之处在于：员工发现不良事件，并第一时间提请管理者和质量管理部门（QA）注意。

不良事件的其他发现方式，包括报告和记录、其他部门或患者的投诉、内部质量保证审核的发现、外部审核或检查的结果、与职工的面谈等。

（二）记录

一旦发现不良事件，必须尽快收集和记录与事件相关的所有信息。《血液安全监测指南》提供了不良事件报告表单的实例，其目的在于记录不良事件的最初发现。表单应足够详细，便于对不良事件的进一步调查，但也不能过于复杂，导致员工不愿意使用。员工应能很方便地拿到表单，并可方便递交给相关部门或指定人员，做进一步的评审和调查。

不良事件报告表单至少应该包括四项基本要素：报告人、对象（患者或成分血）、不良事件描述、处理措施。应该按照时间顺序，简洁有条理地将不良事件的细节描述清楚，包括不良事件发生时间和人、事、地、物，事件影响的对象、事件对患者的影响程度，事件发生的阶段及可能的原因，事件经过的说明及后续处理，有无预防再次发生的措施等。其他内容可包括填写表单人员所在部门名称、报告日期、涉及的人员、受影响的人员或服务、受影响的产品或成分（包括产品的编号和批号）、涉及的任何仪器及试剂等。

不良事件报告可直接送交部门管理者，并报送一份给 QA 部门，也可直接送交 QA 部门，再由他们将报告转送给合适的部门管理者。QA 部门通常给上报的不良事件指定一个唯一的编号或代码，便于进行追踪和趋势分析。如果填写报告的科室对不良事件本身负有责任，其科室主任将继续调查、记录评价和评估结果，签署报告，并将表单送交 QA 部门。QA 人员评审和评价报告，并可根据发现的事实记录额外的新信息，根据评审结果，QA 人员如果判定不良事件涉及更多的科室，须向其他涉事科室也发送一份报告，并要求其对不良事件报告做出反应。其他文件是否需要以附件形式纳入不良事件报告，则依据不良事件的严重性和调查的程度而定。

（三）调查

调查的主要目的是收集和记录不良事件的相关资料，以便分析并确定问题的根源。调查可以从审阅所记录的事实入手。调查者为了更加深入了解所发生的情况和导致不良事件的关键因素，可能需要收集更多额外的资料。与涉及人员或当事人进行谈话，以便获取更多信息。

在谈话中收集信息的一个技巧是"5W"分析法。即问 5 个"为什么"，紧接着对第一个"为什么"的回答后，提出另一个"为什么"，以澄清前一个回答。以下是与一个护士就标本标签混淆问题进行面谈的情景实例。

问：为什么您认为标本标签有错误？

答：可能因为我同时在对 A 患者和 B 患者的标本进行贴签操作。

问：为什么您会同时给不同患者的多个标本贴签？

答：我知道这样做不符合我们的流程，但由于很忙，我想节省时间。通常我是在离开病房前给标本贴签。但那天 204 室患者需要帮助，我将从 A 患者采集的标本管放进我的口袋中，没来得及贴签，就去了 204 室。后来，我为 B 患者抽取血液标本，将试管拿回护士站，为标本管贴签，我想起来 A 患者的标本管还在我的口袋里，于是决定也给它贴签。我想可能混淆了试管和标签。

问：为什么这么忙？

答：那天，没有足够的人员值班，我需要照顾我平时两倍量的患者，不幸的是 204 室的患者不停地按铃要求治疗疼痛，使我很难完全履行我的职责。

问：为什么那天没有足够的人员当班？

答：两个护士打电话来说生病了，我想可能是流感。

问：为什么不叫待班人员帮助处理？

答：我认为护士部试过，但没有叫到人。

在面谈过程中，通过简单地提问"为什么"，就能获取一些有价值的信息。调查人员注意到两个问题。第一，护士没有遵循正确的标本贴签程序；第二，存在员工不足的问题。

根据不良事件的影响范围，最好采取一个小组而非仅由一个人来进行调查。小组调查不仅代表了不良事件涉及的所有科室，对于不良事件的过程或者体系也会有更全面的了解。

（四）评价

不良事件评价的目的是评价一个过程或体系,包括程序、培训、物资供应、设备及试剂是否适当和充足,以确定不良事件的根源。通过询问以下问题,可了解不良事件的范围:涉及了什么过程、流程和人员? 产生了什么影响? 与什么血液成分有关? 血液成分被受血者输注了吗? 影响了什么医疗服务? 关键因素是什么? 影响是什么? 如果调查断定不良事件是一个独立事件而非流程问题,也必须对其进行评价。依照事件的严重性和再次发生的概率的不同,一个独立事件可能需要一个纠正措施,也可能不需要采取任何措施。或许可发现问题的概率较高,或者有很多保障能够阻止事件再次发生,这就足够了。如果是这种情况,可以做出决定:只需监控事件,无须采取纠正措施。

目前有多种质量管理工具可用于不良事件评价,这些管理工具有不同的适用范围,在不同场景中会产生不同效果。选择工具时可以从"两个维度、三个层次"来思考。表 1-5 列举了几种常用的质量管理工具。本小节以常用的根因分析法(root cause analysis,RCA)做简要介绍。

表 1-5　质量管理工具的使用选择

层次	维度	
	保障	提升
事前	医疗失效模式与效应分析,5S,循证管理,临床指引,入院前审查	提案制度,标杆学习,平衡计分卡
事中	临床路径	智能审查,指标系统
事后	根因分析法,品管圈,六西格玛管理	流程再造,标准化

因果关系图又称鱼骨图,是常用的根因分析法。此图分析了导致负面结果产生的系统组分,显示了过程步骤与负面结果的关系,帮助使用者考虑环境、原材料,设备、方针、程序等系统因素,确保对事件潜在原因进行彻底调查。鱼骨图在评价问题的直接原因和根源的过程中十分有用。图 1-4 是针对检验标本贴签错误案例的部分因果关系图。负面结果(错误标签标本)放在方框的右侧,即鱼的头部。由鱼脊椎骨两边延伸出来的部分代表标本采集过程关键因素的主要种类。对每类因素进一步分析,并将分析信息写在鱼刺上,这样层层分析每一个部分的潜在因素或二级原因,有助于评价流程中应该发生什么以及实际发生了什么。如图 1-4 的因果关系分析表明存在着可能导致标本贴错标签的多个原因。

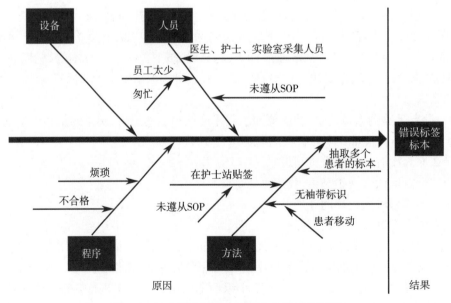

图 1-4　标本贴签错误案例发生的因果关系图

（五）纠正措施

纠正措施的目的是解决问题的根源。这需要以对事情的调查和评价为基础。以标本贴签错误事件为例,随着调查和评价的深入,体系中许多问题被揭示出来。调查人员或调查小组可能会产生困惑,不能确定首先关注哪一个问题,那么关注共性问题是一个好的起始选择。调查可能显示,在如何进行标本采集和贴签的问题上,在全医院范围内存在很多不一致。但其根源可能是一个流程问题,该流程存在缺陷。

有许多工具能有效帮助确定应首先关注哪些问题。Pareto 图(帕累托图)对于寻找问题的若干可能原因是有用的,有助于确定原因和分清主次。Pareto 图关注的是能引起最多问题的最少因素。有时称其为 80/20 定律。图 1-5 证明用于交叉配血标本不合格的原因,大部分是由于患者姓名、病历号、采血者姓名和采血日期的差错所致。

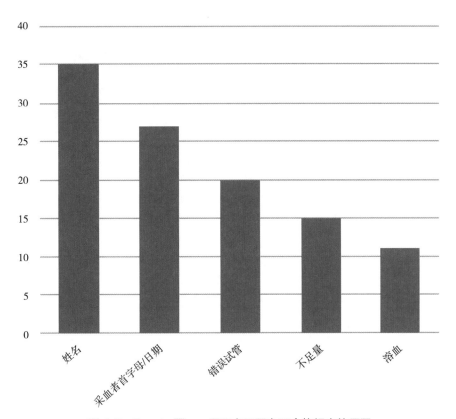

图 1-5　Pareto 图——用于交叉配血不合格标本的原因

纠正措施根据不良事件的情况而异,用以预防不良事件导致进一步(或任何)的后果。

1. 短期纠正措施　在彻底修正之前,可能需要一些临时措施,以保持对一个过程的控制。这些临时措施包括,在实施自动化操作系统前采用手工操作系统,加强对过程或体系的监控,修改现行的操作程序。如果发现员工缺乏对流程的认识和理解,那就需要进行再培训。或许需要修订培训计划、流程和胜任工作能力的评估。在标本标签混淆的案例中,可以建议将双人床边复核做为标本正确采集和贴签的临时措施。

2. 长期纠正措施　纠正措施的范围取决于问题及其所导致的危险的大小。在进行调查和评价之后,确定可能存在一个流程问题,必须解决其根源,才能防止不良事件的进一步发生。如果涉及许多科室,实施纠正程序的时间可能长达数月。这可能需要对全部过程进行重新设计,包括重新构建工作区域、购置新设备、聘用新员工、修订或编写新程序、对员工进行相应的培训。所有这些建议都可以应用到标本贴签错误的实例中。

必须制订纠正措施的实施计划,应包括一系列时间表,谁被赋予什么责任,责任内容是什么,以及完成的时限。被赋予责任的员工必须完全理解并对纠正措施实施计划负责。机构或部门 QA 人员应提供指导,或者协调并监督计划的实施。需要注意的是,纠正措施实施计划必须由相关执行科室制订,而不是由 QA 部门制订。

(六) 沟通

纠正措施实施计划一旦制订,信息的沟通尤其是与员工的沟通,就显得十分重要,因为任何改变都将直接影响到这些员工。与管理者的沟通也很重要,以便让他们及时了解情况。这样他们会将机构的质量体系的有效性纳入评审中。在医院,每个科室的日常报告都可能交由 QA 部门、风险管理部门或医院其他委员会处理。在血液中心或医院输血科 / 血库,QA 部门可能要求一份每月情况报告,并将其呈送相关职能部门负责人。

沟通对于患者和优化患者服务尤其重要。如果受影响的是设备或物料供应,那么应及时通知供应商。如果受影响的是血液机构或相关人员,例如医院、临床医师、其他血液中心或献血者,那么应将问题及其纠正措施实施计划与患者沟通,这样才能优化患者服务质量和提高服务态度。

(七) 跟进分析

纠正措施实施一段时间之后,必须进行跟进分析。这是不良事件管理最重要的步骤,纠正措施实施效果的监控将决定计划能否成功。有时,一个问题由多种根源引起,可能导致没有获得预期的结果,或者只纠正了部分过程。这种情况下,需要对纠正措施实施计划进行修订,可能需要重做一些工作。

可以通过多种方法实现对实施效果的监控。启动过程和体系的有针对性的 QA 审核,以评估过程改进。一种最简便的方法是从过程操作者处获得信息反馈,特别是当操作者是不良事件的发现人时。跟进分析也是不良事件预防的一部分。只要能够收集资料和监控运行趋势,就可以建立核查体系。

不良事件调查结果可能判定差错的根源不在于流程问题,而在于人员问题。此时,宽松的沟通交流尤其重要。对个人的询问不应该是惩罚性的,而应该对员工的不良工作行为进行劝告,促进改进。如果一个员工声称对程序和过程缺乏了解,那么就需要对他进行再培训。经过适当的再培训后,员工的工作应受到监控和评估,以观察改进效果。如果一个员工连续犯错误,可能他已不适合承担此项工作责任,应为其指定一项新的工作。有时训练、劝告和再培训均无效,员工仍继续产生差错,此时可能必须采取更严厉的措施,需要医疗机构人事管理部门介入。

(八) 不良事件预防

不良事件管理的目的之一是防止差错的发生。一旦已经确定差错,应该着手评审其他过程中潜在的类似问题。员工需要关注潜在问题的存在。通过开质控会,定期不良事件报告总结,QA 审核,将情况进行沟通,能够帮助揭露潜在的类似不良事件。

趋势分析是将当前的资料和过去的资料进行比较,是监测不良事件变化的一种有效方法。采集的资料可记录和展示纠正措施的实施效果,也可表明需要进一步采取的纠正措施。在实验室通用的一种工具是 Levey-Janning 质控图,用于监控生化试验。如果观察到某种不良事件有继续发生的趋势,则应实施纠正措施。图 1-6 是一个标签不良事件的实例。图中显示 1~4 月,标签不良事件的数量持续上升,4 月份实施一项纠正措施,导致 5、6 月的不良事件下降。然而,7 月份开始显现不良事件上升的新趋势。需要对其进行调查,以判断及查找造成新趋势的根本原因。

趋势分析也可以为过程控制的建立提供指导,可以确定需要进行系统检查的区域,以及明确一个体系的关键阈值。图 1-7 是一个关于医疗病历不良事件的例子。尽管该机构不能够完全消除所有不良事件,但在 1996 年至 1997 年不良事件的数量有明显下降。在对该过程的不良事件进行调查和评价(包括风险评估在内)后,该机构可以做出决定:为保持对这一过程的控制,以每月 10 个不良事件作为可接受的阈值。

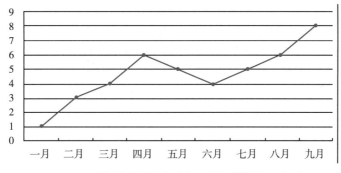

图 1-6　贴标签差错趋势分析和纠正措施效果监测

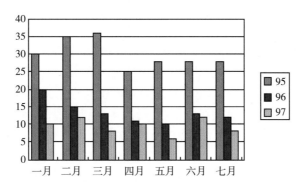

图 1-7　趋势分析——建立医疗病历卡不良事件数量的临界点

　　趋势分析能够识别因反复发生而需要实施纠正措施的较小的差错。或许一个机构在对记录文件进行评审过程中追踪到记录发生差错,每一个差错在进行单独评价时,可能是较小的或不严重的。但是,将其作为一组差错来评审时,则提示记录文件存在较大的问题。调查和评价可以提示是否需要修订一些表单和/或对员工进行关于如何正确记录文件的培训。

　　机构可以在所选择的时间段内(每月、每季度,每半年或每一年)进行趋势分析比较。不良事件分类是以测量数据的类型为基础的。可以在某时间段内监控一个程序中发生不良事件的次数,再由医院病房或血液中心某部门进行进一步追踪。趋势分析能够提供在某个时间段内若干因素的累积资料。比如成分为贮存式自体输血的血制品被发放到了错误的科室,但是这一不良事件立即被发现了,该血制品被送回输血科,随后再发放给正确的科室。最终这一不良事件没有带来负面影响。调查显示该事件是一个独立的事件,管理者决定对事件进行监控。除追踪不良事件以确定需要改进之处以外,统计过程控制工具能够展示纠正措施实施的成功与否。一个下降的趋势说明了纠正措施和工作改进有效。

练习题三

指出以下哪个选项是正确的?(多选题)(　　　)

A. 临床输血不良事件分为 4 个级别。

B. 趋势分析能够识别因反复发生而需要实施纠正措施的较小的差错。

C. 应对不良事件相关人员进行惩罚,以避免类似不良事件的再次发生。

D. Pareto 图有助于确定不良事件原因并分清主次。

第四节 不 良 反 应

不良反应可发生于献血者或受血者,是与献血或输血相关的非期望病理生理反应。

（一）献血不良反应

献血不良反应（blood donation adverse reaction）是指极少数献血者在献血过程中或者献血后出现的穿刺部位局部出血、疼痛、过敏或者全身性血管迷走神经反应。

1. 献血不良反应的分类 国际输血协会（ISBT）2014 年发布的《献血不良反应监测标准》将献血不良反应分为六大类,包括局部反应、血管迷走神经反应、单采相关反应、过敏反应、其他严重不良反应和其他反应等,共 30 个亚类,并对各类不良反应进行了定义。在严重程度分级方面,该标准仅根据治疗措施和结局将献血不良反应严重程度分为"重度"和"非重度"两级。

我国卫生行政部门 2017 年发布的卫生行业标准《献血不良反应分类指南》以及中国输血协会 2019 年发布的团体标准《血液安全监测指南》中对献血不良反应分类基本相同,将献血不良反应分为四大类:A 类以局部表现为主,包括穿刺部位出血、局部疼痛和炎症;B 类以全身表现为主,即血管迷走神经反应;C 类是与单采血液成分相关的不良反应,包括枸橼酸盐反应、溶血反应、全身过敏反应、空气栓塞;其他献血不良反应则归入 D 类。在严重程度分级方面也与国际标准保持一致。

2. 献血不良反应与献血的相关性及其严重程度评估 《献血不良反应分类指南》及《血液安全监测指南》将不良反应与献血的相关性分为 1~5 级:

1 级:明确相关,支持献血导致不良反应发生的证据明确,不存在合理性的质疑。

2 级:可能相关,证据明显有利于支持不良反应与献血相关。

3 级:疑似相关,证据无法确定不良反应与献血相关还是与其他因素相关。

4 级:可能无关,证据明显有利于支持不良反应与其他原因相关。

5 级:明确无关,支持献血以外的其他原因导致不良反应发生的证据明确,不存在合理性的质疑。

献血不良反应分为重度不良反应和非重度不良反应。具备以下任一条件的献血不良反应可判断为重度不良反应:①献血不良反应导致住院并采取以下任一治疗措施:防止机体功能受到终身性损害或损伤的治疗、防止死亡的治疗。②献血不良反应导致明显残疾或功能不全,且在献血后持续存在 1 年以上。③献血不良反应出现后发生死亡,死亡原因可疑、可能或肯定与献血有关。

3. 献血不良反应发生率及常见类型 2021 年 IHN 收集并分析了 138 个国家 2006—2016 年献血不良反应汇总数据,该数据集涵盖 1.55 亿次献血。总体献血不良反应报告发生率为 6.3%,但不同国家之间的总体和严重献血不良反应发生率差异很大。各团体在献血不良反应定义上的差异、收集数据范围及流程差异等很可能是造成发生率差异的原因。

需要注意的是,上报的献血不良反应发生率可能远低于真实的发生率。Newman 等在献血后 3 周对随机抽取的 1 000 名献血者进行随访,发现 36% 的献血者有过一种或多种献血不良反应。最常见的全身性献血不良反应是疲劳（7.8%）、血管迷走神经症状（5.3%）和恶心、呕吐（1.1%）;最常见的手臂局部表现是瘀伤（22.7%）、手臂酸痛（10.0%）和血肿（1.7%）。而 IHN 收集的上报数据中,最常见的是血管迷走神经反应（0.46%）,其他罕见献血不良反应包括全身性过敏反应（0.10/100 000）和大血管损伤（0.12/100 000）。

4. 献血不良反应的报告及处置 献血不良反应的来源包括:负责收集和记录献血现场发生的献血不良反应的人员;负责接待献血者咨询中收集和记录与献血不良反应有关信息的人员;负责献血者满意度调查和献血者随访中收集和记录与献血不良反应有关信息的人员。献血不良反应的报告内容可参见《血液安全监测指南》提供的《献血不良反应报告表》样例。

采供血机构 SOP 中必须明确记录献血不良反应的处理措施,明确说明医师、护士、献血者服务人员等不同职业的具体职责。例如,SOP 必须明确规定献血不良反应早期处理中必须采取的步骤顺序,以及在献血者离开献血场所后的随访方法;必须明确规定对献血者进行进一步医疗评估或治疗的转诊适应证;必须明确规定给发生献血不良反应的献血者提供的标准建议。如:一些发生过严重献血不良反应的献血者可能会被建议不要再次献血。此外,SOP 还应为如何在血库信息系统中登记献血不良反应提供指导。

(二) 输血反应

详见《临床输血技术培训基础教程》。

练习题四

以下哪些属于献血不良反应? (多选题)(　　　)

A. 血管迷走神经反应　　　　　　　　B. 单采相关反应

C. 过敏反应　　　　　　　　　　　　D. 穿刺点瘀伤

知识小结

在阅读完本章之后,花几分钟思考串联一下学习的知识,您是否已经达到了本章的学习要求,它们是:

1. 血液安全监测是一种系统,用于观察、记录、报告、分析、干预输血链中出现的问题,从问题出发学习经验并采取行动,避免相同的问题再次出现。

2. 血液安全监测系统有 3 个层次:采供血机构和医院级(输血链);区域或国家级;世界级。

3. 有些血液安全风险事件可以避免,但有些事件是不可避免的。血液安全监测可以对血液安全进行客观评估和持续改进,确定事件的原因、后果、残余风险和变化趋势,通过早期预警以阻止或预防事件的发生或再发生,改善决策机制,通过具有针对性和有效性的教育培训指导输血链中实践的改进,促进血液安全。

4. 英国 SHOT 系统按照输血不良事件的结果进行分类,中国、美国、加拿大根据输血不良事件在输血链中发生的环节进行分类。

5. 一个良好的不良事件监测体系应包括发现、记录、调查、评价、纠正措施、沟通和预防、反馈等关键要素。

6. 趋势分析将当前的资料和过去的进行比较,是监测不良事件变化的一种有效方法。

自我测试

在阅读完本章之后,花几分钟思考串联一下学习的知识,您是否已经达到了本章的学习要求,它们是:

1. 血液安全是一个抽象的概念,血液安全监测系统是通过什么指标来衡量和比较不同机构的血液安全?

2. 不同国家的血液安全监测系统有不同的特征,请您比较并总结一下他们之间的异同。

3. 当您所在的部门发生了一起不良事件,您的处理流程包括哪些步骤?

参 考 文 献

1. 中国输血协会. 血液安全监测指南: T/CSBT 001-2019.(2019-04-12)[2024-10-31]. https://test. csbt. org. cn/plus/view. php? aid=10194.

2. 国家卫生健康委员会. 输血医学术语: WS/T 203—2020.(2020-04-23)[2024-10-31]. https://hbba. sacinfo. org. cn/attachment/onlineRead/65447c42b17dac1ae85b17c16aa6949dea561c6160103f2d051755852659ba9a.

3. De Vries RRP, Faber JC. Hemovigilance: An effective tool for improving transfusion safety. Oxford (UK): Wiley-Blackwell, 2012.

4. Centers for Disease Control and Prevention. National Healthcare Safety Network Biovigilance Component Hemovigilance Module Surveillance Protocol. Oxford: Wiley-Blackwell, 2012.

5. International Society of Blood Transfusion. Proposed standard definitions for surveillance of non infectious adverse transfusion reactions. Amsterdam, 2011.

6. 国家卫生健康委员会. 输血反应分类: WS/T 624—2018. 北京: 中国标准出版社, 2018.

7. 卫生部. 医疗机构临床用血管理办法 (卫生部令第 85 号).(2012-06-07)[2024-10-30]. http://www. nhc. gov. cn/yzygj/xxgzdt/201408/079cc93dfa464430a783422f2d7e8723. shtml.

8. 李小红, 黄霞, 谢东甫, 等. 采供血不良事件监测模式探索:《血液安全监测指南》团标修订之解析. 中国输血杂志, 2019, 32 (10): 1063-1065.

9. 国家卫生和计划生育委员会. 献血不良反应分类指南: WS/T 551—2017.(2017-05-12)[2024-10-31]. https://hbba. sacinfo. org. cn/stdDetail/68b400c4be701d01e8b06d8d23fe6906.

10. 国家卫生和计划生育委员会. 献血相关血管迷走神经反应预防和处置指南: WS/T 595—2018.(2018-02-05)[2024-10-31]. https://hbba. sacinfo. org. cn/attachment/onlineRead/287be7b41122d2a377d39be81cd99812d128f380aa93c7dbe5c58c67d9d2075e.

11. Cohn CS, Delaney M, Johnson ST, et al. AABB 技术手册 (第 20 版). 桂嵘, 陈秉宇, 黄远帅, 等, 译. 长沙: 中南大学出版社, 2022, 63-87.

12. Definitions of current SHOT reporting categories & what to report, SHOT, Available at: https://www. shotuk. org/wp-content/uploads/myimages/SHOT-Definitions-active-January-2022, pdf.

13. Error Management: An important part of quality control. Maryland: American Association of Blood Bank, 1999, 41, 44, 47, 90, 115.

14. 中国医院协会. 中国医院质量安全管理　第 4~6 部分: 医疗管理 医疗安全 (不良) 事件管理: T/CHAS 10-4-6—2018.(2018-05-18)[2024-10-29]. http://oss. wfsydzxyy. com/20220706/135759321. pdf.

15. 钱庆文, 邹新春. 医疗质量与患者安全. 北京: 光明日报出版社, 2018.

16. Working Group on Donor Vigilance of the International Society of Blood Transfusion, Working Party on Haemovigilance, in collaboration with The International Haemovigilance Network and The AABB Donor Haemovigilance Working Group. Standard for surveillance of complications related to blood donatio. 2014.

17. Wiersum-Osselton JC, Politis C, Richardson C, et al. Complications of blood donation reported to haemovigilance systems: analysis of eleven years of international surveillance. Vox Sang, 2021, 116 (6): 628-636.

18. Newman BH, Pichette S, Pichette D, et al. Adverse effects in blood donors after whole-blood donation: a study of 1 000 blood donors interviewed 3 weeks after whole-blood donation. Transfusion, 2003, 43 (5): 598-603.

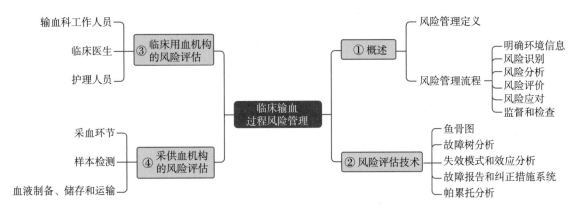

图 2-1　临床输血过程的风险管理学习导图

本章帮助您了解临床输血过程的风险管理的概念、意义及方法。

学习目标

1. 掌握风险、风险管理、故障和风险矩阵定义
2. 熟悉风险评估和风险应对过程
3. 熟悉风险管理流程
4. 掌握危害发生概率分级和危害严重度分级
5. 熟悉常用风险评估技术：鱼骨图、故障树分析、失效模式和效应分析、故障报告和纠正措施系统及帕累托分析

国际标准化组织（International Organization for Standardization，ISO）是各国标准化团体组成的世界性联合会。其宗旨是促进标准化及其相关活动的发展。2009 年，《ISO 31000 风险管理——原则与指南》发布，风险管理进入标准化时代。现在，风险管理逐渐应用到不同领域，也包括医疗设备（ISO 14971 和 ISO 24971）和医学实验室（ISO 15189 和 ISO 22367）。

美国是最早开展风险管理的国家之一，最初用于工业领域，随着医学实验室认可的发展，医学实验室的风险管理逐渐被关注。美国临床和实验室标准协会（Clinical and Laboratory Standards Institute，CLSI）为体外诊断设备厂家和实验室的风险管理发布了两个指南：EP18—《识别和控制实验室误差来源的风险管理技术》和 EP23—《基于风险管理的实验室质量控制》。

我国为规范风险管理在不同组织、不同行业和不同领域的沟通和交流，先后出台了风险管理相关的国家标准（GB/T 23694—2013、GB/T 24353—2022、GB/T 27921—2023）和医药行业标准（YY/T 0316—2016）等。国家卫生健康委员会发布的《医疗质量管理办法》强调医疗机构建立医疗安全与风险管理体系，加强医疗质量重点部门和关键环节的安全与风险管理。中国合格评定国家认可委员会（CNAS）发布的 CNAS-CL02：2023 也提出医学实验室应进行风险管理的要求。

输血医学是围绕将献血者血液输注给患者进行救治这一中心进行研究、开发、应用,从而保障临床输血安全和有效的一门学科。血液经过严格程序的筛查、检测等处理,由于"窗口期"的存在,仍有发生输血传播疾病的可能;虽经过严格的输血相容性检测,也存在抗原-抗体反应漏检的可能;临床输血各环节也有可能发生意想不到的差错等。安全、有效的输血治疗已成为社会和各级卫生行政部门关注的焦点,因此,将风险管理引入输血医学管理中显得尤为重要。

第一节   风险管理概述

一、风险管理相关定义

(一) 风险(risk)

不确定性对目标的影响,是危害发生概率和危害严重度的组合。不确定性是指对事件及其后果或可能性的信息缺失或了解片面的状态;目标可以是不同方面(如财务、健康与安全、环境等)和层面(如战略、组织、项目、产品和过程等)的目标;影响是指偏离预期,可以是正面的和负面的;危害是对人体健康的伤害或损害,或对财产和环境的损害;严重度是衡量危险因素的可能后果。

(二) 风险管理(risk management)

针对风险所采取的指导和控制组织的协调活动,是风险分析、评价、控制和监督工作的管理方针、程序及其实践的系统运用。目的是对发生的风险进行及时、有效的控制,并对风险造成的后果予以妥善处理,实现以最低成本获取最高收益和最大安全保障的目标。

(三) 沟通和咨询(communication and consultation)

沟通是组织管理风险时,提供信息、共享信息、获取信息以及与利益相关者展开对话的持续、往复的过程。咨询是组织与利益相关者在某一问题决策或确定方向之前进行的充分地双向沟通,是一个通过影响力而不是通过权力来影响决策的过程,是对策的输入而不是共同决策。

(四) 风险评估(risk assessment)

风险识别、风险分析和风险评价的全过程,是风险管理过程的核心部分。风险识别是发现、确认和描述风险的过程,包括对风险源、事件及其原因和潜在后果的识别,可能涉及历史数据、理论分析、专家意见及利益相关者的需求。风险分析是理解风险性质、确定风险等级的过程,是风险评价和风险应对决策的基础,也包括风险估计。风险评价是将风险分析结果和风险准则比较,以确定风险及其大小是否可以接受或容忍的过程,有助于风险应对的决策。

(五) 风险应对(risk treatment)

处理风险的过程,包括:①不开始或不再继续导致风险的行动,以规避风险;②为寻求机会而承担或增加风险;③消除风险源;④改变可能性;⑤改变后果;⑥与其他各方分担风险;⑦慎重考虑后决定保留风险。风险应对可能产生新的风险或改变现有风险。风险应对后仍然存在的风险称为剩余风险,包括未识别出的风险。

(六) 风险报告(risk reporting)

告知内部或外部利益相关者风险现状和风险管理方面信息的沟通方式。

(七) 风险管理审核(risk management audit)

为获得证据,进行客观评价,以确定风险管理框架或其一部分的充分性和有效性而进行的系统的、独立的、文件化的过程。

(八) 故障(failure)

风险管理学上也称为失效。广义上讲系统不符合用户期望的情况,包括无法令人满意地执行其预期功能或规定的性能范围。

（九）风险矩阵（risk matrix）

通过确定后果和可能性的范围来排列显示风险的工具。后果可以是确定的，也可以是不确定的，可以定性或定量描述，通过连锁反应，最初的后果可能升级；可能性是事件发生的机会，也可以定性或定量描述。

二、风险管理流程

ISO 31000中将风险管理流程定义为"系统地将政策、程序和实践应用于沟通和咨询，建立环境和评估、处理、监测、审查、记录和报告风险的活动"。风险管理流程是管理和决策的组成部分，应考虑到人类行为和文化的动态性和变化性。尽管风险管理流程表现有一定的顺序性，但在实践过程中其步骤是循环反复的，且沟通和记录贯穿于风险管理过程的各项活动中。风险管理流程图见图2-2。

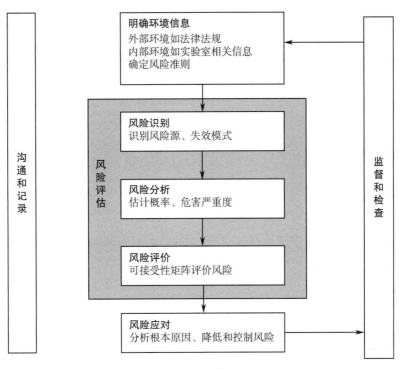

图2-2　风险管理流程

（一）明确环境信息

通过明确环境信息，组织确定其风险管理的目标，确定与组织相关的内部和外部参数，设定风险管理的范围和有关风险准则。风险准则应体现组织的风险承受度，应根据所处环境和自身情况，合理确定本组织的风险准则。

（二）风险识别

风险识别的目的是确定可能影响系统或组织目标得以实现的事件或情况。一旦风险得以识别，组织应对现有的控制措施进行识别，主要识别分析方法和体系中的危险因素或失效模式，评价其是否会对患者造成危害。

（三）风险分析

风险分析需要考虑：①导致风险的原因；②风险源、风险事件的正面和负面的后果及其发生的可能性；③影响后果和可能性的因素；④不同风险及其风险源的相互关系；⑤风险的其他特性；⑥控制措施是否存在及其有效性。

　　用于风险分析的方法可以是定性的、半定量的、定量的或以上方法的组合。常用的定性方法是采用 $N \times M$ 矩阵来描述与每种危害相关的风险概率(高、中、低)和严重度(严重、中等、可忽略)。半定量分析中,概率数值不能精确确定,但是知道其位于一个估计的范围内,而严重度不需要具体数值化的度量,可以将其分级应用对应值进行计算,表 2-1 和表 2-2 是 ISO 和 CLSI 建议的半定量等级量表。

表 2-1　危害发生概率分级

分级	CLSI EP18	CLSI EP23	ISO14971
1	极微:不太可能(5~30 年内可能发生)	不可能:整个生命周期 1 次	不可能: $<10^{-6}$
2	罕见:可能(2~5 年内可能发生)	很少:几年 1 次	很少: $<10^{-5}$ 且 $\geqslant 10^{-6}$
3	偶尔:很可能(1~2 年内发生几次)	偶尔:每年 1 次	偶尔: $<10^{-4}$ 且 $\geqslant 10^{-5}$
4	经常:短时间内(1 年发生几次)	可能:每月 1 次	可能: $<10^{-3}$ 且 $\geqslant 10^{-4}$
5		经常:每周 1 次	经常: $\geqslant 10^{-3}$

表 2-2　危害严重度分级

分级	CLSI EP18	CLSI EP23/ISO14971
1	故障引起较小伤害	可忽略:不便或暂时不适
2	故障引起中等伤害	很小:暂时或不需要专业医学干预的伤害
3	故障引起重大伤害	严重:需要专业医学干预的伤害
4	故障引起死亡或灾难性伤害	危急:永久或危及生命的伤害
5		灾难性:患者死亡

（四）风险评价

　　风险评价利用风险分析过程中所获得的对风险的认识,对未来的行动进行决策。风险评价的结果应满足风险应对的需要,否则,应做进一步分析。最简单的风险评价结果是将风险分为两种:可接受和不可接受。在医疗领域危害严重度较发生概率更为重要,表 2-3 列出了 CLSI EP23 建议的可接受风险矩阵。将风险发生概率(probability, P)、严重度(severity, S)及检测度(detection, D)进行排序,得到风险优先数(risk priority number, RPN),RPN = P × S × D,作为半定量估计;也可用危险度公式(危险度 = 频率或概率 × 严重度)计算后,再应用帕累托分析进行排序。

表 2-3　可接受风险矩阵

概率(或频率)	严重度				
	可忽略	很小	严重	危急	灾难性
经常	不可接受	不可接受	不可接受	不可接受	不可接受
可能	可接受	不可接受	不可接受	不可接受	不可接受
偶尔	可接受	可接受	可接受	不可接受	不可接受
很少	可接受	可接受	可接受	可接受	不可接受
不可能	可接受	可接受	可接受	可接受	可接受

（五）风险应对

　　风险应对决策应考虑各种环境信息,包括内部和外部利益相关者的风险承受度,以及法律、法规和其他方面的要求等。风险应对措施的制订和评估是一个递进的过程。如果剩余风险不可接受,应调整或制订新的风险应对措施,并评估新的风险应对措施的效果,直到剩余风险可以接受。执行风险应对措施会引起组织风险的改变,需要跟踪、监督风险应对的效果和组织的有关环境信息,并对变化的风险进行评估,必要时重新制订风险应对措施。

（六）监督和检查

组织应明确界定监督和检查的责任。监督和检查包括监测事件变化趋势、发现环境信息变化、监督记录剩余风险、保证风险应对措施的有效性等。监督和检查活动包括常规检查、监控已知的风险、定期或不定期检查。适当时,监督和检查的结果应当有记录并对内或对外报告。最后,通过监督和检查实现持续质量改进。

练习题一

1. 风险是_____和_____的组合;风险管理的目标是以最低成本获取和_____。

2. 风险管理过程的核心部分是风险识别、风险分析和风险评价,通过本节课的学习,您能识别出日常工作中的风险吗? 请在下方列举出来。

第二节　风险评估技术

选择合适的风险评估技术和方法,有助于组织及时、高效地获取准确的评估结果。在具体实践中,风险评估的复杂及详细程度千差万别。风险评估的形式及结果应与组织的自身情况适应。风险评估技术在每一个评估阶段的适用性不同,对于复杂风险可能需要同时采用多种评估技术和方法。

一、鱼骨图

鱼骨图（fishbone chart）是由日本管理大师石川馨发明,又名石川图,是一种发现问题根本原因的方法。鱼骨图中每根刺都代表引起问题的原因,也称为因果分析图。鱼骨图将导致问题发生的各种原因进行归纳、分析,用简洁的文字和线条罗列原因,并将众多原因进行分类、分层表示。

鱼骨图由原因和结果两部分组成。原因由要因、中原因、小原因等组成。鱼骨图结构见图 2-3。图中,结果用“问题”表示,代表不安全问题或结果、事故类型等;“要因”表示与结果有直接关系的各种因素,在临床实验室一般以人、机、料、法、环为要因;“中原因”表示与要因直接有关的因素,以此类推,得出小原因等。

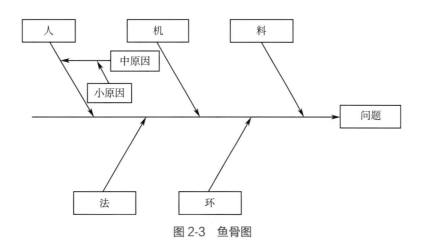

图 2-3　鱼骨图

在风险管理中,鱼骨图可用于绘制工作流程的关键步骤,识别风险的成因,直观地显示各因素如何与潜在风险源或结果联系起来。通过鱼骨图可以由直接原因追踪到本质原因,从而制订切实可行的措施,把风险尽可能消灭在萌芽阶段。

二、故障树分析

故障树分析(fault tree analysis,FTA)是用来识别和分析造成故障(顶事件)的可能因素的技术。造成故障的原因可通过归纳法进行识别,也可将特定故障与各层原因之间用逻辑门符号("或"门、"与"门)连接起来并用树形图进行表示,故障树结构见图 2-4。

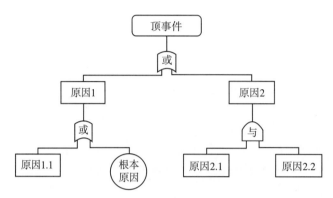

图 2-4　故障树结构示意图

"与"门表示两种或以上条件需同时出现,"或"门表示只要有一种条件满足就会导致事件发生。识别出的根本原因用一个圆圈结束,作为该分枝树的根部。故障树中识别的因素可以是硬件故障、人为故障或其他不良事项的相关事项。

三、失效模式和效应分析

失效模式和效应分析(failure modes and effects analysis,FMEA)是用来识别组件或系统是否达到设计意图的方法,广泛用于风险分析和风险评价中。FMEA 是一种归纳方法,特点是从元件的故障开始逐级分析其原因、影响及应采取的应对措施,通过分析系统内部各个组件的失效模式并推断其对整个系统的影响,CLSI EP18 建议的临床实验室 FMEA 模板见表 2-4。在 FMEA 中,所有失效都是潜在的失效事件,临床实验室需要评估影响的严重度和原因发生概率,分级由实验室自行决定。FMEA 表中应避免一行多个条目,如失效模式列出多个原因会引起控制措施无法对应原因;如列出多种影响则分不清严重度。

FMEA 方法大多用于实体系统中的组件故障,也可用来识别人为失效模式及影响。FMEA 的主要输出结果是失效模式、失效机制及其对各组件或者系统或过程步骤影响的清单,也可以提供有关故障原因及其对整个系统影响方面的信息。临床实验室 FMEA 实施在实验或仪器应用之前,最好是在仪器购买之前;在对日常工作进行风险分析时,FMEA 也要包括分析前和分析后的环节。

故障树有助于了解 FMEA,因故障树是用一个图形化的方式来说明故障及其影响的因果关系。FMEA 是从流程的步骤或组件开始,并询问可能出现什么问题,被称为"自下而上"的方法;而 FTA 是从最严重的故障开始,并询问如何造成的,被称为"自上而下"的方法。

四、故障报告和纠正措施系统

故障报告和纠正措施系统(failure reporting and corrective action system,FRACAS)是识别和分析故障的一个过程,以便于实施纠正措施。FRACAS 是 FMEA 的延伸,两者的区别主要是如何确定发生频率。FMEA 中观察到的发生频率是主观的,而 FRACAS 发生频率是根据真实操作条件下观察到的已知故障,CLSI EP18 建议的临床实验室 FRACAS 模板见表 2-5。FRACAS 和 FMEA 是两种互补的工具,FMEA 用于产品或过程的设计使风险最小化,而 FRACAS 用于监测产品或过程的实际性能,并描述所观察到的真实风险。

表 2-4　临床实验室 FMEA 模板

制造商(潜在失效来源)				临床实验室(控制措施)							
步骤	失效模式	原因	影响	严重度	概率	危险度	厂家建议	失效预防	失效检测	失效恢复	监测
分析中	试剂失效	过期	不正确的结果	3	2	6	未过期试剂重新检测	操作者培训	人工审核;质控失败	重新分析样本	审核操作者培训;监测试剂有效期
操作者	样本过少	样本量不足	仪器故障	1	2	2	满足最小样本量要求	操作者培训	分析仪故障	重复检测	审核操作者培训;监测质控失败
环境	样本储存问题	冻存或过热	不正确的结果	1	3	3	验证存储条件	监控样本接收和储存条件	质控	重新采集样本	审查储存条件符合要求

表 2-5　临床实验室 FRACAS 模板

步骤	故障	直接原因	影响	严重度	概率	危险度	预防	检测	恢复	故障率 纠正前	故障率 纠正后
分析前	不正确患者 ID	标本标识错误	患者结果混淆	4	2	8	修订标识程序;员工再培训	监控样本标识问题	拒收问题样本;要求重新采集样本		
分析中	分析仪操作期间中断	房间温度高于分析仪要求上限	测试结果漂移或改变	4	3	12	使用空调和/或排风管散热	监测室温	交替使用高热能分析仪,直到长期实施纠正		
分析后	储存 7 天后的样本申请检测	对现有样本(储存 12 天)增加申请	潜在错误结果	4	1	4	如果样本稳定时可用于附加检测	当前计算机系统监控储存时间	某些检测延长储存时间		

因 FRACAS 观察到的是已经出现的故障,故采取的控制措施称为纠正措施。FRACAS 只包含观察到的故障,而 FMEA 可以包含潜在的失效和观察到的故障;FRACAS 更关注故障的监测,尤其是 FMEA 中已识别的故障,同时包括日常工作中观察到的故障,CLSI EP18 建议的 FMEA 和 FRACAS 执行流程见图 2-5。为评估纠正措施应用效果,FRACAS 需在执行措施之前和之后监测故障率(常被称为每百万次事件中发生的故障事件)。具体的监测指标或质量指标明确了实验室监测过程中应采集的数据类型,包括标本状态(溶血率、抗凝标本凝集率等),仪器问题(失控批次、软件故障数等),周转时间(TAT 分布、TAT 95% 区间等)和其他服务问题等。

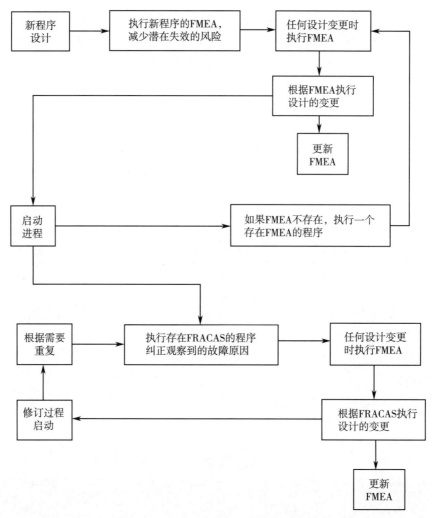

图 2-5   FMEA 和 FRACAS 执行流程

五、帕累托分析

帕累托分析（pareto analysis）是按照事件重要性递减顺序做出的表格或图表，其基本原理是"大多数问题（80%）是由几个关键原因（20%）产生的"。帕累托分析又称 ABC 分类法（activity based classification）或主次因素分析法，A 因素是主要因素，其影响程度累积百分数在 0~80% 范围内；B 因素是次要因素，其影响程度累积百分数在 80%~90% 范围内；C 类为一般因素，其影响程度累积百分数在 90%~100% 范围内。帕累托分析示意图见图 2-6，其中 A、B、C、D 四类是主要因素，E 类是次要因素，F、G、H 类是一般因素。该方法简单，结果直观，在风险管理决策中，帕累托分析可以成为统计分析主要风险的有效方法。

CLSI EP18 建议用帕累托表对 FMEA 和 FRACAS 发现的故障进行风险矩阵分析——按照危险度降序排列，这会导致"高严重度与低发生频率"的故障与"低严重度与高发生频率"的故障危险度排名相同，显然这种排序方式不适合临床实验室。因此，在后续版本中建议采用巢式帕累托分析，即最高严重度故障按发生频率的降序排列，然后是下一个最高严重度故障降序排列，如表 2-6。对于重要的故障可以通过帕累托分析排列在其顶部，进行优先处理。在此基础上确定风险监控工作的重点，从而有效提高风险管理的水平。

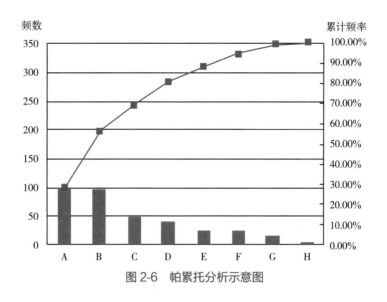

图 2-6　帕累托分析示意图

表 2-6　临床实验室巢式帕累托分析

失效模式	严重度	概率	危险度
干扰物	4	2	8
患者标识混淆	4	1	4
标本丢失	3	1	3
样本量不足	2	3	6

练习题二

1. 临床实验室对故障危险度排名采用的分析方法是＿＿＿＿＿＿＿＿＿＿＿＿。
2. 下列哪种风险评估技术应用到纠正措施？（　　　）
A. 鱼骨图　　　　　　　　　B. 故障树分析　　　　　　　　　C. 失效模式和效应分析
D. 故障报告和纠正措施系统　　E. 帕累托分析

第三节　临床用血机构的风险评估

　　血液从采集、制备、储存、运输、检测到输注，从采供血机构、输血科（血库）到临床治疗，诸多环节无不存在风险。本节将以临床用血机构为例进行风险评估的分析。

一、输血科面临的风险

　　质量管理是临床输血实验室管理的重要部分，是保证血液相容性试验及其他免疫血清学实验结果准确可靠的基本前提。医学实验室质量管理工作是以分析前、分析中和分析后过程组成的全面质量管理体系为基础，分析存在人、机、料、法、环诸多可能对质量管理体系造成影响的风险环节。只有进行严格的质量管理，才能为患者提供安全的血液，保证输血治疗的安全、及时、有效。

　　输血科日常工作包括临床检测和临床治疗两部分，接下来以输血相容性检测为例讲解风险评估。

首先,风险管理团队根据实验室实际工作流程划分为分析前、分析中和分析后步骤(图 2-7),找出潜在风险点;其次,团队分析风险对患者的影响时,必须考虑临床医师获得结果后会发生什么情况;最后,汇总形成风险评估 FEMA(表 2-7)。

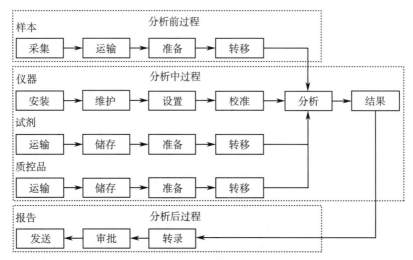

图 2-7   实验室检测流程图

表 2-7   输血相容性检测 FEMA 案例

风险环节	潜在失效模式	原因	影响	严重度	概率	危险度	失效预防	失效检测	失效恢复	监测
分析前	患者信息错误	未确认患者身份信息	错误的结果报告	5	1	5	标本采集手册、护理员工培训	历史结果不符	重新采样	审核操作者培训;监测错误发生频率
	干扰物	样本黄疸、脂血	结果报告不及时	2	2	4	实验室员工培训	仪器报警	更换实验方法	审核操作者培训;监测错误发生频率
	供者标本信息异常	供者标本缺少标签	结果报告不及时	2	1	2	实验室员工培训	人工审核发现	重新处理供者血辫	审核操作者培训;监测错误发生频率
	样本采集不正确	样本采样管错误	结果报告不及时	2	1	2	标本采集手册、护理员工培训	人工审核发现	重新采样	审核操作者培训;监测错误发生频率
	样本太少	样本量不足以分析	结果报告不及时	1	2	2	标本采集手册、护理员工培训	仪器报警	重新采样	审核操作者培训;监测错误发生频率
分析中	弱反应或无反应	手工操作漏加血浆样本	错误的结果报告	5	1	5	实验室员工培训	人工审核发现	重新检测	审核操作者培训;监测错误发生频率
	弱反应或无反应	离心机转速异常	结果报告不及时或错误的结果报告	5	1	5	实验室员工培训;定期校准仪器设备	人工审核发现	重新检测	审核操作者培训;监测错误发生频率

合格的标本是输血相容性检测结果正确的前提。美国纽约州在1990—1999年间,报告了237例ABO不相容红细胞血液的错误输注,其中标本采样错误占13%;英国在2011—2020年间,其中标本问题,输血未遂事件中约有60%是由于采样错误所致,ABO血型不相容的血液制剂输注错误中,有22.7%为采样错误引起。标本采样过程中的差错可产生两类标本,即错误标识的标本和错误采集的标本;可能原因有未进行患者识别、未标记或未在床旁标记标本、使用预贴标签的试管等,其中未进行患者识别的比率约占50%。

执行严格标本接收程序可发现标识错误的标本,但对于采集错误而标识正确的标本则无法识别,该类标本用于输血相容性检测可能会引起严重的输血差错。对于采集错误的标本只有在结果审核时,发现其与历史记录不符,在排除骨髓移植等引起血型改变的因素才可能被识别出。因此,在输血前查询历史血型对于预防标本采样差错极其重要。原南京军区总医院朱培元等在"历史血型"基础上制订的输血前"两次血型"制,在两年时间发现23份错误采集的标本,9份(39%)可导致ABO不相容的红细胞输注。防止标本采样差错的最有效方法是患者佩戴腕带,通过腕带信息进行身份识别,同时床旁采样后立即进行样本标识。防止"历史血型"不一致的结果报告给临床的最有效方式是实行信息系统"智能审核"——拦截所有历史血型不一致的结果,减少因各种失误引发的风险。

目前还有一定比例的实验室采用手工加样的方法,进行输血相容性检测。手工操作步骤繁杂,人为影响因素较多,尽管工作人员经过反复培训,但漏加或错加标本、结果判读或抄录错误等情况仍时有发生。为了降低输血科或血库的风险,自动化检测仪器被引入输血实验室,因其加样标准、操作程序化、结果自动判读和传输,逐渐代替了手工操作的关键步骤。Tae Hee Han等在韩国六家输血实验室进行血型检测的FEMA研究,发现全自动分析仪能够显著降低手工血型检测的总RPN,可将检测操作从15~22个步骤缩减为4~6个步骤,总RPN最多由5 745降至45。通过FEMA优化了血型检测流程,大大减少患者输血安全风险。

二、临床医师面临的风险

《临床输血技术规范》和《医疗机构临床用血管理办法》规定:临床医师应根据患者病情和实验室检测指标对输血指征进行综合评估,制订输血治疗方案,且在治疗前签署临床输血治疗知情同意书,在输血后及时进行疗效评估。根据临床输血过程,可将临床医师的工作流程划分为输血前、输血中和输血后。各流程可能面临的风险如下:

1. 输血前　患者病情评估、输血指征评估、输血相关检测指标、输血前传染病检测、输血治疗知情同意书签署、输血申请书填写、血液保护技术选择、输血成分选择、输血量选择、特殊用血(如大量用血、紧急用血、非同型输血等)的医疗决策等。

2. 输血中　输血不良反应识别和处理、输血过程记录单填写、治疗过程监护等。

3. 输血后　输血不良反应识别和处理、输血后疗效评估等。

根据以上风险点先执行FEMA,然后根据观察到的风险执行FRACAS纠正已发生的风险(表2-8),提高输血安全性,必要时评估剩余风险的可接受度。注意当临床医师根据实验室报告中的错误信息作出错误的医疗决定时,那么该风险将归因于临床实验室。

三、护理人员面临的风险

输血治疗是临床常见的治疗方式,存在一定的风险,护理人员需要进行风险评估,提高风险识别能力和专业技能,降低输血治疗过程中的风险发生概率,护理风险评估鱼骨图示例见图2-8。

针对以上工作流程,组建院级输血安全护理管理团队,对流程中每个步骤进行风险评估,通过FMEA表列出可能存在的失效模式并进行原因分析(表2-9)。管理团队根据RPN排序,对识别出的风险(如患者信息核对、生命体征监测)制订相应缓解措施;同时实行FRACAS,制订风险持续改进方案,确保输血护理的质量和安全。

表 2-8　临床科室输血流程 FRACAS 案例

环节	故障 / 差错	直接原因	影响	严重度	频率	危险度	预防	检测	恢复 / 纠正措施	故障率	
										纠正前	纠正后
输血前	红细胞制剂成分错误	抗体筛查阳性申请洗涤红细胞	输血反应或治疗效果不达标	7	2	14	临床医师培训	人工审核	选择对应抗原阴性红细胞悬液		
	输血量不足	血浆输注量不足	延长治疗时间	6	7	42	临床医师培训,输血科严格审核申请	人工审核	重新评估输血量		
	术前自体输血缺乏评估	医师对自体输血技术不了解	自体输血开展较少	6	6	36	加强自体输血技术推广和临床医师培训	人工审核	建立考核指标		
	缺少输血治疗知情同意书	培训不足	病历不完整	4	2	8	临床医师培训,信息系统控制	人工审核	完善医疗文书		
输血中	药物使用错误	输血反应识别错误	延长治疗时间	6	1	6	临床医师培训	人工审核			
输血后	输血病历不完善	缺少疗效评估	延长治疗时间	4	8	32	临床医师培训	人工审核	建立考核指标		

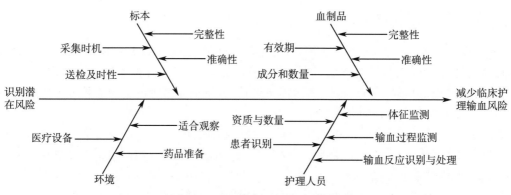

图 2-8　输血护理风险评估鱼骨图

表 2-9　输血护理 FEMA 案例

输血流程	潜在失效模式	原因	严重度（S）	频率（P）	检测度（D）	RPN
输血前	采血前未核对患者信息	工作繁忙	8	2	8	128
	标本标识错误	床旁采血后未立即标识	8	2	5	80
	未及时送检	采样后未及时通知送检人员	5	4	4	80
	标本丢失	未执行标本双方交接	5	1	8	40
	血制剂保存不当	未使用专用取血箱	6	3	3	54
	输血前未进行双人核对	输血前核对培训不足	6	4	6	144

续表

输血流程	潜在失效模式	原因	严重度(S)	频率(P)	检测度(D)	RPN
输血中	输血速度不合适	特殊患者未标识	7	1	7	49
	未监测患者生命体征	安全意识差	6	3	7	126
输血后	未按要求处理血袋	无处理流程	3	6	4	72
	输血护理记录单不完整	培训不足	2	5	3	30

注：应用 10×10 风险矩阵。

练习题三

应用鱼骨图将日常工作中识别出的一个风险进行分析并填入图 2-9 中。

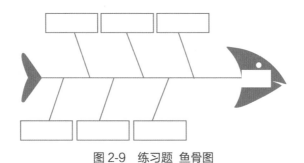

图 2-9　练习题　鱼骨图

第四节　采供血机构的风险评估

采供血机构应保证其所生产的血液成分具有预期用途所要求的质量，在产品的整个生命周期不至于因不能达到安全、质量和效力的要求而给受血者带来风险。采供血机构实施风险管理主要目的是降低血液机构运行的内在风险，如污染血制剂、输血传播疾病或者由于使用血液制剂而引起的其他非预期不良后果。质量保证体系的所有部分均应配备相应的资源，包括胜任的人员、适用的建筑设施、适用和充足的设备设施等。本节通过人、机、料、法、环 5 个部分对采供血机构各环节涉及的风险进行梳理，帮助风险管理小组成员快速识别潜在风险点。

一、采血环节面临的风险

1. 人　采血人员资质及培训、献血者身份识别和评估、献血反应识别与处理、生物安全防护等。
2. 机　血细胞分离机、血小板恒温振荡仪、热合机、采血秤、电子秤、冰箱等。
3. 料　全血血袋、单采耗材、标本管、消毒剂、止血贴、棉签等。
4. 法　消毒、穿刺、采集、混匀、留取检测标本、标识、热合等标准操作规程。
5. 环　法律法规、信息系统、房屋建筑、医疗废物处置及生物安全等。

二、样本检测环节的风险

1. 人　检测人员资质及培训、生物安全防护等。

2. 机　仪器安装、评估、校准、维护、检测等。

3. 料　标本、试剂、质控品、校准品、相关耗材等。

4. 法　检测项目的标准操作规程及质量控制等。

5. 环　环境温度、湿度、电源、信息系统、特殊建筑设施、医疗废物处置及生物安全等。

三、血液制备、储存和运输环节的风险

1. 人　工作人员资质及培训、生物安全防护等。

2. 机　离心机、冰箱、热合机、辐照仪、血液运输车等。

3. 料　原料全血、多联袋、生理盐水、白细胞滤器等。

4. 法　全血离心、过滤、洗涤等制备操作规程、血制剂放行标准、质量控制等。

5. 环　环境温度、湿度、电源、信息系统、特殊建筑设施、医疗废物处置及生物安全等。

练习题四

血制剂储存和运输环节存在较多的风险，针对这些风险，应采取哪些措施来保证临床输血的安全？

知识小结

1. 风险是不确定性对目标的影响。风险管理是针对风险所采取的指导和控制组织的协调活动。故障也称为失效，指系统不符合用户期望的情况。风险矩阵是通过确定后果和可能性的范围来排列显示风险的工具，可以定性或定量描述。

2. 风险评估包括风险识别、风险分析和风险评价，是风险管理过程的核心部分。风险应对是处理风险的过程，包括采取行动以规避风险、承担或增加风险、消除风险源、改变可能性和后果等。

3. 风险管理流程是指系统地将政策、程序和实践应用于沟通和咨询，建立环境和评估、处理、监测、审查、记录和报告风险的活动，是管理和决策的组成部分。风险管理流程包括明确环境信息、风险识别、风险分析、风险评价、风险应对以及监督和检查。

4. 危害发生概率和严重度可以是定性的、半定量的、定量的或以上方法的组合；在实际应用中多采用半定量等级量表，将发生概率和严重度分为 4 级或 5 级。

5. 鱼骨图是一种发现问题根本原因的方法。故障树分析用来识别和分析造成故障的可能因素，是"自上而下"的分析方法。失效模式和效应分析用来识别组件或系统是否达到设计意图的方法，是一种"自下而上"的归纳方法。故障报告和纠正措施系统是识别和分析故障的一个过程，以便于实施纠正措施。帕累托分析可以确定风险监控工作的重点，提高风险管理的水平。

自我测试

在阅读完本章之后，花几分钟思考串联一下学习的知识，您是否已经达到了本章的学习要求，它们是：

1. 应用鱼骨图对实验室出现的故障进行原因分析。

2. 根据实验室情况进行危害发生概率分级和危害严重度分级。

3. 采用 FMEA 或 FRACAS 对医院的临床用血进行风险评估。

— 参 考 文 献 —

1. Risk management-Principals and guidelines: ISO 31000: 2009 [S/OL].(2009-11-15)[2024-10-31]. https://www. iso. org/iso-31000-risk-management. html.

2. Medical devices-Application of risk management to medical devices: ISO 14971: 2019 [S/OL].(2019-12)[2024-10-31]. https://www. iso. org/obp/ui/en/#iso: std: iso: 14971: ed-3: v1: en.

3. Medical devices-Guidance on the application of ISO 14971: ISO 24971: 2020 [S/OL].(2020-06)[2024-10-31]. https://www. iso. org/obp/ui/en/#iso: std: iso: tr: 24971: ed-2: v1: en.

4. Medical laboratories-Requirements for quality and competence: ISO 15189: 2022 [S/OL].(2022-12)[2024-10-31]. https://www. iso. org/obp/ui/en/#iso: std: iso: 15189: ed-4: v1: en.

5. Medical laboratories-Application of risk management to medical laboratories: ISO 22367: 2020 [S/OL].(2020-02-25)[2024-10-31]. https://www. iso. org/obp/ui/en/#iso: std: iso: 22367: ed-1: v1: en.

6. Risk Management Techniques to Identify and Control Laboratory Error Sources; Approved Guideline—Second Edition: Clinical and Laboratory Standards Institute (CLSI) document EP18-A2 (ISBN 1-56238-712-X)[S/OL].(2009-11-30)[2024-10-31]. https://clsi. org/media/3755/ep18_archived_sample. pdf.

7. Laboratory Quality Control Based on Risk Management. 2nd ed: CLSI guideline EP23 (ISBN 978-1-68440-200-7)[S/OL].(2023-08-15)[2024-10-31]. https://clsi. org/media/x4glrna4/ep23ed2_sample. pdf.

8. 全国风险管理标准化技术委员会. 风险管理术语: GB/T 23694—2013. 北京: 中国标准出版社, 2013.

9. 全国风险管理标准化技术委员会. 风险管理指南: GB/T 24353—2022. 北京: 中国标准出版社, 2022.

10. 全国风险管理标准化技术委员会. 风险管理风险评估技术: GB/T 27921—2023. 北京: 中国标准出版社, 2023.

11. 国家食品药品监督管理总局. 医疗器械　风险管理对医疗器械的应用: YY/T 0316—2016/ISO 14971: 2007 更正版. 北京: 中国标准出版社, 2016.

12. 国家卫生健康委员会. 医疗质量管理办法.(2016-10-12)[2024-10-30]. http://www. nhc. gov. cn/yzygj/s3585/201610/5b61766ab433435fab6d5111c138d9f9. shtml.

13. 中国合格评定国家认可委员会. 医学实验室质量和能力认可准则: CNAS-CL02: 2023.(2023-06-01)[2024-10-31]. https://www. cnas. org. cn/images/rkgf/sysrk/jbzz/2023/06/01/1685585302344000916. pdf.

14. 卫生部. 关于印发《临床输血技术规范》的通知.(2001-11-08)[2024-10-30]. http://www. nhc. gov. cn/yzygj/s3589/200804/adac19e63a4f49acafab8e0885bf07e1. shtml.

15. 卫生部. 医疗机构临床用血管理办法 (卫生部令第 85 号).(2012-06-07)[2024-10-30]. http://www. nhc. gov. cn/yzygj/xxgzdt/201408/079cc93dfa464430a783422f2d7e8723. shtml.

第三章　CAP 实验室认可

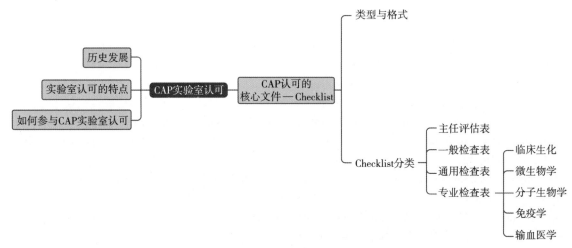

图 3-1　CAP 实验室认可学习导图

本章帮助您深入了解美国病理学家协会(CAP)实验室认可的基本情况。

学习目标

1. 了解 CAP 的历史发展过程,熟悉参与 CAP 实验室认可的途径
2. 熟悉 CAP 实验室认可的核心文件 -Checklist 的基本格式和种类
3. 以输血不良反应为例,了解输血医学专业的 Checklist 检查方式和内容

第一节　CAP 实验室认可的概述

一、CAP 和 CAP 实验室认可的发展史

美国的病理学包括解剖病理(anatomic pathology,AP,对应我国的病理学)和临床病理(clinical pathology,CP,对应我国的检验诊断学)两个部分。对该学科影响力最大的专业性组织便是成立于 1946 年的美国病理学家协会(College of American Pathologists,CAP)。CAP 成立之前,病理学已经在医学领域取得了重大进步。解剖病理方面,19 世纪中期,病理学家们已经可以通过显微镜观察人体细胞的变化了解疾病的影响。到了 19 世纪末期,尸体解剖和病理标本的活检开始运用到诊断与治疗当中。临床病理方面,1896 年 Widal 发现伤寒患者的血清可特异性的凝集伤寒杆菌,从而创立肥达试验(Widal test)用于诊断伤寒病。1900 年 Landsteiner 通过实验证实人类红细胞上具有 ABO 血型系统抗原,从而为安全输血奠定了基础。尽管有众多的成就,与其他的医学同行相比,病理学的工作相对

而言还是默默无闻，不被患者和公众所注意。为了提高病理学的地位，赢得人们对该专业的认可和尊重，1946 年 12 月 12 日和 13 日，140 名获得美国病理学委员会（American Board of Pathology，ABP）认证的病理学家在芝加哥会面，成立了全美的病理学家协会并发展至今。

CAP 的早期文件显示，在协会的创立之初就有了建立实验室认可的想法。1946 年 12 月，协会通过了第一个细则——理事会有权"为医院实验室制定标准并给具有胜任能力的实验室颁发证书"。1947 年 1 月，CAP 设立了医院实验室评估小组，确定了与病理实验室工作相关的各个要素，包括人员、空间和设备，这些要素的确立对树立高质量的实验室服务至关重要。1950 年 10 月，CAP 理事会经过长时间讨论，通过了题为"现代医院临床病理科的基本要求"的报告草案。该草案不但详细说明了医院实验室的空间、位置、设施和设备，还描述了各级人员的资格和责任，包括实验室主任应对教学、研究和员工管理方面负有责任。为保证实验结果的一致性和时效性，该草案反对将实验室分散设立于医院不同部门，它建议实验室应该统一管理，并建立一系列的程序文件和作业指导书方便员工掌握。同时，为保证病房了解实验室开展的项目种类、采样要求、检测时间、报告时间以及各项目的临床意义，实验室需要给病房一份实验室的项目指南。

为推进 CAP 实验室认可（college of american pathologists laboratory accreditation program，CAP LAP），CAP 设立了一个实验室认可特设委员会，负责制订实验室认可计划，早期的实验室认可计划如下：

1. 实验室将获得为期 3 年的认可。

2. 所有医院和私立的实验室将在自愿的基础上参与。

3. 该计划的监督和指导由实验室检查和认可委员会负责。

4. 委员会将由主席在理事会批准的情况下任命。

5. 委员会将直接向理事会负责。

6. 委员会将由一个主席和 10 个成员组成，分别来自美国 10 个指定行政区域。

7. 委员会将负责制订认可资格的标准，并提交理事会审议和批准。

8. 认可资格的标准将定义与实验室物理空间区域、实验室组织结构、设备、技术人员、质量控制和记录保存有关的指标参数。

9. 参加认可项目将评估年费（最初未指定金额）。

10. 最初参与的实验室与后来申请的实验室一样需要接受常规审核与评估。

1961 年 10 月 3 日在西雅图召开的 CAP 年会上，病理日报首次刊登了实验室认可计划，1961 年 11 月的《CAP 公报》上刊登了一则广告，表示参与实验室认可是自愿的行为；医院的实验室和病理学家的私人实验室都有资格申请该认可，以确定实验室是否符合标准；认可范围包括实验室的设施、设备、人员和性能。

到 1963 年秋天，共有 222 个实验室提交了检查和认可的申请，有 55 个实验室通过了 CAP 认可，第一个认可证书于 1964 年 1 月颁发给亚拉巴马州伯明翰的一家医学实验室。为了确保认可标准的统一性，1965 年 Dennis B. Dorsey 博士建立了第一个 Checklist（核查清单）供检查的人员使用。1966 年，CAP 对 Checklist 进行了修订，内容更加具体并包括了解释性说明，在这次修订中，重点放在了实验室能力验证和内部质量控制系统上。1967 年，美国国会通过了临床实验室改进法案修正案（Clinical Laboratory Improvement Act，CLIA），CAP 在其认可标准中增加了联邦政府的要求，得到了政府的承认，即认为通过 CAP LAP 的实验室符合 CLIA 的法律要求，可以不再接受政府的相关检查。至 1969 年，印度孟买的一家实验室成为第一个通过认可的海外实验室，表明 CAP 认可已成为一个国际化的认可项目。

二、CAP LAP 的特点

(一) 同行审查

CAP LAP 采用的审查形式是同行审查，参与评审的团队都是各实验室的专业人员，他们实践经验丰富,熟悉实验室的工作流程,也和被检实验室一样面对各种问题和挑战。在同行检查过程中,检查官们一边检查,一边观摩学习,与受检实验室人员交流最佳做法,这样可以相互促进,提高双方实验室的检测水平。

(二)评审内容和依据

CAP 进行认可的依据是 Checklist,Checklist 以问题的形式展示了约 3 000 多条问题,覆盖了认可标准的方方面面,保证检查没有遗漏。检查内容包括:

人员的要求:人员资质、责任和实验室主任的职责;

实验室的物理设施和安全的要求:空间、仪器设备、家具、联络工具、实验室空气流通、公共用具和安全设施等;

质量的要求:内部质量控制(internal quality control,IQC)、外部质量保证(external quality assurance,EQA)、能力验证(proficiency testing,PT)、仪器维护、质量管理和持续改进等;

检测项目:所有实验项目的分析前、分析中和分析后过程。

(三)认可的适用性

Checklist 是 CAP 认可文件的核心部分。根据实验室所开展的项目拟定,也是认可评审时的检查指南。在进行实验室认可评审时,无论检查官是谁,对该实验室检查都是使用同一份 Checklist,因此,检查的共识度高,结果的一致性较好。

(四)能力验证

CAP 要求认可实验室的所有检测项目必须参加 CAP 的能力调查(CAP SURVEY)。“调查计划”覆盖了医学实验室所开展的绝大部分检验项目,能力调查后的“总结报告”可帮助实验室分析其技术性能、人员能力和管理水平。对于实验室开展了 CAP SURVEY 没有覆盖的检验项目,实验室要有 CAP 认可的替代方案。

(五)高度重视安全

CAP 高度关注安全事宜,包括患者的安全、实验室员工的安全和外部来访者的安全。安全的要求出现在实验室总核查表和各专业的核查表中,对涉及微生物、放射性核物质等有特别危害的实验室安全管理有专门要求。在进行现场检查时,检查官们会在实验室进行巡视,检查实验室消防通道是否通畅,员工个人防护设备是否充足,灭火器、冲眼器是否有效,设备仪器的摆放是否安全等。

(六)认可的周期

当实验室通过了首次认可,CAP 将每两年进行一次现场检查。在进行现场检查之前,实验室向 CAP 提交一份本实验室开展的检测项目,CAP 则根据检测项目提供一份针对该实验室的 Checklist。检查组使用定制的 Checklist 进行现场检查,检查结束后形成一份报告文件,指明发生 Deficiency(缺陷)的具体项目,实验室需要在 30 天内提交针对 Deficiency 的整改措施。当 CAP 认为整改措施合格后,再授予受检实验室 CAP 认可证书。在没有进行现场检查的年份,实验室必须使用 CAP 提供的材料进行内审,并根据内审情况进行整改。

三、CAP LAP 的局限性

首先,CAP 的实验室认可计划主要是为美国的医学实验室量身定做,依据的是美国法律法规,特别是人员资质和安全方面,因此在认可时,会出现被评实验室的程序与 CAP 的要求不相适应的情况,这时可以与 CAP 检查官沟通,如果实验室的程序遵守了当地的法律法规,其结果不会影响患者的安全,那么这项检查不会判定为实验室 Deficiency。

其次,Checklist 全部为英文,其内容未经官方翻译为其他国家的语言,对于并非以英语为母语的地区实验室而言,不太友好。

目前,有很多国内实验室通过了国际标准化组织(International Organization for Standardization,ISO)15189 认可的检查,以下对 CAP LAP 与 ISO 15189 进行了一个简单的对比,见表 3-1。

表 3-1　CAP LAP 与 ISO 15189 比较

	CAP LAP	ISO 15189
评审部门	美国病理学家协会	各国认可机构(中国 CNAS)
评审周期	2 年(2 年 1 次现场评审,现场评审的次年需要实验室内审且提交内审报告)	2 年(初次评审后 1 年以内要进行 1 次复评审)
评审依据	CLIA 88 以及 CLSI(美国临床和实验室标准协会)的业务标准与操作指南	ISO 15189: 2012《医学实验室　质量和能力的专用要求》
评审内容	实验室开展项目对应的 Check list	CNAS-CL02 准则自查 / 核查表
语种	英文	有官方翻译中文版
检查偏重	关注工作流程细节,内容更新较快	强调文件程序的建立,更新慢
不符合项整改	30 天	60 天

　　尽管国际上参与 CAP LAP 的实验室较 ISO 少,CAP LAP 也有很多优点,在标准的认知和执行上共识度好,现场评审效率高,实验室可以通过认可明确本实验室存在的问题、距离认可目标的差距。另外,许多国际实验室也需要通过 CAP 认可,从而获得美国食品和药物管理局(Food and Drug Administration,FDA)批准以进行药物的临床验证。

四、如何参加 CAPLAP

　　为让更多的实验室了解参与的方法,CAP 的官方网站上给出了参与的步骤,具体如表 3-2 所示。

表 3-2　参加 CAP LAP 的步骤

步骤	具体流程
1. 提交申请	在 cap.org 上填写并提交申请表* *对于国际实验室:在申请之前至少 6 个月,必须参加 CAP 的 PT/EQA
2. 查收同意邮件	■ 检查电子邮件以访问在线申请的链接(在邮件主题栏中查找显示有"CAP Accreditation Application Available"的邮件) ■ 审核申请链接中关于如何开始认可过程的附加信息 ■ 也可以与 CAP 工作人员电话联系,他们将指导您完成认可流程的下一步,并回答问题
3. 完成申请	■ 在获得认证申请同意邮件后的 3 个月内完成认可申请 ■ 登录后查看主页上的截止日期 ■ 当申请截止日期临近时,CAP 会发出邮件提醒 ■ 与 CAP 工作人员联系解决申请审核期间的任何后续问题
4. 获得本实验室的 Checklist	■ 通过邮件接收本实验室的 Checklist,并开始准备检查 ■ 也可通过登录你的帐号,在线下载 Checklist
5. 安排检查日期	■ CAP 会通过邮件通知检查的组长人选及其团队 ■ 检验组长与实验室主任联系确定检验日期** ■ 通常在网上申请完成后的 6 个月内,做好初步现场考察的准备工作 **注:在第一次现场检查后,美国本土实验室的再次检查是不通知的。对于国际实验室和特殊的专业认证项目,再次检查之前会有通知。所有检查都是在第一次通过认证申请的周年日之前的 90 天内进行的
6. 检查	■ 检查小组将使用与实验室之前收到的相同的 Checklist 进行检查 ■ 检查后进行总结会议,检查组长将交给受检实验室一份总结报告副本

续表

步骤	具体流程
7. 30 天内完成 Deficiency 回复	▪ 根据检查组提出的 Deficiency 做出的整改 ▪ 对所有的 Deficiency 的整改统一回复 ▪ 回复期限为检查后 30 天内
8. 支持 CAP 对回复的后续评审	▪ CAP 对于收到的回复可能会有后续的沟通或者需要提供额外文件 ▪ 一般在接受检查后 75 天内做出认可决定
9. 获得实验室认可	▪ 实验室认可通过后会有邮件通知 ▪ 在您的日历上标记首次检查日期,这将成为实验室认可的周年纪念日
10. 进行内审	▪ 获得认可后的次年,在周年日可从 CAP 获得材料并进行实验室内审 ▪ 实验室有主管变动、地址搬迁、检查项目变化的时候,通过登录"e-Lab"随时更改 ▪ 当检查项目发生变化时,通过联系 CAP 客户联系中心或访问我们的在线商店,申请或停止订购 PT/EQA 产品 ▪ 请注意,认可周期为每 2 年重复 1 次

第二节　CAP LAP 的核查清单

　　CAP LAP 的 Checklist 是评审的标准和依据,未参与认可的实验室可以通过在 CAP 官网登记姓名、邮箱等信息获得一份样表,参与认可的实验室可以登录账号,进入 e-LAB 获得完整的 Checklist。

　　CAP 网站提供了三种类型、不同格式的 Checklist 给实验室下载,包括:

　　1. Master 包含了 CAPLAP 所有检查项目的清单,提供 PDF,Word/XML 及 Excel 格式文件。

　　2. Custom 根据实验室开展的检测项目确定的核查清单。不同的实验室开展的检测项目不同,在专家组评审时,将使用该实验室的 Custom Checklist 进行评审,提供 PDF、Word/XML 及 Excel 格式。

　　3. Changes Only 仅包含与上一版 Checklist 不同的项目,以显示差异,只提供 PDF 版本。

一、Checklist 分类

　　按照检查侧重点的不同,CAP 提供了实验室主任评估表、一般核查表、通用核查表及各专业核查表等,在检查某一专业实验室时,检查官以该专业的 Checklist 为主,同时兼顾其他 Checklist 中适用于本专业的部分。

(一) 实验室主任评估表

　　实验室主任评估表(director assessment checklist,DRA Checklist)原名为 team leader assessment of director & quality checklist(TLC)。2017 年 8 月 21 日进行了更改,以强调实验室主任在实验室中的重要作用,重点考核其职责履行情况。主要由检查组的组长对实验室主任进行同行评估,评估内容包括:实验室主任的任职资质以及实验室质量管理体系(quality management system,QMS)的建立情况。在现场检查中,当出现诸如质量控制(quality control,QC)、质量管理(quality management,QM)、能力验证(proficiency testing,PT)的差错,员工资格不满足、培训记录和能力评估缺失以及工作环境存在严重安全问题等重大缺陷时,往往反映出实验室主任职责的缺失。

　　检查内容大致包括:

　　1. 与实验室主任面谈约 15~20 分钟。了解实验室主任参与实验室工作的情况,了解实验室在空间、人员配置等方面的问题。

　　2. 与医院的行政管理者面谈 15~20 分钟,如果实验室是一个独立的机构,与该机构的主管面谈。

目的是与管理者沟通 CAP 的理念——通过认可提升实验室持续性改进的能力和员工的技能水平,记录管理部门对实验室工作的评价,以帮助评估主任在实验室管理中的参与度,沟通管理部门与实验室的冲突问题;另外还对医院的支持表示感谢。

3. 阅读文件与记录　检查实验室的组织结构图、实验室主任资格证、授权书、实验室主任的工作职责描述、查看参与政策制订或主管活动的记录证明(文件的签发,重要检测结果的审核,工作人员的授权等)以及参与评估实验室物理条件和实验环境的记录等。

4. 根据检查需要会见实验室主管人员、其他实验室人员以及医疗部门人员。

5. 在现场工作期间,观察实验室的运行情况。检查结束后,检查组的组长将与检查小组成员讨论,评估 Deficiency 的程度。直接影响患者安全或在实验室普遍存在的 Deficiency,可以作为本项检查表中实验室主任的 Deficiency。

(二) 实验室一般核查表

实验室一般核查表(laboratory general checklist,GEN Checklist)适用于实验室的各个部门。CAP 将指派一名或多名检查官进行检查,其他同行的检查官也必须熟悉 GEN 的要求,在检查的过程中要确保实验室所有的方面都符合要求。

主要检查的范围包括:

1. 是否建立了全覆盖的质量管理体系(QMS)　QMS 是旨在确保整个实验室服务质量的一组文件,相当于实验室的质量手册。编写可以参照美国临床和实验室协会(Clinical and Laboratory Standards Institute,CLSI)QMS01、ISO 9001 或 ISO 15189,也可以是实验室自己制定,范围需要涵盖检测项目的所有因素以及监督和质量改进部分。在其他的核查表中也会涉及 QMS 的要求,如前述的 DRA 涉及主任对 QMS 的组织和监督,后面将提到的其他核查表是对 QMS 在各专业实验室中的细化。

2. 标本的采集、处理和报告　标本的采集、处理和结果报告对患者安全至关重要,因此标本采集人员,运输人员以及实验室人员需要掌握正确采集、运送和处理标本的方法。检查官可能会从医师下医嘱开始,追踪全过程包括患者识别、标本采集、贴标签、标本运输、标本接收和处理、结果审查和报告,以确定患者的标本得到正确处理。

3. 水质和玻璃器皿清洗　检查官将检查水质监测的程序和记录,另外如果实验室涉及有需要清洗的玻璃器皿,应建立处理和清洁玻璃器皿的程序,包括检测洗涤剂去除的方法和检测到洗涤剂残留时应采取的措施。

4. 实验室计算机系统　实验室信息服务需要通过信息系统实现,涉及机房、服务器和终端,因此这部分 Checklist 针对机房设施、灭火器、计算机的软件硬件、系统安全、数据记录保存等内容进行核查。

5. 人员　实验室必须建立人员管理的程序文件,规定所有岗位的任职资格和岗位职责。人员档案必须包含教育资格的记录(如学历证书、专业技术资格证的复印件)、实验室人员执照(如有需要),以及每个员工的培训和继续教育记录。通常,这些文件应该放在实验室,如果保留在实验室之外,实验室认可的当天必须准备好以便检查官审核。一般 10 人以内的实验室,检查官会检查所有人员的档案,11~100 人内的实验室,抽查 8~10 人档案,100 人以上的实验室则每增加 150 人多抽取 2 份档案,但最多不超过 20 人。

6. 实验室设施　一般检查官是以巡视的方式检查实验室里所有区域,包括实验区、行政区域、存储区域、患者采血区等,是否有足够的空间、应急电源,温度 / 湿度是否在可接受范围内,区域是否清洁等。同时,检查官也可能会询问实验室的工作人员对实验室设施的满意情况。

7. 实验室安全　GEN Checklist 中安全的部分最为详细,涵盖了整个实验室的一般安全程序,所有专业实验室都要满足其规定。实验室任何不遵守这些要求的行为都代表着整个实验室的 Deficiency。具体到某一专业的特别安全要求则会出现在将在该专业的 Checklist 中。

　　检查官会翻阅安全相关程序文件和记录,检查应急灯是否有效;防护物资,如面罩、手套、生物安全柜、防溅板、冲眼器、淋浴器是否完备;危化品及可燃液体的存贮和领取是否安全合理;气瓶是否固定;生物污染物和放射性废物的处理是否正确;询问职业暴露的处理流程并检查相关处理记录。

　　消防安全也是重点检查项目之一,检查官会检查消防演习和培训记录,以及实验室的安全通道,查看实验室是否有自动灭火器系统/声光自动火灾探测及报警系统/火灾报警站/便携式灭火器。同时,Checklist 中提到,如果相关要求与管辖当局的规定(省和市、州的地方消防法规)冲突,则以管辖当局的规定优先。

　　(三) 实验室通用核查表

　　实验室通用核查表(all common checklist,COM Checklist)普遍适用于各专业的实验室,当核查项目同时存在于 COM 和专业检查表中的时候,通常 COM 的解释更加详尽,有具体的操作方法,如果COM 问题与专业检查表有冲突,则专业对应的检查表优先。检查专业实验室的检查官通常同时使用COM 和专业检查表进行检查。

　　(四) 各专业对应的检查表

　　CAP 针对不同专业实验室还有专业的核查清单,如流式细胞术、化学和毒物学、临床生化、血液学和凝血、微生物学、免疫学、分子生物学、输血学、尿液分析,其他还有解剖病理、细胞遗传学、细胞病理学等都有自己的核查清单,进行认可的时候检查官除了检查实验室一般要求外,还需要按照专业的核查清单进行逐项检查。输血医学检查单(transfusion medicine checklist,TRM)的内容详见第三节"输血专业的认可"。

二、Checklist 的基本结构

　　每本 Checklist 都包含四个部分:

　　1. 介绍本次核查项目的变化　以列表形式出现在 Checklist 正文的前面,注明了变更项目的编号和变更时间。

　　(1)New:即本次核查新增内容,可能是这次检查的重点。对于已经参与过认可的实验室,收到新版核查表后可首先查看新增内容是否适用于本实验室,如果适用,对照检查本实验室的程序文件和记录是否符合,不符合可进行相应调整,如该项新增内容不适用于本实验室,在认可检查时可向检查官说明。

　　(2)Revised:即本次核查中发生变化的项目,包括 Deficiency 级别发生变化的项目。改变的检查项目可能涉及相应的质量文件、程序文件、作业指导书需要进行修改。因此,Revised 与 New 一样,也是需要重点关注的内容。

　　(3)Deleted/Moved/Merged:

　　Deleted——本次认可不再继续检查的项目

　　Moved——移动到其他核查表的检查项目

　　Merged——合并的检查项目

　　2. 介绍这本 Checklist 的用途,适用于哪个项目的检查。

　　3. 对该 Checklist 中出现的术语进行解释,避免使用者在理解时产生歧义例如:Annual,指 12 个月;Equipment,指完成特定任务所需的单个或一组设备或仪器;Visitor,指进入实验室的非本实验室人员;Test system,指完成检测项目的整个过程,包括分析前、分析和分析后步骤。这一过程可以是手动的、也可以是自动化的、多通道的或一次性使用的,涵盖了检测所需的试剂、耗材、设备和/或仪器。另外,一个 Test system 可以包含多个相同的分析仪或设备,同一分析物可以使用不同的 Test system。

　　4. Checklist 正文部分　每一条检查项目有编号,如为新增或变更的项目,将在项目号上方标示"NEW" 或 "REVISED" 等字样,同时注明变更时间。项目编号右侧是 Deficiency 的级别,缺陷级别分为两级,Phase Ⅰ 和 Phase Ⅱ。

Phase I 指如果实验室存在该项 Deficiency,不会严重影响患者的医疗质量,也不会严重威胁到实验室或工作人员的健康安全,如果检查时该核查项目不合格,需要向 CAP 提供书面回应,但不需要提交纠正措施的相关证明文件。

Phase II 指如果实验室存在该项缺陷,将对患者医疗产生严重影响或严重威胁到实验室或工作人员的健康安全的缺陷除了提供书面的纠正措施外还需要提交证明文件以证明纠正措施计划已经付诸行动。

每一条检查项目下面可能还有:

NOTE:即注解,主要是对项目进行解释说明。

Evidence of Complaince:对实验室提出的建议,当实验室具备某些程序或 / 和记录时,即满足该项核查。

第三节　输血专业的认可

TRM 在前言部分对检查依据进行了说明:TRM 的许多要求反映了美国的监管要求,特别是 FDA 的要求。这些要求可能不适用于其他国家的 CAP 认可,因此,对于美国以外的实验室应该要遵守所在国家、州或省以及当地的法律法规。通过这项说明可以看出,CAP LAP 并不硬性要求实验室按照 FDA 的要求,只要遵守本土的法律法规,且结果不会影响患者的安全,CAP 也不会判定为缺陷。

输血专业完整的 Checklist 涵盖了质量管理、检验过程、输血过程、血液储存和发放、血液成分单采、治疗性放血、血液成分的制备、血液的储存和发放、献血者的选择与血液采集、细胞治疗、人员、实验室设施等十二个部分,在认可评审时,将根据受检实验室开展的项目形成一份独特的 Checklist 供受检实验室和检查官使用。例如,对于国内的大多数输血科,并没有进行献血者的血液采集和血液成分制备,那么在检查时,这部分的检查项目将不出现在 Checklist 中。同时需要注意的是,当输血医学作为一个亚专业或者一个独立的实验室进行认可时,检查官可以联合使用 GEN、COM 和 TRM 进行检查,因此实验室需要熟悉以上三个 Checklist 的内容并按照要求进行认可前的准备。

检查主要是按照 Checklist 的每一条项目,通过文件阅读、记录检查、询问在场工作人员和现场查看操作等方式,保证受检实验室满足认可的要求。以下以输血过程中的输血不良反应部分为例介绍检查过程。

输血不良反应的识别、处理和原因追溯是输血过程中重要的一环,实验室必须建立与之相应的程序,所有的输血不良反应调查报告都要体现事件的处理过程,与人员或流程相关的输血反应必须有改进措施和培训记录。

认可时,检查官将就以下几方面进行检查:

1. 阅读关于输血不良反应的程序性文件。文件中必须明确输血科主任、技术组长以及收到不良反应报告的工作人员,在发生不良反应时相应的职责和工作范围,文件中也必须阐明输血不良反应的判定原则以及实验室的应对措施,方便工作人员进行相应处理。

2. 了解临床是否具备书面的发生输血不良反应的应对流程。在现场检查时,检查官可能到病房实际查看该书面程序是否具备,且方便工作人员查阅。

3. 翻阅输血不良反应记录,选择几条输血不良反应的报告进行追溯。检查官可能需要从系统或者书面记录中查找输血前后患者的临床表现、实验室检查结果、临床医务人员的报告情况、实验室工作人员的处理情况、输血科主任是否介入输血不良反应的调查等内容。如果输血反应与血液成分相关,是否有相应的调查与血液召回,输血相关的死亡是否上报政府或职能部门。

4. 对于溶血性输血反应,调查记录中需要体现出:①是否存在患者识别错误:采血差错 / 标签差

错 / 实验室交叉配血血液标本差错。②患者溶血的证据：如对反应前后血清或血浆的目视检查 / 反应前后的患者 ABO 血型和直接抗球蛋白试验等。

5. 如是流程或人员问题导致的输血不良反应，如采血错误、交叉配血错误、发血错误、临床输血错误等，临床与输血科需要有详细的调查报告以及培训改进记录。

6. 针对输血不良反应程序，检查官将检查在职员工有没有年度的培训和考核记录，新入职的员工有无入职时、半年期的培训与考核记录。

7. 检查官也可能向在场工作人员提问，如临床发生可疑输血不良反应时，是否及时报告实验室？当血站通知有血液成分需要进行隔离、召回时，您会采取什么行动？如果遇到临床通知受血者可能发生溶血性输血反应，您应该如何处理？

8. 对于一些调查不清楚、报告不完整的输血不良反应，检查官会指出不完善的地方，判定为 Phase Ⅰ 或 Phase Ⅱ 的 Deficiency，但是也将从专业角度给出意见建议。

由上面可见，CAP LAP 对操作的细节非常关注，每一个部分的检查都是为了最大限度的保障患者安全，因此检查的过程也是一个非常好的学习机会，可以通过 CAP LAP 创造更安全合理的工作环境，完善实验室的检测项目，提高实验室人员的能力水平。

最后需要再次说明的是，在认可的过程中，可以随时向检查官请教，不适合国情或者不适用于本实验室的 Checklist 项目可以与之进行讨论，直到达成一致。

知识小结

1. 美国病理学家协会（College of American Pathologists，CAP）成立于 1946 年，在这之前解剖病理和临床病理已经取得了很大的进步，尸体解剖、病理活检开始协助临床疾病的诊断治疗，ABO 血型的检测也为安全输血打下了基础。为提高病理实验室的质量水平、促进行业的发展，CAP 成立后就致力于推动实验室认可项目。CAP 设立了医院实验室评估小组，确定了与病理实验室工作相关的各个要素（包括人员、空间和设备），建议实验室应该统一管理，并且建立一系列的程序文件和作业指导书方便员工掌握。这些措施都为推动 CAP 成为全美乃至全球影响范围最大的行业组织奠定了基础。

2. CAP 实验室认可（College of American Pathologists Laboratory Accreditation Program，CAP LAP）采用的审查形式是同行审查，参与评审的团队是全球各实验室的专业人员，现场检查两年一次，没有现场检查的时候，实验室需要开展内部审核。CAP 认可的依据是 Checklist，Checklist 根据实验室所开展的项目拟定，以问题的形式覆盖了认可标准的各个方面。

3. CAP 实验室认可的依据是美国的法律法规，特别是人员资质和安全方面，如出现本实验室的程序与 CAP 的要求不相适应的情况，需要与 CAP 检查官沟通，告知本实验室的程序遵守了本地的法律法规且结果不会影响患者的安全，那么这项检查不会判定为实验室缺陷。

4. 需要参与 CAP LAP 的实验室可以在 CAP 官网按照相应的步骤进行申请，申请成功后获得本实验室版本的 Checklist。Checklist 有实验室主任评估表、一般核查表、通用表及各专业核查表，每一份表前面有检查范围的介绍，新增或删减的项目明细。

5. Checklist 是现场检查的依据，也可以用以提高改进本实验室的规章流程。检查中，不适用或者不明白的地方可以与检查官进行探讨，最终目的都是为了提高实验室的质量水平。

自我测试

在阅读完本章之后，花几分钟思考串联一下学习的知识，您是否已经达到了本章的学习要求，它们是：

1. 美国的病理学指的是(　　)

A. 解剖病理　　　　　　　　　B. 临床病理　　　　　　　　　C. 解剖病理和临床病理

2. CAP 认可的周期是(　　)

A. 1 年　　　　　　　　　　　B. 2 年　　　　　　　　　　　C. 3 年

3. 下面说法正确的是(　　)

A. 接受现场评审后的第 2 年,实验室还需要完成实验室的内审

B. CAP LAP 只适用于美国的实验室

C. 只要是不符合 Checklist 的项目,都会判做实验室缺陷

──────────── 参 考 文 献 ────────────

1. College of American Pathologist. Historical Timeline.[2022-8-5]. https://www. cap. org/about-the-cap/historical-timeline.

2. College of American Pathologist. Accreditation Process.[2022-8-5]. https://documents. cap. org/documents/guide-to-accreditation. pdf ? _gl=1*w1e0r9*_ga*MTU4MDk4MDEzMS4xNzMwMjM5NzEz*_ga_97ZFJSQQ0X*MTczMDIzOTcxMy4xLjEuMTczMDI0MDAyMi4wLjAuMA.

第四章　临床沟通及会诊

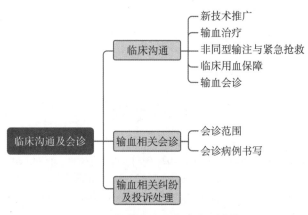

图 4-1　临床沟通及会诊学习导图

该章帮助您学习输血相关临床沟通主要内容、方式以及会诊注意事项。

学习目标

1. 了解输血相关临床沟通的主要途径
2. 掌握输血相关临床会诊的病史采集要点
3. 掌握输血相关临床会诊的病历书写要点

随着输血医学发展,医疗机构输血科的职责和诊疗项目逐步拓宽,2012 年《医疗机构临床用血管理办法》明确制订了输血科职责,除储血、发血、输血相关免疫血清学检测等传统工作外,还包括推动血液保护及输血新技术、参与特殊输血治疗病例会诊及开展血液治疗等。尤其近年来,随着输血检测新技术的不断开展、患者血液管理的推广与实施、输血治疗的广泛应用,输血科与临床联系日益紧密。有效的临床沟通与专项培训,对保障临床用血安全,树立合理用血理念极为重要。

第一节　临床沟通

随着检测技术进步、信息化发展和临床诊治水平的提高,输血科开展的项目不断进行深入与扩展,遗传学、血液生理生化学、分子生物学等技术逐步应用于输血检验,技术水平从血清学向基因检测方面发展,再迈向精准输血。输血前检测也从单纯的实验室检测,延伸至流行病学、病原学、传染病防治等各领域。这些新技术、新项目的应用,一方面需要从临床出发,增强培训,树立理念;另一方面需要着手于输血专业技术人员内部,促进专业技能提升,增强服务能力。据此,输血科工作人员才能在临床工作中有的放矢,与临床医护人员有效沟通,扩大新技术、新治疗的应用,保障用血安全,服务于临床,服务于患者。

(一) 新技术推广

除血型鉴定、交叉配血、血液发放以外,输血科还开展了多项输血相关血型血清学检测,更精确地保障输血安全,如血栓弹力图、血小板特异性抗体检测、新生儿溶血病筛查等。临床医师对这些项目并不完全了解,无法针对性的应用于临床,面对此种情况,良好的沟通与宣讲,让临床医师了解相关项目的临床意义,是新技术推广的必要措施,如①血栓弹力图:监测全血状态下的凝血过程,了解体内凝血全貌及血小板功能。用于评估患者凝血状态,指导血液成分输注,在抗血小板药物疗效监测方面也具有重要作用。②血小板特异性抗体检测:用于检测患者体内血小板特异性抗体,对血小板抗体阳性患者输注配型血小板、血小板输注无效原因分析都有重要价值。③新生儿溶血病筛查:常规检测可疑溶血患儿体内的直接抗球蛋白试验、游离抗体试验和抗体释放实验;对于 O 型血孕妇及 RhD 阴性血孕妇,输血科也可以通过检测母体血液内可能导致胎儿红细胞溶血的 ABO 抗体或抗 D 抗体效价,预测新生儿溶血病发生风险,以及时采取干预措施。④意外抗体筛查:ABO 血型系统以外的血型抗体检测。对需要输血治疗的患者(尤其有妊娠史、输血史的患者),进行意外抗体筛查,可以有助于血液配型,选择不含有针对某抗体的抗原的血液,从而防止因为输注含有某抗体相应抗原的血液引起溶血性输血反应,保证输血安全。以上仅列举了部分输血相关检测项目,结合多项输血相关检查结果,方能合理制订精准输血策略,有利于输血安全。各级医院输血科可根据自身条件和临床需求,开展各项输血相关检测项目,加强与临床科室的沟通交流,以利于项目开展与合理应用。

输血科可通过多层面培训的方式,开展专项培训,构建交流平台,加强推广与沟通。①临床用血管理委员会:临床用血管理委员会由医疗管理、临床、输血、麻醉、护理、检验等相关专业的专家组成。具有履行对本机构临床用血的规章制度审订职责并监督实施;监测、分析临床用血情况,推进临床合理用血;开展无偿献血、血液管理法律法规和合理用血的宣教培训;推动开展血液保护新技术和承担临床用血的其他任务等职责。委员会通常每年召开 1~2 次,通过临床用血管理委员会的推广与交流,使相关科室专家了解输血科的新进展,是推动输血科新技术开展的重要措施。②临床合理用血管理员培训、交流:在各临床科室设置临床合理用血管理员,每年开展 1~2 次临床合理用血管理员培训,对管理员进行新项目、新技术的推广、培训,使各临床科室管理员熟悉新技术的原理、适应证、临床应用等,再进一步培训相应临床科室人员。③全院培训:通过全院培训和讲座的方式,对全院临床医师合理用血新理念、新技术、新项目展开培训,起到有效宣传、树立正确理念的作用。无论以何种方式开展专项培训,都创建了一个良好的沟通平台,在培训过程中,有助于面对面沟通交流,及时解答临床医护人员的疑惑,解决临床工作中的问题,是新技术推广的有效途径,亦是促进临床和输血科相互了解的重要契机。

(二) 输血治疗

输血治疗是目前输血医学发展的热点之一,输血治疗的方式日益增多,并趋于精准化,与临床医师充分沟通,让临床医师了解输血治疗,为患者制订行之有效的输血治疗方案极为重要。不同输血治疗项目,在不同的学科领域有各不相同的作用,在对应科室开展宣讲与合作是重要的推广途径。通过与临床有效的沟通,可将以下输血治疗的新方法、新理念广泛应用于临床,服务于患者。

治疗性血浆置换:治疗性血浆置换是通过分离和去除循环血液中的含有病理性物质的血浆,同时回输一定量的溶液和 / 或正常血浆,达到清除病理物质,治疗疾病的目的。治疗性血浆置换主要清除体内的大分子物质,如免疫球蛋白、免疫复合物、内毒素、细胞因子、炎性介质等,广泛应用于神经内科、风湿免疫科等学科中的自身免疫性疾病,以及急诊 / 重症医学科的急性中毒等。

淋巴血浆置换:在治疗性血浆置换基础上,清除一定量的淋巴细胞,去除血浆中已有病理性物质的同时,减少致病性抗体的产生,标本兼治,对于自身抗体引起的免疫性疾病,疗效更佳,复发率更低。同样适用于神经内科、风湿免疫科等学科的自身免疫性疾病的治疗。

富血小板血浆治疗（PRP）技术：通过手工或血液成分单采的方式，获得富血小板血浆成分（PRP），PRP 含有纤维细胞生长因子（FGF）、表皮生长因子（EGF）、血小板衍生生长因子（PDGF）、血管内皮细胞生长因子（VEGF）、转化生长因子（TGF）等多种生长因子，具有强大的再生功能、抗感染功能以及支架作用和营养支持功效。对于组织修复、创面愈合有显著效果。其中，PRP 在骨关节炎中的应用已有相应的专家共识和临床实践指南，明确了治疗方案和疗效。此外，PRP 在烧伤整形科、康复科、生殖医学科也有良好的应用前景。

根据不同输血治疗项目的应用领域，输血科可针对相应临床科室开展治疗项目推广、交流：①定期在相关科室对相应输血治疗方式的临床应用、发展前沿开展讲座，进行宣讲和推广；②开展临床合作，或组建多学科诊疗（multi-disciplinary treatment，MDT）团队，输血科参与病例讨论，共同制订包括输血治疗在内的治疗方案；③共同制订门诊和住院患者的采集、治疗流程，方便临床，服务患者；④邀请相应临床科室参与输血治疗主题的学术活动、学术会议等，增进学术交流，促进临床医师对输血医学、输血治疗的了解；⑤输血科加强自身专业技能，提供 24 小时为临床患者服务的能力。

（三）非同型输注和紧急抢救输血

相信不少输血科工作人员都遇到过同样的问题：RhD 阴性血能输给 RhD 阳性患者吗？紧急抢救时来不及交叉配血怎么办？临床医护人员缺乏深入的输血专业知识，对于一些特殊情况，如非同型输注、稀有血型输血，需咨询输血科专业工作人员。根据《医疗机构临床用血管理办法》《特殊情况紧急抢救输血推荐方案》，RhD 阴性患者输血，无论有无抗 D 抗体，均应首选 ABO 血型与患者同型的 RhD 阴性红细胞输注；对于 RhD 阴性且无抗 D 抗体的患者，在无法满足供应与其 ABO 血型同型的 RhD 阴性红细胞的紧急情况下，可根据"血液相容性输注"原则进行输注：①首选与患者 ABO 血型相容 RhD 阴性红细胞输注；②次选与患者 ABO 血型同型 RhD 阳性红细胞输注；③三选 O 型 RhD 阳性红细胞输注。上述 3 种情况均须在与患者主侧交叉配血阴性情况下进行输注。

面对临床医师和患者的疑惑，输血科工作人员应对同一问题给出一致的建议或意见，必要时，可协助临床共同观察患者的输注过程，尤其在前 15 分钟易发生输血不良反应的阶段，使临床医师树立正确的输血理念，建立对输血科指导意见的信任。因此，输血科内部专业技术人员的同质化管理与培训必不可少，尤其是发血岗位人员，作为窗口岗位，与临床取血人员面对面的宣传指导、交流沟通，对解决临床输血问题起着十分重要的作用。此外，可以通过开展全院临床合理用血管理员的专项培训、临床输血专项答疑等，加强临床对输血知识的理解。

（四）临床用血保障

保障临床用血安全是输血科工作的核心。用血安全包括两个方面：一是确保输血科发往临床的血液准确无误，严格落实二次血型复核制度、查对制度等，做到精准检测、正确发血、准确输注，实现输血全过程管理；二是保障血液供应，满足临床需求。

根据《中华人民共和国献血法》《医疗机构临床用血管理办法》《临床输血技术规范》的相关规定，输血科负责制订临床用血储备计划，根据血站供血的预警信息和医院的血液库存情况协调临床用血，医疗机构应当配合血站建立血液库存动态预警机制，保障临床用血需求和正常医疗秩序。因此，基于法律法规和临床用血安全的需求，输血科更应积极与临床科室沟通，加强配合，共同保障患者用血安全。①输血科应根据临床用血情况，制订合理的储血计划，临床科室应根据用血需求，制订用血计划，既要确保输血科库存充足以应临床用血之需，又要避免库存过多造成血液资源浪费。②输血科根据采供血机构发出的血液预警及时向本院的临床用血科室发布预警信息，以便临床医师合理安排患者输血和择期手术。③输血科应做好全院用血协调工作，根据急诊抢救用血、重点发展技术支持用血（如器官移植、体外膜氧合等）、支持用血、择期手术备血的轻重缓急，动态与临床科室联系，有效调配血液。面对不同的情况，在有限的血液资源条件下，输血科工作人员与临床医师充分沟通，做出有利于患者救治与社会资源分配的抉择，如择期手术患者拟手术和急诊肝移植手术同时需要用血，考虑到肝移植患者情况紧急，且肝源稀缺宝贵，器官保存时间有限，需争分夺秒为患者争取生存的机会，输血科工作人员应以保障肝移植手术用血为前提,抢救患者生命。同时与择期手术患者的主管医师充分沟通,在不影响病情的情况下调整手术时间,保障手术用血,并做好患者及其家属的沟通工作。类似以上情况,输血科工作人员需综合考虑可能存在的影响因素,如医疗资源的有效利用、有限的血液资源如何实现更有价值的分配等,全面衡量、充分沟通,切实保障用血安全。

（五）患者血液管理

患者血液管理（patient blood management,PBM）是以患者为中心,基于循证医学证据,科学合理地应用各种技术和方法纠正贫血、最大限度地减少患者失血,对患者实施多学科、多模式、有计划的血液保护措施。推行 PBM,强调多学科合作,除要求临床科室通过内科药物、改进术式等方式促进止血、减少出血外,输血门诊也是 PBM 实践的一项重要措施。输血门诊可作为公共门诊平台,将择期手术患者的围手术期用血前移,向患者提供咨询和必要干预,如术前储存式自体备血等,以缩短住院时间、改善其转归。

患者血液管理涉及范畴广泛,如择期手术用血评估、自体血储存、RhD 阴性孕妇术前备血相关事宜、红细胞术前储存式单采、围手术期患者内科补铁治疗等。因此,正确合理的宣传推动是推行 PBM 的第一步,树立临床医师正确的 PBM 理念,可在相关科室（如产科、麻醉科、普外科等）针对性地进行宣讲、开展小讲座;通过专项培训、发放资料、院内输血知识科普等方式进行宣传;输血门诊的开展和推广是 PBM 实施的重要举措,应积极推动输血门诊的开展,对围手术期患者进行合理的、个体化的围手术期用血方案的制订。

（六）输血会诊

随着输血科的职责范围越来越与临床科室接轨,输血科与临床的关系日益密切,邀请输血科参与会诊也越来越多。输血会诊成为输血科与临床科室沟通的一种常见的、正规的交流方式。通过会诊,提供输血相关专业建议,更好的为患者服务（详见第二节）。

上述临床沟通工作,在日常工作中还可通过电话、微信、短信以及生活中的接触进行有效沟通。此外,输血科的发血窗口也是一个重要的沟通平台,对临床用血中遇到的诸多问题,均可及时进行现场指导沟通或电话交流。

练习题一

输血科与临床的沟通交流可通过哪些方式:（　　　）
A. 临床用血管理委员会　　　　B. 电话、微信等日常交流
C. 临床用血专项培训　　　　　D. 发血窗口面对面沟通

第二节　输血相关会诊

临床会诊是临床科室在疑难病症诊治过程中,涉及其他相关科室时需邀请相应科室富有临床经验的医师参与诊治的一种管理模式。其形式主要有:

（1）院内会诊:院内遇到的疑难杂症、重大手术及特殊病例,需要院内多学科协助诊治;

（2）科间会诊:本科室内遇到的病情疑难复杂、重大手术及特殊病例,需要某相关科室协助诊治;

（3）急会诊:对急危重症患者的紧急会诊。

2012 年施行的《医疗机构临床用血管理办法》中规定"参与特殊输血治疗病例的会诊,为临床合理用血提供咨询"是输血科及血库的主要职责之一。近年来,由于学科专业分工细化、成分输血的应

用以及输血新技术的快速推广,许多临床医师对输血医学的新知识及新技术了解甚少,同时血液成分输注的注意事项、输血不良反应的识别及处理、输血相关实验室指标检测、特殊成分选择等会对患者预后产生显著影响。因此,为保障用血安全和改善患者疗效,输血科有必要从专业技术方面指导临床用血。

输血科的会诊范围主要包括:

(1)输血指征评估及成分输血方案:这是目前最常见的会诊目的,临床医师对患者病情以及辅助检查所提示的结果,适宜使用的血液成分种类和剂量需输血科给予建议;

(2)大量输血方案:任何涉及大量输血的患者,红细胞、血浆、冷沉淀凝血因子、血小板成分的配合输注给出指导建议;

(3)特殊成分输注指征:某些特殊的疾病诊断,对应特殊的血液成分使用指征,如存在自身免疫性溶血性贫血的患者是否有指征输注洗涤红细胞、血友病患者输血指导、地中海贫血患者输血指导、胎儿宫内输血技术指导等;

(4)特殊辅助检查结果解读和指导用血:如血小板抗体阳性患者用血、血栓弹力图结果的解读及进一步血液成分选择;

(5)输血不良反应的识别与处理:患者在输血过程中或输血后发生的临床考虑与输血相关的不良反应,请输血科协助判断及进一步处理;

(6)可能需要输血治疗的患者请输血科协助制订治疗方案,如治疗性血浆置换、淋巴血浆置换、治疗性血细胞单采术等;

(7)疑难血型、稀有血型输血等。某医疗机构对输血会诊的科室及目的分析显示,会诊科室主要分布在骨科、神经外科、肿瘤科、神经内科等用血量较大的科室,其中骨科主要目的为用血量较大的大手术围手术期血液管理,神经外科会诊包括脑出血合并使用抗血小板药物的患者输血、血小板输注无效的会诊、术后 DIC 的输血等,肿瘤科会诊包括肿瘤晚期、放化疗及肿瘤术后引发 DIC 指导用血等。

输血会诊记录作为病历文书的一部分,按照《病历书写基本规范》(卫医政发〔2010〕11 号)的要求,病历书写应"客观、真实、准确、及时、完整和规范"地记录病情和治疗过程。会诊回复基本应包括以下内容:

1. 患者目前诊断　临床诊断是了解患者病情的最基础信息,尤其是与本次会诊目的相关或与输血治疗相关的诊断不能遗漏。某些特殊疾病,符合单病种特殊输血指征,如"珠蛋白合成障碍性贫血",Hb<130g/L 即可输血,"自身免疫性溶血性贫血",Hb<40g/L(《内科输血》WS/T 622—2018)可输血。因此临床诊断是会诊记录的第一要素。

2. 症状、体征描述　患者临床表现,包括症状、体征,尤其是与本次会诊目的相关的症状和体征,是输血会诊建议的重要依据。如会诊目的为输注红细胞,则应重点记录患者是否存在携氧能力不足的临床表现:①呼吸困难相关症状,如气促、喘息、张口呼吸;②紫绀等组织缺氧的体征,如口唇紫绀、甲床紫绀、呼吸频率增快、心率增快等;③反映携氧能力的相关指标:氧饱和度、血气分析等。若会诊目的为输注血浆,则应重点记录患者是否存在皮下出血、鼻出血、黑便等活动性出血或凝血功能障碍的临床表现。若以上症状、体征不存在,也应作为重要的阴性症状和/或体征,作为不进行输血治疗决策的依据。

3. 辅助检查　同上述症状、体征的描述,与本次会诊目的相关或输血治疗相关的辅助检查也是重要的会诊回复内容之一。若会诊目的为评估红细胞输注指征,则应重点关注血红蛋白水平、红细胞压积水平;若会诊目的为评估血浆输注指征,则需重点描述凝血象检查、血栓弹力图、凝血因子活性检测等辅助检查结果。

4. 意见及建议　针对会诊目的,结合患者诊断、临床表现、辅助检查,综合提出会诊建议,包括是否符合输血指征、是否符合进行输血治疗(血浆置换、PRP 等)的指征、建议的输血治疗方案(包括血液成分、剂量的选择等)、需进一步完善的实验室检查等对临床有实质性指导意义的建议和意见。

5. 沟通交流与随访 当面沟通与交流是会诊过程中的重要部分。书写会诊意见前,须亲自查看患者,询问病史和查体,真实了解患者病情,做出准确判断,同时当面对患者强调注意事项,可增强患者依从性,更好地配合治疗。另外,由于输血相关的部分检查项目或检查结果,临床医师并非完全理解其作用和临床意义,与经治医师沟通交流,有利于临床医师更准确地理解会诊意见,完善后续相关检查,准确理解检查结果,有效帮助患者诊治。再者,输血科医师可随访追踪会诊患者的诊治过程及疗效,有利于总结经验和持续改进,对于特殊病例,输血医师与临床医师加强沟通,主动询问临床,获得反馈,共同探讨、制订更好的输血治疗方案。

练习题二

输血会诊回复一般需包括哪些内容:( )

A. 患者目前诊断

B. 与会诊目的相关的阳性症状、体征描述

C. 与会诊目的相关的阴性症状、体征描述

D. 与会诊目的相关的实验室检查

第三节 输血相关纠纷及投诉处理

输血科有别于临床科室,暂无专门的病房,作为公共平台科室,面向全院临床科室和患者提供输血医疗服务,因此多数时间的沟通和交流对象是临床医务人员。与医务人员之间的纠纷往往易发生在以下情况:①临床医师申请用血,但患者不符合输血指征,输血科建议暂不输血,而临床无法正确理解;②血液供应不足,对择期手术等临床用血进行调配,无法完全满足临床需求;③血小板等特殊血液成分供应长期处于"供不应求"的状态,导致临床用血申请等待时间较长。面对以上分歧或矛盾时,输血科工作人员首先需加强自身专业知识,对输血指征的认识和把控做到同质化,这样才能在面对临床医师提出的问题和要求时,给予同质化回应和处理。当临床医师提出不合理用血申请时,首先了解患者病情,是否存在需要输血的特殊情况,如符合单病种用血指征,或活动性出血临床表现等。当患者临床诊断、临床表现、实验室指标均无输血指征,输血科工作人员应以规范化的合理输血指征予以沟通和适当指导,避免矛盾进一步激化。

输血科作为平台科室,通常情况下并不直接接触患者,因此医患关系相对简单,医患矛盾并不突出。以下情况可能存在医患矛盾的风险:①随着目前医疗需求的迅猛增长,临床血液需求倍增,使得临床输血过程中的医患关系变得紧张,患者及家属对于血液供应不足的不理解,加重了输血相关医患矛盾。此时,做好与临床医师的沟通尤其重要,在与患者沟通的过程中,临床医师能够准确解答患者和家属关于输血方面的疑惑,才能更为专业地做出对患者最为有利的输血决策,为输血科开展的相关宣传工作起到很好的保障作用,从而缓解患者与输血科工作人员之间的矛盾。②输血科的检测项目决定了面临的患者比较特殊,尤其敏感问题,比如感染 HIV、梅毒等的患者。输血科工作人员在接待或问诊此类患者时,需要更多的尊重和耐心,回答问题科学规范,言语和行为上都不能歧视患者,以免造成患者情绪的波动,导致医患矛盾或极端行为发生。③随着输血医学发展,输血治疗逐渐在各临床学科应用和推广。输血治疗过程中可能出现的不良反应,如血浆置换过程中的过敏反应、非溶血性发热反应,安置深静脉导管所致的深静脉血栓等,部分患者或家属不能理解,有发生医患矛盾和纠纷的风险。输血科工作人员必须提高自身专业能力,对输血反应应早识别,早处理。对待焦虑或情绪不稳定的患者,沉着冷静,处理突发问题的同时,尽可能安抚患者情绪。

输血医学发展迅速,输血科不再仅仅是单一的配、发血工作,与输血科职责相对应,输血工作者需提高专业水平,丰富专业技能。与临床医护人员建立良好的沟通、开展有效的输血会诊、灵活应对复

杂的医患关系,是输血工作顺利开展的基石,是输血工作者应培养的专业技能之一,也是输血医学得到临床和患者认可的有效途径。

知识小结

1. 临床沟通涉及输血科日常工作的各个方面,包括新技术推广应用、输血治疗临床应用、非同型输注和紧急抢救输血的方案制订与指导建议、临床用血保障、输血会诊。输血科工作人员需加强自身专业知识,提供同质化指导意见。

2. 临床沟通的形式多种,可通过专项培训、面对面沟通、发血窗口、临床会诊等多种途径交流沟通。

3. 输血会诊应综合考虑患者诊断、临床表现、实验室检查,给出会诊建议,同时与患者及经治医师充分交流,有利于临床医师对会诊意见的理解,有利于临床对输血科的了解和认可,有利于最佳治疗方案的探讨实施。

自我测试

学习完本章内容后,请读者串联复习本章的知识,您是否达到了本章的学习要求,它们是:

1. 输血科与临床沟通主要包括哪几方面内容?
2. 输血科与临床沟通可通过哪些途径?
3. 输血会诊记录应包括哪些方面内容?

参 考 文 献

1. 卫生部. 医疗机构临床用血管理办法 (卫生部令第 85 号).(2012-06-07)[2024-10-30]. https://www. gov. cn/gongbao/content/2012/content_2231697. htm.
2. 余泽波, 阙文君, 詹廷西, 等. 输血科的功能定位及其实现. 中国输血杂志, 2020, 33 (5): 421-424.
3. 国家卫生健康委能力建设与继续教育中心疼痛病诊疗专项能力培训项目专家组. 富血小板血浆在慢性肌肉骨骼疼痛疾病中的应用专家共识. 中华医学杂志, 2021, 101 (43): 3528-3533.
4. 袁霆, 张长青, 余楠生. 富血小板血浆在骨关节外科临床应用专家共识 (2018 年版). 中华关节外科杂志 (电子版), 2018, 12 (05): 596-600.
5. 中国医师协会输血科医师分会, 中华医学会临床输血学分会. 特殊情况紧急抢救输血推荐方案. 中国输血杂志, 2014, 27 (01): 1-3.
6. 余学清, 黄锋先, 叶小鸣. 内科医生会诊指南. 广州: 广东科技出版社, 2002, 7-9.
7. 徐卫平, 周小芹, 王凌峰, 等. 临床输血会诊制度的建立与应用. 中国输血杂志, 2012, 25 (11): 1119-1120.
8. 张宇, 陈会欣, 王顺. 输血医师参与临床会诊的调查与分析. 临床输血与检验, 2019, 21 (4): 364-367.
9. 卫生部. 关于印发《病历书写基本规范》的通知.(2010-01-22)[2024-10-30]. http://www. nhc. gov. cn/yzygj/s3585u/201002/0517a82e35224ee0912a5d855a9d249f. shtml.
10. 崔若帅, 刘洋, 秦园园, 等. 临床输血中常见医患矛盾与对策思考. 人民军医, 2017, 60 (05): 529-532.

第五章　临床输血护理管理及注意事项

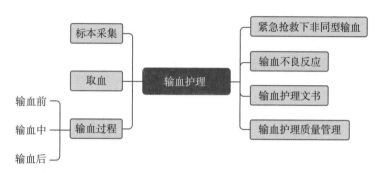

图 5-1　输血护理学习导图

学习目标

1. 掌握临床输血标本采集的流程及要求
2. 掌握输血前、中、后的流程及要求

　　输血是将献血者的血液通过静脉途径输入患者体内,是临床治疗中挽救生命的一种重要手段,起着无法替代的作用。输血是一项复杂的操作,从申请输血、标本采集、配血、取血、血液输注等各个环节均可能存在风险,严重时将威胁患者生命,输血相关的不良事件日益备受关注。输血是由医、技、护共同完成的一项治疗,是护理工作中最常见的操作技术之一。输血护理全过程包括采集标本、取血、输血、观察、记录等。护士是执行输血的主体人员,也是输血实施过程中最后一步的具体操作者,对安全输血起着关键作用。提高护士对输血全过程操作的规范率、输血反应的认知率、输血相关知识的知晓率、输血护理文书记录的准确率等,是输血安全管理中极为重要的环节,能最大限度的保障临床输血的安全。

第一节　标　本　采　集

　　患者输血相容性检测标本的正确采集与标识是安全输血的关键环节,相关医护人员均应接受培训,准确核对患者身份,避免标本采集与标识错误。标本错误(wrong blood in tube,WBIT)可导致ABO 血型不合的错配,将导致致命性后果。不同组织机构对 WBIT 的定义对比见表 5-1。

　　输血相容性检测的标本由临床科室护士采集,一次只能对一位患者进行相关标本采集。护士在确定患者需要输血后,首先确认医师是否已履行告之义务且按要求签定《输血治疗同意书》,确认后双人(护士 - 护士或护士 - 医师)在护士站交叉核对输血医嘱、输血申请单、标本条码。输血申请单内容完整,无缺项;标本条码信息清晰明确,无污损。如果是本次住院的首次输血相容性检测标本采集,需

表 5-1 不同组织机构对 WBIT 的定义对比

组织机构	对 WBIT 的定义
国际血液安全监测网络(The International Haemovigilance Net-work)	标本管患者信息错误,即标本管以其他患者身份信息标识
生物制品安全输注国际协作组织输血安全工作组[Transfusion safety group,the Biomedical Excellence for Safer Transfusion(BEST)Collaborative]	标本管内的血液,不是标本管所标识患者的血液
英国输血严重伤害监控系统(Serious Hazard of Transfusion,SHOT)	1. 采集错误患者标本,标识为预期患者信息; 2. 采集预期患者标本,标识为错误患者信息

查看患者是否已进行输血前传染病检测,如未检测可与输血相容性检测标本一起采集。除紧急抢救患者外,血型鉴定与交叉配血标本应分时段由不同人员采集,以避免 WBIT。本次住院已建立血型记录的患者,首次申请输血时,血型复核与交叉配血可为同一标本。核对完成后双人携带输血申请单、标本条码及标本管至患者床旁,床旁再次交叉核对患者信息:姓名、性别、年龄、科别、床号、住院号、血型、身份证、生日等,并询问患者及/或家属,核对患者腕带,确认患者身份无误。使用电子设备核对患者信息时,宜人工再次核对。告知患者采血目的后进行标本采集,采集应避开注射及输液部位,防止血液标本被稀释和/或混入药物,不推荐从静脉留置管路中直接采血。采集结束后观察标本采血量、有无溶血、凝块。血型鉴定及意外抗体筛查常规标本量为 EDTA 抗凝管抽取静脉血 2mL;当需抗体鉴定时另使用 EDTA 抗凝管或血清管抽取静脉血 2~3mL;常规交叉配血标本使用 EDTA 抗凝管抽取 2mL,不同血液成分可共用配血标本,当患者需大量输血时,宜增加配血标本量。再次床旁核对患者、标本条码及申请单信息,并将条码贴至标本管壁以有效标识,且条码不能影响目视观察管内血液,不宜提前标识样本管。无条码的急诊抢救患者,宜使用油性笔在标本管壁书写患者姓名、科室、床位等信息,字迹工整清晰,易辨识。需明确标本采集时间,可在标本上注明或护士站扫描试管条码确认,还可掌上电脑(PDA)床旁扫描确认等。

标本采集后不宜在临床科室久放,由医护人员或经过培训的专人将患者标本与输血申请单送交输血科,双方逐项核对。若标本无标识、标识不完整、标本标识与输血申请单不对应、重新粘贴标签的标本、标本量不足、溶血(自身因素除外,如自身免疫性溶血性贫血、烧伤、新生儿溶血病等导致的溶血)、有凝块、标本破损等,输血科有权拒收,退回重新采集。

第二节 取 血

取血前,护士先为患者测量体温,若无发热即可执行取血,发热的紧急抢救患者由医师权衡是否执行取血。经过培训的医护人员携带专用取血箱,凭填写完整的取血单至输血科发血窗口取血。输血科发血人员根据取血单要求发放相应血液,完整规范的发血报告单随血袋一同发出。取血与发血双方需共同查对:患者信息(姓名、住院号、科室、ABO 和 Rh 血型等);交叉配血试验结果;血袋标签信息(品种、血量、ABO/Rh 血型、血袋号及有效期等)及标签是否完好;血袋有无破损、外观有无异常等。领取单采血小板时,可出现两袋血小板血袋号相同,区别在成分码尾数,需加核成分码。双方在发血报告单上签字及记录取血时间(准确到分)。

凡血液有下列情况之一,输血科一律不得发出:标签破损;血袋有破损、漏血;血液中有明显凝块;血浆呈乳糜状或暗灰色;血浆中有明显气泡、絮状物或粗大颗粒;未摇动时血浆层与红细胞的界面不清或交界面上出现溶血;红细胞层呈紫红色;过期或其他须查证的情况。血液应当面交接清楚。

WS 400—2023《血液运输标准》:红细胞类血液成分和解冻后的血浆应维持在 2~10℃;血小板尽可能维持在 20~24℃。定期对血液转运设备消毒,并抽检其保温性能和有无病原微生物生长。取血人员将血液放入专用取血箱,取血箱在合盖后应整体密闭,内外光滑平整无裂痕,能防止液体渗漏,且定期消毒,保持清洁状态;一次领取多种血液成分时,冷沉淀、血浆、红细胞不宜叠放;领取血小板时,外观为均匀混悬液,领取动作轻柔,不宜过多震荡,避免血小板凝聚或破坏,血小板置入单独取血容器,不与其他血液成分混放;血液运输过程中应保持平稳,避免剧烈振荡、摔落,避免接触过冷、过热的环境;原则上血液离开贮存条件后应 30 分钟内开始输注,所以血液运输时间应控制在 30 分钟以内。如特殊情况运输超过 30 分钟宜实施冷链监控。

取血者将血液送至护士站,由两位临床医护人员共同核对病历、发血报告单、血袋标签以及血袋有无破损渗漏、血液外观质量是否正常、血液是否在有效期内等。护士确认无误后登记接血时间(准确到分),填写记录文书并签字。如发现血液质量问题或疑似血液质量问题,应立即通知输血科,双方共同查验、确认。确认血液自身存在影响输血安全质量问题时,血液退回输血科处置。如人为失误导致的血液变质、溶血或血袋破损,则由责任科室通过相关的血液报废程序进行处理。

取回的血液成分在核对无误且平衡至室温后应尽快输注,临床科室不能自行贮血。血液须在开始输注后 4 小时内输注完毕,4 小时内未输完不宜继续输注。临床医师合理评估患者后决定每次的取血量,避免血液浪费。为保障血液质量及避免浪费,原则上每次只为每位患者取 1 袋红细胞,紧急抢救患者除外,但为避免血液浪费紧急抢救患者推荐 1 次取血不超过 2 袋红细胞。血液发出后,原则上不得退回。

血液取回至输注期间的临时保存应置于清洁环境 / 容器中,红细胞不能冷冻保存,避免接触热源导致红细胞溶血;血小板在常温下放置,最佳保存温度为 20~24℃,每隔 10 分钟左右轻摇血袋以防止血小板聚集;解冻后的血浆、冷沉淀不能冷冻保存。

第三节　输血过程

(一) 输血前

为了减少血液成分离开温度受控环境的时间,宜在以下准备工作完成后,护士才能将血液成分带至患者床旁:患者或家属已签署《输血治疗同意书》,无家属签字的无自主意识患者的紧急输血,经医院职能部门或主管领导同意后,备案并记入病历;输血医嘱已开具,医嘱注明血液种类、量、血型等;已使用生理盐水建立输血静脉通路,且不与其他药物共用静脉通路,如果输血通路曾用作除生理盐水外的任何药品的输注,必须在输血前用生理盐水冲洗管路;由 1 名护士或其他指定人员在输血全过程中对患者实施适宜的监护;如患者有使用预防性用药的医嘱,需已执行;急救设施已到位且能正常运行。为应对患者可能发生的输血反应,护士必须能及时获得并使用如下设施和措施:1 袋未开封的注射用生理盐水及 1 个未开封的输液器,以便随时启用连接静脉通路;治疗输血反应的适宜药品,以及输血反应所引发的其他并发症紧急治疗药品医嘱的下达机制;辅助通气设施和氧源,严重输血反应时紧急复苏措施的启动机制。

护士在输血前须采集患者病史及输血史,评估患者的生理基础状态及是否会出现输血反应。生理基础评估必须包括生命体征(血压、心率、体温与呼吸频率)及输血前临床症状(气短、皮疹、瘙痒、气喘及畏寒等),以此作为输血开始后的对照基础。目前认为最佳的临床输血实践是在输血前、输血开始后 15 分钟和输血完毕后的生命体征监测与比较。病程记录当包括输血前、输血期间及输血后的患者生命体征。在输血开始前耐心解答患者或家属提出的关于输血的问题并须教会患者及家属如何报告可能提示输血反应的症状，告知其输血过程需要多长时间，护士在巡视的过程中须重视对患者感受的询问，重视患者的主诉。

准备工作完成后，两名医护人员携带病历、发血报告单及血液至患者床旁执行双人双核对双签名，核对患者信息（确认与发血报告单相符）、交叉配血试验结果（与血袋标签信息相符）、核查血液质量（如保质期、颜色有无明显变化、浑浊、凝块、团块或血袋渗漏等）、血液成分相适宜的输血器或输血装置的质量（有效期及包装是否完整），确认无误后可执行输血。

Duran 等在输血前预防性用药系统评价中指出："在缺乏循证研究证据支持的情况下，不宜鼓励输血前预防性用药。"对于曾发生过中度或严重过敏性输血反应的患者，可采用抗组胺药（苯海拉明或 H_2 阻滞剂）或糖皮质激素进行预防，这可能有助于降低过敏反应的发生率或严重程度。输血前预防性用药不能完全预防过敏性输血反应，当患者存在过敏性输血反应高风险时，应密切观察。如需输血前用药，必须在血液送达临床科室前给药。口服药宜在输血开始前 30 分钟给药。如果是静脉给药，建议在输血开始前 10 分钟注射。糖皮质激素需要一定时间才能发挥药效，其在输血前最佳用药时机尚未明确。

输血前将血袋轻轻混匀，避免剧烈震荡，血液内不得加入任何药物，如需稀释只能使用静脉注射生理盐水。输注血小板前应轻摇血袋以悬浮血小板。

（二）输血中

输血过程中护士对患者进行定时巡查，有助于及时发现与处理随时可能发生的输血反应。护士严格遵守无菌技术规范，应用无菌技术穿刺血袋开始输血，输血开始的 15 分钟内对患者密切监护，按医院规定对患者生命体征进行监测。患者输入少至 10mL 血液即可能出现严重的输血反应，数种可危及生命的输血反应常在输血开始后 10~15 分钟内出现，因此在输注 15 分钟后必须重新测量患者的生命体征，评估患者对输血的耐受性。每袋血液开始输注后 15 分钟和输血结束时，均应测量患者的生命体征并记录。输血过程中发现患者出现疑似输血反应或病情变化时应立即暂停输血并测量生命体征。护理过程中重视患者主诉，对婴幼儿、无意识患者、手术患者、ICU 重症患者应连续进行常规观察，书写输血护理记录。麻醉、神智不清患者没有主诉，其血压、体温可能波动但未超出允许范围，由输血反应引起的低血压或其他生命指征的改变很难与其他意外相鉴别，所以输血前记录患者的生命体征是非常关键的一步。输血护理巡查还包括检查输血部位和输注速度，如果发现输血速度减慢，须采取以下措施：检查并确认静脉管路通畅，输血部位无渗漏；抬高血袋位置；检查滤器是否有空气、碎片或凝块；尝试采用输液泵输注血液；如果红细胞过于黏稠，可考虑使用生理盐水稀释。在输血过程中排气应尽量避免挤压墨菲氏滴管，避免血液快速冲向输血器的墨菲氏滴管，而产生大量的气泡混入血液中。输血过程中不得去除血袋标签。

输血前后用生理盐水冲洗输血管道，连续输注不同献血者血液，前一袋输注完毕，需用生理盐水冲洗输血器后再接下一袋血。输注全血、成分血的输血器宜每 4 小时更换 1 次。输血后需继续输注其他液体时宜更换新的输液器。执行护士为患者输血过程监护的第一责任人，应当准确记录每袋血液输注开始与结束的时间。

快速输血的优点是尽快改善患者缺血状态、减少患者输血及护士监护的时间，缺点是可能引起输血反应（如输血相关循环超负荷）或使输血反应加重（如非溶血性发热反应、输血传播细菌感染、过敏反应、呼吸系统并发症甚至溶血反应等症状在输血的最初 15 分钟内可能症状不明显）。非紧急抢救的患者除冷沉淀外，其他血液成分确保 4 小时内输注完毕的同时应遵循先慢后快的原则，起始速度宜慢，患者经过输血最初 15 分钟后未出现疑似输血反应的表现，应将输血速度根据患者体重、血容量、血流动力学、年龄、心肺功能等因素及输注血液成分的种类将滴速调整至输血医嘱要求的速度（表 5-2）。如患者无法耐受在 4 小时内完成医师所开医嘱的血液输注，护士可向输血科申请发放小容量血液，将血液分次领取直至输注完毕。输血相关循环超负荷是最常见的致命性严重输血反应之一，为了避免输血相关循环超负荷,患者输注输血速度要求较快的冷沉淀凝血因子、血浆、血小板时,护士宜在床边监护。护士应密切关注患者循环系统状况及循环超载病史,如果预判患者容易出现体液滞留或体液调节问题,需减慢输血速度,记录所有入量及出量,密切监测患者生理指标及临床症状。

表 5-2　非急救情况下的血液成分输注

血液成分	建议成人输注速度		注意事项	ABO 相容性	过滤器
	最初 15min	15min 后			
红细胞（RBC）	1~2mL/min（60~120mL/h）	患者能耐受的最快速度；约 4mL/min 或 240mL/h	全部输注时间不超过 4h；血流动力学稳定的受血者 1~2h 输注完毕；循环超负荷高危受血者可将流速调慢至 1mL/(kg·h)	全血：ABO 同型；红细胞：ABO 与受血者血浆相容；要求交叉配血	管路连接滤器(170~260μm)如果必要,使用去白细胞滤器
血小板	2~5mL/min（120~300mL/h）	300mL/h 或患者能耐受的速度	通常在 1~2h 输注完毕；循环超负荷高危受血者宜减慢速度（见红细胞输注）	不要求交叉配血；不要求但最好 ABO/Rh 相容；可能需要 HLA 配型	管路连接滤器(170~260μm)；如果需要,去白细胞
血浆	2~5mL/min（120~300mL/h）	患者能耐受的速度；约 300mL/h	发放前需解冻；循环超负荷高危患者减慢速度（见红细胞输注）	不要求交叉配血；ABO 与受者红细胞相容	管路连接滤器(170~260μm)
粒细胞	1~2mL/min（60~120mL/h）	120~150mL/h 或患者能耐受的速度	约 2h；采集/发放后尽快输注辐照	要求交叉配血；必须与受者血浆相容 Rh 相容；可能需要 HLA 配型	管路连接滤器(170~260μm)不使用去白细胞或微聚体滤器
冷沉淀凝血因子	患者能耐受的最快速度		解冻后尽快输注；最好汇集后输注	不要求交叉配血；ABO 同型或相容性输注	管路连接滤器(170~260μm)

输注低温的血液可导致患者出现低体温及心脏并发症,使病死率增加。从中心静脉置管输注的血液直接进入右心房,增加患者出现需要临床干预的低体温的可能性。常规输血很少需血液加温;大量输血、快速输血特别是创伤或手术时,需将血液加温;患者体内存在具有临床意义的冷凝集素时血液也需加温;新生儿低体温会引起严重不良反应,输血时宜加温。除血小板外其他血液成分均可加温。一般情况下,护士不能自行进行血液加温,须遵医嘱,在使用血液加温仪时应遵循生产方的建议。加温仪应具有温度传感装置和报警系统,能及时发现加温仪故障,防止血液溶血或受到损伤,当血液加温超过 42℃时可导致溶血。加温仪必须经过验证,并按生产方的建议使用及实施维护、报警测试。与其他医疗设备要求一样,必须对血液加温仪使用者进行培训和能力考核。不能使用微波炉、热源、热水或其他未经批准专门用于血液加温的装置进行血液加温。

输血时怀疑输血器和/或输血装置有污染或系统完整性破坏时,应立即更换输血器和/或输血装置,更换过程应遵循无菌技术和标准预防措施。已经开始输血操作的血液(如已穿刺血袋或开始给患者输注等)发现疑似血液质量问题,应立即暂停输血,确认有影响输血安全的质量问题后,临床科室按报废程序处理血液。患者在输血过程中出现疑似输血反应的临床表现,处理措施详见第五节:输血反应。

输血完毕后,用无菌棉球/敷料胶布或创可贴固定压迫针眼止血,嘱患者 24 小时内保持穿刺处干燥。

（三）输血后

输血完成时,护士仔细观察患者病情变化,评估患者状态,测量患者生命体征并记录,及时发现因输血引起的异常情况。双人再次查对患者姓名、住院号、血型及医嘱等信息,撕下血袋上的代码标签,将其粘贴至发血记录单。对有输血反应的患者应逐项填写输血反应回报单:纸质回报单需填写两份,一份返还输血科,一份存入病历。电子输血反应回报单则填写完毕后提交保存。

输血后及时在病历的临时医嘱中签名及记录时间,时间应与发血报告单及输血记录单上一致,发血报告单及输血记录单归档于病历。输完的血袋临床科室冷藏或送至输血科保留 24 小时后按医疗废物处理,一次性输血器使用后严格按规范化操作及时毁形、消毒、进行无害化处理,且均需进行记录。

护士应协助医师对患者输血后疗效进行监控,除实验室检测指标评估输血疗效外,还需观察患者的临床效果,即相关症状是否改善。如果疗效未达到预期或诊断为输血无效时对临床因素进行评估,判断是否与非免疫性输血无效相关。

第四节　紧急抢救下非同型输血

在由各种原因所致患者失血性休克或重度贫血的紧急配血过程中出现下列情况之一:

1. ABO 疑难血型患者紧急抢救输血;
2. ABO 同型血液储备无法满足需求时患者紧急抢救输血;
3. RhD 阴性患者紧急抢救输血;
4. 交叉配血不合或 / 和抗体筛查阳性患者紧急抢救输血。

当延误输血将危及患者生命时,本着遵循生命权第一的原则,宜立即启动紧急非同型血液输注程序进行特殊输血方案。

特殊输血方案的血液选择原则如下:无法及时获得患者 ABO 同型的血液成分或患者血型无法确认时,可输注 ABO 血型相容的血液成分;RhD 阳性患者可输注 RhD 阴性血液成分,RhD 阴性患者可输注 RhD 阳性血浆;RhD 阴性且有或可能有生育需求的女性患者(包括女童)、需要长期接受输血治疗的患者、既往或当前血浆中检出抗 D 抗体的患者,应当优先选择 RhD 阴性全血、红细胞血液成分输注;RhD 阴性患者无法及时获取 RhD 阴性血液成分时,尤其对有或可能有生育需求的女性患者(包括女童)应当充分评估预期的胎儿与新生儿溶血病相关风险;RhD 阴性的男性患者、无生育需求的女性患者可选择 RhD 阳性红细胞和血小板输注。患者既往或当前血液中检出具有临床意义的意外抗体且无法获得交叉配血试验相容的红细胞时,临床医师应综合考虑抗体的临床意义、延迟输血的风险等因素后决定是否输注不相容的红细胞;自身免疫性溶血性贫血患者无法通过自身吸收等方法解决交叉配血试验结果异常时,可选择 ABO/RhD 同型或相容、其他主要血型抗原匹配的红细胞输注;出现上述情况之外的特殊情况,临床医师与输血科应充分沟通,共同协商制其他特殊输血方案。

ABO 疑难血型是 ABO 血型鉴定时出现不符合 ABO 血型系统定型规则的试验结果,无法明确判定 ABO 血型。紧急抢救下,红细胞、血浆、冷沉淀的 ABO 血型相容性输血原则见表 5-3。

表 5-3　紧急抢救下红细胞、血浆、冷沉淀凝血因子的 ABO 血型相容性输血原则

患者血型	红细胞			血浆、冷沉淀	
	首选	次选	三选	首选	次选
A	A	O	无	A	AB
B	B	O	无	B	AB
O	O	无	无	O	A、B、AB
AB	AB	A 或 B	O	AB	无
未知	O 型洗涤红细胞	根据实际交叉配血结果		AB	无

特殊情况下紧急抢救输注血小板的推荐方案：首选与受血者 ABO/RhD 血型同型血小板输注；当患者血型难以判断或血小板供应短缺，可选择不同血型的单采血小板输注，输注不同血型单采血小板前，向患者或其家属告知风险，例如献血者血浆中的血型抗体可能引起急性溶血性输血反应，也可能血小板输注无效，RhD 阴性患者输注 RhD 阳性献血者血小板后可能被其中残留红细胞免疫而产生抗 D，特别是育龄期妇女今后可能发生流产、死胎、新生儿溶血病（女童患者成年后风险同上）等。输注 ABO 不同型单采血小板，应选择抗 A、抗 B 效价 ≤64 的献血者，儿童应尽量减少血小板中的血浆量，以防止发生溶血性输血反应，AB 型单采血小板的血浆中不含抗 A、抗 B，但 AB 型血小板上有 A 抗原与 B 抗原，输注 AB 型单采血小板比较安全但疗效略差。RhD 阴性无抗 D 的患者，特别是育龄期妇女和女童，输注 RhD 阳性单采血小板后，有条件者尽快注射抗 D 人免疫球蛋白以预防抗体产生。

患者 RhD 抗原结果难以判定和 / 或与先前鉴定不一致等情况下均暂按 RhD 阴性血型处理。RhD 阴性患者紧急抢救输血推荐方案：RhD 阴性患者无论是否有抗 D，均首选 ABO 与患者同型的 RhD 阴性红细胞输注。对 RhD 阴性无抗 D 的患者，在无法满足供应与其 ABO 同型的 RhD 阴性红细胞的紧急情况下，可根据"血液相容性输注"原则实施救治：首选与患者 ABO 血型相容 RhD 阴性红细胞输注；次选与患者 ABO 血型同型 RhD 阳性红细胞输注；三选 O 型 RhD 阳性红细胞输注。上述三种情况均须在与患者交叉配血试验主侧相合的情况下输注。与患者 ABO 同型的 RhD 阴性和 RhD 阳性血浆均可给予患者输注，无法满足供应时可选择 AB 型 RhD 阴性和阳性血浆输注；对 RhD 阴性血浆应排除存在抗 D 后输注，以防抢救过程中有可能输 RhD 阳性红细胞引起的溶血性输血反应。

紧急抢救的患者交叉配血试验不合和 / 或抗体筛查阳性，但输血科没有时间和 / 或没有条件做抗体鉴定时，宜启动交叉配血试验不合和 / 或抗体筛查阳性患者紧急抢救输血推荐方案：首选与患者 ABO 血型同型且交叉配血试验阴性的供者红细胞输注；无法满足供应时筛选 O 型且交叉配血试验相合的供者红细胞输注；如因患者红细胞直接抗球蛋白试验阳性导致交叉配血试验次侧不合，与献血者主侧交叉配血试验阴性即可输注。在紧急抢救输血过程中，有条件的输血科（血库）应继续对患者交叉配血试验不合的原因开展相关试验，包括对抗体鉴定，也可求助当地红细胞血型参比实验室尽快查明原因，原因明确后积极联系所属辖区采供血机构提供患者所需的血液成分，得到供应后作为首选给患者输注。

输血科在实施特殊输血方案的发血报告单上注明"紧急非同型血液"。特殊输血过程护士必须严格执行输血前核对制度和输血操作技术规范，全程监护，加强患者病情观察，严密关注患者病情变化，防范与及早处理输血反应。

实施特殊输血方案输注异型血液后，后续每次输血治疗前均应抽取患者血液进行血型鉴定和交叉配血，在输血申请单上明确标注患者曾输注过异型血液，直至患者血型鉴定正反定型完全一致。患者输注异型血液后，若新抽取的血液标本与患者同型血液交叉配血主侧不合，应继续输注已输血型的红细胞。

第五节　输血反应

输血反应是与输血有关的最常见的不良事件，指在输血过程中或输血后患者发生了现有疾病不能解释的新症状和体征，与输血具有时序相关性。输血反应不但影响输血疗效，还常会对患者生命造成严重威胁。几乎所有血液成分均有引起输血反应的风险。临床护士作为输血一线执行者，负责密切观察输血过程，对输血反应的及时发现、处置、调查和预防起着不容忽视的作用。患者在出现输血反应时会出现一系列临床症状，护士通过床边护理的观察，对患者临床症状敏锐观察及精准记录，及时将其与输血反应相联系，对协助医师诊断与及早处理输血反应，防止患者受到严重损害具有关键作用,因此护士有义务、有职责熟悉基本的输血反应症状、规律及一般的治疗方法。输血过程中,护士按要求定时监测患者生命体征,仔细观察患者,遵守科学的输血护理程序,以实现更为安全有效输血。

输血反应根据发生的时间可分为急性输血反应与迟发性输血反应。急性输血反应发生在输血过程中、输血后即刻至输血后 24 小时以内。迟发性输血反应发生在输血结束后 24 小时至 28 天。

急性输血反应常见的早期征兆包括但不限于以下表现:

1. 发热 / 寒战:发热可以是单纯的一种输血反应,也可以是溶血性输血反应等其他输血反应的症状之一;寒战,伴或不伴发热。

2. 输血部位疼痛,或胸部、腹部、腰部疼痛。

3. 血压 / 呼吸变化,包括血压升高或降低;呼吸窘迫,包括呼吸困难、呼吸频率和心率加快、低氧血症。

4. 皮肤改变,包括荨麻疹、瘙痒、充血和局部水肿(血管性水肿)。

5. 恶心,伴或不伴呕吐。

6. 尿色加深,尿色改变可能是全麻患者发生急性输血反应最早的临床表现。

7. 出血或凝血功能障碍的其他表现。

8. 少尿、无尿等休克及急性肾功能衰竭表现。

9. 其他不能用原有疾病解释的新的症状和 / 或体征。

迟发性输血反应的识别包括但不限于以下途径:输血后患者血红蛋白升高没有达到预计值或者迅速降低至输血前水平;患者输血 24 小时以后出现现有疾病无法解释的症状体征等。

临床常见的输血反应有:过敏反应、急性溶血性输血反应(AHTR)、迟发性溶血性输血反应(DHTR)、输血传播细菌感染(TTBI)、迟发性血清学输血反应(DSTR)、非溶血性发热反应(FNHTR)、输血相关循环超负荷(TACO)、输血相关急性肺损伤(TRALI)、输血相关呼吸困难(TAD)、输血相关性低血压(TAH)、输血后紫癜(PTP)、输血相关移植物抗宿主病(TA-GVHD)、铁超负荷、空气栓塞、大量输血相关并发症(包括凝血功能障碍、枸橼酸盐中毒、高钾血症、低钙血症、高氨血症、酸碱平衡失调、低体温等)等。本节将重点讲述下列输血反应的定义、临床症状及处理方式:

1. 过敏反应　主要由过敏原与体内已存在的抗体相互作用所致,部分可见于先天性 IgA 缺乏的患者。在特殊情况下,输入遗传性过敏体质的献血者的抗体也可能发生。根据临床表现分为局部性与全身性过敏反应,也可分为轻度过敏、中度过敏与重度过敏反应。

临床症状:轻度过敏反应是出现皮肤瘙痒,局部或全身出现荨麻疹;中度过敏反应为出现血管神经性水肿,多见于颜面部,表现为眼睑、口唇高度水肿,也可发生喉头水肿,表现为呼吸困难,两肺可闻及哮鸣音等;重度过敏反应是发生过敏性休克。

处理方式:发生轻度过敏反应立即暂停输血,抗过敏处理。如果症状消失,经医师允许,可恢复输血。如果症状未改善或恶化、复发,则停止输血。发生中、重度过敏反应立即停止输血,用生理盐水维持静脉通路,抗过敏处理,出现过敏性休克时,先遵医嘱皮下注射肾上腺素,再肌内注射地塞米松等,积极进行抗休克治疗。呼吸困难者给予氧气吸入,发生喉头水肿时应立即气管插管或气管切开,必要时可给患者输注洗涤红细胞或 IgA 阴性血液。

2. 非溶血性发热反应(FNHTR)　在输血中或输血结束后 4 小时内,患者基础体温升高 1℃以上或伴有寒战,无原发病、过敏、溶血和细菌污染等所致发热证据。主要因输注含有白细胞的血液成分与患者体内已存在的抗体发生免疫反应,或 / 和血液储存过程中白细胞释放的可溶性细胞因子等所致。

临床症状:患者体温达到或超过 38℃(一般不超过 39℃)或较输血前升高 1℃或 1℃以上。如果患者没有体温变化,仅出现畏寒、寒战的情况也属于非溶血性发热反应。患者无其他异常症状。

处理方式:暂停输血,对症处理,密切观察生命体征。患者症状稳定且没有其他新增症状,经医师允许可继续输血。

3. 急性溶血性输血反应(AHTR)　常发生在输血过程中、输血后即刻或输血后 24 小时内,输入血液与患者的免疫不相容性导致红细胞裂解或 / 和清除加速所致。常由 IgM 抗体引起,多为血管内溶血,最常见于 ABO 血型不相容输血。

临床症状:发冷、寒战、发热、头痛、腰背疼痛、腹痛、胸前压迫感、呼吸困难、紫癜、血红蛋白尿、黄疸等。严重者可出现休克、DIC 和急性肾衰竭等。

处理方式:立即停止输血、以生理盐水维持静脉通路,重新核对患者信息,通知临床医师和输血科。给予患者吸氧、保暖、抗休克等处理,扩张血管,改善微循环以维持患者循环、纠正血压,防止急性肾功能衰竭,严密观察各项生命体征及尿量以调整补液量及速度。若已发生肾功能衰竭应注意维持电解质平衡,限制入量,如需要时可进行透析;防治 DIC(弥散性血管内凝血)发生;必要时行换血治疗。紧急处置患者的同时将 3~5mL 患者血液标本和输血管路送至输血科,输血后第一袋尿液标本也需送至输血科,采集标本进行溶血相关实验室检测:血电解质、肌酐、胆红素、乳酸脱氢酶、结合珠蛋白、直接抗球蛋白试验及输血相容性检测等。

4. 迟发性溶血性输血反应(DHTR)　常发生于输血结束后 24 小时至 28 天,患者输血后体内产生针对红细胞血型抗原的意外抗体,当再次输血时,体内意外抗体与输入红细胞相互作用,导致红细胞裂解或 / 和清除加速。常由 IgG 抗体引起,多为血管外溶血,最常见于 Rh 血型不相容输血。

临床症状:输血后患者血红蛋白升高没有达到预计值或者迅速降低到输血前水平。患者可能没有症状或者症状与急性溶血性输血反应类似,但较为轻微,表现为原因不明的发热、贫血、黄疸、间接胆红素升高、血红蛋白尿、畏冷、寒战、腰痛等症状。患者症状不一定符合定义的标准。

处理方式:症状重者按急性溶血反应处理,重度贫血者可输相应抗原阴性的红细胞。症状轻者需密切观察,可予对症治疗。

5. 输血传播细菌感染(TTBI)　细菌污染并增殖的血液输入患者体内引起细菌性败血症。

临床症状:轻者以发热为主,重者在输入 10~20mL 血液后,即可发生全身症状,如发冷、寒战、高热、烦躁不安、头痛、腹痛、恶心、呕吐、腹泻、呼吸困难、面部潮红、皮肤黏膜充血、紫癜、大汗、血压下降等,也可立刻发生休克、DIC、肾衰竭等。

处理方式:立即停止输血,以生理盐水维持静脉通路,尽早联合使用大剂量、强效、广谱抗生素。加强支持治疗,如有休克,立即进行抗休克治疗,积极预防及处理各类并发症。

6. 输血相关循环超负荷(transfusion-associated circulation overload,TACO)　因输血速度过快或 / 和输血量过大或患者潜在心肺疾病不能有效接受血液输注容量等所致急性心功能衰竭。可表现为紫绀、气急、心悸、听诊闻及湿啰音或水泡音等。

临床症状:呼吸窘迫、高血压、强迫坐位呼吸、心动过速、头痛、咳嗽等。

处理方式:立即停止输血,以生理盐水维持静脉通路,给氧进行呼吸支持,注射利尿剂,使处于患者头高脚低体位。

7. 输血相关急性肺损伤(TRALI)　输血中或输血后 6 小时内出现急性呼吸困难伴进行性低氧血症,血氧分压 / 氧合指数(PaO$_2$/FiO$_2$)≤ 300mmHg,胸部 X 线示双侧肺部浸润,且无输血相关性循环超负荷(TACO)及输血引起的严重过敏反应和细菌污染反应表现。

临床症状:典型症状为患者在输血开始的数分钟到输血结束后 6 小时内出现急性呼吸困难和双肺水肿,常合并低氧血症、发热、低血压、心动过速、干咳、寒战和紫绀等。不典型症状在输血结束后 6~48 小时内发生,神智清楚的患者常形容胸闷、喘气困难及干咳,也可能自述恶心、头晕和寒战,体格检查常显示呼吸音减弱和肺野弥漫性湿啰音。

处理方式:立即终止输血,以生理盐水维持静脉通路;排除其他输血反应,进行氧疗,湿化器内置 75%~95% 乙醇吸氧,也可采用面罩持续气道正压通气(CPAP)或呼气末正压通气(PEEP);按需使用肾上腺皮质激素治疗,连续 2~3 天;对症支持治疗包括纠正酸碱平衡紊乱及电解质紊乱、营养支持治疗等。

8. 输血相关性低血压(TAH)　在输血过程中或输血结束后 1 小时内出现的唯一血压下降表现,其收缩压下降(<90mmHg 或较基础血压下降 ≥ 40mmHg)或脉压差减小(<20mmHg)。

临床症状:在输血过程中或输血结束后 1 小时内出现的唯一血压下降表现,排除其他原因导致的低血压。

处理方式:立即停止输血,以生理盐水维持静脉通路,必要时使用升压药物,使患者处于头低脚高位。停止输血后,患者血压可恢复。

9. 输血后紫癜(PTP)　常见于输血后 5~10 天,是由患者体内血小板特异性抗体与献血者血小板上相应抗原结合形成抗原抗体复合物,导致患者血小板破坏,出现外周血血小板数量明显减少,皮肤瘀点或 / 和瘀斑,为一种自限性疾病。

临床症状:血小板计数较输血前降低 80% 以上,可见皮肤瘀点和 / 或瘀斑。

处理方式:静脉注射用免疫球蛋白、糖皮质激素、血浆置换等,必要时输注相关血小板抗原阴性或血小板交叉配合型的单采血小板。

10. 输血相关移植物抗宿主病(TA-GVHD)　具有免疫活性的淋巴细胞输注给免疫功能缺陷或免疫功能抑制的患者,并在其机体内存活、增殖,攻击宿主组织细胞。表现为发热、皮疹、肝功能损害、全血细胞减少、骨髓增生低下、造血细胞减少及淋巴细胞增多等。

临床症状:输血后 2 天 ~6 周出现特征性皮疹(红斑、丘疹等爆发性的从躯干蔓延至四肢,严重时出现全身广泛性红皮病和血泡)、腹泻、发烧、肝肿大、肝功能异常、骨髓再生障碍性贫血、全血细胞减少等。

处理方式:对症治疗,进行循环支持,可尝试进行免疫抑制治疗或干细胞移植。TA-GVHD 死亡率高,尚无有效治疗手段,目前以预防为主,建议骨髓移植、宫内输血等高危患者输注辐照血液。

11. 输血相关呼吸困难(TAD)　输血结束后 24 小时内发生呼吸窘迫,不符合输血相关性急性肺损伤(TRALI)、输血相关循环超负荷(TACO)或过敏反应诊断依据,且不能用患者潜在或现有疾病解释。

临床症状:呼吸困难为唯一的临床特征。

处理方式:立即停止输血,对症治疗。

当护士发现患者出现急性输血反应时,马上采取以下紧急措施:立即停止输血,若为轻度过敏反应,遵医嘱给予抗过敏药物后继续观察病情变化并记录,如输血反应缓解,由医师结合患者当时状态与输血反应调查结果决定是否继续输血,护士遵医嘱执行,并及时填报《输血反应报告单》。若患者病情严重或怀疑溶血性或细菌污染性输血反应等严重输血反应时,立即更换输血管路,生理盐水维护静脉通道以备后续治疗,完整保存未输完的血液和输血器材以备待查;立刻对患者进行身份识别,核对血型、血袋标签、配血报告单等是否正确;观察血袋剩余血液物理性状,是否有浑浊、絮状物、气泡、溶血和凝块等异常情况;报告临床医师、护士长及输血科,做好救治准备,配合临床医师开展救治工作,严密观察生命体征及尿量,并遵医嘱予以对症治疗;书写抢救记录,填报《输血反应报告单》,汇报相关部门。

第六节　输血护理文书

护理文书是护士在患者住院期间对其进行客观、准确、动态、详细的记录。输血护理记录是输血病历的重要组成部分,是对护士输血工作的客观反映,规范输血护理记录及过程是护理质量控制的关键。伴随社会发展,患者自我保护意识不断增强,护士需强化法律意识,及时准确对输血全过程进行护理记录。医疗机构临床用血管理委员会宜发布输血护理记录书写标准,统一对临床护士进行标准化培训,有效规范护士输血护理记录,促进记录的同质性,提高护理文书质量。护士在执行输血医嘱时,应掌握输血法律法规、基本知识、核对制度、操作流程、输血反应识别及处理等。输血前应有输血治疗知情同意书、输血申请单、取血单、发血报告单等，输血前后填写输血护理记录单、输血反应回报单等。整个输血全过程护士应及时准确进行相关记录，并按要求保存护理文书。

宜在患者病历中记录的输血相关事项，《AABB标准》要求包括但不限于下列事项：输血医嘱、输血治疗知情同意书、血液成分名称、献血者血袋条码、输血日期及时间、输血前后患者生命体征、输血量、血液输注实施人员、输血相关不良事件。

输血护理记录包括：输血前与输血相关预防用药的情况；输血开始与结束时间，输注血型、血液品种、血量、血袋号；输血过程观察情况，有无输血反应及其原因调查、处理措施和处理结果等，如发生严重输血反应，还需书写抢救记录；术中用血的手术记录、麻醉记录、护理记录，术后记录中的患者出血量和输血量要与输血病程记录及输血护理记录中一致；输血前、输血开始后15分钟及输血结束时患者生命体征各记录1次。其中时间信息应精确到分，采取双人双签名，一同记录输血情况。

《医院实施优质护理服务工作标准（试行）》规定简化护理文书，缩短护士书写时间。过于烦琐的文书书写宜采用打勾或填序号方式替代，以提高效率。与传统手工书写相比，安全输血系统更加智能化，通过对患者身份扫描比对，能更好的预防人为错误，提升患者身份核对的准确率。手工书写输血护理记录单费时费力易出错，时间点不易把握，安全输血系统后台能自动同步至输血护理记录单，减少手工书写时间，且能通过PDA（个人数字助理）扫描，对备血/取血/输血的过程进行实时监控、跟踪与提醒，提高输血安全率，值得在临床推广。

第七节　输血护理质量管理

护理质量管理是按照护理质量形成的过程及规律，对构成护理质量的各要素进行计划、组织、协调和控制，以保证护理服务达到规定标准和满足服务对象需求的活动过程。护理质量是衡量医院服务质量的重要标志之一，直接影响医院的临床医疗质量、社会形象与经济效益等。把握护理质量管理重点，确保护理质量稳步提升，提高患者满意度，是医院护理工作的主要目标。输血护理质量管理是护理质量管理的关键点之一，通过对输血全过程关键步骤的质量控制，可有效减少输血差错。

凡有输血的护理单元，护士长应对输血护理管理制度执行情况进行监控，及时发现问题并进行持续质量改进。输血护理质量监控包括但不限于以下内容：输血相容性检测标本采集是否规范，是否认真执行查对制度与患者身份识别制度；取血至病房后，血液存放是否符合要求，是否在有效时间内进行输注；输血执行过程中是否按照操作规程，严格遵循患者身份识别制度、双人查对制度、职业防护制度及无菌技术操作规范；输血医嘱执行签字与输血护理文书是否规范；输血后血袋处理是否规范；对输血反应处理是否及时、准确；输血过程中是否对患者/家属进行沟通交流与健康教育；针对输血过程中发现的问题是否及时整改，整改后是否有成效等。

自我测试

1. 简述输血相容性检测标本采集的流程及注意事项。
2. 取血时，取血与发血双方需共同查对哪些内容？
3. 简述非紧急情况下不同血液成分的输注速度？
4. 哪些情况宜立即启动紧急非同型血液输注程序，简述该情况下血液选择原则？
5. 常见的输血反应有哪些？这些输血反应的临床症状分别是什么并如何处理？
6. 当患者出现急性输血反应时，需采取哪些紧急措施？
7. 输血护理文书记录主要包括哪些内容？

第八节　输注全过程常见问题回答

（一）意外抗体筛查阴性且交叉配血相合，仍可能发生溶血性输血反应的原因

一般情况下意外抗体筛查试验阴性且交叉配血相合不会发生溶血性输血反应。但并不保证血清中就不含有临床有意义的意外抗体或者不存在抗原与抗体的特异性反应，可能只是因为所应用的试验方法和介质、抗体筛查红细胞及献血者红细胞表型等原因漏检患者血浆 / 血清中的抗体。具体原因如下：

1. 交叉配血实验方法、介质和反应条件　国内常用的交叉配血试验主要包括试管立即离心法、抗球蛋白法（经典法 / 主要是微柱法）及凝聚胺交叉配血试验。意外抗体筛查阴性患者的盐水交叉配血试验相容一般只是表示 IgM 类抗体和相应红细胞抗原相容，主要是指以 IgM 型常见的同种抗体（ABO 血型抗体、抗 M、抗 P1、抗 Le^a、抗 Le^b 等），检测不出具有临床意义的 IgG 抗体，因此只用盐水法立即离心交叉配血试验进行交叉配血，对患者有临床意义的 IgG 抗体则会出现漏检。Rh 系统的抗体往往对凝聚胺比较敏感，而 Kidd 抗体对抗球蛋白介质较为敏感。抗球蛋白交叉配血试验可使用经典试管法、微柱凝胶法等，但是因为抗球蛋白法 37℃温育会导致 IgM 类抗体（最佳反应温度为室温或者 4℃）漏检，因此试管盐水立即离心法的交叉配血试验可以检测出 ABO 不相容，但是经典抗球蛋白法、微柱凝胶法和固相法不能完全检出。因此当意外抗体筛查阴性、抗球蛋白交叉配血试验相容时，仍可能漏检 ABO 不相容，从而导致发生溶血性输血反应。此外，不同的实验方法和介质对于不同特异性的抗体的敏感性也不一样，尤其是当意外抗体较弱的时候。Kidd 系统中的多态性抗原 Jk^a 和 Jk^b 耐受蛋白水解酶，例如木瓜蛋白酶和无花果蛋白酶。抗 Jk^a 和抗 Jk^b 并不常见，通常出现在混合抗体之中，且很难检测到。通常需要间接抗球蛋白试验（indirect antiglobulin test，IAT），并且可能有必要使用酶处理后的红细胞来检测较弱的抗体，复杂抗体鉴定时，应用最多的是无花果蛋白酶和木瓜蛋白酶。酶可破坏或减弱某些抗原，如 M、N、S、Fy^a、Fy^b、JMH、Ch、Rg 和 Xg^a，使抗原相应的抗体不与酶处理后的细胞反应。相反，无花果蛋白酶处理和木瓜蛋白酶处理的红细胞与其他抗体反应增强（如 Rh、P1PK、I、JK 和 LE 系统抗原的抗体），所以不建议常规使用酶法来交叉配血。37℃孵育可以检测可能引起红细胞直接凝集的一些抗体（例如，强的抗 D、抗 E 或抗 K）。某些抗体（如抗 M、抗 N、抗 P1、抗 Le^a、抗 Le^b 和抗 A1）在室温和更低的温度时反应较强，其特异性可能只在 22℃以下才被检测到。

2. 抗原和抗体的原因　因为各种原因，抗体不总是和所有具有相应抗原的红细胞出现阳性反应，技术错误、抗体活性弱和抗原性弱及标本原因等都是常见的因素。

（1）剂量效应：如有些抗体因剂量效应呈现不同的反应强度，当个体是纯合子基因编码抗原时，就会出现双倍剂量的抗原表达，剂量效应是指抗体会与表达"双倍剂量"抗原红细胞反应更强（或只与其反应）。杂合基因个体红细胞表达较少的抗原，因此与弱抗体反应可表现为弱阳性或阴性。不同类型的同种抗体，抗原抗体反应剂量效应不同。很多 Rh、Duffy、MNS 和 Kidd 系统的抗体会呈现剂量效应。

（2）低频抗原抗体：标本可能与抗体筛查试剂厂家提供的抗原谱上没有常规列出的抗原发生反应，例如 Do^a、Do^b、Yt^b、Mur、Di^a、Bg^a 等，而相应的交叉配血方法并非为此抗体的最适反应介质。

（3）标本原因：血清和血浆标本均可用于抗体筛查、鉴定和配血，在极少数情况下，需通过激活补体才能证实的抗体，需使用血清标本。大多数 LE 抗体在室温盐水中具有反应性。与 ABO 抗体不同，其凝集相对较弱且易散开，需离心后轻柔重悬观察。37℃孵育后也可以观察到凝集，但通常比室温弱。抗球蛋白（anti-human globulin，AHG）试验介质中也能检测到 LE 抗体，此时反应体系中可能存在 IgG 或结合补体（使用多特异性 AHG 试剂）。体外实验中，LE 抗体有时导致溶血，特别是使用新

鲜血清和经酶处理的红细胞时。如果使用血清,其他抗体(抗 Le^a 或抗 Jk^a)可能会偶尔通过 37℃孵育后相应抗原阳性红细胞溶血而检出。用新鲜血清检测能引起试剂红细胞溶血:抗 Vel、抗 P、抗 PP1P^k(抗 Tj^a)、抗 Jk3、一些抗 H 和抗 I。必须用血清代替血浆才能观察到红细胞溶血。

(4)技术错误:加错样本或者患者、献血者的红细胞浓度和血浆 / 血清量不准确可以导致假阴性结果而造成漏检导致交叉配血相合。

当患者检出或者曾检出有临床意义的抗体时,即使该抗体在交叉配血中无反应性,也需要选择相应抗原阴性的血液进行输注,否则仍可能发生溶血性输血反应。

(二)意外抗体筛查阴性,交叉配血主侧阴性、次侧阳性的处理和输血策略

在排除技术错误的情况下,交叉配血次侧阳性有几种情况:

(1)患者或者是献血者 ABO 血型错误,需要重新复核供者、患者的 ABO 血型;

(2)献血者抗筛阳性,可以对献血者鉴定其同种抗体的特异性和走相关流程返回血液中心,并更换与患者相合的血液输注;

(3)患者重度感染导致红细胞 T 抗原暴露产生多凝集致次侧阳性,多凝集鉴定流程如下:

1)患者红细胞与相同 ABO 血型和 / 或 O 型脐血血浆 / 血清反应为阴性。

2)患者红细胞与花生水(抗 H 植物凝集素)凝集。

3)患者直接抗球蛋白试验(direct antiglobulin test,DAT)和盐水自身对照为阴性。

4)患者红细胞与成人 AB 浆 / 清立即离心反应均为阳性,凝集强度可以不一致。

5)临床诊断与感染相关。

6)输血策略:需要选择交叉配血结果阴性或凝集相对较弱的献血者红细胞输注,避免血管内溶血性输血反应的发生。

(4)患者 DAT 阳性:需要将患者红细胞洗涤后进行 DAT 试验,未洗涤者相对洗涤后 DAT 结果较弱,洗涤患者红细胞可以避免 DAT 弱阳性的漏检。患者 DAT 阳性的原因、致敏种类、鉴别要点、输血策略见表 5-4。患者 DAT 并非输血禁忌,只有造成患者 DAT 阳性的原因编号为 1~5 的五种情况需要特别注意其鉴别要点及输血策略,其交叉配血主侧常常为阴性。

表 5-4　患者 DAT 阳性的原因、致敏种类、鉴别要点及输血策略

编号	原因	致敏种类	鉴别要点	输血策略
1	胎儿与新生儿溶血病	同种抗体	新生儿溶血病三项试验阳性	避开相应抗体(抗 A/ 抗 B/ABO 以外的抗体)的抗原输注红细胞,交叉配血结果阴性即可
2	过客淋巴细胞产生的抗体(如器官或者造血干细胞移植)	同种抗体	DAT 阳性;放散液阳性;游离抗体阳性 / 阴性;移植史;移植后 1~3 周 Hb 持续下降导致贫血	避开相应抗体(抗 A/ 抗 B/ABO 以外的抗体)的抗原输注红细胞,交叉配血结果阴性即可
3	溶血性输血反应	免疫产生的同种和 / 自身抗体	DAT 阳性(往往是混合凝集);放散液阳性;游离抗体阳性 / 阴性	避开相应抗体(抗 A/ 抗 B/ABO 以外的抗体)的抗原输注红细胞,交叉配血结果阴性即可
4	红细胞固有抗原自身抗体	自身抗体	DAT 阳性;放散液阳性	当放散液中的自身抗体有特异性时需要避开相应抗体的抗原输注红细胞,交叉配血结果阴性即可
5	被动获得的同种抗体(如来自献血者血浆、衍生物或免疫球蛋白)	获得性同种抗体	DAT 阳性(往往是混合凝集);放散液阳性;游离抗体阳性 / 阴性	被动获得的抗体往往很快就消失。避开相应抗体的抗原输注红细胞,交叉配血结果阴性即可

编号	原因	致敏种类	鉴别要点	输血策略
6	细菌感染	自身抗体	DAT 阳性；临床诊断与感染相关	交叉配血结果阴性即可
7	药物诱导的抗体	自身抗体 / 药物抗体 / 补体	DAT 阳性；放散液阴性	停药比输血疗效更佳，交叉配血结果阴性即可
8	自身抗体或同种抗体引起的补体激活	补体	DAT（抗 C3d）阳性	交叉配血结果阴性即可
9	治疗性靶向用药（如药物达雷妥尤单抗）	单克隆 IgG 抗体	DAT 阳性 / 阴性；与脐血 O 型红细胞反应阴性；与二硫苏糖醇（DTT）或巯基乙醇（2-Me）处理后的试剂细胞阴性；用药史	输注红细胞使用凝聚胺方法交叉配血阴性即可
10	非特异性吸附的蛋白（例如：高丙种球蛋白血症、大剂量静脉内注射丙种球蛋白或一些药物引起的红细胞膜改变）	其他蛋白	DAT 阳性；用药史	交叉配血结果阴性即可

（三）自身抗体导致患者交叉配血主侧、次侧均为阳性情况下的输血策略

自身抗体导致患者交叉配血主侧、次侧均为阳性情况下的输血从输血时效来分，可以分为紧急抢救和常规输血治疗两种情况。

1. 紧急抢救

（1）在临床要求的输血时间内无法完成血型鉴定：

1）非同型启动流程：①输血科工作人员：根据《特殊情况紧急抢救输血推荐方案》（以下简称《推荐方案》）启动指征第 2 条，立即向临床科室负责医师说明情况。②临床科室主治医师和输血科工作人员：根据患者病情和输血科（血库）反馈信息，判定符合《推荐方案》启动指征，双方协商后决定启动《推荐方案》程序。③输血科和临床科室：分别将患者病情上报医院医务管理部门审批或总值班备案后，立即启动特殊情况紧急抢救输血程序。特别紧急时先电话申请。④临床科室医师向患者及其家属告知：启动特殊情况紧急抢救输血的必要性、方案及风险，医患双方共同在常规《输血申请单》中增加启动"特殊情况紧急抢救输血"的原因项。

2）血液选择：红细胞输注首选抗体筛查阴性的 O 型红细胞，须进行主侧交叉配血，血浆输注应选用抗体筛查阴性 AB 型。并在发血单上注明：血型未鉴定；请全程缓慢输注，密切观察，做好输血疗效评价。在患者紧急抢救输血过程中，输血科应继续对患者 ABO 血型做进一步鉴定，尽快确定患者 ABO 血型。

3）抢救输血过程：输血的临床科室医护人员负责监控，一旦发现患者出现输血不良反应，应立即停止输血并予以紧急处置，病历中须详细记录。必要时请输血科紧急会诊。输血完毕，输血科室医护人员应继续观察 30 分钟，详细填写输血病程记录和护理记录。

4）后续输血：患者 ABO 疑难血型确认后，若需继续输血治疗，应重新抽取患者血标本做交叉配血试验，并遵循以下原则输血：①交叉配血试验阴性者，可输注与患者 ABO 同型红细胞；②交叉配血试验阳性者，应继续输注 O 型红细胞；③尽早输注与患者 ABO/RhD 血型同型血小板。

（2）在临床要求的输血时间内完成血型鉴定：

1）首选 ABO 和 RhD 同型；

2）强推荐满足 1）并 Rh 其他四个抗原同型；

3）弱推荐满足 1）和 2）并 Kidd（Jk^a 和 Jk^b）抗原同型。

2. 常规输血治疗　在临床要求的输血时间内完成血型鉴定和抗体特异性鉴定：

(1) 输注 ABO、RhD 同型且特异性抗体对应抗原阴性的红细胞；

(2) 如检出抗 LW 抗体需要输注 ABO 同型和 RhD 阴性红细胞；

(3) 如患者自身抗体有特异性且有自身抗体引起的进行性溶血，要输注 ABO/RhD 同型自身抗体对应抗原为阴性的红细胞。

(4) 在交叉配血单上注明：主侧 / 次侧有凝集和 / 或有溶血。在发血单上注明：请全程缓慢输注，密切观察，做好输血疗效评价。

(5) 输血过程：输血科室医护人员负责监控，一旦发现患者出现输血不良反应，应立即停止输血并予以紧急处置，病历中须详细记录。必要时请输血科紧急会诊。输血完毕，输血科室医护人员应继续观察 30 分钟，详细填写输血病程记录和护理记录。

(四) 同种抗体抗筛阳性导致患者交叉配血主侧和 / 或次侧均阳性情况下的输血策略

同种抗体、自身抗体、与试剂红细胞的不适当反应和"缗钱状"红细胞形成都可能引起抗体筛检、交叉配血或两者都呈阳性反应。除非输血是紧急情况，否则这些都必须在输血前查清楚。

1. 同种抗体存在，自身对照呈阴性。当存在意外同种抗体时，该抗体筛检试验经常是阳性的，但是该抗原出现频率会影响到交叉配血不相容次数的多少。当抗体筛检试验是阳性，该抗体特异性被鉴定出来时，可以首先用抗体试剂筛检献血者红细胞抗原，再选择其为阴性的血液做交叉配血。如果患者的抗体是抗 M、抗 N、抗 P1、抗 Le^a 和 / 或抗 Le^b，就没有必要再确证缺失相应抗原，但要强调的是：必须在 37℃配血相合。

2. 如果存在多种抗体，或者是与高频率抗原反应的抗体，或者是抗体的浓度很低，这些情况下，由于可利用的试剂等很有限，可能不能鉴定出这些抗体。如果时间允许，应将标本送至血型参比实验室去检测。当患者有抗高频率抗原的抗体时，其兄弟姐妹相容的血液是最有保证的来源。如果必要，可以查询稀有血型档案。

(五) 输血科拒收输血相容性检测标本的原因

输血科标本的验收核对问题直接关系到输血科能否顺利完成配血工作和发出符合要求的血液，对此环节把好关，才能保证输血的质量，确保患者的安全。

输血科拒收输血相容性检测标本的原因主要有：

非经过相关培训的医护人员送输血相容性检测标本；标本采集管选择错误；标本采集管无标识，或标识不清晰、不完整；标本量不足；血标本被稀释（如从输血管获取的血标本等）；标本溶血（溶血性疾病可除外）；用右旋糖酐、聚乙酰吡咯酮（PvP）等大分子物质治疗后采集的血标本未作标记说明；使用影响输血相容性检测的特殊药物治疗未标记说明，如抗 CD38、抗 CD47；申请单血型漏填或填错、申请单输血史及妊娠史漏填或填错、申请单 Hb、红细胞压积及输血前传染性标志物漏填或填错、申请单血液品种及血量漏填或填错、申请单预定用血日期漏填或填错、申请单两级医师签字漏填或填错；未在输用脂肪乳之前抽取血标本备用（脂肪乳可干扰配血实验结果）；空管等。

(六) 与大量输血有关的输血不良反应

大量输血（massive transfusion，MT）的定义为：在 24 小时内输注红细胞 ≥ 20 单位（成人）；或 24 小时内输注红细胞悬液 ≥ 自身血容量的 1~1.5 倍；或 1 小时内输注血液制剂>50% 自身血容量；或输血速度>1.5mL/（kg·h）。大量输血会抑制机体免疫功能，增加感染和多器官功能衰竭的发生率，与大量输血有关的主要输血不良反应如下：

1. 心脏负荷过重反应　表现为胸前区压迫感、呼吸急促、颈静脉怒张、肺部满布湿性啰音，脉搏增速、血压下降，紫绀、咳泡沫样痰等。

2. 出血倾向　临床上可见手术野、术后伤口渗血，皮肤、牙龈出血和血尿等。预防和治疗的措施主要是在大量输血时及时补充钙剂，可按每输血 1 000mL 补钙 1g 计算，注意须从另一静脉注射。

3. 枸橼酸中毒　临床表现为血钙下降、手足抽搐、血压下降，心电图出现 QT 间期延长。防治的措施关键为对大量快速输血的患者及时补充钙剂。

4. 酸碱平衡失调　通常因休克而伴有酸中毒,而大量输入库存血可加重酸血症。因此,每输血500mL 需给予 5% 碳酸氢钠 30~70mL,从另一静脉注入。

5. 低体温　快速输入大量库存冷血,可使体温下降。故快速大量输血时,建议使用血液加温仪。

6. 凝血异常　是由于患者本身丢失血小板及凝血因子、稀释性血小板减少及放促凝物质等引起。

7. 高钾血症　可因患者原先已有钾潴留引起。

8. 低钾血症　是由于红细胞再吸收血浆中的钾及输注保存血所致代谢性碱中毒而引起。

9. 氨中毒　是由于患者肝功能不全引起。

10. 微聚物与肺微栓塞　是由于保存血中白细胞、血小板和纤维蛋白形成的微聚颗粒而引起。

（七）血液加温输注及护理注意事项

输注处于低温状态的血液成分可致患者出现低体温和心脏并发症,使发病率及病死率增加。常规输血很少需要将血液加温。需要大量输血、快速输血特别是创伤或手术输血时,则需要将血液加温;患者体内存在具有临床意义的冷凝集素时也需要血液加温;新生儿低体温会引起严重不良反应,输血时最好加温。除血小板外其他血液成分输注可加温输注。血液加温仪是指专门用以输血加温的设备,主要是通过对输血器管路的加温来实现。血液加温仪必须经过验证方可投入使用,并按照生产方的建议实施维护、报警测试和使用。《AABB 血库和输血服务机构标准》要求:加温仪应具有温度传感装置和报警系统,防止血液或血液成分发生溶血或者受到损伤。血液加温超过 42℃时可导致溶血。与其他医疗设备的使用要求一样,必须对血液加温仪使用者进行培训和胜任能力考核。应遵循生产方的建议使用血液加温仪。不得使用微波炉、热源或热水或其他未经 FDA 批准专门用于血液加温的装置进行血液成分加温。

血液加温仪使用的护理要点:根据治疗的需要和患者的情况使用加温设备;对患者宣教使用输液加温器的目的,取得其理解配合,嘱患者如感不适,应及时向护士说明;使用前对设备状况进行检查,包括报警装置、电源情况等,保证输液管路连接紧密;使用血液和液体加温设备时严格按照制造商的说明书执行;使用中定时巡视患者,观察有无不良反应;观察血液在加温后的变化,如出现异常改变等应立即停止输血;护理记录详细完整;对血液和液体加温设备进行常规的质量控制检测并配置报警系统,包括声音报警和可视温度表,仪器的保养有文字记录;护士必须具备正确使用和操作血液和液体加温设备的相关知识;微波炉、热水冲淋或非为血液特别设计的设备不得用于血液加温,因为其温度不能控制和存在感染的危险。

（八）全血及成分血容量

全血及成分血容量见表 5-5。

表 5-5　全血及成分血容量

品名	容量
全血（不包括保养液）	200mL 规格的全血容量为 200mL ± 20mL 300mL 规格的全血容量为 300mL ± 30mL 400mL 规格的全血容量为 400mL ± 40mL
去白细胞全血	标示量（mL）± 10%
浓缩红细胞	来源于 200mL 全血：120mL ± 12mL 来源于 300mL 全血：180mL ± 18mL 来源于 400mL 全血：240mL ± 24mL
去白细胞浓缩红细胞	来源于 200mL 全血：100mL ± 10mL 来源于 300mL 全血：150mL ± 15mL 来源于 400mL 全血：200mL ± 20mL

品名	容量
悬浮红细胞	标示量（mL）±10%
去白细胞悬浮红细胞	标示量（mL）±10%
洗涤红细胞	200mL 全血或悬浮红细胞制备的洗涤红细胞容量为：125mL±12.5mL 300mL 全血或悬浮红细胞制备的洗涤红细胞容量为：188mL±18.8mL 400mL 全血或悬浮红细胞制备的洗涤红细胞容量为：250mL±25mL
冰冻解冻去甘油红细胞	来源于 200mL 全血：200mL±20mL 来源于 300mL 全血：300mL±30mL 来源于 400mL 全血：400mL±40mL
浓缩血小板	来源于 200mL 全血：容量为 25~38mL 来源于 300mL 全血：容量为 38~57mL 来源于 400mL 全血：容量为 50~76mL
混合浓缩血小板	标示量（mL）±10%
单采血小板	储存期为 24h 的单采血小板容量：125~200mL 储存期为 5d 的单采血小板容量：250~300mL
去白细胞单采血小板	储存期为 24h 的单采血小板容量：125~200mL 储存期为 5d 的单采血小板容量：250~300mL
新鲜冰冻血浆	标示量（mL）±10%
病毒灭活新鲜冰冻血浆	标示量（mL）±10%
冰冻血浆	标示量（mL）±10%
病毒灭活冰冻血浆	标示量（mL）±10%
单采新鲜冰冻血浆	标示量（mL）±10%
冷沉淀凝血因子	标示量（mL）±10%
单采粒细胞	150~500mL

（九）红细胞制剂常见种类的特点及适应证

红细胞制剂常见种类的特点及适应证见表 5-6。

表 5-6　红细胞制剂常见种类的特点及适应证

品名	特点	适应证
浓缩红细胞	最小限度扩充血容量，减轻受血者循环负荷，并减少血液添加剂对患者的影响	适用于存在循环超负荷高危因素的患者，如充血性心力衰竭患者及婴幼儿患者等
洗涤红细胞	去除了全血中 98% 以上的血浆，可降低过敏、非溶血性发热反应等输血不良反应	适用于以下患者改善慢性贫血或急性失血引起的缺氧症状： a）对血浆成分过敏的患者； b）IgA 缺乏的患者； c）非同型造血干细胞移植的患者； d）高钾血症及肝肾功能障碍的患者； e）新生儿输血、宫内输血及换血等
冰冻解冻去甘油红细胞	冰冻红细胞保存期长；解冻、洗涤过程去除了绝大多数白细胞及血浆	适用于稀有血型患者及有特殊情况患者的自体红细胞保存与使用等
悬浮红细胞	Hct 适中（0.50~0.65），输注过程较为流畅	适用于以上患者之外的慢性贫血或急性失血患者

（十）推荐的不同血液成分输注速度（表 5-7，表 5-8，表 5-9）

表 5-7　非急救情况下的血液成分输注（美国 AABB）

血液成分	建议成人输注速度		特殊注意事项
	最初 15 分钟	15 分钟后	
红细胞	1~2mL/min（60~120mL/h）	患者能耐受的最快速度；约 4mL/min 或 240mL/h	全部输注时间不超过 4h；循环超负荷高危受血者可将流速调整至 1mL/（kg·h）
血小板	2~5mL/min（120~300mL/h）	300mL/h 或患者能耐受的速度	通常在 1~2h 输注完毕；循环超负荷高危受血者宜减慢速度
血浆	2~5mL/min（120~300mL/h）	患者能耐受的速度；约 300mL/h	发放前需解冻；循环超负荷高危患者减慢速度（见上述红细胞输注）
粒细胞	1~2mL/min（60~120mL/h）	120~150mL/h 或患者能耐受的速度	约超过 2h；采集/发放后尽快输辐照
冷沉淀凝血因子	患者能耐受的最快速度		解冻后尽快输注；汇集输注较好

表 5-8　输血操作时的输注速度（《输液治疗护理实践指南与实施细则》）

血液成分	建议输注速度
浓缩红细胞	单位浓缩红细胞输注时间最长不超过 4h。血红蛋白小于 40g/L 的严重贫血患者，输注红细胞时输入量控制在 1mL/（kg·h）
血小板	输注速度要快，以患者能够耐受为准，一般为每分钟 80~100 滴
白细胞	应控制输注速度，以降低输注反应的发生
新鲜血浆	输注速度不超过 5~10mL/min，融化后的血浆在 4h 内输注
冷沉淀凝血因子	输注速度以患者能耐受的最快速度为宜
凝血酶原复合物	每瓶（30mL 生理盐水溶化）应在 3~5min 快速静脉注射

表 5-9　输血时限（T/CHAS 10-2-13—2018 中国医院质量安全管理）

血液成分	建议输注速度
红细胞或全血	离开贮存条件后应 30min 内开始输注，输注前 15min 应稍慢，不超过 20 滴/min。若患者无不良反应，可酌情增加滴注速度；有心血管疾病或儿童患者，需减慢输注，但须在 4h 内完成输注
冰冻血浆	应在 35~37℃解冻并尽快送往临床输用，输注速度不应超过 5~10mL/min，并在 4h 内完成。解冻后的血浆不可反复冻融，室温放置时间不宜超过 4h，密闭系统制备的血浆解冻后不能尽快输注的，可暂时保存在 2~6℃贮血冰箱内，24h 内输注
冷沉淀凝血因子	应在 35~37℃解冻，解冻后宜尽早输注，不可反复冻融，多袋时建议混合后以患者能耐受的最快速度输注，通常半小时内完成输注，开放系统汇集后应在 4h 内完成输注
血小板	一般 80~100 滴/min，以患者能耐受的最快速度输注，通常半小时内完成。婴幼儿、老年人、体弱、心功能不全患者可酌情减慢输注速度

（十一）快速输血注意事项

快速输血是挽救大量快速出血患者生命的重要措施，能否快速纠正大量快速出血患者的血容量，并且有效预防大量输血带来的严重并发症，是患者能否被抢救成功的关键。

如果需要快速输血,采用加压/加温装置、大口径输液管及大口径静脉导管(包括中心静脉和骨内通路),能缩短输注时间,且不至于引起溶血。带有适宜滤器的专用输血器可用于快速输血,可单独使用也可和其他特殊设备一起使用。有报道称这种输血管路的流速高达10~25mL/s(600~1 500mL/min)。另外,当需要快速输血时可根据制造商的使用说明考虑使用外部加压设备或电子快速输液设备。外部加压设备应该配备一个压力表,完全包住血液包,并且压力均匀。压力不应超过300mmHg。

快速输血可能导致低体温、凝血病和电解质平衡紊乱等。采用血液加温仪可减少患者出现低体温的可能性。快速输血时患者常出现低钙血症,其持续时间通常较短,但取决于输入的枸橼酸盐剂量和速度,可根据受血者血清离子钙水平及枸橼酸盐输入速度进行补钙。已有关于快速输注红细胞时发生输血相关高血钾致心搏骤停的报告,即使红细胞快速输注量并不大(例如新生儿输注1单位血液),由于酸中毒、低血糖、低钙和低体温等因素的综合作用,也可能出现心搏骤停。

(十二)除须遵循常规输血护理原则外,儿科输血护理的关键点

儿童患者是一类异质性群体,处在生长发育的不同阶段,在血容量、血液组成成分水平、免疫系统成熟度以及机体对低血容量和缺氧的生理反应等方面均存在很大差异,对输血规范要求高,容易发生输血不良反应。因此儿科疾病的输血实践不仅不同于成人患者,而且更加错综复杂。

静脉通路的选择:儿科输血宜根据患儿血管条件和输注速度选择合适管径的输血导管,选择患儿表浅粗大的静脉置管。对于刚出生的新生儿,宜选择脐静脉置管,用于输液、输血和监测中心静脉压。当不能使用患儿脐静脉置管时,宜选用其小隐静脉置管。对于新生儿溶血病患儿,宜采用外周动静脉同步换血或脐静脉置管换血。

过滤器和输血器的选择:所有血液成分输注均宜使用标准过滤器(170~260μm)。输血器的塑料管路为无效腔容量,在计算输血量时宜包括该部分容量。当使用生理盐水冲洗输血管路时,宜在生理盐水进入患儿体内前即停止,以减少血液稀释。

输注速度与微量输血泵的使用:宜根据患儿的耐受程度、病情需要和血液成分类型选择适宜的输注速度。在患儿发生休克、严重出血等救治需要快速输血时,应严密监护和评估患儿的心肺功能。对于存在严重贫血、心肺功能不全及循环超负荷高危患儿,应少量多次缓慢输注。一般情况下,红细胞输注速度为5mL/(kg·h),最大输注速度≤150mL/h,血浆、血小板和冷沉淀凝血因子的输注速度为10mL/(kg·h)~20mL/(kg·h)。输血开始15min内宜采用更加缓慢的输注速度。输注开始15min后如未出现输血不良反应,可将输注速度提高至推荐输注速度(注:本条给出的推荐输注速度不适用于为紧急抢救、大出血、新生儿换血和接受体外膜氧合治疗的患儿提供输血治疗等情况)。宜使用微量输血泵控制输血量和输血速度。如果1袋血液的输注时间已长达4h但仍未输注完毕,此时宜停止输注并将该袋血液废弃。

血液加温:新生儿换血、大量输血时宜使用血液加温仪对输注血液加温。

输血监护与输血不良反应处理:儿童患者输血不良反应的临床表现比成人患者更加隐匿,不易发现,应密切观察,注意防范,及时处理。实施输血的护士掌握WS/T 624—2018所述的输血不良反应,能发现和处理可能出现的输血不良反应。宜保证所有输血患儿都能受到直接观察。对不能或者难以对输血不良反应症状做沟通的新生儿和婴幼儿宜加强输血过程监护。对于新生儿,宜在输血前、中、后监测其血糖,必要时给予葡萄糖输注,以防止发生低血糖;宜监测血钙、血钾水平,防止发生低血钙、高血钾或低血钾。输血前不宜常规给患儿用药预防输血不良反应。对于出现轻度反应的患儿,如发热(体温≥38℃且升高1~2℃)和/或瘙痒或皮疹而没有其他表现,宜暂停输血并给予适当对症治疗,如情况好转继续输血。对于出现严重反应的患儿应停止输血,迅速给予治疗,不应等待调查结果。输血依赖型地中海贫血患儿容易发生铁超载,宜予密切关注,制订和实施铁螯合治疗方案,以避免出现因铁沉积导致肝功能或心功能损害。

(十三)主要血液成分的输注顺序

目前医院提供的血液成分主要有红细胞类、血浆类、冷沉淀类以及血小板类,血液成分一旦离开

正确的贮存条件,即有发生细菌繁殖或丧失功能的危险,因此血液成分应当现输现取。一般认为,血小板功能随着保存时间的延长而下降,且血小板的保存条件为 22℃ ±2℃震荡保存,而冷沉淀融解后常温保存即可。因此,取回血小板后应由专业护理人员立即为患者输注。通常情况下,按照血液成分离开输血科的保存条件后有效成分失活快慢,宜先输血小板,再输冷沉淀,然后是血浆,最后输注红细胞类。当急性大量失血时,应根据患者情况确定输注的先后顺序,在大量输血治疗方案(massive transfusion protocol,MTP)中,复苏液体输注的顺序一般是按照晶体、红细胞、新鲜冰冻血浆、血小板、冷沉淀的顺序进行。

(十四)《临床用血申请单》中为什么要填写清楚患者的年龄、妊娠史(女性)、输血史、临床诊断、病史或治疗史及用药史等情况?

患者年龄可能对血型鉴定有影响,如 6 个月内婴幼儿常因红细胞抗原发育不成熟或血浆 / 血清中抗 A、抗 B 效价低导致 ABO 正反定型不一致,老年人可能红细胞抗原减弱影响 ABO 正定型或球蛋白水平低影响 ABO 反定型。填写清楚患者年龄,可为输血科 ABO 血型鉴定时提供参考。意外抗体常由红细胞免疫产生,如输血、妊娠(女性)等,提示输血科进行意外抗体筛查并交叉配血时采用敏感方法进行检测。

有些疾病会干扰 ABO 血型鉴定,如急性白血病、淋巴瘤等血液系统恶性疾病可能发生 ABO 血型抗原强度减弱,导致漏检或 ABO 血型误定;细菌感染可导致 O 型或 A 型血患者产生"获得性 B"现象;真性红细胞增多症患者的红细胞呈缗钱状凝集可能导致血型误定;肝脏疾病、代谢紊乱、营养不良等,患者可能因血浆蛋白紊乱而干扰 ABO 反定型;自身免疫性溶血性贫血患者的自身抗体可能干扰 ABO 正、反定型。某些药物可干扰 ABO 血型鉴定,如患者静脉输注高分子药物右旋糖酐,导致红细胞呈缗钱状凝集干扰血型检定;使用某些药物如抗菌类药物等可产生药物性抗体影响抗体筛查和交叉配血的结果;使用抗 CD38、抗 CD47 单抗也会影响输血相容性检测结果等。

临床提供患者诊断、治疗用药等信息,有利于输血科在 ABO 血型鉴定、意外抗体筛查及交叉配血时分析结果,有利于输血科对原始结果做出正确判定。

(十五) 为何不能在血液内加入其他药物一起输注?

除了生理盐水外不可在血液内加入其他药物,原因有:药物加入血液后,不仅可能因改变血制品中的 pH、离子浓度或渗透压,而使血液中的成分变性,甚至可能发生溶血,而且药物本身也可能发生化学反应导致药物失效;某些药物加入血液会掩盖输血不良反应早期发现,特别是严重的溶血反应;将药物加入血制品的过程,增加了血液被污染的机会;由于输血的速度慢,药物进入人体的速度也慢,故不易迅速达到有效的血药浓度,影响药物的疗效;输血时不能与氨甲环酸、重酒石酸去甲肾上腺素及含 Ca^{2+} 制剂在同一输液通道内输注,所有含 Ca^{2+} 的液体,均不能与含枸橼酸钠的血制品混合输入,否则可引起凝血;输血时也不能与葡萄糖液(包括等渗或高渗)混合,若在含枸橼酸钠的血制品内加入葡萄糖,即使是 5% 的浓度,也可形成血凝块,并使红细胞脆性增加而引起溶血等。

(十六) 输血完毕后血袋如何处理?

现行《临床输血技术规范》和《临床护理实践指南(2011 版)》规定:输血完毕后,医护人员将血袋送回输血科(血库)至少保存 1 次。空血袋低温保存 24h,之后按医疗废物处理。另外,《静脉治疗护理技术操作规范》只要求输血完毕应记录,空血袋应低温保存 24h,对保存地点没有提及。

(十七) 连续输注血浆,是否需要用生理盐水冲管?

现行《临床输血技术规范》规定:输血前后用静脉注射生理盐水冲洗输血管道。连续输用不同献血者的血液时,前一袋血输尽后,用静脉注射生理盐水冲洗输血器,再接下一袋血继续输注。

现行《静脉治疗护理技术操作规范》规定:使用输血器时,输血前后应用无菌生理盐水冲洗输血管道;连续输入不同献血者的血液时,应在前一袋血输尽后,用无菌生理盐水冲洗输血器,再接下一袋血继续输注。

连续输注血浆,血浆两两之间都是来自不同的献血者,所以需要用生理盐水冲管。

（十八）血型和交叉配血的标本能不能同时抽取？

除非紧急抢救患者,血型鉴定与交叉配血标本宜分时段由不同人员分次采集,可更好的避免标本错误。对此次住院已建立血型记录的患者,首次申请输血时,血型复核与交叉配血可为同一管标本。血清或血浆标本原则上均可用于输血前相容性检测。抽取标本需注意以下几点：患者交叉配血试验的血标本必须是输血前 3 天之内的,能代表患者当前的免疫学情况,反复输血的患者更应注意抽取新的标本做交叉配血试验,避免因回忆反应而产生的抗体漏检。

（十九）发热患者是否需要待体温下降才能输血,是的话,需要降到什么程度？

发热患者输血因体温升高可使输注的血细胞成分破坏加速,而且如果患者在输血前存在体温升高,在输血后就难以判断体温升高是否由输血反应所致。发热患者体温宜降低到 38℃以下再输血,紧急抢救的发热患者急需输血需在临床医师的评估下决定是否立即输血。

（二十）患者发生输血不良反应,暂停输血期间,如何保存血液？

患者发生输血不良反应暂停输血,血液应始终在规定的温度和环境下保存：红细胞不得冷冻保存,不能接触热源,避免红细胞溶血。血小板则在常温下放置,最佳保存温度为 20~24℃,每隔 10 分钟左右轻轻摇动血袋,防止血小板聚集影响止血和凝血效果。解冻后的血浆、冷沉淀不能再冷冻保存。血液须在开始输注后 4 小时之内输注完毕,4 小时内未输完不宜继续输注。如果超过血液开始输注时间 4 个小时之后患者还不宜输血,需对该血液进行报废处理。

（二十一）护士取血后,输血因故推迟或取消,将血液送回输血科有什么要求？

血液发出后,原则上不得退回。如果临床发生特殊情况,发出后的血液确实不需要输注,可按照所在医疗机构制订的退血流程处理,避免浪费血液,并保证所退回血液的质量。所退的血液应符合下述全部条件：血袋完整,血液处在有效期内,血液质量符合要求；发出后的血液始终在规定的温度和环境下保存；同一袋血液只允许退回并重新发放 1 次。

（二十二）输血前是否需要常规应用抗过敏药物？

Duran 等在输血前预防性用药系统评价中指出：“在缺乏循证研究证据支持的情况下,不宜鼓励输血前预防性用药”。一篇关于输血前用药以预防输血过敏反应的评价指出,所纳入的 3 项共 462 例患者的研究结果表明,没有一种输血前用药方案能够减少过敏反应,但这一结论仅根据 3 项试验的评价。对于曾发生中度或严重输血过敏反应的患者,可采用抗组胺药（苯海拉明或 H_2 阻滞剂）进行预防,这可能有助于降低过敏反应的发生率或严重程度。糖皮质激素也是有作用的。输血前预防性用药不能完全预防过敏性输血反应,因此,当受血者具有过敏反应高风险时,应密切观察。如果需要在输血前用药,必须在血液成分送达前给药。如果是口服给药,宜在输血开始前 30 分钟用药。如果是静脉给药,建议在输血开始前 10 分钟用药。糖皮质激素需要一定时间才能发挥药品作用,其在输血前其最佳用药时机尚不确定。

（二十三）血液成分须 4 小时内输完原因？

取回的血应尽快输用,不得自行贮血。经核对无误的血液在平衡至室温后应尽快输注,不论是什么情况,一袋血须在 4 小时之内输完,4 小时内未输完不宜继续输注。如室温高,可适当加快滴速防止时间过长,避免血液发生变质。血液须在 4 小时内输完,主要是考虑血液在 4 小时内,细菌污染的概率或长成可致病菌的概率较低。

（二十四）如何在输血过程中有效的进行患者身份识别？

患者身份识别在输血全过程中是极其重要的关键一环。标本采集至血液成分输注环节中准确无误的对患者进行身份识别,是保证安全输血的前提。在采集患者血标本和输血过程中,操作者与核对者（或电子识别系统）应在患者床旁通过两个独立的身份信息识别患者身份。独立的身份信息可以是姓名、住院号、身份证、出生年月日等,宜使用具有唯一性的身份信息。患者的两个独立识别信息（如姓名和住院号等）宜与血袋标签和/或附加配血标签匹配（关联患者和血袋信息）并满足患者识别要求。对一般患者核对患者的身份腕带或标签,并要求患者说出自己的姓名和其他适当的信息。对特殊患者(昏迷患者、新生儿、没有监护人在场的婴幼儿和儿童患者)应与其一位家属或另一位医务人员核对患者身份。为保障标本采集准确,交叉配血与血型初次鉴定不能使用同一标本,且不能是同一次采集(急诊抢救时除外)。

（二十五）临床医师开具输血申请单,是否可以在一张申请单上申请不同的血液成分?

临床医师可以在一张输血申请单上申请不同的血液成分,但临床医师需合理评估患者后决定每次的取血量,避免血液浪费。输血科为保障血液质量及避免浪费,原则上每次为每位患者只取 1 袋红细胞,紧急抢救患者除外,但为避免血液浪费推荐一次不超过 2 袋红细胞。血液发出后,原则上不得退回。所以当临床医师在一张输血申请单上申请不同的血液成分时,护士需与输血科进行沟通,先取哪一种血液成分。

参 考 文 献

1. Fung MK, Grossman BJ, Hillyer CD, et al. Technical Manual. 19th ed. Bethesda: American Association of Blood Banks, 2017, 265-277, 349-384, 458, 490, 498, 500.

2. 徐荣华, 秦雯, 熊春花, 等. 输血科拒收不合格标本原因分析与持续改进. 中国输血杂志, 2017, 30 (1): 72-74.

3. 张凤英. 实用临床护理指南. 长春: 吉林科学技术出版社, 2019, 34-37.

4. Stupnyckyj C, Smolarek S, Reeves C, et al. Changing blood transfusion policy and practice. Am J Nurs, 2014, 114: 50-59.

5. Gammon R. Standards for blood banks and transfusion services. 32st ed. Bethesda, MD: AABB, 2020.

6. 卫生部血液标准专业委员会. 血液运输标准: WS 400—2023.(2023-09-07)[2024-10-31]. https://hbba. sacinfo. org. cn/attachment/onlineRead/8f2ddaf15a964420fe553b8ff6a0df2120371f88f4b7b62f39f724a5f9289ecb.

7. 国家卫生健康委员会. 全血及成分血质量要求: GB 18469—2012. 北京: 中国标准出版社, 2012.

8. 国家卫生和计划生育委员会. 全血及成分血质量监测指南: WS/T 550—2017.(2017-05-12)[2024-10-31]. https://hbba. sacinfo. org. cn/attachment/onlineRead/97b0ca6738cb7ff368a17b94f59223af.

9. 国家卫生健康委员会. 全血和成分血使用: WS/T 623—2018.(2018-09-26)[2024-10-31]. https://hbba. sacinfo. org. cn/attachment/onlineRead/32683db648cddddbf29a5dc734e7f4c3d128f380aa93c7dbe5c58c67d9d2075e.

10. 王建荣. 输液治疗护理实践指南与实施细则. 北京: 人民军医出版社, 2009, 145.

11. 中国医院协会. 中国医院质量安全管理 第2-13 部分: 患者服务 临床用血: T/CHAS 10-2-13-2018.(2019-08-13)[2024-10-31]. http://zlgl. byfy. cn/upload_files/article/157/44_20190813100852_9b0js. pdf.

12. Gorski LA, Hadaway L, Hagle ME, et al. Infusion therapy standards of practice. J Infus Nurs, 2021, 44 (suppl 1): S1-S224.

13. 国家卫生健康委员会. 儿科输血指南: WS/T 795—2022.(2022-01-21)[2024-10-31]. https://hbba. sacinfo. org. cn/attachment/onlineRead/08b4f84d22eabf132571c9932f6ecd0fc8ff0e7332cdee8754501c5825fac00a.

14. 国家卫生健康委员会. 输血反应分类: WS/T 624—2018. 北京: 中国标准出版社, 2018.

15. 王春英, 徐军, 房君, 等. 实用护理技术操作规范与图解. 杭州: 浙江大学出版社, 2015, 33.

16. Malone DL, Hess JR, Fingerhut A. Massive transfusion practices around the globe and a suggestion for a common massive transfusion protocol. J Trauma, 2006, 60 (S6): 91-96.

17. 国家卫生健康委员会. 输血相容性检测标准: WS/T 794—2022.(2022-02-23)[2024-10-31]. http://www. nhc. gov. cn/cms-search/downFiles/5dd322e1d6d74325bb6aa66cd1432033. pdf.

18. 卫生部. 关于印发《临床输血技术规范》的通知.(2001-11-08)[2024-10-30]. http://www. nhc. gov. cn/yzygj/s3589/200804/adac19e63a4f49acafab8e0885bf07e1. shtml.

19. 国家卫生健康委员会. 静脉治疗护理技术操作规范: WS/T 433—2013. 北京: 中国标准出版社 2013.

20. 卫生部, 中国人民解放军总后勤部卫生部. 关于印发《临床护理实践指南 (2011 版)》的通知 [EB/OL].(2011-06-23)[2024-10-30]. http://www. nhc. gov. cn/yzygj/s3592/201106/42ac4fa7e4a9439bb5cf5d22cee4e323. shtml.

21. 尚红, 王毓三, 申子瑜. 全国临床检验操作规程. 4 版. 北京: 人民卫生出版社, 2014.

22. AABB, American Red Cross, America's Blood Centers, Armed Services Blood Program. Circular of information for the use of human blood and blood components [R]. Bethesda, MD: AABB, 2017.

23. Duran J. Effects of leukoreduction and premedication with acetaminophen. J Pediatr Oncol Nurs, 2014, 31: 223-229.

24. Hirsch J, Menzebach A, Welters ID, et al. Indicators of erythrocyte damage after microwave warming of packed red blood cells. Clin Chem, 2003, 49: 792-799.

25. Frelich R, Ellis MH. The effect of external pressure, catheter gauge, and storage time on hemolysis in RBC transfusion. Transfusion, 2001, 41: 799-802.

26. 中国医师协会输血科医师分会, 中华医学会临床输血学分会. 特殊情况紧急抢救输血推荐方案. 中国输血杂志, 2014, 27 (1): 1-3.

27. 卫生部. 医疗机构临床用血管理办法 (卫生部令第 85 号).(2012-06-12)[2024-10-30]. http://www. nhc. gov. cn/yzygj/ xxgzdt/201408/079cc93dfa464430a783422f2d7e8723. shtml.

28. Bradbury M, Cruickshank JP. Blood transfusion: Crucial steps in maintaining safe practice. Br J Nurs, 2000, 9 (3): 134-138.

29. Wortham ST, Ortolano GA, Wenz B. A brief history of blood filtration: Clot screens, microaggregate removal, and leuko-cyte reduction. Transfus Med Rev, 2003, 17: 216-222.

第六章 采供血机构的管理与质量体系

血站的发展和输血医学学科的发展息息相关。在与疾病做斗争的漫长岁月里，人们逐渐认识到血液的作用，输血技术的发展也带动了血液采集、储存、制备等技术的发展。在世界范围内，各地输血服务机构大约经历了几百年的发展过程。1951年，肖星甫编著的《输血与血库》出版，本书首次全面介绍了我国输血技术和血库的建设与管理。我国血站的建立和发展虽然只有短短几十年的时间，但是发展的速度非常快。

采供血机构包括血站和单采血浆站。依据《血站管理办法》，血站分为一般血站和特殊血站。一般血站包括血液中心、中心血站和中心血库。特殊血站包括脐带血造血干细胞库和国家卫生健康委员会根据医学发展需要批准、设置的其他类型血库。血站与单采血浆站不得在同一县级行政区域内设置。单采血浆站负责单采血浆，作为生产血液生物制品的来源。本文所指的血站为一般血站。

第一节 血站管理要求及依据

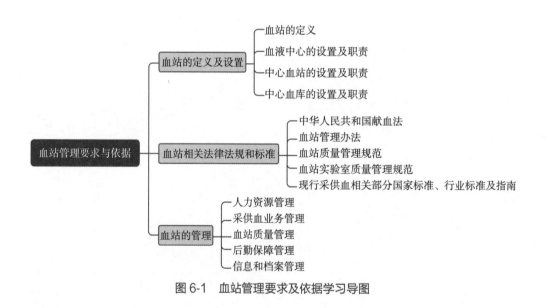

图 6-1 血站管理要求及依据学习导图

学习目标

1. 掌握血站的定义及设置
2. 了解血站的主要职责
3. 了解血站现行相关法律法规标准及其主要内容
4. 掌握血站管理主要内容

一、血站的定义及设置

血站是指不以营利为目的,采集、提供临床用血的公益性卫生机构。省、自治区、直辖市人民政府卫生行政部门依据采供血机构设置规划批准设置血站,并报国务院卫生行政部门备案。同一行政区域内不得重复设置血液中心、中心血站,采供血服务区域可以不受行政区域的限制。

血液中心设置在直辖市、省会市、自治区首府市,具有较高综合质量评价的技术能力,血液中心主要职责是:①按照省级人民政府卫生行政部门的要求,在规定范围内开展无偿献血者的招募、血液的采集与制备、临床用血供应以及医疗用血的业务指导等工作;②承担所在省、自治区、直辖市血站的质量控制与评价;③承担所在省、自治区、直辖市血站的业务培训与技术指导;④承担所在省、自治区、直辖市血液的集中化检测任务;⑤开展血液相关的科研工作;⑥承担卫生行政部门交办的任务。

中心血站设置在设区的市。其主要职责是:①按照省级人民政府卫生行政部门的要求,在规定范围内开展无偿献血者的招募、血液的采集与制备、临床用血供应以及医疗用血的业务指导等工作;②承担供血区域范围内血液储存的质量控制;③对所在行政区域内的中心血库进行质量控制;④承担卫生行政部门交办的任务。

中心血库一般设置在中心血站服务覆盖不到的县级综合医院内。其主要职责是按照省级人民政府卫生行政部门的要求,在规定范围内开展无偿献血者的招募、血液的采集与制备、临床用血供应以及医疗用血业务指导等工作。

为保证辖区内临床用血需要,血站可以设置储血点储存血液。血站因采供血需要,可以在规定的服务区域内设置分支机构、献血屋和流动献血车。

二、血站相关法律法规和标准

为保障献血者和用血者身体健康、保证医疗临床用血需求和安全,我国1998年开始实行无偿献血制度,为进一步推动无偿献血工作,相继出台一系列法律法规和标准对采供血机构的执业行为和献血活动加以规范。

(一)《中华人民共和国献血法》

第八届全国人民代表大会常务委员会第二十九次会议于1997年12月29日修订通过《中华人民共和国献血法》(下文简称《献血法》),自1998年10月1日起实施,这是我国首次以法律的形式确定无偿献血制度,提出由政府牵头、多部门配合、社会各界广泛参与,采取综合措施,共同开展无偿献血的动员组织工作,并且要规范采供血机构采供血工作和医疗机构临床用血工作。

《献血法》中规定了血站执业周期;明确了无偿献血者两次献血间隔时间和献血量;对血液产品的包装、储存及运输提出了明确的要求,并且对报废血液和医疗废弃物的处理做出了相应的规定;为了保证应急用血,指导制定血液应急预案。作为法律条款,也明确列出了针对血液的违法行为应承担的行政处罚甚至是刑事责任。可以说,《献血法》是保证医疗临床用血安全和保障献血者身体健康的法律规范的总要求,这部法律及相应配套法规的颁布实施,是我国采供血事业发展的里程碑,标志着我国血液事业进入了法制化管理的新阶段。

(二)《血站管理办法》

为了确保血液安全,规范血站执业行为,促进血站的建设与发展,国家根据《献血法》制定了《血站管理办法》,于2006年3月1日起施行,经过2009年、2016年、2017年三次修订并沿用至今。此办法总共分为六个章节,主要内容为:规范一般血站、特殊血站的设置、职责和职业管理;明确县级以上人民政府部门对采供血活动应履行的监督职责;同时列举了非法采集血液等违法犯罪行为应依法追究的法律责任;规范血液相关用语的定义等。

《血站管理办法》加强了采供血机构设置的规划和调整,实行政府统一规划设置,进一步体现了血站的公益属性,同时把脐带血造血干细胞库也纳入管理。

（三）《血站质量管理规范》

为了加强和规范血站质量管理,确保血液安全,2006年4月25日国家根据《献血法》和《血站管理办法》出台《血站质量管理规范》并实施,且于2010年7月修订。该规范主要内容包括:血站质量管理总则、组织与人员、质量体系文件、血站建筑、设施与环境,设备、物料、血站安全与卫生、计算机信息管理;血液的标识及可追溯性、记录、监控和持续改进;血液采集制备、隔离放行、保存发放和运输、库存管理;血液收回、投诉与输血不良反应报告;血站关键岗位工作人员资质要求等。

（四）《血站实验室质量管理规范》

为了加强血站实验室的标准化、规范化、科学化建设和管理,保证血液检测的准确性,确保临床用血安全,根据《献血法》《血站管理办法》《病原微生物实验室生物安全管理条例》制定此规范并于2006年5月9日颁布。《血站实验室质量管理规范》主要内容包括实验室质量管理职责、组织与人员、质量体系文件;实验室建筑与设施、仪器与设备、试剂与材料;实验室安全与卫生、计算机信息管理;血液检测的标识及可追溯性、实验室质量与技术记录;血液检测前、中、后过程的管理;血液检测质量监控与持续改进。

（五）现行采供血相关部分国家标准、行业标准及指南

1.《血液冷藏箱》（YY/T 0168—2007）

2.《实验室 生物安全通用要求》（GB 19489—2008）

3.《血源性病原体职业接触防护导则》（GBZ/T 213—2008）

4.《献血者健康检查要求》（GB 18467—2011）

5.《全血及成分血质量要求》（GB 18469—2012）

6.《献血场所配置要求》（WS/T 401—2012）

7.《血液储存标准》（WS 399—2023）

8.《血液运输标准》（WS 400—2023）

9.《全血及成分血质量监测指南》（WS/T 550—2017）

10.《献血相关血管迷走神经反应预防和处置指南》（WS/T 595—2018）

11.《血液安全监测指南》（T/CSBT 001—2019）

12.《血液筛查反应性献血者归队指南》（T/CSBT 002—2019）

13.《血站信息系统确认指南》（T/CSBT 003—2019）

14.《血站血液检测实验室质量监测指标》（T/CSBT 004—2019）

15.《血站业务场所建设指南 第1部分:单采》（T/CSBT 005—2019）

16.《血站业务场所建设指南 第2部分:成分制备》（T/CSBT 006—2019）

17.《血站血液检测实验室室间质量评价要求》（T/CSBT 007—2019）

18.《可经输血传播感染病原体核酸筛查技术要求》（T/CSBT 008—2019）

19.《去白细胞混合浓缩血小板的制备和质量控制》（T/CAME 11—2020）

20.《输血医学术语》（WS/T 203—2020）

21.《人体血液及血液成分袋式塑料容器 第1部分:传统型血袋》（GB 14232.1—2020）

三、血站的管理

根据血站的类别和承担的任务,血站的管理主要包括以下几个方面:

（一）人力资源管理

各级血站应有与所承担的业务工作相适应的组织结构,设置应满足献血宣传、招募、献血服务、血源管理、体检、采血、检验、成分制备、血液储存和供应、消毒与卫生、质量控制和管理等基本功能需求的部门。要确定及配备数量适宜、接受过良好培训,具有专业知识、采供血工作经验及相应能力的管理和技术等人员。血站内部组织和人员的配置和任职要求如下:

1. 人员配置原则　卫生技术人员应占职工总数的 75% 以上,具有高、中、初级卫生专业技术职务任职资格的人员比例要与血站的功能和任务相适应。

2. 人员任职要求

(1)血液中心、中心血站法定代表人或主要负责人应具有高等学校本科以上学历,中心血库负责人应具有高等学校专科以上学历。均须经过血站质量管理培训,并经过考核合格。

(2)采供血、输血研究、质量控制等岗位必须具有国家认定的高、中、初级卫生技术职称,符合岗位执业资格的规定。

(3)新增加人员必须符合《血站关键岗位工作人员资质要求》。

(4)技术和管理人员本科以上学历应不低于 60%,除了新参加工作的人员外,技术人员均应具有相关专业初级以上技术职务任职资格,并应经过专业技术培训,掌握血站质量管理基本原理,具有基础理论知识和实际操作技能,能够胜任所担任岗位的职责。

(5)传染病病人和经血传播疾病病原体携带者,不得从事采血、血液成分制备、供血等业务工作。

3. 人员培训要求

(1)岗位培训:血站员工必须接受拟任岗位职责相关文件的培训、实践技能的培训、安全知识培训、签名相关的工作程序以及法律责任的培训等,考核表明能够胜任,领取岗位培训合格证后方可上岗。岗位培训含新人入职培训、上岗培训、转岗培训、复岗培训等,定期开展能力评估。新入岗人员上岗培训与考核由省级以上人民政府卫生行政部门负责组织实施。

(2)继续教育培训:保证员工得到持续有效的继续教育和培训,每人每年不少于 75 学时。培训者的培训能力和培训评估者的评估能力应经过评估,表明能够胜任后,才能授予承担培训和评估的职责。

(二) 采供血业务管理

采供血业务管理涉及"血管到血管"的全过程管理,包括了从献血者招募、血液采集、血液成分分离制备、血液检测、血液储存发放和运输等环节,最后将合格的血液供应给临床。流程设计合理,每个环节配合到位,高效开展工作,确保血液供应的充足、安全和有效。

1. 献血服务　无偿献血是指公民在无报酬的情况下,自愿捐献自身血液的行为,固定无偿献血者是指至少献过 3 次血,且近 12 个月内献血至少 1 次,并承诺未来 1 年之内再次献血的献血者。为了进一步推动全社会广泛参与自愿无偿献血事业,促进无偿献血工作持续健康发展,《全国文明城市测评体系(2011 年版)测评操作手册》公益活动类的指标中也增加了与献血有关的规定,参评城市的"临床用血 100% 来自自愿无偿献血"。无偿献血者招募遵循"自愿、无偿、安全"的原则,招募自愿无偿的低危献血者,扩大固定献血者队伍,最大限度降低窗口期的风险,是保障血液安全的基础。

献血场所应有充足的设施,布局合理,能满足献血工作和献血者以及员工的健康和安全要求应具有处理献血不良反应的设施和药品。每个采血工作位应有独立的采血、留样、记录、贴标签的操作设施和缜密流程,消除导致献血者记录或标识差错的潜在因素。

献血前应对献血者资料进行核查、健康征询、体格检查,依据《献血者健康检查要求》对献血者进行健康征询和评估,对献血者的隐私和相关信息进行保密,履行献血前告知义务,遵循献血知情同意原则。对有易感染经血液传播疾病危险行为的献血者献血后应告知,不符合献血标准的献血者应予以屏蔽或淘汰。建立献血后回告受理和保密性弃血制度,避免潜在风险的血液进入临床。

采血前后应核对献血者身份,对血袋和血液保存液外观进行检查,采用条形码标识献血记录、血袋、标本管,确保一一对应,准确无误。对献血者献血前、献血中和献血后进行全程护理和情感交流,正确处理和减少献血不良反应。献血后实施献血者满意度调查程序、献血者投诉、反馈处理程序,确保献血服务的持续改进。

血液成分献血者还应满足相关的特定健康检查要求,血液成分单采工作必须由接受培训的医学专业技术人员担任。应记录血液成分献血者的健康检查结果以及血液成分单采过程的关键指标,包括采集时间、品种、体外循环的血量、抗凝剂的使用量、交换溶液的量、血液成分的质量以及献血者的状态等。所有献血相关服务均应记录并且有员工签名。

2. 血液检测   血站实验室应遵从《血站实验室质量管理规范》的相关要求,按照国家卫生健康委员会规定的项目开展血液检测。包括血液标本采集、运输和交接,血液酶免检测、核酸检测,检测结果审核,报告签发、室内质控、室间质评等全部流程。

3. 血液成分制备   血液制备环境应当整洁卫生,定期有效消毒,进行环境温度控制,保证血液的安全性和有效性,血液制备应尽可能在密闭系统中进行,制备的血液必须符合《全血及成分血质量要求》。在整个制备过程中,所有血液及其包装均应正确标识。使用联袋时,在原袋和转移袋分离之前应检查每个血袋上献血条码的一致性。对血液进行过滤、汇集、分装或者冰冻等操作而需要采用非一体性的血袋时,必须保证在每一个血袋贴上正确的献血条码。每袋血液在其制备的每一个环节都应经过严格的目视检查,对于血袋有渗漏、损坏和缺陷迹象,疑似细菌污染或其他异常的血液,必须实施标识、隔离和进一步处理。

4. 血液隔离与放行   血液检测完成后,清查每批血液中的所有不合格血液,准确无误并安全转移处置后,才能放行合格血液,贴上合格血液标签,转移到供临床发放的合格血液储存库。待检测的血液和不合格血液应该进行物理隔离和管理,防止不合格血液的误发放。放行人员应经过培训、考核并授权,质量管理人员应该监控血液的放行。

5. 血液库存管理、发放与运输   血液的保存地点应具有防火、防盗和防鼠等措施,未经授权人员不得进入。血液的冷链设备应运行可靠,温度均衡,有持续的温度记录装置和报警装置,确保血液始终在正确的条件下保存。将不同血液品种和不同血型的血液分开存放,并有明显标识。

血液发放应遵循"先进先出"的原则。在发放前应检查血液外观,外观异常的血液不得发放。血液在完整的冷链中运输,从采集直至发放到医院的整个过程中始终处于所要求的温度范围内。不同保存条件以及发往不同目的地的血液应分别装箱,并附装箱清单。

血液库存管理应有计划性,根据临床需求确定不同种类血液的最低库存水平,定期盘点,既保证有充足的血液供应,又能最大限度控制血液的过期报废。此外,还要制订切实可行的血液应急预案,保证突发事件的血液供应。

(三) 血站质量管理

血站须建立行之有效的质量管理体系,并采取合适的方式监控其运行情况,确保质量体系运转符合预期要求并持续改进,质量体系应覆盖所开展的采供血和相关服务的所有过程,提供符合质量要求的血液产品及服务,符合法律、法规、标准和规范的要求。所有员工对其职责范围内的质量负责,法定代表人为血站质量第一责任人。法定代表人负责质量体系的建立、实施、监控和改进,确保体系所有过程都能符合所需的受控制条件,资源的合理有效配置,并对质量体系及其执行效果实施监控、测量、分析和改进。

(四) 后勤保障管理

1. 建筑、设施与环境   血站采供血作业场所必须具备整洁、卫生和安全,采供血业务、生活、管理、后勤和辅助区域的总体布局应合理,流程要合理有序,不得互相干扰,防止人员和血液受到污染;具有安全有效的应急供电设施、消防、污水处理、医疗废物处理等设施符合国家的有关规定。

2. 设备管理   设备的配置应当能满足血站业务工作的需要。大型和关键设备均应以唯一性标签标记,明确维护和校准周期,设备的确认、维护、校准、持续监控及档案有专人管理,保证设备符合预期使用要求。故障或者停用的设备应有明显的标示,以防止误用。计量器具应符合检定要求,有明显的定期检定合格标识。应制订关键设备发生故障时的应急预案,应急措施应不影响血站的正常工作和血液质量。

3. 物料管理   采供血所用的物料必须符合国家相关标准,不得对献血者健康和血液质量产生不良影响。生产商和供应商具有国家法律、法规所规定的相应资质,每年应对其进行一次评审,从具有合法资质的供应商购进物料。应制定管理制度,明确关键物料清单,对采供血物料的购入、验收、储存、发放、使用等进行规范的管理,保证只有合格的物料才能投入使用。

物料库房应按规定的使用期限存放,遵循先进先出的原则,保证在物料在有效期内使用。合格、待检、不合格物料应严格管理,分区存放。对温度、湿度或其他条件有特殊要求的物料,应按规定条件储存,并有效持续监控。

4. 安全与卫生管理　血站应设置一名对法定代表人直接负责的安全与卫生负责人,配备充足与有效的安全与卫生设施,有与工作性质相适应的防护措施和相关安全标示,所有员工均应接受安全与卫生相关培训,员工应对其工作区域的安全卫生负责。工作结束后或发生泄漏时按照规定对业务区域、设备和物品进行消毒和清洁,保持作业区卫生整洁。同时采取有效措施对献血者和员工进行防护,避免采血、检验、制备、储存、包装和运输过程中血液、血液标本、环境受到污染,对医疗废物进行收集和处置。所有员工应能正确进行职业暴露的预防、处理和报告。制订针对用电安全、化学、放射、危险品等的使用和防火的处理流程,确保献血者、员工、环境和设备的安全,定期进行模拟有关突发事件的演练等。

(五) 信息和档案管理

1. 计算机信息管理系统　血站必须应用计算机管理采供血和相关服务过程。信息系统的开发、设计、使用、维护、更改和确认都应遵从国家关于软件工程的基本原则,以保证其符合预期的使用要求。制订严格的用户授权程序,控制不同用户对数据的查询、录入、更改等权限,避免非授权人员对管理信息系统的侵入和更改。操作者所有详细记录应被审计,可追溯到所有登录和操作活动的日期、时间和内容。员工应保证电子口令的安全,应防范、检查并清除计算机病毒,采取措施保证信息安全,符合二级以上等级保护要求。数据库应定期备份,确保备份库存点与主体数据库有效安全分隔。有信息系统瘫痪等意外事件的应急预案和恢复程序,以保证业务工作正常开展。应设置不间断电力供应。

2. 档案管理　所有采供血过程所产生的结果和数据均应被收集、整理、分类、保存和归档,使其具有可追溯性。记录体系必须完整,档案保存期限应符合国家相关规定,严格实施保密制度,防止篡改、丢失、老化、损坏、非授权接触、非法复制等。

知识小结

1. 血站是指不以营利为目的,采集、提供临床用血的公益性卫生机构。

2. 采供血机构包括血站和单采血浆站,血站分为一般血站和特殊血站。一般血站包括血液中心、中心血站和中心血库。特殊血站包括脐带血造血干细胞库和卫生行政部门根据医学发展需要批准、设置的其他类型血库。

3. 血站相关法律法规包括《中华人民共和国献血法》《血站管理办法》《血站质量管理规范》《血站实验室质量管理规范》等。

4. 血站管理包括人力资源管理、采供血业务管理、血液质量管理、后勤保障管理、信息和档案管理等内容。

练习题一

1. 血站的性质是什么? 如何分类?
2. 血站遵从的基本法律法规有哪些? 分别包括哪些内容?
3. 血站所遵从的主要标准和指南有哪些? 请列举5个。

第二节 采供血机构质量体系建设

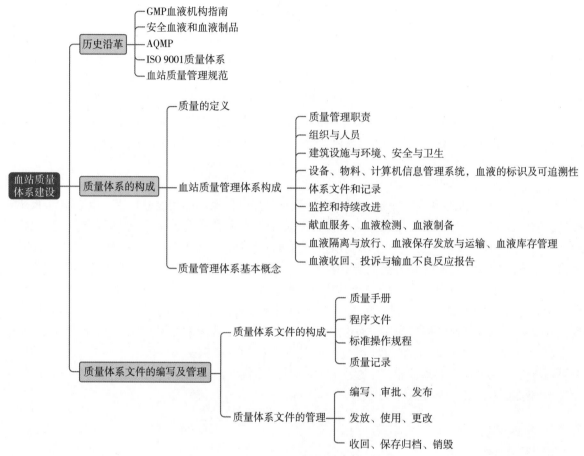

图 6-2 采供血机构质量体系建设学习导图

一、血站质量体系建设的历史沿革

1992 年以来,世界卫生组织(World Health Organization,WHO)发布了《血液、血液成分和血浆衍生物的采集、加工和质量控制要求》等文件,规定了血液及血液成分、血浆生物制品的采集和制备等应遵从药品生产质量管理规范(good manufacturing practice,GMP)原则,建立质量保证体系。GMP 是一套适用于制药、食品等行业的强制性标准,要求企业从原料、人员、设施设备、生产过程、包装运输、质量控制等方面按国家有关法规达到卫生质量要求,形成一套可操作的作业规范,帮助企业改善卫生环境,及时发现生产过程中存在的问题并加以改善。GMP 包含六大系统:①质量系统;②实验室系统;③生产系统;④设施与设备系统;⑤物料系统;⑥包装与标签系统。

GMP 方法提供了将质量嵌入采供血全过程的文件化体系模式,WHO 生物制品专家委员会认为,有必要制订专门的血液机构 GMP 指南,为血液机构和国家法规监管机构实施或强制实施 GMP 原则提供指引,建立从血液采集到血液成分加工直至配送全过程可靠的质量保证体系,明确血液质量保证要求。

WHO《GMP 血液机构指南》包括三个方面的内容：① GMP 通用要素，如质量管理、人员、文件、建筑和设备、确认和验证、物料管理、外包合同、投诉和召回；② GMP 理念，如质量风险管理和产品质量评审；③血液成分制备（从献血者选择到血液产品配送）的专门要求。GMP 同时关注业务生产和质量控制，主要目的是降低血液机构运行的内在风险，如交叉污染、混合、经血液传播疾病风险或者由于使用血液产品引起的非预期不良后果等。

1996 年，上海市血液中心作为 WHO 输血服务和研究合作中心，经授权组织专家将 WHO 编写的函授教材《安全血液和血液成分》翻译成中文供中国输血工作者培训使用。1998 年我国实行无偿献血制度，血液质量和输血安全越来越受到重视，省级以上卫生行政部门负责开展采供血机构人员上岗培训，《安全血液和血液成分》是培训采用的教材之一。2002 年我国卫生部首次组织了全国采供血机构人员岗位资格考试，根据各岗位职责的不同，将血站从业岗位资质分为血站管理、血液检测、血液成分制备、血液采集与供应等 4 个类别。此后，卫生部又举办了多期血站高级质量管理（advanced quality management project，AQMP）师资培训班，为全国血站培养了大量质量管理人才。随着全员培训的持续深入开展，质量和质量保证体系等理念深入人心，我国血站纷纷引入血液 QMP 管理理念，建立和实施质量体系，覆盖质量政策、目标和职责确定的全部活动。

为促进国际间的合作和工业标准的统一，国际标准化组织（International standard organization，ISO）按照一定程序发布的一系列工业标准总称为 ISO 9000 系列质量管理体系，被多个国家广泛采用于多个行业领域。ISO 9000 认证是由国家或政府认可的组织以 ISO 9000 系列质量体系标准为依据进行的第三方认证活动。2000 年以来，各地血站陆续开展 ISO 9000 认证，采用 ISO 9001 质量体系标准不断完善血站质量体系，极大地推进了血站质量体系建设的步伐。质量管理体系由下列基本要素组成：①组织与领导；②以顾客为焦点；③人力资源；④设备管理；⑤供方和物料管理；⑥过程控制与管理；⑦文件和记录；⑧信息管理；⑨偏差事件与管理；⑩监视与评估；⑪过程改进；⑫设备、工作环境和安全。

2006 年 4 月 25 日，我国卫生部颁发了《血站质量管理规范》，内容覆盖血站所开展的采供血工作和相关服务的所有过程。同年 5 月 9 日，卫生部在此基础之上又颁发了《血站实验室质量管理规范》，进一步明确和细化血站实验室质量体系建设要求。这两个规范的发布，为血站和血站实验室质量体系建设提供了具体的标准和要求，是血站质量管理的依据，也是 ISO 9000 质量体系建设在采供血行业的具体应用。

二、血站质量体系的构成

1993 年，WHO 在《血站质量保证指南》中对"质量"的定义是：符合特定标准的服务和产品的特性的总和，包括符合性和可靠性。这里的产品是指能安全地用于输血或其他特定用途的血液和血液产品。我国输血医学术语将"血液质量"定义为：全血和血液成分满足临床输血需要的特性总和。为了确保血液质量和对献血者和临床的服务质量，最大限度地保障患者、献血者和工作人员的安全，采供血机构采用建立和实施质量管理体系（quality management system，QMS）这一战略决策，帮助提高血站整体管理效能，推动采供血事业的可持续发展。质量管理体系通过周期性改进，随着时间的推移而进化的动态系统，为策划、完成、监控和改进质量管理活动的绩效提供了框架。

血站 QMS 是血站质量方面指挥和控制组织的管理体系，由相互关联的过程所组成，包括血站质量方针和质量目标，以及为获得所期望的结果而建立的组织结构、岗位职责、方针（方案）、过程、程序和资源的（所有）活动。我国《血站质量管理规范》包括总则、质量管理职责、组织与人员、质量体系文件、建筑设施与环境、设备、物料、安全与卫生、计算机信息管理系统、血液的标识及可追溯性、记录、监控和持续改进、献血服务、血液检测、血液制备、血液隔离与放行、血液保存发放与运输、血液库存管理、血液收回、投诉与输血不良反应报告等 20 个方面的条款，血站质量管理体系构建至少涵盖以上内容。

　　质量方针（quality policy）是采供血机构最高管理者正式发布的血站总的质量宗旨和战略方向，与血站的总方针、愿景和使命相一致，并为制订质量目标提供框架，包括产品和服务满足适用要求、持续改进质量管理体系的承诺。质量目标（quality objective）是血站在质量方面所追求的目的，通常依据质量方针制订，并在血站内的相关职能、层级和过程分别规定质量目标。质量目标的制订应符合以下原则：①与质量方针保持一致；②可测量；③考虑适用的要求；④与产品和服务合格以及增强顾客满意相关；⑤予以监视；⑥予以沟通；⑦适时更新。

　　血站质量管理（quality management，QM）是指确定血站质量方针、质量目标和职责，并通过质量体系中的质量策划、质量控制、质量保证和质量改进，使其实施全部管理职能和所有活动。

　　质量管理采用过程方法，结合"策划-实施-检查-处置"（PDCA）循环以及基于风险的思维，对质量体系的过程之间相互关联和相互依赖的关系进行有效的控制、系统的规定和管理，从而实现预期结果，防止发生不良结果。PDCA循环使血站能够确保其过程得到充分的资源和管理，确定改进机会并采取行动，能够应用于所有过程以及整个质量管理体系。PDCA循环包括以下步骤：

　　（1）策划（plan）：根据顾客的要求和组织的方针，建立体系的目标及其过程、确定实现结果所需的资源，并识别和应对风险和机遇；

　　（2）实施（do）：执行所做的策划；

　　（3）检查（check）：根据方针、目标、要求和所策划的活动，对过程以及形成产品和服务进行监视和测量，并报告结果；

　　（4）处置（act）：必要时，采取措施提高绩效。

　　在血站质量管理体系中应用过程方法，有助于：①理解并持续满足要求；②从增值的角度考虑过程；③获得有效的过程绩效；④在评价数据和信息的基础上改进过程。

　　基于风险的思维是实现质量管理体系有效性的基础，使血站能够确定可能导致其过程和质量管理体系偏离预期结果的各种因素，采取预防或纠正措施，消除潜在的不合格或已经发生的不合格，防止其再次发生，最大限度地降低不利影响，并最大限度地利用出现的机遇，提升产品或服务质量。过程（process）是指利用输入实现预期结果的相互关联或相互作用的一组活动。过程的"预期结果"称为输出，可以是血液产品或服务。一个过程的输入通常是其他过程的输出，而一个过程的输出又通常是其他过程的输入。两个或两个以上相互关联和相互作用的连续过程也可作为一个过程。组织对过程进行策划，并使其在受控条件下运行，以增加价值；不易或不能经济地确定其输出是否合格的过程，通常称之为"特殊过程"。对新的或者有变化的过程、程序、设备、软件、试剂或者其他关键物料进行系统检查，应当实施确认（validation）程序，以保证在正式使用前符合预期的使用要求。确认完成后应形成确认报告，确认报告应包括确认计划、确认的数据和确认的结论。

　　质量策划（quality planning，QP）致力于制定质量目标，并规定必要的运行过程和相关资源以实现质量目标。质量管理体系策划不是一劳永逸的，而是一个持续改进、不断完善的过程，要考虑组织所有的质量活动，并确保符合质量要求。质量策划具体包括以下步骤：①确定顾客和其他利益相关的需求和期望；②制订质量目标和质量方针；③确定实现质量目标所需的过程及其责任人；④保证过程实施所需的资源；⑤确定和应用过程评价方法，包括确定每个过程的有效性和效率；⑥设计偏差的预防措施以及不可预防的偏差的纠正措施；⑦建立质量管理体系持续改进过程。

　　质量保证（quality assurance，QA）是指为了提供足够的信任表明实体能够满足质量要求，而在质量体系中实施并根据需要进行证实的全部有计划和有系统的活动。质量保证是确保所完成的工作符合质量需要的一个维持体系，致力于提供质量要求会得到满足的信任。良好的质量保证计划包括差错的发现、调查、评估、确定优先顺序和纠正，最终目的是防止差错的再次发生。质量保证活动包括对过程绩效数据做回顾性评价和分析，以确定整个过程是否在控，发现需要关注的飘移或趋势。

质量控制（quality control，QC）是指为达到质量要求所采取的作业技术和活动，血站执行 QC 的目的是使血液产品或为献血者及临床提供的服务满足质量要求。质量控制是质量保证的一个方面，涉及抽样和测试，通过检测和观察，确定某个具体时点的过程或过程中的具体操作是否按预期运行。

质量审核（quality audit，QA）是为获得客观证据并对质量体系进行客观的评价，以确定满足审核准则的程度所进行的系统的、独立的并形成文件的过程。客观证据可通过观察、测量、试验或其他方法获得。审核的基本要素包括由对被审核客体不承担责任的人员，按照程序对客体是否合格所做的确定。审核可以是内部审核或外部审核，也可以是多体系审核或联合审核。

质量改进（quality improvement，QI）是质量管理的一部分，致力于增强满足质量要求的能力。质量要求可以是有关任何方面的，如有效性、效率或可追溯性。

三、血站质量体系文件的编写及管理

为保证血液质量和服务质量，血站根据两个规范的要求建立质量体系文件，指导业务工作的实施。质量体系文件包括质量手册（quality manual）、程序文件（procedure document）、标准操作规程（standard operation procedure，SOP）和质量记录（record）。

血站质量手册是血站质量管理体系的纲领性文件，以体现质量管理体系的规范，包括法定代表人签署的质量手册颁布令、质量方针、质量目标、各类任命书、质量手册说明、质量管理职责以及涉及血站采供血流程中所有与质量相关的业务和服务活动，是各项业务工作的基本准则和指南。任命书包括质量负责人、采供血业务负责人、安全与卫生负责人、实验室负责人、内部质量审核员等人员的授权。其中采供血业务负责人和质量负责人不能兼任，质量负责人向法定代表人直接报告质量管理体系业绩及要改进的需求，当采供血业务负责人、质量负责人或实验室负责人缺席时，应指定适当的人员代行其职责。质量手册由质量负责人提出编写方案，质量管理部门编写，质量负责人审核，法定代表人批准发布。

程序文件包括管理程序和管理制度，是为落实质量手册要求而规定的细则，阐明为实现既定的质量方针、目标所需的途径和方法，描述质量体系中的全部要素所涉及的各职能活动的文件，要求对具体的执行过程进行描述和规定，是质量手册的补充和支持性文件。质量手册和程序文件均属于质量体系高层次文件。程序文件由质量管理部门组织编写，质量管理部门负责人审核，质量负责人批准发布。

SOP 是第三层次文件，也叫作业指导书，是描述各项管理或技术活动的作业指导文件，规定了各部门的质量目标、工作职责、管理制度、技术规程和质量记录，其中技术规程包括项目操作规程和设备操作规程。SOP 规定了完成过程的具体步骤，说明过程的执行细节，使受过培训的工作人员能按照 SOP 完成工作任务。SOP 和质量记录由各部门各岗位工作人员编写，部门负责人审核，质量负责人批准发布。SOP 制定发布后并非一成不变，需要进行周期性审核修改，确保 SOP 与现行工作保持一致。

记录是书面化的或通过电子媒体产生的信息，其能够提供所执行活动的客观证据或所得到的结果，如检测记录或审核结果。记录产生于活动被执行并被记录时。记录可用于正式的可追溯性活动，并为验证、预防措施和纠正措施提供证据。可追溯性（traceability）是指追溯产品、服务、过程、程序和资源活动的历史、应用情况或所处位置的能力。记录包括采供血过程所产生的结果和数据，从献血者筛选、登记到血液采集、检测、制备、储存、发放和运输的整个业务过程。记录应当内容真实、项目完整、格式规范、字迹清楚、记录及时，有操作者签名。记录内容需要更改时，应当保持原记录内容清晰可辨，注明更改内容、原因和日期，并在更改处签名。

记录分为纸质记录和电子记录，无论采用哪一种，都应该执行国家相应的法律法规。数据电文和电子签名在生成、维护、保存、传输和使用过程中，确保其可靠性、完整性、有效性以及机密性。记录应

该安全保管和保存,防止篡改、丢失、老化、损坏、非授权接触、非法复制等。应对记录进行分类管理、归档、保存,建立检索系统。记录档案保存期限应符合国家相关规定,献血、检测和供血的原始记录至少保存 10 年,有条件的建议永久保存。其他记录在保存期满后,应予以销毁。此外,应建立和实施保密制度,对献血者的个人资料、献血信息、血液检测结果以及相应的血液使用信息等应进行保密,防止未授权接触和对外泄露。

质量体系文件的管理,包括文件的编写、审批、发布、发放、使用、更改、回收、保存归档和销毁等过程,应严格管理并保留有关控制记录。所使用的文件应为经过批准的现行版本。质量体系文件更改包括内容修订和改版两种形式。体系文件应该定期改版,发生重大改变时也可进行改版。发生文件部分内容修改或增减时,可采用内容修订方式,列明文件修订状态清单,文件发布和发放清单。

体系文件在正式实施前,相关的员工应该接受相应的培训,使员工充分了解文件的更改内容,修订后如何执行,评价胜任程度及保存有关记录。保证员工能够在工作空间范围容易获得与其岗位相关的文件并正确使用文件。作废文件的正本应加标记归档,并安全保存,副本全部销毁,作废的文件不能在工作现场出现,避免发生操作错误,产生差错。

知识小结

1. 质量管理体系由下列基本要素组成:①组织与领导;②以顾客为焦点;③人力资源;④设备管理;⑤供方和物料管理;⑥过程控制与管理;⑦文件和记录;⑧信息管理;⑨偏差事件与管理;⑩监视与评估;⑪过程改进;⑫设备、工作环境和安全。

2. 血站质量管理是指确定血站质量方针、质量目标和职责,并通过质量体系中的质量策划、质量控制、质量保证和质量改进使其实施的全部管理职能和所有活动。

3. 质量方针是采供血机构最高管理者正式发布的血站总的质量宗旨和战略方向,与血站的总方针、愿景和使命相一致,并为制订质量目标提供框架,包括产品和服务满足适用要求、持续改进质量管理体系的承诺。

4. 质量目标是血站在质量方面所追求的目的,通常依据质量方针制订,并在血站内的相关职能、层级和过程分别规定质量目标。

5. 质量目标的制订应符合以下原则:①与质量方针保持一致;②可测量;③考虑适用的要求;④与产品和服务合格以及增强顾客满意相关;⑤予以监视;⑥予以沟通;⑦适时更新。

6. 质量控制是指为达到质量要求所采取的作业技术和活动,血站执行 QC 的目的是使血液产品或为献血者及临床提供的服务满足质量要求。

7. 质量保证是指为了提供足够的信任表明实体能够满足质量要求,而在质量体系中实施并根据需要进行证实的全部有计划和有系统的活动。

8. 质量改进是质量管理的一部分,致力于增强满足质量要求的能力。质量要求可以是有关任何方面的,如有效性、效率或可追溯性。

9. 质量体系文件包括质量手册、程序文件、标准操作规程和质量记录。

10. 可追溯性是指追溯产品、服务、过程、程序和资源活动的历史、应用情况或所处位置的能力。

11. 质量体系文件的管理,包括文件的编写、审批、发布、发放、使用、更改、回收、保存归档和销毁等过程。

第三节　输血传播疾病筛查

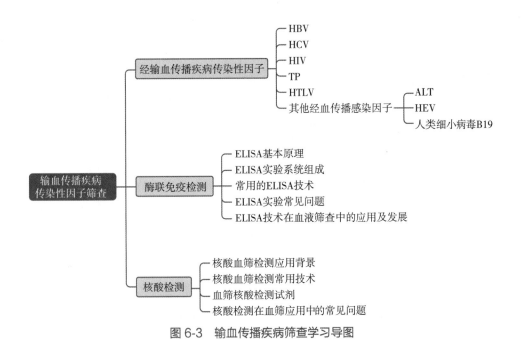

图 6-3　输血传播疾病筛查学习导图

学习目标

1. 掌握输血相关传染病标志物检测种类
2. 掌握病毒感染标志物及检测意义
3. 了解常见地方性时限性相关传染病检测指标
4. 掌握 OBI 的研究价值与诊断金标准
5. 了解 HBV/HCV/HIV/TP 流行呈现的特征
6. 掌握血站免疫学检测项目及常用方法
7. 了解 ELISA 试剂各组分工作原理
8. 熟悉 ELISA 试验过程中常见问题及处理
9. 掌握核酸检测原理
10. 了解窗口期及目前试剂窗口期时间
11. 熟悉聚合酶链反应与转录介导的扩增方法的异同
12. 熟悉核酸检测在应用中的常见问题

一、输血传播疾病

病毒、细菌和原虫均可经输血传播,对血液进行输血传播疾病病原体筛查,是保障临床输血安全的重要手段。已知通过血液传播的病原体主要包括:乙型肝炎病毒(hepatitis B virus,HBV)、丙型肝炎病毒(hepatitis C virus,HCV)、人类免疫缺陷病毒(human immunodeficiency Virus,HIV)、梅毒螺旋体(treponema pallidum,TP)、丁型肝炎病毒(hepatitis D virus,HDV)、戊型肝炎病毒(hepatitis E virus,HEV)、庚型肝炎病毒(hepatitis G virus,HGV)、巨细胞病毒(cytomegalovirus,CMV)、EB 病毒(Epstein-Barr virus,EBv)、人类细小病毒 B19(human parvovirus B19)、人类嗜 T 淋巴细胞病毒(human T-lymphotropic virus,HTLV)、西尼罗病毒(West Nile virus,WNV)、人类疱疹病毒(human herpes virus,HHV)、朊病毒(prion)、巴贝西虫(babesia)、南美锥虫(trypanosomia)、利什曼原虫(*Leishmania spp.*)以及血液污染细菌等。由于真菌和原虫感染者通常患有严重疾病而不被接受为献血者,病毒成为最常见的血液筛查病原体。

我国《血站技术操作规程》规定,献血者样本应进行输血相关传染病标志物血清学和核酸检测,以及国家和省级卫生健康行政部门规定的地方性、时限性输血相关传染病标志物检测。筛选病原体主要基于以下原则:疾病发展过程中存在菌(毒)血症阶段,在该阶段有可能通过输血传播;病原体感染后会引起相关临床疾病。而对于目前尚未普遍开展(例如巴贝西虫)以及还没有获批筛查试剂可以使用(如疟疾、朊病毒导致的散发及变异型克雅病等)的病原体感染,美国 AABB 建议血液采集机构向意向献血者直接询问上述具体风险行为,并且指导意向献血者如果有任何输血相关传播感染的危险因素就不应当献血。

(一) HBV

乙型病毒性肝炎是由 HBV 引起的、以肝脏炎性病变为主并可引起多器官损害的一种传染病。1908 年,McDonald 提出肝炎是由病毒引起的假说,1963 年美国学者 Blumberg 在两名多次接受输血治疗的患者血清中,发现一种异常的抗原能与一名澳大利亚土著的血清起沉淀反应,极大地促进了人们对 HBV 的研究,1967 年才明确这种抗原与乙型肝炎有关,Blumberg 因此获得了 1976 年颁发的诺贝尔生理学或医学奖。

1. HBV 的形态特征及结构   HBV 为直径约 42nm 的球状颗粒,又称 Dane 颗粒(丹氏颗粒),呈双层结构,内部为核衣壳,由约 180~240 拷贝病毒的核心蛋白组成,内含有 HBV 基因组、DNA 聚合酶及蛋白激酶。在核心蛋白外部有厚约 4nm 的包膜,HBV 编码的大、中、小 3 种包膜糖蛋白镶嵌在来源于宿主细胞膜的脂质双层膜内。电镜下还可在 HBV 感染者血液中观察到另外 2 种颗粒,分别呈小圆球状和管状,此两种颗粒均为无病毒核心的包膜糖蛋白颗粒,无传染性。这两种颗粒在 HBV 感染者体内的数目远远高于 Dane 颗粒。HBV 属嗜肝 DNA 病毒科,HBV 具有抵抗力强、嗜肝性、高变异性、慢性化、致癌性等特点,在细胞核内 HBV DNA 整合进入肝细胞基因组,难以完全清除。

2. HBV 的基因分型及其分布特点   HBV 是高度变异的 DNA 病毒,频繁发生的基因突变形成了乙型肝炎病毒 DNA 序列的差异,表现为不同的基因型。目前,将 HBV 分为 A~H 共 8 个基因型。同一个基因型病毒的序列特点及临床表现也存在一定的差异,根据全基因组序列异质性>4%、<8% 的原则,HBV 基因型还可进一步分为不同的亚型。HBV 基因型的分布具有人种和地域性的差异,A 型主要分布于欧洲的西部和北部、北美洲以及非洲撒哈拉沙漠地区;B 型和 C 型主要分布于亚洲,其中越南以 B 型为主,韩国以 C 型为主;D 型分布于地中海地区;E 型分布于非洲西部;F 型分布于美国土著和波利尼西亚;G 型分布于法国和美国;H 型新发现于尼加拉瓜、墨西哥、美国的加利福尼亚。

我国流行的 HBV 主要有 A、B、C、D 四种基因型,以 B、C 基因型为主,北方人群中 C 基因型占绝大多数。

3. HBV 感染的流行病学特征   HBV 感染是全世界首要的健康问题,世界卫生组织(WHO)提出了 2030 年消灭病毒性肝炎控制的目标。据 WHO 统计,全球有超过 20 亿人感染过 HBV,其中 2.57 亿为慢性 HBV 感染者,每年约 78 万人死于慢性 HBV 感染相关疾病,致死数位于第 10 位。乙型病毒性肝炎无一定的流行期,一年四季均可发病,多属散发。

中国为 HBV 中度流行的国家,2016 年我国 HBsAg(乙型肝炎表面抗原)流行率为 6.1%,慢性 HBV 感染者约 8 600 万人,诊断率为 18.7%,治疗率为 10.8%。近几年,HBV 流行呈现新的特征:①无症状的 HBV 感染者增多；②生活水平提高使家庭内传播减少；③不同 HBV 流行区之间的人口流动性增加；④医疗服务项目增多，增加了医源性传播机会；⑤生活方式改变，如静脉注射毒品、不安全性行为等增加了 HBV 的感染风险；⑥HBV 疫苗接种使人群对 HBV 的免疫力提高，高效价免疫球蛋白及乙型肝炎的各种抗病毒药物治疗和治疗方法的广泛应用等，可能加速 HBV 变异株产生及低水平表达呈现。

4. 隐匿性乙型肝炎病毒感染　　隐匿性乙型肝炎病毒感染（occult hepatitis B virus infection，OBI）是指肝内持续存在 HBV，血清中不能检出 HBsAg，但 HBV DNA 呈低水平表达（<200IU/mL）或阴性，可通过 PCR 检测到 HBV DNA。OBI 的诊断取决于检测 HBsAg 和 HBV DNA 的相对灵敏度。根据乙型肝炎核心抗体（HBcAb）及乙型肝炎表面抗体（HBsAb）是否为阳性又可划分为血清学阳性 OBI 和血清学阴性 OBI，血清学阳性 OBI 是指乙型肝炎核心抗体阳性，伴或不伴乙型肝炎表面抗体阳性；血清学阴性 OBI 是两者皆为阴性。近年来又提出了“假阳性 OBI（false OBI）的概念。false OBI 的血清 HBV DNA 拷贝数一般与显性感染 HBV DNA 拷贝数相当，多由 S 基因发生逃逸突变（escape mutants）引起。

OBI 感染机制仍不十分清楚。一种可能是因为 HBV S 基因及前 S 基因的变异影响了 HBV 蛋白的表达，HBsAg 表达减少和缺陷均可引起抗原性和免疫原性的变化，使 HBsAg 无法检出；也可能是因为体液免疫和细胞免疫共同作用于 HBV 外壳蛋白，使具有复制能力的 HBV 受到抑制，继而无法检出 HBsAg。let-7c、miR-23b、miR-122、miR-150 等是 OBI 的特异性标志物，然而基于灵敏度高的巢式 PCR 或实时定量 PCR 技术进行 HBV DNA 检测目前仍是诊断 OBI 的金标准，OBI 的流行率与该地区 HBV 的流行率成正比。

5. HBV 感染标志物　　HBV 感染标志物包括 HBV DNA、HBsAg、HBcAg、HBcAb、HbeAg（乙型肝炎 e 抗原）、HbeAb（乙型肝炎 e 抗体）等。HBV 感染后，可以检测到的标志物出现的顺序依次为 HBV DNA、HBsAg、HBcAb。其中 HBcAb 在乙型肝炎急性感染，慢性感染中均会出现，而且持续时间长。尤其是 HBcAb IgG 可能一直持续存在，而在 OBI 中有 80% HBcAb 呈阳性。

（二）HCV

1974 年，Alter 等人发现，部分由输血引起的肝炎患者的感染与 HAV 和 HBV 无关，故将引起这一类输血后肝炎称为非甲非乙型肝炎（non-A，non-B hepatitis，NANBH），并怀疑该种肝炎具有传染性。1989 年，Houghton 等人首先通过 cDNA 文库免疫筛选方法成功鉴定了该病毒。1991 年将其命名为 HCV，Houghton 的发现并不能证明 HCV 为 NANBH 的唯一病原体。1996 年，Rice 等人将临床分离出的 H77 毒株进行体外培养得到转录 RNA，将其注射到黑猩猩的肝脏中后发现可以引起 HCV 感染，证实了 HCV 是导致 NANBH 的病原体。2020 年，Alter、Houghton、Rice 三位学者因发现和研究丙肝病毒而分享诺贝尔生理学或医学奖。

1. HCV 的形态特征及结构　　HCV 病毒体呈球形，直径<80nm（在肝细胞中为 36~40nm，在血液中为 36~62nm）。HCV 属于黄病毒科的单股正链 RNA 病毒，它的基因组约有 94kb，在 5′ 和 3′ 端有两个非编码区（UTR），中间为一个开放阅读框（ORF），编码一条约 3 010~3 033 个氨基酸组成的多肽蛋白前体，后者可由宿主和病毒编码的酶切割加工为结构和非结构蛋白，这个结构蛋白 N 端的 1/4 依次为包括核心蛋白（C）和病毒包膜糖蛋白（E1、E2），而非结构蛋白基因编码 NS2、NS3、NS4A、NS4B、NS5A 和 NS5B 等六个蛋白。由于 HCV RNA 的不稳定性以及在宿主免疫系统的压力和长期选择下，HCV 基因组表现出高度的遗传多样性。

2. HCV 基因型分布及 HCV 感染流行病学特征　　HCV 感染后可导致慢性肝炎、肝硬化和肝细胞癌等肝脏疾病，HCV 患者癌变的比例远高于 HBV，HCV 致癌的潜伏期长达 25~30 年。

据 WHO 统计，2015 年，全球 HCV RNA 阳性率为 1.0%，约有 7 100 万 HCV 感染者，我国是丙型肝炎的中度流行地区。我国 HCV 抗体阳性率约为 3.2%。慢性丙肝是指感染 HCV 持续 24 周，HCV 感染后 50%~80% 发展为慢性丙型肝炎（chronic hepatitis C，CHC），感染 HCV 20 年后，肝硬化的年发生率为 10%~15%,一旦发展为肝硬化,每年肝癌的发生率为 1%~7%,严重危害人类健康。目前已分离出 6 种 HCV 基因型,它们的地理分布也不同,HCV 1b 流行于日本和欧洲,HCV 4 多发于中非和中东地区,HCV 5 多发于南非,HCV 6 多发于新加坡,而 HCV 1a 在北美流行率相对较低。不同 HCV 基因型的致癌性是不同的,HCV 1b 致癌性远高于其他的基因型。

3. HCV 感染标志物　HCV 感染标志物包括 HCV 抗原、HCV RNA、抗 HCV 抗体等(表 6-1)。HCV 抗原是 HCV 早期感染者和慢性感染者急性发作期体内出现的早期感染标志,几乎与 HCV RNA 同时出现,可缩短抗 HCV 检测窗口期。HCV RNA 是 HCV 感染的直接证据,是 HCV 早期感染最有效的指标,也是慢性 HCV 感染的临床诊断指标,可作为 HCV 感染治疗前评估内容。定性检测可用于抗 HCV 反应性后的早期确证感染、急性感染、抗 HCV 阴性感染、ALT 正常感染的筛查;定量检测可用于抗 HCV 药物抗病毒疗效评价。抗 HCV 抗体出现时间较晚,是 HCV 感染的特异性指标,大多数人感染后抗 HCV 抗体持续存在,从 HCV 感染到抗体转阳的平均时间为 50~70 天,有的长达 6~9 个月,有的甚至 12 个月后才转阳。抗 HCV 抗体可用于高危人群的筛查和血液安全筛查,是 HCV 临床诊断的首选方法,但存在窗口期较长以及假反应性问题。

表 6-1　HCV 感染标志物检测的结果解释及后续处理

检测结果	结果解释	后续处理
抗 HCV 抗体非反应性	抗 HCV 抗体未检测到	无须进一步处理,如果被检测者怀疑有近期感染或暴露史,建议检测 HCV RNA
抗 HCV 抗体反应性	可能 HCV 感染	复检仍为反应性时,判断为 HCV 现症感染、一过性既往感染或抗 HCV 抗体生物学假阳性。建议检测 HCV RNA,判断是否为现症感染
抗 HCV 抗体反应性 HCV RNA 检出	HCV 现症感染	告知受检者,并将其纳入后续治疗和关注对象
抗 HCV 抗体反应性 HCV RNA 未检出	非 HCV 现症感染	大多数无须进一步处理,如果需要区分样品是抗 HCV 抗体真阳性还是生物学假阳性,或者样品在初筛中反复出现反应性,建议使用另一种试剂复检。在某些情况下,告知受检者并随访检测 HCV RNA

(三)HIV

1. HIV 的形态特征及结构　HIV 是单股正链 RNA 病毒,属于逆转录病毒科慢病毒属。电镜下 HIV 颗粒呈球形,直径 100~120nm。HIV 由核心和包膜两部分组成。外层为脂蛋白包膜,gp120 和 gp41 两种特异糖蛋白镶嵌其中;内部为 20 面体对称核衣壳,病毒核心含有 RNA、反转录酶和核衣壳蛋白(NC+p24)和病毒复制所必需的酶类,包括反转录酶(RT,p51/p66)、整合酶(IN,p32)和蛋白酶(PR,p10)等。HIV 基因组长度为 9.7kb,编码 9 个基因,其中包括 *env*、*gag*、*pol* 等 3 个结构基因,*tat* 和 *rev* 等 2 个调控基因,*nef*、*vif*、*vpr* 及 *vpu* 等 4 个辅助基因,共表达 16 个蛋白。

2. HIV 感染的流行病学特征　HIV 分为 HIV-1 型和 HIV-2 型,世界各地 AIDS 主要由 HIV-1 型所致。HIV-2 型主要在西非流行,随着全球化发展,地域化特征缩小,我国也多次检出 HIV-2 型。1980 年左右,泰国 HIV B 亚型传入中国,主要流行于西南边境吸毒人群。至 20 世纪 90 年代该毒株传播到我国中原地区单采血浆人群,造成更大规模的流行。随后传入的印度 C 型与早先的 B 亚型毒株杂交形成流行重组型 CRF07 和 08,它们沿贩毒路线先后传至我国西北东南及全国各地吸毒人群。源自泰国的 CRF01AE 毒株于 20 世纪 90 年代中期传入我国,在异性传播人群形成多个流行簇。同期我国男男同性性行为(men who have sex with men,MSM)人群出现欧美 B 亚型毒株的流行。

进入 21 世纪,HIV 经吸毒传播下降,经异性传播不断扩散,经 MSM 传播迅猛增长,艾滋病在我国进入性传播时代。2017 年报告感染者中异性传播为 69.6%,男性同性传播为 25.5%。有研究发现

HIV 主要流行毒株已演化为 CRF01AE（主要是 1,4 和 5 簇）和从 CRF07 原始簇中新分化出的 MSM 流行簇，占感染人群总数的 80% 以上。截至 2018 年 9 月底，我国报告存活感染者 85.0 万例，死亡 26.2 万例，估计新发感染者每年 8 万例，全国人群感染率约为 9.0/ 万。与其他国家相比，我国艾滋病疫情处于低流行水平，但疫情分布不平衡。HIV 感染的全过程包括急性 HIV 感染、无症状 HIV 感染和艾滋病三期。输血传播性 HIV 感染，50% 左右患者 7 年内转变成艾滋病。

HIV 是一种变异性很强的病毒，其发生变异的主要原因包括：①逆转录酶无校正功能导致的随机变异；②病毒 DNA 与宿主 DNA 之间的基因重组；③病毒在体内高频率复制；④宿主的免疫选择压力；⑤药物选择压力。

3. HIV 感染标志物　HIV 感染的检测方法包括抗体检测、p24 抗原检测、HIV RNA 核酸检测以及 CD4$^+$ T 淋巴的细胞水平检测等。HIV RNA、p24 抗原检测及 HIV 抗体分别在感染后第 11 天、第 16 天和第 22 天可检测到。

HIV 感染后期 p24 抗原浓度会随 HIV 的复制再度升高，并在急性感染期即可出现，通常被认为是病毒复制的间接标志，与病情发展密切相关。所以 p24 抗原检测主要用于诊断 HIV 的早期感染，同时 p24 抗原的浓度水平也可反映患者疾病的发展情况。HIV 的核心蛋白 p24 抗原在感染后 14~21 天即可被检出，1~2 个月开始进入抗原高峰，但随后由于抗体的中和作用，游离性抗原逐渐减少，直至难以检出，此后人体 HIV 抗体虽持续表现为阳性，却进入无症状感染期。HIV RNA 检测是目前检测 HIV 最敏感的方法，分为定性和定量两类，定性检测可作为 HIV 感染的辅助诊断，而定量检测主要用于 HIV 感染病情发展观察和抗病毒治疗疗效监测。

机体感染后抗体的水平在感染后 2~4 周开始上升，HIV 抗体检测包括筛查试验和补充试验。HIV RNA、p24 抗原 / 抗体、和 HIV 抗体的结果解读见表 6-2。HIV-1/2 抗体筛查方法包括酶联免疫吸附试验（ELISA）、化学发光或免疫荧光试验等，确证方法是免疫印迹法（WB）。

表 6-2　不同检测物的结果解读

HIV RNA	p24 抗原 / 抗体	anti-HIV	献血者可能的感染状态
−	−	−	血液检测合格
+	−	−	窗口期感染
+	+/−		HIV 感染初期
+	−/+	+	一致阳性；HIV 感染
−	−/+	+	完美控制者

（四）TP

1. TP 的形态及生物学特征　TP 是梅毒（syphilis）的病原体，是德国的霍夫曼和谢文定在 1905 年首先发现的，因其透明，不易着色，故又称苍白螺旋体。电镜下显示 TP 具有外膜、胞质微丝（轴系）以及鞭毛样物。目前研究表明 TP 具有 22 种膜抗原和 36 种鞭毛蛋白，包括特异性耐热的多糖抗原（多糖 -RNA 复合物）、非特异性心磷脂抗原和类脂抗原和特异性不耐热蛋白质。现研究较多的外膜蛋白主要有 Tp0136、Tp0751（TP 主要毒力因子）以及 Tp1038（TpF1）等。*TP* 基因组大小为 1.14Mb，代谢能力有限，一般不能人工培养；对温度、干燥均特别敏感，离体干燥环境 1~2 小时死亡；置于 4℃低温下 48~72 小时就会死亡而失去传染性。

2. TP 感染的流行病学特征　TP 传播途径包括母婴垂直传播、性传播和经输血传播。其中性接触传播占 95%。TP 可通过血脑屏障和母婴胎盘屏障；螺旋体可以通过黏膜皮肤接触传播，进入淋巴组织和血液循环。自然环境中 TP 仅感染人类，因此，人是梅毒唯一的传染源。据 WHO 统计，2012 年全世界梅毒患者约 1 800 万例，每年估计有 560 万人感染梅毒，梅毒已成为全世界密切关注的公共卫生问题。2000—2017年,全国梅毒报告发病率已由6.43/10万增长到34.49/10万,年平均增长15.59%,所以梅毒也一直是我国血液筛查的法定检查项目之一。迄今为止,仍没有切实有效的疫苗能预防梅毒螺旋体感染。阻碍疫苗研究进展的主要原因:①无法体外培养;②尚无法对其进行基因敲出与敲入;③细菌外膜结构不稳定,试验中易被破坏。

3. TP临床分期及感染标志物　梅毒临床分期复杂,不同临床期的梅毒血清学指标变异很大,血清试验是诊断各期梅毒的主要方法。血清试验一般将其分为两大类,一类为非特异性类脂质抗体试验,如甲苯胺红不加热血清试验(TRUST)、环状卡片试验(RPR)、性病研究实验室检查(VDRL)等,用于TP筛查,主要检测血清中梅毒非特异性抗体,对梅毒感染的分期有意义;另一类为梅毒螺旋体实验,用于TP确诊,如梅毒螺旋体明胶颗粒凝集试验(TPPA)、梅毒螺旋体血球凝集试验(TPHA)、荧光法密螺旋体抗体吸附试验(FTA-ABS)等。

(五) HTLV

1980年,美国国立癌症研究所的Gallo实验室首次报道分离出HTLV,HTLV属逆转录病毒科肿瘤病毒亚科哺乳类C型病毒,是20世纪70年代后期发现的第一个人类逆转录病毒。

1. HTLV的形态特征及结构　HTLV病毒呈球形,直径约100nm,中心为两条相同的单股RNA和逆转录酶,中间为衣壳,最外层是包膜,有刺突。HTLV的包膜表面镶嵌有gp46和gp21蛋白可以与CD4+T细胞结合介导病毒的感染。HIV在发现之初曾被误认为是HTLV的一型,后来证实其与HTLV是两种不同的病毒,生物学特性和分子结构以及感染后的结果都不同。HIV属于慢病毒亚科,而HTLV属于RNA肿瘤病毒亚科。HTLV基因组长约9.0kb,两端为长末端重复序列(LTR),中间从5′端至3′端依次排列为gag、pol、env三个结构基因和tax、rex两个调节基因。基因3个末端的独特部位称为pX,包括四个小可读框,其中X-Ⅲ和X-Ⅳ分别在HTLV-Ⅰ和HTLV-Ⅱ中编码调节基因rex和tax。

2. HTLV的流行病学特征　HTLV分为4型,主要是Ⅰ型(HTLV-Ⅰ)和Ⅱ型(HTLV-Ⅱ),两型间基因组同源性达50%以上,在LTR序列中同源性最低,而在调节基因中最高。不同地区、不同时期,HTLV的流行率有较大差异。HTLV-Ⅰ主要流行于日本西南部、美洲加勒比海地区、非洲西部地区等,HTLV-Ⅱ主要流行于墨西哥、美国佛罗里达地区的吸毒人群。我国东南沿海地区的福建、广东、浙江是HTLV-Ⅰ主要流行区域。2015年,我国要求在福建、广东、浙江等省份全面开展献血者血液HTLV抗体筛查及监测工作,这为今后制定和完善国家血液安全策略提供了重要的科学依据。

3. HTLV的检测手段　HTLV的检测方法分为抗体检测和核酸检测两类。HTLV抗体检测的方法主要有酶联免疫吸附试验(ELISA)、电化学发光法(ECLIA)、免疫印迹法(WB)等。酶免检测是最常用的方法,操作简便,灵敏度较高。但特异性较低,容易受到干扰而出现假阳性,因此适用于大规模初筛。电化学发光法是另一种常用的HTLV抗体检测方法,操作简单,灵敏度高,适合大规模筛查。而且与ELISA方法相比,实验耗时更短,特异性更好。蛋白质印迹方法(WB)主要是通过转印技术将病毒标准株的特异性蛋白电泳带转移到特定载体上,再与待检者血清进行反应,从而达到检测血清中HTLV特异性抗体的目的,常用于确证试验并且可以对HTLV进行分型。HTLV核酸检测用的是PCR方法,普通PCR用于定性,荧光PCR用于定量。PCR的灵敏度和特异性都较好,设计不同的引物还可以对HTLV进行分型,但是PCR实验容易受干扰,而且和WB一样,操作较复杂,成本较高,因而不适用于大规模筛查,一般用于确证试验。

(六) 其他经血传播感染因子

1. ALT　ALT(谷丙转氨酶)是我国献血者血液筛查项目之一。早期ALT被纳入献血者血液筛查指标,以排除部分非甲型肝炎以及非乙型肝炎献血者。ALT筛查方法主要有酮体粉法、赖氏法、丙酮酸氧化酶动力法和速率法等。我国2001年发布的《献血者健康检查要求》中规定ALT血液筛查的方法是速率法。ALT不合格成为血液报废的主要因素,占血液总报废率的50%~80%,然而ALT并非病毒性肝炎的特异性诊断指标,除各类病毒性肝炎、中毒性肝炎、脂肪肝、胆管炎、药物/毒物、酗酒等因素外,运动、焦虑、睡眠不足和肥胖等生理性因素均可导致ALT异常。2012年我国卫生行政部门更新了临床检验 ALT 的参考区间,将 ALT 的参考区间上限由原来的 40U/L 变更为 50U/L,血液筛查的临界上限也相应地变更为 ≤50U/L,ALT 的检测由采血后采用不同厂家试剂检测 2 遍改为采血前检测 1 遍和采血后检测 1 遍,以便全国血站在采供血服务实践中统一 ALT 筛查的临界量值。该标准于 2013 年 8 月 1 日起执行。

2. HEV　HEV 是 1 种无包膜、直径 27~34nm、正二十面体的单股正链 RNA 病毒。主要分为四型(HEV 1~4),感染可引发戊型急性病毒性肝炎(戊肝)。戊肝临床症状与甲型肝炎类似,孕妇感染死亡率高且临床症状不明显。据估计,全世界每年有 20 亿人感染 HEV,有 1 400 万个有症状病例和 30 万人死亡。

3. 人类细小病毒 B19　属于细小病毒科,嗜红细胞病毒属。一种无包膜线性 DNA 病毒,可分为Ⅰ、Ⅱ、Ⅲ三种基因型。大多数的 B19 感染无症状,病毒感染在体内的持续时间取决于宿主的免疫和血液状态。B19 可通过呼吸道传播、母婴垂直传播、输血传播和器官移植传播。对于免疫力较低的人群,如儿童和孕妇,可引起儿童传染性红斑、再生障碍性贫血、胎儿水肿、宫内死胎、自发性流产等疾病。

练习题二

1. HBV 感染的主要标志(　　)

A. 血中测出 HBsAg

B. 血中测出抗 HBs

C. 血中测出 HBcAb

D. 血中测出 HBeAg 及抗 HBs

2. 乙型肝炎患者体内是否存在 HBV 复制,检测指标为(　　)

A. 抗前 S2 抗体

B. HBsAg

C. HBV-DNA

D. 抗 HBe

3. 急性乙型肝炎窗口期可检出的标志物是(　　)

A. HBsAg

B. 抗 HBs

C. HBeAg

D. 抗 HBc

4. 梅毒孕妇不能通过胎盘传给胎儿的抗体(　　)

A. IgM

B. IgA

C. IgG

D. 所有抗体

5. 对梅毒治疗疗效判断没有参考意义的定量试验方法(　　)

A. TRUST

B. TPPA

C. RPR

D. VDRL

6. HIV 感染的确证试验是(　　)

A. 免疫印迹法查 HIV 抗体

B. 酶联免疫法查 HIV 抗体

C. PCR 法检测 HIV RNA

D. 流式细胞仪检测 CD4+T 细胞数

7. 丙肝可以治愈吗? 是否可以通过接种丙肝疫苗预防感染?

8. 经血站检测合格的血液是不是绝对安全的?

二、酶联免疫检测

酶联免疫吸附试验(enzyme-linked immunosorbent assay,ELISA)是将抗原抗体结合的高度特异性及酶的高效催化性相结合的一种免疫分析方法,具有灵敏度高、快速简便、成本低廉等优点,被广泛应用于各种生物活性物质和各类传染病标志物的检测。

（一）ELISA 基本原理

样本中的待测抗体或抗原可与固相载体上预先包被好的已知抗原或抗体发生特异性结合，未结合的游离抗体或抗原可通过洗涤将其去除；当加入酶标记的抗原或抗体后，又可在固相载体上发生免疫反应，形成抗原抗体和酶复合物，该复合物可同时保持抗原抗体的免疫学活性和酶活性，通过洗涤可将固相载体表面的游离成分去除；固相载体表面形成的酶复合物与待检样本中的被检成分的量呈比例关系。当加入酶底物时，酶催化底物成为有色产物，显色深浅与待检成分量直接相关，再通过酶标仪等仪器对被检测物进行定性及定量分析。

（二）ELISA 试验系统组成

1. 固相包被的抗原或抗体　纯度好的单克隆抗体（或抗原）可包被在聚苯乙烯材质的 96 微孔板 /384 微孔板，包被效果与吸附温度、时间及其蛋白量有关。孵育一般控制在 pH 9.0~9.6、4℃ 18~24 小时或 37℃ 2 小时。

2. 稀释液　提供抗原抗体结合所需合适浓度、pH 及电解质环境，加速抗原抗体的结合。

3. 洗液　洗板的目的是去掉反应中游离的物质、未结合的抗原或抗体等。洗液的有效成分一般为含 0.05% v/v 吐温 -20 或 Triton X-100 阻断剂、PBS（磷酸盐缓冲盐）或 TBS（Tris 缓冲盐）。

4. 酶标试剂　酶标试剂是 ELISA 技术的关键试剂之一。常用的酶有辣根过氧化物酶（horseradish peroxidase，HRP）、碱性磷酸酶（alkaline phosphatase，AP）和葡萄糖氧化酶等。HRP 的辅基和酶蛋白最大吸收光谱分别为 403nm 和 275nm，一般以光密度（OD）403nm/OD 275nm 的比值（reinheit zahl，RZ）表示酶的纯度，高纯度的酶 RZ 值应在 3.0 左右，RZ 值越小，非酶蛋白就越多。HRP 催化 $2DH+H_2O_2 \rightarrow 2D+2H_2O$ 反应，其中 DH 为供氢体，H_2O_2 为受氢体。HRP 对受氢体的专一性很高，供氢体 DH 习惯上被称为底物，常用的 HRP 底物有邻苯二胺（OPD）和四甲基联苯胺（TMB）。OPD 反应后呈橙黄色，加酸终止反应后呈棕黄色，测定波长 492nm，OPD 不稳定，有致癌性。TMB 反应后呈蓝色，加酸终止反应后呈黄色，测定波长 450nm，TMB 稳定，无致癌性，是 ELISA 技术中应用最广泛的底物。AP 是一种磷酸酯水解酶，从大肠杆菌或小牛肠黏膜提取，敏感性高于 HRP，但不易获得高纯度的制品、稳定性差。AP 的底物是对硝基苯磷酸盐（PNPP），经 AP 作用后的产物为黄色的对硝基酚，最大吸收峰波长为 405nm。

5. 底物及显色液　显色液采用双组分形式。A 组分：将乙酸钠、柠檬酸按不同体积比混合，配置成不同 pH 的缓冲液，加入过氧化脲；B 组分：主要是 TMB、二甲基亚砜（DMSO）、甘油、EDTA-Na、一水合柠檬酸溶液。使用时，将体积混合，现配现用。不同的底物 B 组分也不同。

6. 终止液　一般采用硫酸或盐酸等强酸试剂作为终止液，可用目测定性，也可用酶标仪测定光密度（optical density，OD）值以反映抗原或抗体含量，一般采用 450nm/630nm 双波长读取 OD 值。

（三）常用的 ELISA 技术

常用 ELISA 的技术有以下几种方法，其优缺点比较见表 6-3。血筛四项 HBV、HIV、TP、HCV 免疫学检测项目及常用方法见表 6-4。

1. 直接法　待测抗原直接与酶标抗体结合，测定显色程度判断抗原浓度。

2. 间接法　间接法是 ELISA 最简单的形式，多用于抗体测定。影响间接法的重要因素之一是包被抗原的纯度，抗原纯度越高，特异性越好。包被的抗原必须是可溶的，或者是极微小颗粒。另一个重要影响因素是待检血液标本中存在大量吸附性很强的 IgG 抗体，这些抗体可以吸附到固相载体表面，甚至能封闭或包裹固相载体表面的包被抗原。因此，在固相载体表面包被特异性抗原后，还需要用牛血清白蛋白等对固相载体再次包被，用以封闭固相表面空隙。为了降低试验反应本底水平，避免高浓度的非特异性 IgG 影响实验结果，样本检测前需对待检血清进行适当稀释（1 : 40~1 : 200）。间接法加样量少，检测变异较大，包被在微板上的抗原位点和抗原纯度是影响检测灵敏度和特异性的重要因素，不同品牌的试剂、不同批号的试剂间的检测差异较大。患者体内复杂的、高浓度的免疫球蛋白也会影响检测特异性，造成假反应性结果。间接法是第二代 HCV IgG Ab 检测常用方法。

表 6-3　ELISA 方法学优缺点比较

方法	检测对象	优点	缺点	应用举例
直接法	Ag、Ab	1. 快速 2. 消除了二抗的交叉反应	1. 一抗的免疫反应性可能由于标记而降低,选择不灵活,信号放大较弱 2. 酶标记费时、价格昂贵	HIV-1/2 Ab
间接法	Ab	1. 有多种标记的二抗 2. 多用途(多种抗体检测 1 种抗原) 3. 一抗的免疫反应性不受标记的影响 4. 信号放大程度高,灵敏度提高	1. 有非特异性信号(二抗交叉反应) 2. 孵育步骤增加	HIV-1/2 Ab
夹心法	Ag、Ab	直接夹心法: 1. 检测 Ab 被标记 2. 捕获和检测 Ab 可以来自相同的样本 3. 检测 Ab 可来自不同品种 间接夹心法: 1. 检测 Ab 没有被标记 2. 捕获和检测 Ab 可以来自不同的样本 3. 检测抗体使用酶联二抗检测灵敏度大大提高	1. 有非特异性信号(二抗交叉反应) 2. 孵育步骤增加 3. 适用测定大分子抗原,不适用小分子单抗原或半抗原	HCG P24 HCV HBV
竞争法	Ag、Ab	适用于复杂(不纯)的样品,抗原在测量前不需要纯化	每种抗原可能需要不同的方法来将其与酶结合	TSH,T₃,T₄, HBcAb

注:Ab. 抗体;Ag. 抗原;TSH. 促甲状腺素;HBcAb. 乙型肝炎核心抗体;HCG. 人绒毛膜促性腺激素;HBV. 乙型肝炎病毒;HCV. 丙型肝炎病毒。

表 6-4　血筛免疫学检测项目及常用方法

检测项目	检测方法	血清中待检物质	抗原抗体复合物	窗口期
HBV	双位一步法 / 双抗体夹心法	HBsAg	抗体 - 待检抗原 - 抗体 - 酶	56 天
HCV	间接法、夹心法	抗 HCV Ab(IgG)	抗原 - 待检抗体 - 抗抗体 - 酶 抗原 - 待检抗体 - 抗原 - 酶	82 天
HIV	双抗夹心法	P24-Ag 抗 HIV-1/2 Ab (IgM/IgG)	抗体 - 待检抗原 - 抗体 - 酶 抗原 - 待检抗体 - 抗抗体 - 酶	22 天
TP	双抗原夹心法(一步法 / 二步法)	抗 TP Ab(IgM/IgG)	抗原 - 待检抗体 - 抗原 - 酶	28 天

3. 夹心法　夹心法具有高特异性,可测定抗体或抗原。

(1)双抗原夹心法:相较间接法,该方法也可直接加样检测,加样量相对增大,酶标试剂也由酶标抗体改为酶标抗原,可以避免酶标抗体的非特异性吸附现象,提高了敏感性和特异性。目前血液筛查的三代试剂 HCV、三四代试剂 HIV、TP、HTLV 等 Ab 检测均采用双抗原夹心法。

(2)双抗体夹心法:双抗体夹心法检测的抗原分子必须具有两个抗原决定簇,并可同时与不同抗体结合,即一端与固相载体上包被的抗体结合,一端与酶标抗体结合。因此此方法适合检测多价大分子。HBsAg 酶免试剂的敏感度要求为 15μg/L。

4. 竞争法　竞争法具有高特异性,检测过程仅需一次孵育洗涤,待测标本中的抗原或抗体浓度与终产物颜色深浅成反比。但因该方法使用的酶标记抗原或抗体试剂量较大,试剂成本较高。

5. 捕获法　本法适合检测血液中 IgM 抗体,常用于病毒性感染早期诊断。固相载体表面包被抗

IgM 抗体,以捕获待测样本中的 IgM 抗体,加入 IgM 抗体相对应的特异性抗原,再加入针对特异性抗原的酶标抗体,经酶底物显色。

（四）ELISA 实验常见问题

1. 结果判读　OD 值是指特定波长的光照射微孔检测被溶液吸收光的量,即被检测物吸收掉的能量,OD=lg(1/trans),其中 trans 为检测物的透光值,OD 值可使用酶标仪读取获得。cutoff 值即临界值,是判断检测结果的标准,不同厂家、不同方法的试剂 cutoff 的设置不同。S/CO 即 OD/cutoff 值,一般将 S/CO 值≥1 判为反应性; S/CO 值<1 判为非反应性。

为保证输血安全,国内很多血站将判定值下移,即设置"灰区"防止弱阳性标本漏检。各试剂厂家对血筛试剂的灰区并未提及,且目前国内对 ELISA 试剂灰区的设置也尚无标准,大多数血站根据实验室最佳 C5-C95 区间设置灰区。

2. 常见问题

(1)阳性对照不显色:阳性对照孔漏加试剂或阳性对照试剂质量问题等。

(2)阳性对照显色浅(HBeAb、HBcAb 阴性对照显色浅):试剂和保存不当、活性下降;试剂盒使用前未放置室温平衡;温育时间不够或孵育温度过低;洗板浸泡时间过长、洗板次数过多;使用不正确的洗液;洗液中含有防腐剂,且残留量过多;洗板后酶标板被干透;读数时使用波长不正确;滤光片不清洁或滤光片位置错误;读板时酶标板位置放置错误;阳性对照活性下降;酶标失活;试剂加样量不准确或显色配置比例不当等。

(3)阴性对照显色(HBeAb、HBcAb 除外):实验过程受污染、阴性对照污染、酶滴在孔壁上、自动加样或全自动酶免分析仪处理选错程序等。

(4)整板不显色:试剂和保存不当、已经失活;忘记加酶、可检查滴瓶内酶量;忘记加抗原或中和试剂;忘记加显色剂 A 或显色剂 B,全自动分析仪时将显色与终止液条码弄反或加错。

(5)阳性对照读数不正常:加入标本后未进行必要的混匀、标本稀释错误、加样量不正确、冷冻标本未完全溶解混匀、标本中含有防腐剂、微板底部异物、酶标仪出现故障等。

(6)血清本底高:试剂盒灵敏度高,试剂保存不当或过期;加样时使用同一枪头、交叉污染;孵育时间过长或温度过高;洗板次数不足,浸泡时间短;洗板时洗液量少或残留量多;洗板时洗液量过多、串孔;洗板机管道中有霉菌生长;洗液瓶混用;洗板机洗板头阻塞或洗板机洗板头位置错误;配置洗液的去离子水或蒸馏水被污染;终止液浓度不够,没有充分混匀,或终止液被污染;读数时酶标板底部有水蒸气凝结;酶标仪偏差。

(7)假阳性结果:实验器具被污染;血清中出现纤维蛋白凝集;血清标本中出现过多的红细胞;血浆标本处理不当;标本中含有灰尘、颗粒或细菌等;标本被反复冻融;加标本后进行不正确的振荡;沿孔壁上加入标本,加样后出现过多的气泡;酶标滴加在孔壁上,洗板未洗净;混用洗液或洗液稀释错误;洗液瓶中、管道或配置洗液的水中有霉菌;洗板次数不足或浸泡时间短;洗板时洗液量少或残留量多;洗板时洗液量过多、串孔;读数时酶标板底部有水蒸气凝结;洗液瓶、废液瓶混用;读数过程中板孔中有气泡;酶标仪偏差。

(8)同一板内重复性差:标本混匀不充分;试剂混匀不充分;标本与酶结合物混匀不充分;加样技术差异;加样器故障或加样器被污染;加样时间过长导致孵育时间不同;孵育器内部的温度不一致,造成酶标板孔间的孵育温度差异;读数时酶标板孔间有气泡。

（五）ELISA 技术在血液筛查中的应用及发展

ELISA 技术应用范围广泛,适用于大批量标本的筛查。目前,ELISA 检测相关试剂已发展至第 4 代。第 1 代试剂将全病毒的裂解产物作为抗原(如抗 HCV Ab 试剂所用抗原为病毒基因组非结构区 C100),利用间接 ELISA 法检测有无抗体的存在,由于其中含杂质较多,敏感性和特异性受到一定限制,抗体检出时间晚,非特异性反应较高,出现较多假阳性结果。第 2 代试剂依旧是间接 ELISA 法检测,采用基因工程重组或合成的多肽抗原,如 HCV 核心区多肽 C22-3 和非结构区抗原 NS3 的

C33C 和 NS4 抗原,第 2 代试剂敏感性和特异性有所提升,但由于基因工程重组抗原中存在载体组成部分,检测结果易出现假阳性。第 3 代试剂使用人工合成带有抗原决定簇的多肽,采用双抗原夹心法检测抗体,其优势为可探测出所有与抗原相关的抗体亚型,如 HCV 试剂增加了非结构区 NS3 区 C33C 抗原比例,添加了 NS5 区抗原,第 3 代试剂检测敏感性明显升高,但仍会出现标本漏检的情况。第 4 代抗 HCV Ab 检测试剂采用双抗原夹心直接检测血清中抗 HCV Ab,采用多表位 HCV 嵌合抗原(RHCV-NS4-C-NS3-NS5)和修饰的 HCV 嵌合抗原标记长臂生物素(LC-Biotin-HCV-Ag),敏感性和特异性均较好。第 4 代 HIV 检测试剂是 HIV 抗原和抗体联合检测试剂,可一次性检出 p24 抗原、HIV-1 和 HIV-2 抗体等,由于其敏感度较高,能在一定程度上缩短 HIV 感染后检测的窗口期。

练习题三

1. 制作 ELISA 载体材料最常用的物质是(　　　)
A. 聚氯乙烯
B. 聚苯乙烯
C. 硝酸纤维素膜
D. 尼龙膜
E. 磁性微粒

2. ELISA 双抗体夹心法(　　　)
A. 将酶标记特异性抗体用于检测抗原
B. 先将待测抗原包被于固相载体
C. 标记一种抗体可检测多种抗原
D. 能用于半抗原的测定
E. 将酶标记抗抗体用于抗原检测

3. ELISA 中最常用的酶是(　　　)
A. 葡萄糖氧化酶和辣根过氧化物酶
B. β-半乳糖苷酶和辣根过氧化物酶
C. 葡萄糖氧化酶和碱性磷酸酶
D. 脲酶和碱性磷酸酶
E. 辣根过氧化物酶和碱性磷酸酶

4. ELISA 实验时不慎将两种不同 HIV 抗体检测试剂的酶错用,结果将如何?

5. ELISA 试剂盒未开封前的保存温度是多少?

三、核酸检测

(一) 血筛核酸检测应用背景

窗口期是指从感染病毒到特异性标志物被检出的时间。免疫学检测方法对"窗口期"的漏检是影响输血和血液安全的重要因素,对于献血者的血源筛查,单纯检测抗原或抗体并不能完全保障血液安全。

核酸检测技术(nucleicacid testing,NAT)是一系列直接检测病原体核酸技术的总称。1999 年,日本红十字会采供血机构率先使用 NAT 对血液进行病毒筛查。2000 年起,我国有学者对献血者 HCV NAT 筛查的必要性和可行性做了初步探讨。2010 年,我国卫生部将北京、上海、广州等 12 个省市 15 所采供血机构确立为内地首批核酸检测试点单位,这标志着我国输血相关传染病的血液筛查工作迈上了新台阶。2012 年,NAT 检测试点单位增加至 40 多家。2015 年,全国基本实现了血液筛查核酸检测的全覆盖。

NAT 是使用物理、化学和生物学方法,通过靶核酸直接扩增或对其附带信号扩增的方法,让极微量的核酸变成直观的光电信号或可视信号,从而判断标本中是否存在相应的病原体。正因为 NAT 技术可检出待测标本中极微量的核酸,甚至在病毒感染后数天即可检出病毒核酸,大大缩短了血液感染病毒的检测"窗口期",大幅缩短病毒感染"窗口期"的检测,灵敏度与特异性较高,可弥补血清学检测存在的"窗口期"长、病毒变异、静默感染和人工操作错误等原因而造成的漏检,降低经输血途径传播病毒的风险。采用 NAT 技术,将 HBV、HCV 及 HIV 的平均"窗口期"可分别缩短至 20 天、10 天及 7 天。

(二)血筛核酸检测常用技术

常用的血筛核酸检测技术,包括聚合酶链反应(polymerase chain reaction,PCR)、转录介导扩增(transcription mediated amplification,TMA)、核酸依赖性扩增检测技术(nuclear acid sequence-based amplification,NASBA)、连接酶链反应(ligase chain reaction,LCR)、分支链 DNA 信号放大技术(brach-DNA,B-DNA)等,其中最常用的是 PCR 和 TMA。

1. PCR PCR 是一种用于放大扩增特定的 DNA 片段的分子生物学技术,它可看作是生物体外的特殊 DNA 复制。在待扩增 DNA 片段的两侧设计合成特异性寡核苷酸引物,利用 DNA 在体外 95℃左右高温时变性,双股 DNA 变为单链 DNA,60℃左右时引物与单链 DNA 按碱基互补配对的原则结合,72℃左右 DNA 聚合酶沿着 $5' \rightarrow 3'$ 的方向催化 DNA 链延伸合成互补链,通过模拟 DNA 在体内复制的过程,待扩增 DNA 反复扩增后可以放大上万倍甚至上百万倍。

逆转录 - 聚合酶链反应(reverse transcription-polymerase chain reaction,RT-PCR)是将 RNA 的反转录(reverse transcription,RT)和 cDNA 的 PCR 相结合的技术。首先经反转录酶的作用,从 RNA 合成 cDNA,再以 cDNA 为模板,在 DNA 聚合酶作用下扩增合成目的片段。RT-PCR 技术灵敏而且用途广泛,可用于检测细胞中基因表达水平、细胞中 RNA 病毒的含量和直接克隆特定基因的 cDNA 序列。作为模板的 RNA 可以是总 RNA、mRNA 或体外转录的 RNA 产物。无论使用何种 RNA,关键是确保 RNA 中无 RNA 酶和基因组 DNA 的污染。

2. TMA TMA 是一种利用 RNA 聚合酶和逆转录酶在约 42℃等温反应条件下来扩增核糖体 RNA(rRNA)的系统。利用目标核酸的扩增方法,使用 RNA 转录(RNA 聚合酶)和 DNA 合成(反转录)按照目标核酸产生 RNA 扩增子。RNA 和 DNA 都可以使用 TMA 方法扩增。

PCR 和 TMA 的比较见表 6-5。

表 6-5 PCR 与 TMA 方法比较

	PCR	TMA
扩增原理	模拟自然 DNA 复制的过程	模拟自然 DNA 转录成 mRNA 的过程
靶目标	DNA/RNA	DNA/RNA
酶	DNA 聚合酶	MMLV 逆转录酶及 T7 RNA 聚合酶
反应体系	一种酶,一对引物,dNTP	两种酶,两条引物,dNTP,NTP
温度条件	循环导热(变性,退火,延伸)	恒温(42℃)
扩增仪器	热循环仪	水浴箱或者加热模块
扩增产物	DNA	RNA
扩增速度	以 2^n 扩增 2~3 小时目的基因扩增放大 10 亿倍	每个循环可以生成 100~1 000 个拷贝 15~30 分钟内可增加 10 亿倍
信号检测	多种不同荧光基团标记探针 FRET 多种靶序列同时检测 可以区分阳性产物种类	AE 标记寡核苷酸探针 HPA/DKA 多种靶序列同时检测 无法区分阳性产物种类

（三）血筛核酸检测试剂

1. 基于 PCR 技术的血筛核酸检测试剂　基于 PCR 技术的血筛核酸检测试剂的发展过程可分为五个阶段,分别称为第一代、第二代、第三代、第四代和第五代血筛核酸检测试剂。

（1）第一代血筛核酸检测试剂:第一代核酸血筛试剂代表性产品基于 PCR-ELISA 技术,采用 PCR 或 RT-PCR 扩增 HBV DNA、HCV RNA 和 HIV-1 RNA,扩增结束后加入酶标记的寡核苷酸探针,可与扩增的 DNA 扩增子特异性结合,通过类似于酶联免疫法的酶催化底物显色反应,实现对靶分子的检测,因此称之为终点检测。

（2）第二代血筛核酸检测试剂:第二代核酸血筛试剂检测时先对样品进行汇集混样,采用实时荧光 PCR 技术分 3 管分别扩增 HBV DNA、HCV RNA 和 HIV-1 RNA。若某一个样品汇集池检测为阳性,则对该样品汇集池内的每一份样品分别提取核酸,并采用相应的某一种病原体的试剂进行扩增,以鉴别出核酸检测结果为阳性的是哪份样品,该方法提高了自动化程度,我国研发的第二代核酸血筛试剂于 2009 年前后由国家食品药品监督管理局批准上市。

（3）第三代血筛核酸检测试剂:第三代试剂采用多重实时荧光 PCR 技术进行实时检测,可同时在一个反应中检测 HBV DNA、HCV RNA 和 HIV-1 RNA,还可按照选定设置的检测程序自动进行样品汇集,混检阳性的样本可以自动进行拆分检测,但由于检测的 3 种病原体靶均采用同一种荧光信号,无法在实时检测时判别阳性结果是哪种病原体核酸为阳性。

（4）第四代血筛核酸检测试剂:我国上海浩源生物技术有限公司研发的五色荧光多重 PCR 法核酸血筛试剂是全球首个获批的五色荧光多重 PCR 法核酸血筛试剂。该产品与第三代试剂最大的区别在于可以在同一个 PCR 管中同时进行 HBV DNA、HCV RNA 和 HIV-1 RNA 的实时荧光检测,并判别出哪一种(或哪几种)病原体为阳性,大大提高了检测效率。在检测模式上采用全自动系统,首先进行样品汇集池的合并检测程序,对检测结果为阳性汇集池中的每一份样品进行拆分检测,即可一次性判定哪一份(或哪几份)样品为阳性,并同时判定哪一种(或哪几种)病原体为阳性。

（5）第五代血筛核酸检测试剂:第五代试剂是在第四代基础上的进一步改进,其检测模式和检测原理与第四代基本一致,采用全自动平台进行多色荧光多重 PCR 法实时检测,最大的区别是改进了 HIV RNA 的检测能力,如中国苏州华益美生物科技有限公司研发的 HBV/HCV/HIV-1/2 核酸血筛试剂(中国 CFDA 于 2013 年批准)和罗氏诊断的 cobasTaqScreen MPX Test, version 2.0 试剂(美国 FDA 于 2014 年批准),均可同时检测 HIV-1 M 组和 O 组,以及 HIV-2 RNA、HBV DNA 和 HCV RNA;这些技术的更新和改进,进一步提高了输血和血液成分的安全。

2. 基于 TMA 化学发光法血筛核酸检测试剂　TMA 则是一种转录扩增的过程。它使用 Money 鼠白血病病毒(MMLV)逆转录酶和 T7 RNA 多聚酶两种酶,在等温条件酶催化下复制出上亿的 RNA 序列拷贝。对于采用 TMA 化学发光法的核酸血筛试剂,目前共包括 Procleix HIV-1/HCV Assay、ProcleixUltrio Blood Screening Assay、ProcleixUltrioplus Blood Screening Assay 和 ProcleixUltrio Elite Blood Screening Assay 等四个版本的试剂批准上市,均由 Gen-probe 公司 /Chiron 疫苗和诊断产品公司共同研发。

2002 年美国 FDA 批准 Procleix HIV-1/HCV Assay 用于血液筛查,该产品基于 TMA 技术,仅能对 HIV-1 RNA 和 HCV RNA 进行扩增,扩增产物为 RNA 扩增子,加入的化学发光基团标记的寡核苷酸探针可与 RNA 扩增子特异性结合,通过化学发光法实现对靶分子的检测。2008 年美国 FDA 批准了 Gen-Probe 公司的 ProcleixUltrio Blood Screening Assay,该产品可以采用手工操作程序,也可以在 Procleix Tigris 系统上自动化运行,仍然采用基于 TMA 技术的扩增和终点检测。ProcleixUltrio Blood Screening Assay 在检测模式上,首先是对 16 份样品组成的混合样本进行合并检测,对阳性结果的混和样本中的每一份样品进行拆分检测以判别哪一份样品为阳性反应,最后采用 3 种探针对该样品分别进行鉴别检测,从而判别该样品含有哪一种或哪几种病原体核酸,与 Procleix HIV-1/HCV Assay 不同,ProcleixUltrio Blood Screening Assay 可以对 HBV DNA、HCV RNA 和 HIV-1RNA 进行检测。2012 年，美国 FDA 批准了 ProcleixUltrio Blood Screening Assay 的改进版本，即 ProcleixUltrioPlus Blood Screening Assay 试剂。其改进主要体现在：首先是增加了氢氧化锂浓缩液，以增强裂解 HBV 病毒颗粒并释放 ssDNA 的能力，从而增强 HBV 的检测能力，并在检测 HCV 和 HIV-1 RNA 的能力上有了一定的改进；其次是对自动化程度进行了一定的改进，但是仍然在 ProcleixTigris 系统上运行。ProcleixUltrioElite Blood Screening Assay 是对 ProcleixUltrioPlus Blood Screening Assay 的进一步改进，主要体现在两个方面：一是增加了 HIV-2 的引物和探针，从而增加了 HIV RNA 的检测能力，二是检测平台改为 Procleix Panther 系统，但是其检测模式与 ProcleixUltrioElite Blood Screening Assay 完全一致。

由于感染后病毒颗粒先释放到血液中，在"窗口期"里，感染者抗原/抗体检测可呈阴性，但其血液却具传染性，应用 NAT 技术虽不能完全消除感染窗口期，但可使输血传播病毒的风险降至极低水平。但 NAT 存在的问题也很明显，首先是进口试剂价格昂贵，其次是国产试剂的灵敏度有待进一步提高，第三是使用多少份血液标本混合筛查才合适，以及标本混合后筛查的灵敏度应达到何种标准。NAT 与 ELISA 技术是检测对象完全不同的两种方法，且血清学检测与核酸检测各有优劣，ELISA 能检出部分 NAT 法漏检的弱阳性样本，同样 NAT 法也能检出部分 ELISA 检测不出的弱阳性样本，因此两种方法是互补的，缺一不可。

核酸扩增检测技术，包括转录介导的核酸扩增检测技术（TMA）、实时荧光聚合酶链反应（real-time fluorescence PCR）；血清学检测技术，包括酶联免疫吸附试验（ELISA）、化学发光免疫分析试验（CLIA）。检测策略为感染标志物应至少采用核酸和血清学试剂各进行 1 次检测（注：对于 HBV、酶免检测反应性的标本可不再进行核酸检测，直接视为该项目检测结论不合格）。

（四）核酸检测在血筛应用中常见问题

1. 实验室清洁与防污染　实验前后需对实验室地面、试验台面和空气实施清洁及消毒。消毒设备包括紫外线灯、移动紫外线推车、过氧化氢空气消毒机及高压灭菌器；消毒剂常用 84 稀释液及 75% 酒精。实验室应定期对消毒效果实施监控，可采用沉降法和擦拭法选取实验区域不同位置留样进行污染监测。

在扩增过程中将底物脱氧尿苷（d-UTP）代替脱氧胸苷（d-TTP），从而得到含有 d-UTP 的 DNA 分子扩增产物（通常是前次 PCR 的产物，污染的来源）。在 PCR 开始前有一步 50℃保温步骤，此时尿苷酶（UNG 酶）可切断所有含有 dU 的双链或单链 DNA，将反应体系中已有的 U-DNA 污染物中的尿嘧啶碱基降解（在非 PCR 条件下，比如在配制 PCR 体系的时候产生的一些非特异扩增），使之不能作为扩增模板，但它对天然的不含 d-UTP 的核酸不起作用。消除由于污染 DNA 产生的扩增，随后 95℃ UNG 酶被灭活，不会再降解新产生的 PCR 目的产物 U-DNA。

2. 实验室的设置、分区及要求　实验室的设置、设施和环境应符合《实验室生物安全通用要求》（GB 19489）中二级生物安全实验室的相关规定，原则上可以设置 3~4 个独立的工作区域：试剂耗材储存与准备区、标本处理和标本制备区（核酸纯化）、扩增检测区。各区域空间完全相互独立，不能直接相通。其中试剂耗材储存与准备区必须独立设置；标本处理和标本制备区应该配置生物安全柜；用于核酸纯化、扩增检测中的核心区域应设置缓冲间（兼作防护服更换间）。如果单机核酸检测设备可实现多项功能合并的，相关区域可相应合并。分区的各区域只能用于特定操作，各区的试剂、仪器、设备及各种物品包括实验记录、标记笔等不得交叉使用。

核酸实验室应实施空气流向控制，扩增前、后区域应该有独立通风系统，扩增后区域保持负压状态，其他区域保持正压或常压状态，防止扩增产物进入扩增前的区域。

3. 常见异常结果原因分析

（1）引起扩增曲线抖动的原因，主要有以下四点：①室内温度变化，直接引起荧光抖动；②仪器运行过程中的机械抖动；③试剂不均匀，扩增过程中，温度升高试剂分散开，荧光强度改变；④扩增池中有气泡，一般在前几个循环就会出现曲线抖动。

(2)批/孔无效

1)阴阳对照、质控品结果异常:质控充分混匀,注意平衡,位置摆放与设置正确,质控品种类及条码输入无误。

2)设备故障,计算机传输故障人工操作,外部电磁、毛发、温/湿度等干扰:定期校验,确保加样准确,加强仪器的维护保养。增加人员培训,熟练操作。加强清洁与消毒并对实验室温/湿度,压力等进行实时监控等。

3)试剂异常,标本质量(平衡温度,溶血脂血等)影响:试剂与样本均要按要求平衡至室温,需要按照时间及配方要求配置试剂正确配置,关注异常标本的加样。

4)拆分、鉴别率过低:可由各自系统本身的分析灵敏度和特异性决定,也可受实验室操作及环境的影响:可以采用辅助方法来完善目前的检验规则,如增加额外的抗 HBc 检测、进行二次平行检测和鉴别/拆分、条件允许的情况下运用化学发光法等检测手段来了解此类献血者的更接近真实的感染状况,也可以对此类人群进行一定时间内的追踪检测来确定归队或者继续献血的可行性。

NAT 检测不是绝对可靠的,不能用 NAT 检测取代酶联免疫法检测,因为 NAT 检测也受到各种因素的影响,如核酸检测窗口期、病毒核酸变异、病毒含量较低以及实验操作问题等,都会导致 NAT 检测假阴性的出现。

自我测试

1. 扩增后区域应保持什么压力状态?
2. 血站核酸冻存的样本应在什么条件下复融?
3. 核酸实验室人员和物品的工作流向应如何设置?
4. HIV 感染核酸及酶免检测的窗口期?

知识小结

1. 我国输血相关传染病标志物血源筛查的法定检查项目包含 HBV(HBsAg、HBV-DNA)、HCV(抗 HCVAb、HCV-RNA)、HIV(抗 HIVAb、HIV-RNA)、TP(抗 TP Ab)检测。

2. 隐匿性乙型肝炎病毒感染机制仍不清楚,但血清 HBV DNA 拷贝数一般与显性感染 HBV DNA 拷贝数相当。

3. HCV 是一种变异性很强的病毒,结构区域复杂,目前并没有十分有效的疫苗可以预防 HCV 感染。

4. 当 HIV 抗体检测呈反应性时,提示可能有 HIV 感染,需要将样本送当地疾病预防控制中心进行进一步确认。

5. 酶联免疫吸附试验(ELISA)是将抗原抗体结合的高度特异性及酶的高效催化性相结合的一种免疫分析方法,具有灵敏度高、快速简便、成本低廉等优点。该技术是将已知的抗原或抗体吸附在固相载体表面,然后利用酶标记(偶联)的抗体或抗原与之孵育,加入显色剂显色,根据显色强弱利用酶标仪读取吸光度,半定量测定待测物。可用于测定抗原,也可用于测定抗体。

6. 血站 HBsAg、抗 HIVAb、抗 TP Ab 检测一般采用双抗体(双抗原)夹心法检测,HCV 抗体检测采用了间接及夹心法检测。

7. ELISA 结果的干扰因素很多,如试剂保存不当、标本质量问题、实验室环境、实验操作熟练度、设备故障等。

8. 为保证输血安全,国内很多血站将判定值下移,即设置"灰区"防止弱阳性标本漏检。灰区设置应根据血站使用的试剂等具体情况制订。

9. 病毒感染者"窗口期"献血,病毒变异,免疫静默感染等因素可导致 ELISA 漏检,严重影响输血安全性。

10. NAT 检测技术可大大缩短 HBV、HIV、HCV 的检测窗口期,将 HBV、HCV 及 HIV 的平均"窗口期"可分别缩短至 20 天、10 天及 7 天。因而可大大提高血液的安全性。

11. NAT 检测不是绝对可靠的,因此不能用 NAT 检测取代酶联免疫法检测。

12. PCR 及 TMA 检测原理不同,PCR 方法结果 CT 值可半定量反映病毒载量,多种靶序列同时检测,不同荧光可以区分阳性产物种类。

13. 核酸检测对环境要求高,必须做好实验室的清洁消毒及防污染措施。实验室的设置、设施和环境应符合《实验室生物安全通用要求》规定。

14. 输血传播疾病的预防和控制策略包含:①严格筛查献血者;②严格进行血液病毒标志物的筛选检测;③加强采血和血液制备的无菌技术操作;④加强对血液成分的病毒灭活;⑤合理用血,倡导成分输血和自体输血;⑥积极研发寻找各类血液替代品。

第四节　血站质量管理

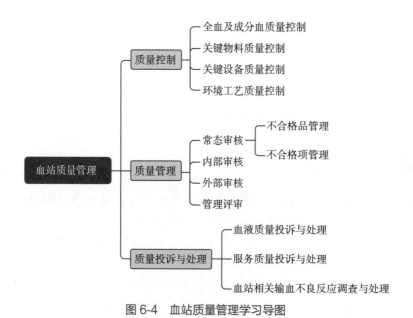

图 6-4　血站质量管理学习导图

学习目标

1. 掌握全血及成分血质量检查原则
2. 掌握全血及成分血质量检查标准及方法
3. 掌握不同关键物料质量检查标准及方法
4. 掌握不同关键设备质量检查的频率、项目及标准
5. 掌握采供血环境卫生质量检查的频率、项目及标准
6. 掌握采供血业务流程常态审核、内部审核、外部审核及管理评审要素
7. 掌握血站质量投诉与处理流程

一、质量控制

血站的基本职责是提供充足且安全的血液,血液产品的质量受诸多因素影响,为保障血液产品质量,每月除对血液产品进行质量检查,还需对涉及血液产品质量的关键物料、设备以及血液采集、制备与供应的环境工艺卫生等进行质量检查。

(一)全血及成分血的质量检查

血站应根据每月采集、制备、贮存全血及成分血的实际情况,遵循随机、均匀分布抽取的原则,对成品库拟发往临床的血液产品进行质量抽检。全血质量检查的抽样量为每月供应量的1%或至少4袋,成分血质量检查的抽样量为每月制备量的1%或至少4袋。对于实际库存量低或每月制备量少于4袋的成分血,血站可自行制订抽样频次,酌情推至下一个月进行抽样检查,产品出现质量异常状况时应加大抽样量。

血液产品抽检应当尽可能采用密闭系统进行取样,如果采用开放系统,应当严格无菌操作。取样对血液质量没有构成影响的,取样后的合格血液可以发放使用。抽检的血液应首先通过计算机信息管理系统进行接收并锁定,质量检查结束后,按相关规定对抽检的血液进行处置。

血液质量控制检查项目包括以下内容:

1. 外观检查 血液颜色是否正常、是否有气泡、脂血、溶血等现象;血袋是否密闭完整,是否在有效期内使用;血袋辫管内容物是否符合要求等。图6-5~图6-7列出了部分外观检查异常的案例。

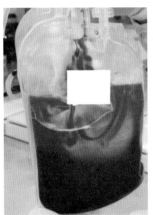
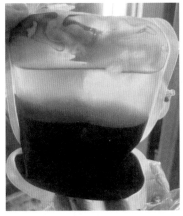

图 6-5 溶血悬浮红细胞外观及正常悬浮红细胞外观

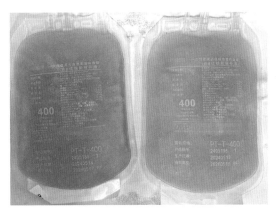

图 6-6 黄疸血浆外观及正常血浆外观

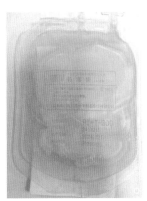
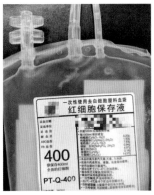

图 6-7 纤维蛋白析出冷沉淀凝血因子外观及
正常冷沉淀凝血因子外观

2. 标签检查　血站名称及其许可证号、献血编号或条形码、血型、血液品种、采血日期及时间（制备日期及时间）、有效日期及时间、储存条件、容量、注意事项等。

3. 容量检查　采用称量法。根据全血及成分血比重推算血液体积是否符合质量标准。

4. 血液有效成分检查　血红蛋白含量、血细胞比容、血小板含量、中性粒细胞含量、Ⅷ因子含量、血浆蛋白含量、纤维蛋白原含量等。

5. 残留成分检查　红细胞混入量、白细胞混入量、游离血红蛋白、上清液蛋白含量、甘油残留量、亚甲蓝残留量等。

6. 其他检查　无菌试验、储存期末 pH 等。

质控人员对每月的全血及成分血质量检查结果进行统计分析，形成质量检查报告，并定期对血液质量监测结果进行趋势分析。由献血者个体差异引起且不影响血液安全性能的指标（检查项目详见本节教程附录 1，具体质量标准参见《临床输血技术培训基础教程》），如果检查符合率 ≥75%，可认为血液采集、制备和储存等过程受控。如果抽检符合率<75%，应当增加抽检频率和数量，对涉及的全血或成分血质量进行评估，分析不达标的原因，及时采取纠正和预防措施。当质量检查项目出现失控趋势时，应当对血液采集、制备和储存等过程涉及的各要素进行系统评估，分析调查存在的问题，必要时采取纠正和预防措施并追踪验证。

（二）关键物料的质量检查

合格的物料是血液质量的保障。采供血场所用的物料必须符合国家相关标准，不能对人体健康和血液质量造成不良影响。对关键物料进行质量检查，确保只有合格的物料才能投入使用。血站关键物料包括塑料血袋、一次性使用耗材、检测试剂和标签等，对于购进的每一批关键物料，血站质管部门均需要按要求进行抽样质量检查。每次进货的每个批号的物料分别抽检 5 套。质量检查应记录耗材相关资料，包括厂家、批号、有效期、进货数量、抽检数量、送检日期等，被检物料必须在有效期内。

1. 一次性使用耗材质量检查　一次性使用耗材包括全血采集袋、单采耗材、血液转移袋、注射器、真空采血试管、去白细胞滤器、病毒灭活器材等。耗材质量必须符合国家相关标准，每一批耗材必须有出厂检验报告，规格必须符合使用要求。每个耗材的单包装上应有下列标识：①产品名称、规格、适用范围标记等；②生产批号及有效期；③生产厂家和 / 或商标名称和地址；④一次性使用；⑤包装如有破损禁止使用。其他质量检查项目如下：

（1）产品标识：标签应字迹清楚，项目齐全，塑料采血袋标记产品名称、型号代号、采血袋（无采血袋时按转移袋）公称容量和国家标准编号组成。塑料采血袋分为单袋（S），双联袋（D），三联袋（T），四联袋（Q）和转移袋（Tr）五种型式。例如，采血袋公称容量为 400mL 的双联袋（D）的产品标记为：血袋 D-400。

血袋标识还应有下列内容：①血液保存液的名称、配方和容量；②公称容量（采血量）；③无菌有效期及无须通气的说明，"无菌""无热原"限定条件的说明；④"一次性使用"、"用后销毁"字样、使用说明、保存的条件等。

去白细胞滤器单包装上还应有使用符号或文字标明去白细胞滤器无菌、无热原；标明适用范围。适用于全血和悬浮红细胞的标记为 RF，适用于血小板悬液的标记为 PF。

（2）外观：

1）塑料血袋袋体应无色或微黄色，无明显杂质、斑点、气泡。外表面应平整，在灭菌过程中和在温度不超过 40℃的贮存期内不应有粘连。热合线应透明、均匀。采血管和转移管内外表面光洁，不应有明显条纹、扭结和扁瘪。袋中的抗凝保存液及添加液应无色或微黄色、无浑浊、无杂质、无沉淀。

2）去白细胞滤器外壳应光洁，无明显机械杂质、异物，焊接面应均匀、无气泡，软管应柔软、透明、光洁，无明显机械杂质、异物、扭结。

3）注射器应清洁、无微粒和异物。注射器外套必须有足够的透明度，能毫无困难地读出剂量，清晰地看到基准线。注射器若带注射针头，应注明规格。注射器应有良好的润滑性能，注射器的内表面

（包括橡胶活塞）不得有明显可见的润滑剂汇聚。

4）真空采血试管应无色透明、光滑、平整，正常视力能清楚观察到试管内血液标本；不得有明显变形、沙眼、气泡、杂质等。

（3）系统密闭性：在光线明亮处进行目视检查，并以挤压方式检查系统密闭性。塑料采血袋的采血针、采血管、输血插口必须连成一个完整的密闭系统，保证采集、分离、输注和储存血液时其内腔不与外界空气相接触，无渗漏、长霉、混浊等变质现象。

2. 检测试剂质量检查　检测试剂类关键物料包括感染性标志物核酸检测试剂、乙型肝炎病毒表面抗原检测试剂、丙型肝炎病毒抗原/抗体检测试剂、艾滋病病毒抗原/抗体试剂盒、梅毒特异性抗体检测试剂、地方性时限性感染性疾病抗原/抗体检测试剂、丙氨酸氨基转移酶试剂盒、血型试剂盒、快速检测试剂盒等。

查验试剂盒内部检定合格报告，对于血液筛查的体外诊断试剂盒，必须有国家食品药品监督管理部门批签发证明，其他检测试剂以生产厂商出具的出厂检验报告为准。试剂运送途中的温度必须符合试剂说明书要求，供应商必须提供试剂运输冷链监控温度记录。其他质量检查项目如下：

（1）传染病因子检测试剂盒质量检查，包括核酸检测试剂盒、酶免检测试剂盒、乙型肝炎表面抗原筛查试纸试剂盒、ALT 快速检测试剂盒等。

1）外观：试剂盒包装应完整，标识清晰，试剂齐全、足量、无渗漏。组分性状与说明书一致；液体组分无沉淀或絮状物；冻干组分呈白色或其他色疏松体。

2）查验试剂说明书版本和内容是否符合试剂盒要求。

3）变异系数（CV）测定：在相同条件下，重复试验获得相同结果的稳定程度，用 CV 表示，$CV=(S/X) \times 100\%$，X 为平均值，S 为标准差。

酶免试剂盒通常需要连续测定同一批号的室内质控品 10~20 天，收集至少 40 个的质控数据（对数据进行离群值检验，剔除离群值）。分别统计计算批内 20 个、批间 40 个质控 S/CO 值，根据批内、批间质控的平均值 X 及标准差 S，计算出 CV 值。ALT 试剂盒则需要检测日常所用的中值和高值质控血清样本各 20 份，根据相应的平均值 X 及标准差 S 分别计算 CV 值。

4）批内变异系数：酶免试剂 20 孔检测 OD 值批内 CV 内变异系，ALT 检测试剂批内 $CV<5\%$。

5）批间变异系数：酶免试剂 40 孔 S/CO 检测 OD 值批间 CV 间 O 异系。

（2）血型抗原及抗体检测试剂盒质量检查：包括抗 A、抗 B 试剂盒、抗 D 试剂盒、ABO 反定型红细胞试剂盒等。

1）外观：试剂盒包装应完整，标识清晰，标签应包括品名、装量、保存条件、批号、失效期、制备单位等。试剂齐全无渗漏，装量不低于标示量。抗 A 应染成蓝色，抗 B 染成黄色，抗 D 为无色透明液体。抗 A、抗 B、抗 D 血清应澄清，无肉眼可见颗粒或其他悬浮物。A_1、B、O 型红细胞试剂应为鲜红色无凝块红细胞悬液，沉淀后，上清液呈透明液体，无溶血。

2）抗血清特异性：抗 A 试剂与 A_1 型红细胞发生凝集反应，与 B 型红细胞不发生凝集反应；抗 B 试剂与 B 型红细胞发生凝集反应，与 A_1 型红细胞不发生凝集反应；抗 A 试剂和抗 B 试剂与 O 型红细胞均不发生凝集反应。抗 D 试剂与含有 D 抗原的 O 型红细胞发生凝集；与不含有 D 抗原的 O 型红细胞不发生凝集。

3）试剂红细胞 ABO 血型抗原特异性：A_1 型红细胞与抗 A 试剂发生凝集反应，与抗 B 试剂不发生凝集反应；B 型红细胞与抗 B 试剂发生凝集反应，与抗 A 试剂不发生凝集反应；O 型红细胞与抗 A 试剂不发生凝集反应，与抗 B 试剂不发生凝集反应。以生理盐水代替抗 A 或抗 B 试剂做阴性对照。

4）血清效价：抗 A、抗 B 血清效价均应 ≥8；抗 D 血清效价应 ≥64。具体效价标准见表 6-6。

表 6-6　待检 ABO 细胞与抗血清反应标准

抗血清	待检 ABO 细胞	凝集 3+ 抗血清最高稀释度	凝集 1+ 抗血清最高稀释度
抗 A	A_1	≥128	≥64
抗 B	B	≥128	≥64
抗 H	O	≥原液	≥2

5）亲和力：一般采用试管法进行抗 A、抗 B、抗 D 血清试剂亲和力测定，血清与 2%~5%A 型或 B 型红细胞悬液出现肉眼可见凝集时间 ≤10 秒；抗 D 血清试剂与 10% 的 ccDee 红细胞悬液出现肉眼可见凝集时间 ≤15 秒，3 分钟内凝集块必须达到 $1mm^2$ 以上。

6）试剂红细胞溶血率测定：A_1、B、O 红细胞溶血率应 ≤3.0%。

（3）血红蛋白试剂质量检查：包括血红蛋白筛查试剂盒、血红蛋白分析仪比色片、硫酸铜溶液等。

1）外观：试剂盒包装应完整，标识清晰，试剂齐全无渗漏。血红蛋白分析仪比色片应清洁、无微粒和异物，有足够的透明度，不影响仪器读数。

2）硫酸铜溶液比重：采用韦氏比重秤法测定比重，20℃时，用于男性献血者血比重检查的硫酸铜溶液比重为 1.052 0，用于女性献血者检查为 1.051 0，允许误差为 ±0.000 5。

（4）标签质量检查：标签的底色应为白色，标签应洁净、无破损，字迹清楚；标签上文字一般为实体黑色字体。拟采用新的生产商所提供的标签或标签材质变更时应予以确认。

（三）关键设备的质量检查

设备是影响血液质量的关键要素之一，设备的好坏直接影响血液质量，但先进的设备不等于先进的血液质量，任何设备在使用过程中均会因自身特性和使用环境的影响而出现性能不稳定的情况，因此必须对设备，特别是关键设备进行质量监控和管理，确保其持续处于有效和可靠的完好状态。血站必须定期对关键设备进行检定或校准，除国家强制检定设备按照相关强检要求进行外，其余设备血站可以依据国家检定规程（校准规程），或生产厂商说明书，或实验室所开展的实验精度要求，由经培训考核合格的工作人员根据相应规程或说明书通过比对实现量值溯源，或委托相关校准机构 / 生产厂商进行。血站自行检测的关键设备主要包括成分制备大容量离心机、储血设备、压力蒸汽灭菌器、采血秤等。

1. 成分制备大容量离心机质量检查　血液成分制备主要就是将采集的全血通过物理方法分离成体积小、纯度高、临床疗效好、不良反应少的单一血液成分。大容量离心机是血液成分制备的关键设备，离心机的性能是否符合要求，是保证血液成分制备质量的关键因素之一。根据成分制备离心机的使用及运转情况，通常每年进行 1~2 次质量检查，检查项目包括离心温度、时间及转速。

（1）离心温度：通常在离心机工作间隙进行，采用经计量部门标定的温差电偶温度计的探头测试，离心 10min 后，离心机显示的规定温度与温差电偶温度计显示的测量温度之间的差值为 ±1℃范围以内符合质量标准。

（2）离心时间：使用秒表对离心机的时间控制进行检查，离心机显示的时间与秒表测定的时间差值为 ±20s 以内符合质量标准。

（3）离心转速：在离心转头轴上贴一张反光标签，启动离心机待转速稳定后，用转速仪的光束照明反光标签，离心机显示的规定转速与转速仪显示屏上的测量转速差值为 ±50r/min 以内符合质量标准。为保证检查人员的安全，检测时距转速仪的测量距离不得小于 20cm。

2. 储血设备质量检查　储血温度是否在控与血液产品质量直接相关，必须严格监控储血设备质量。检查项目包括温度、电源故障报警系统、温度失控报警系统以及血小板振荡仪振荡频率等。如未安装集中温度监控系统，温度、温度失控报警、电源故障报警质量检查每月至少进行 1 次；如已安装集中温度监控系统，且 24 小时有专人监控，温度质量检查每月至少 1 次，温度失控报警系统检查每季度至少 1 次,电源故障报警系统检查每年至少 1 次。

(1)温度:储血设备的温度应在规定范围内,应当采用经计量部门标定的温度计(精确度为 0.1℃)测定储血设备箱内的温度,测量具体布点方式应当符合国家有关血液冷藏箱的要求。各储血设备的储存温度见下表 6-7。

表 6-7　储血设备的储存温度

设备种类	温度
储血冷藏箱(库)	2~6℃
血小板温箱(室)	20~24℃
低温冰箱(库)	−18℃以下
超低温冰箱	−65℃以下

(2)报警系统:切断储血设备的电源或开启报警测试按钮,模拟电源发生故障,或将储血设备的报警范围分别调至低于和高于储血设备温度,模拟温度失控,两种情况下报警系统均应立即以声/光方式发出警报。

(3)血小板振荡仪振荡频率:使用秒表计时 1min,计数血小板振荡仪的振荡次数,质量标准 60 次/min。

3. 压力蒸汽灭菌器质量检查　压力蒸汽灭菌器不仅可以杀死细菌、真菌等活的微生物,对芽孢、孢子也有杀灭效果,是目前最可靠、应用最普遍的物料灭菌方法。采供血业务中所产生的医疗废物,如报废血液、血液标本、血液转移袋、酶免微板等耗材等,均需就地进行无害化处理才能转运,避免造成生物安全危害,因此压力蒸汽灭菌效果监测对血站生物安全防范至关重要。压力蒸汽灭菌器质量检查应每周进行 1 次,可采用化学指示剂法或生物指示剂法进行灭菌效果监测。

化学指示卡可用于各种物品包装中心监测,指示胶带除用于物品包装表面监测外也可用于物品包装中心的监测。在规定的灭菌温度和时间条件下,指示卡(胶带)受热变色达到要求的标准颜色变化。由于操作便利,血站通常采用化学指示剂法。

每次质量检查,只要有一个灭菌试验包中心化学指示剂未达到要求的颜色变化,则该批全部物品均视为灭菌不合格。灭菌未合格的物品再次灭菌时,应重新按要求放置化学指示卡(胶带)进行灭菌监测,若仍不能达到标准要求,则确定高压灭菌器的灭菌效果不达标,需联系厂家进行检查维修。

4. 采血秤质量检查　采血秤不仅可以对献血者的献血量进行准确定量,在采血过程中还能将血液和保存液充分混匀。根据采血秤的使用频率,每半年至少进行 1 次质量检查。检查项目包括摇动频率、称重准确度和报警功能。

(1)摇动频率:开启采血秤混匀器后,使用秒表计时观察 1 分钟内混匀器摇动次数,摇动一个循环为一次,摇动频率应为 30~32 次/min(进口采血秤见生产厂商说明书)。

(1)称重准确度:将标准砝码置于采血秤上,观察采血秤显示的数值,标示量 ±2% 值,标为合格。

(2)报警功能:将标准砝码置于采血秤上,模拟采血量到规定量时,指示灯应立即以声/光方式报警。

5. 血液运输设备质量检查　血液运输设备包括冷藏运输车和血液运输箱,应具有温度控制和温度显示装置,内壁的表面应光洁平整无裂痕,易于消毒和清洁。每月至少监测 1 次,每次随机抽检 4 个,不足 4 个的全部抽检。抽检项目包括温度和箱体内壁微生物检测。

(1)外观:冷藏运输车厢体应整体密闭。血液运输箱在盖合后应整体密闭,能防尘、防雨、防滑;箱体外观和内壁表面平整无裂痕、能防止液体渗漏;正常使用情况下箱体应不变形,内部材料不自发产生有害气体。

(2) 标识：运输箱应有相应的标识，标识应完整、清晰，包括但不限于下列内容：①血站或医疗机构名称；②最大承重质量；③放置方向、防摔、防晒、防雨；④最多叠放层数；⑤血液的品名、运输温度。

(3) 温度：冷藏运输车车厢内各测量点平均温度最大值与最小值的差值 ≤ 2℃；车厢内显示温度与实际检测温度允许误差为 ±1℃ 以内（冷冻运输差值应在 ±2℃ 以内）；装载 4~20℃ 物件时，血液运输箱箱体外表面不出现明显的凝露现象。

(4) 微生物检测：

1) 质量标准：不得检出乙型溶血性链球菌、金黄色葡萄球菌等致病性微生物，细菌菌落数 ≤ 10cfu/cm^2。

2) 检查方法：通常采取压印法采样，将培养基上的琼脂压贴在待检物体表面 10~20 秒，采样后的培养基放入 37℃ 培养箱中培养 48 小时后观察结果。微生物培养可使用物体表面采样专用的表面培养基、血平板、HE 琼脂平板或亚硫酸铋琼脂平板。

$$物体表面菌落总数（cfu/cm^2）= \frac{平皿上的菌落数}{采样面积（cm^2）}$$

(四) 环境工艺的质量检查

没有良好的环境工艺就没有良好的血液质量。采供血环境，包括流动献血车、献血房车、献血屋、成分制备间、储血室、储血冷库、储血冰箱、净化室、净化台、工作人员手卫生等。环境工艺质量检查参照 GB 15982—2012《医院消毒卫生标准》中"各类环境空气、物体表面菌落总数卫生标准"的规定，净化室执行 I 类环境标准，其他场所执行 III 类环境标准。I 类环境在洁净系统自净后与从事医疗活动前采样，III 类环境在消毒或规定的通风换气后与从事医疗活动前采样。工作人员手卫生检查每月 1 次，采供血环境空气菌落检查、物体表面微生物污染检查和净化台（室）质量检查每季度 1 次。

1. 工作人员手卫生检查

(1) 质量标准：手细菌菌落总数 ≤ 10cfu/cm^2，无致病菌生长。

(2) 检测方法：手卫生后，从事采供血业务活动前，被检人五指并拢，取出物表擦拭采样管内的棉拭子，在双手曲面从指跟到指端来回涂擦各两次（一只手涂擦面积约 30cm^2），并随之转动采样棉拭子，采样后将棉拭子放入采样管内，去掉手接触部分，用无菌吸管吸取 0.2mL 采样液接种于 9cm 营养琼脂培养基。置 35~37℃ 培养箱中培养 48 小时，观察结果。手细菌菌落总数（cfu/cm^2）根据以下公式进行计算：

$$手细菌菌落总数（cfu/cm^2）= \frac{平皿上菌落数平均值 \times 采样液稀释倍数（50）}{采样面积（cm^2）}$$

2. 采供血环境卫生质量检查

(1) 质量标准：III 类环境空气菌落数应 ≤ 4.0cfu/（皿·5min）。

(2) 检测方法：在消毒处理后，从事采供血业务操作前采样。采样前关好门、窗，室内无人走动。与地面垂直高度 80~150cm 进行采样，若室内面积 ≤ 30m^2，设一条对角线上取 3 点，即中心一点、两端各距墙 1m 处各取一点；若室内面积 > 30m^2，设东、西、南、北、中 5 点，每个检测点均距墙 1m；每个检测点放置一个 9cm 的营养琼脂培养皿，放置 5 分钟，培养皿置 35~37℃ 培养箱中培养 48 小时，观察结果。

3. 物体表面微生物污染检查

(1) 质量标准：不得检出乙型溶血性链球菌、金黄色葡萄球菌等致病性微生物。净化室（台）物体表面细菌菌落数 ≤ 5cfu/cm^2，其他物体表面细菌菌落数 ≤ 10cfu/cm^2。

(2) 采样时间：在消毒处理后进行采样。

(3) 采样方法（压印法）：采用物体表面采样专用的表面培养基，将培养基上的琼脂压贴在待检物体表面 10~20 秒，采样后的表面培养基置 35~37℃ 培养箱中培养 48 小时，观察结果。

$$物体表面菌落总数（cfu/cm^2）= \frac{表面培养基方格中的菌落数}{表面培养基方格面积（cm^2）}$$

4. 净化台(室)质量检查

(1)质量标准：净化台按 A 级、净化室按 C 级标准执行,菌落检测可采用沉降菌法或浮游菌法,净化设备洁净度标准见表 6-8。

表 6-8　净化设备标准

检测项目	洁净度级别		
	A 级	B 级	C 级
尘埃颗粒数(≥0.5 粒数,静态)	≤3.5/L	≤3.5/L	≤350/L
菌落数沉降菌法(cfu/4h)	≤1	≤5	≤50
菌落数浮游菌法(cfu/m³)	≤1	≤10	≤100

(2)菌落数检查(沉降菌法)：将净化室划分为 3 个检测区,每个检测区放置 1 个 9cm 的琼脂培养皿;将净化台划分为 2 个检测区,每个检测区放置 7 个 9cm 的琼脂培养皿;待检净化设备正常运转 30 分钟后,放置培养皿半小时,采样完毕后置 35~37℃培养箱中培养 48 小时,记录结果。

(3)尘埃颗粒计数方法：根据净化设备面积大小设定最少测定区,面积为 10~40m² 的净化室划分为 2 个测定区,面积为 40~100m² 的净化室划分为 4 个测定区,净化台划分为 2~3 个测定区。每个测定区的中央为测定点,测定点的高度与实际工作位置相一致。待检净化设备正常运转 30 分钟后,采用尘埃颗粒计数仪进行检测,每个点测定 3 次,取平均值作为判定依据。

二、质量管理

血站质量管理体系覆盖血站所开展的采供血和相关服务的所有过程。质量体系的运行需要严密组织实施和严格监控及确保有效、合理的资源配置,所有血液及血液成分制备过程都能受控,血液产品及服务都符合质量要求。通过对质量体系实施监控、测量、分析和改进,并有计划地进行审核,确保其适宜性、充分性和有效性。审核是一种评价质量管理体系有效性的方法,以识别风险和确定是否满足要求。为了有效地进行审核,需要收集有形和无形的证据。在对所收集的证据进行分析的基础上,采取纠正和改进的措施。所获取的知识可能会带来创新,使质量管理体系达到更高的水平。血站质量部门实施质量审核的方式包括常态审核、内部审核、外部审核等。

(一)差错管理

差错是指任何与标准操作程序相偏离的事件,也叫偏差。差错和事故的报告、分析及处理,是促使过程改进的重要手段。日常工作中如果没有建立差错或事故常规报告及处理程序,问题没有得到足够的重视及纠正,很有可能导致差错的再次发生,而再次发生的差错通常是重大差错。

血站差错可能存在于各个环节,主要包括以下几类：①献血环节：献血者评估有误,如献血者被不适当淘汰,不适当献血,对献血者的医学评价不完整,献血者身份核实错误、献血反应处理不当,献血者资料无法查找,献血者资料录入错误等。②操作过程：如违反操作规程,引发血液质量不合格或连续出现不合格血液产品,血液贴签错误导致不合格血液误发放等。③检测过程：检测标本不正确或不符合要求,血液样本的 ABO 血型、Rh 血型、抗体筛查、传染病因子检测结果不正确,血液检测放行记录与实际放行不符合,结果发送错误等。④设备管理：设备保养、维护不当等导致设备能力不足引起的差错。⑤供方的产品或服务出现严重不合格导致的差错。⑥严重环境污染及安全事故导致的差错。⑦人员管理：如资质不足,培训不到位,人员责任心不足等导致的差错。⑧内审、外审、常态审核以及管理评审中发现的其他不合格导致的差错。

差错管理的过程和程序应当符合法规和质量标准的要求,包含以下内容：①差错记录和分类;②确定差错对血液产品或服务质量的影响;③评价差错对相关过程或活动的影响;④分析差错产生的根源;⑤选择并实施适宜的纠正及预防措施;⑥通知和血液产品的召回;⑦按照相关要求报告;⑧纠正及预防措施的追踪验证。

员工在工作、交接、督查、完成职责任务过程中发现的差错,均应该及时报告,根据严重程度和纠正情况上报至部门负责人、质管部门,直至质量管理委员会。只有使发生于工作现场的差错、偏差、事故等质量事件及时上报,当事人免于处罚,重视预防纠正措施的落实和追踪验证,才能得到更好的改进效果。相关责任科室对差错进行根源性分析,从表层原因(如人为差错或设备故障)、系统原因(如程序上、系统性问题)和特殊原因(如不可预知、不稳定)进行分析,制订改进的措施,实施行动计划和确保监测有效性。采用根源分析对于发现偏差产生的真实原因十分重要,根源分析常用的方法有头脑风暴、鱼骨图、失效模式效应分析、刨根问底等,直至查出根本原因。根本原因往往是潜在的,往往需要通过管理层采取控制措施解决。

对采供血工作过程中发现质量缺陷和差错事故的情形,由科室或质管部门对照事故和差错等级标准进行初步认定,对类似等级认定或较难认定的情形,或者需要多个部门参与调查才能全面了解差错产生原因等复杂问题,由质量主管报血站最高管理者或质量委员会议讨论决定。

(二) 常态审核

定期监视和评价质量管理体系的执行情况及其效果非常重要。质量管理部门定期赴采供血业务场所巡查,通过现场考察、询问员工、查阅记录、听取反馈等多种方式进行常态审核。一旦质量体系运行出现异常状况应及时进行专门审核,这样有助于质量管理部门主动发现并及时解决问题,弥补内部审核和外部审核检查周期较长的缺陷。

1. 常态审核巡查内容应覆盖质量体系各个环节,内容包括:

(1)安全与卫生:包括工艺卫生、员工个人卫生、环境和物品的清洁与消毒、生物安全防护、职业暴露预防及处置、传染病信息报告、医疗废物处理、消防、放射安全及危化品管理等。

(2)工作人员对本岗位管理制度和操作规程的认知、执行情况。

(3)质量体系各环节接口间的交接与关键控制点的质量监控状况。

(4)仪器设备的使用、维护、运行、管理状况。

(5)物料的采购、供应、使用、库存管理情况。

(6)血液及标本的采集、交接、运输和冷链的维护监控情况。

(7)质量记录的书写、保存、整理、归档情况。

(8)计算机信息系统的使用、维护、管理状况。

2. 不合格品管理　对不合格品进行识别和有效控制,可以确保不符合质量标准要求的血液和物料及时被发现、标识、隔离、评价和处置,防止不合格品的非预期使用和交付。

(1)不合格血液的管理

1)不合格血液的判定、标识:血液在采集过程中,发现凝块血、超量血(采血量超过血袋规格的10%)、少量血(采血量低于血袋规格的60%)、血袋或导管渗漏、空气倒灌等情况时,采血者应在血液标签醒目位置予以标识并隔离存放。

血液在成分制备、储存和发放过程中,操作者目视检查发现明显溶血、破袋、血袋或导管渗漏、黄疸血、凝块血、色泽异常、气泡、疑似细菌污染、重度乳糜血、过期等情况时,应在血液标签醒目位置予以标识并隔离存放。

血液检测完成后,应将检测不合格的血液贴上不合格血液标签并隔离存放。

2)不合格血液的隔离与处置:所有不合格血液被识别后,应上报至质管部门,并交由血液供应部门集中隔离存放,质管部门评估确认后,置于不合格血液冰箱做待报废处理。报废血液应有明细,执行无害化处理后,严格执行医疗废物管理程序。

(2)不合格物料的管理

1)不合格物料的识别:物料在验收入库、质量抽检、储存、发放、使用等过程中发现以下情况均确认为不合格物料：供应商资质不全或过期；物料外观破损、受潮、霉点、渗漏、变色、杂质；标签不清楚、破损；体外诊断试剂在运输和储存过程中温度不符合规定；质量抽检中未达到质量标准；有效期外；无批批检报告等。

2）不合格物料的隔离：对于质量抽检不合格的物料，由库房管理人员进行标识，隔离存放于不合格品区域。对于使用过程中发现的不合格物料，由业务科室人员进行标识并隔离存放。

3）不合格物料的处置：验收入库环节发现的不合格物料可由库房管理人员直接与供货商沟通退货；质量抽检或使用过程中发现的不合格物料，需要质管部门出具相应的质检报告后，由物料采购部门、供货商、库房管理人员或使用科室共同讨论退货相关事项。

3. 不合格项管理　血站各部门在采供血及相关服务过程中应及时发现、识别不合格项，并上报质管部门处理。不合格项导致出现不合格品时，应同时执行不合格品控制程序。

（1）不合格项主要来源：

1）科室自检、科室间互检、质管部门常态审核及组织内部质量审核；

2）质量监控中发现的异常趋势变化；

3）室间质量评价成绩不合格或异常趋势；

4）献血者、用血医院质量投诉；

5）外部质量审核。

（2）不合格项事实描述：质管部门或审核方可根据被审核方所违背的法律法规、规范及技术标准、质量管理体系文件、服务承诺及要求等条款所涉及的内容作为不合格项的判定依据，开具不合格项时，应与被审核方充分沟通，不合格事实应经责任部门认可。不合格项事实描述应符合以下要求：证据确凿、理由充分、描述具体，结论明确，尽可能采用专业术语。

（3）不合格项分类：

1）一般不合格项：质量体系运行中发生的偶然的、个别的、孤立的性质轻微的质量问题，经证实不能影响采供血的关键过程，不会影响血液质量。

2）严重不合格项：质量体系运行中出现的严重的系统性质量问题，影响采供血关键过程，可能对血液质量产生不良影响，或直接影响到检测数据及报告的质量。

3）潜在不合格项（观察项）：暂未构成不合格，但有变成不合格趋势的质量隐患。

（4）不合格项处置：

1）责任部门应采用合适的方法或工具分析不合格项产生的原因，力求分析客观全面，制订相应纠正和预防措施，措施得当，客观具体，具有可行性，明确整改期限。质管部门应对不合格项报告的科学性及合理性进行审核，必要时可提供指导。

2）责任科室应在规定期限内组织实施整改，严重不合格项整改期限一般为1个月，一般不合格项整改期限为2周，可现场整改的应立即采取纠正措施。纠正和预防措施的实施过程中如涉及文件修改、人员培训等内容，应执行相应管理程序。

（5）不合格项纠正的追踪验证：不合格项整改完成后，质管部门负责对纠正和预防措施效果进行现场追踪验证。当有证据表明纠正和预防措施取得预期效果时，该不合格项可关闭；如纠正和预防措施未取得实效，应重新制订措施，并再次确定整改完成期限。

追踪验证要点：①查验各项措施是否按规定时间落实到位，取得预期效果；②整改实施情况是否有据可查，记录是否按规定保存；③纠正后的效果如何，是否有类似不合格项再次发生。

（三）内部质量审核

内部质量审核（internal audit）也叫第一方审核（first party audit），是指由机构自行组织为验证质量管理体系是否持续的满足规定的要求并且有效运行的一系列审核活动。内部审核不仅在实践中评估整体质量管理体系中定义的法规、标准和准则是否得到正确实施，还将为各级人员提供讨论流程和质量相关环节的机会，同时为接受外部审核做准备。内部质量审核程序由血站按照审核的基本要求和自身特点制订,包括对质量体系文件的审核和对质量体系执行状况的审核。每年至少进行 1 次内审活动,两次内审之间的间隔期不超过 12 个月,要求覆盖采供血及相关服务的所有过程和部门。内部质量审核一般分为以下几个步骤。

1. 制订内审计划   质管部门应预先制订内部质量审核计划,规定审核的准则、范围、频次和方法,组建内审组,内审计划经质量负责人审核,法定代表人批准后执行。审核准则(audit criteria)是用于与记录、事实陈述或其他信息进行比较的一组质量方针、程序或质量要求,通常包括适用的法律和法规要求、行业规范要求、标准要求和质量管理体系要求。血站内部质量审核员由法定代表人任命,必须经过相应的培训考核,具备内审员资质和审核能力,并且与受审核方无直接责任关系。内审组至少提前 1 周将内审计划发给受审核部门。

《内部质量审核计划》主要内容包括:①审核的目的、范围、依据、方法;②内审工作安排(包括文件审核和现场审核);③审核的时间、地点;④受审核的部门及审核要点。

2. 内审的实施及评价

(1)内审组长负责召集首次会议,血站领导、内审组成员及各科室负责人参加。内审组长介绍本次内审目的、范围、依据、方式、分组及组员构成、内审日程安排及其他有关事项。

(2)内审组依据文件评审计划对中心质量管理体系文件进行文件审核,并形成评审记录,记录应包括文件评审清单、文件评审汇总和结论。内审组通过文件评审了解受审核科室具体情况后,编制《内审检查表》,检查表应包括审核依据、审核内容、方法及结论等。

(3)内审组根据《内审检查表》对受审核科室的质量体系执行状况进行现场审核,可以采用查看文件与记录、察看工作现场、询问工作人员等方式进行,发现问题应及时与受审核科室工作人员充分沟通,并将体系运行情况及发现的问题详细记录在检查表中。内审记录应包含以下信息:审核日期、审核依据或条款、涉及的部门及岗位、审核内容、参与审核人员名单、审核员、审核区域、不合格项或偏差清单等。现场审核后,内审组召开会议,对审核结果汇总分析,确定不合格项。

(4)召集末次会议,内审组长进行内部审核概述,说明不合格项的内容、数量与分布,提出完成纠正措施的要求及整改时限,宣读审核评价结论,并说明内部审核质量报告的发布时间和方式。

(5)被审核科室对内审中发现的不合格项应制定纠正和预防措施并组织实施,内审组负责对实施效果进行跟踪验证并形成记录,具体执行《不合格项管理程序》。

3. 内审报告   内部质量审核完成后应形成审核报告,内容包括审核情况和评价、不合格项及其纠正措施和预防措施。具体内容包括审核目的、范围、依据、方法及日期;审核组成员及受审核部门;审核综述及审核结论;不合格项数量及分布情况;审核报告分发范围。质管部门收集、整理内审记录并归档保存,内审结果应提交管理评审。

(四)外部质量审核

外部审核包括第二方和第三方审核。第二方审核由组织的相关方,如服务对象或由其他人员以相关方的名义进行。第三方审核由外部独立的审核组织进行,如提供合格认证/注册的组织或政府机构。国家卫生健康委员会、省级卫生健康委员会等各级卫生行政部门每年组织开展的采供血机构血液安全技术核查为外部质量审核。

1. 审核依据   《中华人民共和国献血法》《血站管理办法》《血站质量管理规范》《血站实验室质量管理规范》《血站技术操作规程》等法律法规。

2. 审核内容   一般对上年度质量管理体系整体运行情况进行审核。内容包括血液采集、检验、成分制备、储存和交付等全过程,以及采供血服务、年度工作总结、上年度校验和卫生监督等部门检查时发现的问题及整改情况。

3. 审核方式   听取汇报、查阅资料、实地了解、现场察看、交流座谈等。

4. 审核评价及验证   审核方通报审核发现及不合格项,质管部门进行核查情况汇总,通知相应科室在要求日期内完成纠正措施并追踪验证,直至不合格项关闭。

（五）管理评审

管理评审（management review）是为确定质量体系达到质量方针和质量目标的适宜性、充分性和有效性所进行的活动，一般在质量体系内审完成后组织管理评审。血站的法定代表人应就质量体系所涉及的内容做出总结，探讨持续改进契机，指示今后质量工作的方向和改进目标。

1. 管理评审的时机　血站应每年至少组织 1 次管理评审，一般在内部审核完成后进行。两次管理评审的时间间隔不应大于 12 个月，可根据实际需要增加管理评审次数。在质量体系正在建立期间，评审间隔宜缩短。这样可保证当识别出质量管理体系或其他活动有需要修正之处时，能够及早采取应对措施。当血站质量体系发生重大变化，如国家法律法规和标准发生重大变化、血站发生重大质量事故或献血者、用血医院有重大投诉以及产品结构、资源配备或其他要求发生变化时可增加评审的频次。

2. 管理评审的输入应包括以下方面的信息　①内部审核结果及外部审核结果；②献血者和用血医院的质量信息反馈和满意度调查结果；③血液的质量情况；④预防和纠正措施的实施及其有效性；⑤影响质量体系运行的各种变化，如组织结构、法律法规等的变化；⑥质量体系运行状况，质量方针的适宜性及质量目标的完成情况；⑦供应商的表现；⑧质量体系运行中发现的不合格情况；⑨既往管理评审的后续措施。

3. 管理评审的实施　质管部门负责在评审前提交《管理评审计划》，经质量负责人审核后，报血站站长批准。计划内容包括评审目的、评审时间、评审内容、评审人员、评审输入资料的准备等。各相关科室收到评审计划后向质管部门提交所需输入资料，质管部门整理好后提交评审组。评审组对评审材料进行分析和评价，并从中找出与预期目标的差距，同时还应考虑任何可能改进的机会，并在研究分析的基础上，从而找出自身的改进方向，对于存在的或潜在的不合格项提出纠正和预防措施，落实责任部门。管理评审会议由法定代表人主持，对涉及资源配置的内容做出决策，并对今后的质量改进方向提出要求。

4. 管理评审输出应包括以下内容相关的决定和措施　①质量管理体系及其过程有效性的改进，包括质量方针、质量目标、组织结构和过程控制的评价等；②与服务对象要求有关的血液产品及服务的改进；③质量体系运行资源需求。

5. 质量负责人编写管理评审报告，经法定代表人批准，并发放至相关部门，确保有关措施在规定的时限落实。

三、质量投诉与处理

血液作为无法人工合成、不可替代的特殊产品，在输血治疗中发挥重要作用，同时由于血液产品或相关服务不符合既定的质量标准，可能无法达到预期的治疗效果，甚至发生输血不良反应。血站建立质量投诉和输血不良反应报告的处理程序，确保在任何时间均有工作人员接收及处理血液质量投诉、服务投诉和血站相关的输血不良反应报告，并进行相应的调查和处理，保证产品及服务的质量。

（一）血液质量投诉与处理

1. 血液质量投诉受理　血站一般指定质管部门受理血液质量投诉，并设立 24 小时质量投诉电话，投诉者可通过当面口头投诉、电话投诉、书面投诉等方式向血站提出质量投诉。

2. 血液质量投诉原因　血液出现质量缺陷，如标签不合格，血液输注前发现血袋或导管有渗漏、明显溶血、严重脂血、黄疸、凝块血、色泽异常、疑有细菌生长、血浆纤维蛋白析出等外观不合格等。

3. 血液质量投诉处理

（1）收到来自临床医院、受血者或其他相关科室的血液质量投诉时，质量管理部门应及时到现场对被投诉血液进行初步观查，对投诉信息进行整理、分析、记录，并做出血液是否存在质量问题，是否需要进行血液收回等进一步处理的初步判断，对一般的意见或反馈作出答复和解释。如属重大血液质量投诉，应及时报告部门负责人。

（2）对投诉有质量缺陷而无法及时判断的血液,应组织调查评估和质量检测,并根据质量检测的结果提出处理意见,交由供血部门向临床医院或受血者反馈投诉处理结果。需收回的质量缺陷血液,执行血液收回程序。

（3）由于血液质量投诉发现的不合格项,应组织责任科室分析原因并制订纠正预防措施。涉及重大血液质量投诉时由科室负责人组织调查,报告质量主管,并及时向上级卫生行政管理部门报告。

（二）服务质量投诉与处理

1. 服务质量投诉受理　来自献血者或临床医院服务投诉一般由业务管理部门负责受理、调查评估、处理、反馈及上报。投诉信息接收途径包括电话、信函、网络、来访接待等。接到服务对象投诉时,工作人员应详细登记投诉内容,包括投诉人、投诉时间、服务缺陷具体描述、受理人等,而后应采取积极措施处理。

2. 献血者投诉及处理　血站工作人员收到献血者的意见反馈时,应及时回复并将情况反馈给相关部门。工作人员每日对前一日的献血者不满意短信进行电话回访,耐心听取献血者反馈,做好记录,禁止以任何理由或借口推卸责任,同时做好对献血者的安抚工作,将需责任科室进一步回访处理的投诉反馈给责任科室,与责任科室一同调查了解事情经过,督促责任科室认真处理,及时将处理结果反馈给献血者。

3. 临床医院投诉及处理　工作人员对临床用血医院针对血站服务的投诉进行分析、整理后,应及时、准确地传递给业务管理部门;业务管理部门组织对上报服务问题进行调查评估,提出处理意见。需要改进的,交责任科室分析原因并制订纠正预防措施。血液供应部门根据质管部门调查评估意见向临床医院或受血者反馈投诉处理结果,反馈时工作人员应注意沟通技巧。

4. 临床用血医院满意度调查　每年进行一次临床用血医院满意度调查,一般以发放调查问卷的方式进行,收集用血医院相关意见和建议,血液供应部门协助发放和回收满意度调查表。用血医院满意度调查问卷可通过邮寄、电子邮件、上门访问等方式送到医院输血科（血库）,调查范围尽可能包括用血量占 95% 以上的用血医院,数量不少于 50 家。

用血医院满意度调查问卷满分为 100 分,医院满意程度分为“满意”和“不满意”两级。业务管理部门对收集到的调查问卷及反馈信息进行统计、分析,确定用血医院的需求及期望,以及需进一步改进的措施。当医院满意度接近或低于控制下限时,应查找原因,确定责任科室并积极整改。

（三）血站相关输血不良反应调查与处理

1. 血站指定质量管理部门或其他授权部门负责对输血不良反应进行调查评估和检测,经综合分析后出具调查报告,将调查结果反馈给临床医院。

2. 血站收到临床医院、受血者或其他相关科室报告的输血不良反应时,应充分沟通,了解患者发生输血不良反应的临床症状,输血不良反应的处理、实验室检查等详细信息,对相关信息进行整理、分析、记录并作出初步判断,对一般的输血不良反应报告作出答复和解释。

（1）对于过敏、发热、血液输注无效等输血不良反应,可配合临床医院完善相关实验室检测,追溯物料质检报告,为输血不良反应调查处理提供依据。

（2）对于疑似溶血、细菌污染等血液质量原因导致的严重输血不良反应,应对所涉及的尚未输注完成的血液进行相关质量检查,完善细菌培养等检测,追踪检查相关血液从采集到血液发放的全过程和原始记录,对影响血液质量的人员、物料、过程所有因素进行检查,要求责任部门和责任人进行原因分析,采取纠正和预防措施,避免同类问题的再次发生。同时,按照不合格品管理要求,进行血液收回和报废处理。

血站质量管理部门通过对采供血业务的质量管理和质量监控,发现问题,提出改进措施,控制采供血相关过程,是保证血液质量持续改进、不断提高的重要手段。

知识小结

1. 全血及成分血质量检查抽样原则：每月遵循随机、均匀分布抽取的原则。全血及成分血每月至少随机抽取 4 袋或者为每月制备量的 1%。

2. 血液质量检查项目：包括外观、标签、容量、血液有效成分、残留成分及其他。

3. 关键物料质量检查数量为每次进货的每个批号抽检 5 盒 / 套 / 张。

4. 试剂红细胞溶血率测定：A_1、B、O 红细胞溶血率应 ≤ 3.0%。

5. 血清效价：抗 A、抗 B 血清效价均应 ≥ 128；抗 D 血清效价应 ≥ 64。

6. 血小板振荡仪振荡频率：使用秒表计数血小板振荡仪 1 分钟的振荡次数，质量标准 60 次 /min。

7. 采供血业务工作人员手卫生检查，每月 1 次。质量标准 ≤ 10cfu/cm²，未检出致病菌。

8. 献血屋、献血房车、流动采血车、机采科采集室、供血科储血室、储血专用冰箱及冷藏库、成分分离室空气菌落数应 ≤ 4.0cfu/（皿·5min）。

9. 献血屋、献血房车、流动采血车、机采科采集室、成分分离室物体表面不得检出乙型溶血性链球菌、金黄色葡萄球菌等致病性微生物。净化室（台）物体表面细菌菌落数 ≤ 5cfu/cm²，其他物体表面细菌菌落数 ≤ 10cfu/cm²。

10. 血站质量部门实施质量审核的方式包括常态审核、内部审核、外部审核等，并且定期形成质量管理评审报告，每年至少进行 1 次，保证质量体系持续改进。

11. 常态审核巡查可以通过询问员工、现场考察、查阅记录、听取反馈等多样的方式开展。

12. 差错和事故的报告、分析及处理，是促使过程改进的重要手段。

13. 不合格品管理包括：不合格血液的管理①不合格血液的判定、标识；②不合格血液的隔离与处置。不合格物料的管理包括：①不合格物料的识别；②不合格物料的隔离；③不合格物料的处置。

14. 不合格项分类：一般不合格项——质量体系运行中发生的偶然的、个别的、孤立的、性质轻微的质量问题，经证实不能影响采供血的关键过程，不会影响血液质量。严重不合格项——质量体系运行中出现的严重的系统性质量问题，影响采供血关键过程，可能对血液质量产生不良影响，或直接影响到检测数据及报告的质量。潜在不合格项（观察项）——暂未构成不合格，但有变成不合格趋势的质量隐患。

15. 不合格项追踪验证要点：①查验各项措施是否按规定时间落实到位，取得预期效果；②整改实施情况是否有据可查，记录是否按规定保存；③纠正后的效果如何，是否有类似不合格再次发生。

16. 内部质量审核步骤：制订内审计划、内审的实施及评价、内审报告。《内部质量审核计划》主要内容包括：审核目的、范围、依据、方法；内审工作包括文件审核和现场审核；审核时间、地点；受审核部门及审核要点。

17. 外部审核包括第二方审核和第三方审核。第二方审核由组织的相关方，如服务对象或由其他人员以相关方的名义进行。第三方审核由外部独立的审核组织进行，如提供合格认证 / 注册的组织或政府机构。国家卫生健康委员会、省级卫生健康委员会等各级卫生行政部门每年均开展的采供血机构血液安全技术核查为外部质量审核。

18. 血站应每年至少组织 1 次管理评审，一般在内部审核完成后进行。两次管理评审的时间间隔不应大于 12 个月，可根据实际需要增加管理评审次数。

19. 血液质量投诉原因：血液出现质量缺陷，如标签不合格，血液输注前发现血袋或导管有渗漏、明显溶血、严重脂血、黄疸、凝块血、色泽异常、疑有细菌生长、血浆纤维蛋白析出等外观不合格等。

20. 服务质量投诉处理包括献血者投诉、临床医院投诉及用血医院满意度调查、血站相关输血不良反应调查与处理。

自我测试

1. 全血及成分血质量检查抽样原则是什么？

2. 血站质管部门对全血及成分血质量抽检出现质控项目不符合相关标准或关键项目有失控趋势应如何处理？

3. 物料在验收入库、质量抽检、储存、发放、使用等过程中发现哪些情况均确认为不合格物料？

4. 储血设备检查项目包括哪些？

5. 关键物料质量检查应包括耗材哪些相关资料？

6. 血液产品残留成分检查包括哪些项目？

7. 一次性使用耗材的包装上应具有哪些标识？

8. 血站自行检测的关键设备主要有哪些？

9. 常态审核主要针对采供血业务哪些方面进行巡查？

10. 血液质量投诉原因包括哪些内容？

11. 服务质量投诉处理包括哪些方面？

12. 不合格项追踪验证要点有哪几方面？

13. 内部质量审核一般有哪些步骤？内部质量审核计划主要内容有哪些？

参 考 文 献

1. 国家卫生健康委员会. 关于印发血站技术操作规程 (2019 版) 的通知.(2019-04-28)[2024-10-30]. http://www. nhc. gov. cn/yzygj/s7658/201905/bdd4f4ccd15c4201bfb6d9e7492d7fab. shtml.

2. 卫生部. 血站质量管理规范.(2006-04-29)[2024-10-30]. http://www. nhc. gov. cn/yzygj/s3589/200804/6d133e61f45f49c5 b7737a8d8e6458fb. shtml.

3. 卫生部. 血站实验室质量管理规范. (2006-05-12)[2024-10-30]. http://www. nhc. gov. cn/yzygj/s3589/200804/560c421fe 8d84acf8f73f4b531555ece. shtml.

4. 世界卫生组织. 郭永建, 摘译. WHO 血液机构 GMP 指南 (上). 中国输血杂志, 2012, 25 (1): 84-92.

5. 世界卫生组织. 郭永建, 摘译. WHO 血液机构 GMP 指南 (下). 中国输血杂志, 2012, 25 (2): 184-192.

6. 全国质量管理和质量保证标准化技术委员会. 质量管理体系要求: GB/T 19001—2016/ISO 9001: 2015. 北京: 中国标准出版社, 2016.

7. 国家卫生健康委员会. 输血医学术语: WS/T 203—2020.(2020-04-23)[2024-10-31]. https://hbba. sacinfo. org. cn/attachment/onlineRead/65447c42b17dac1ae85b17c16aa6949dea561c6160103f2d051755852659ba9a

8. 国家卫生健康委员会. 全血及成分血质量要求: GB 18469—2012. 北京: 中国标准出版社, 2012.

9. 国家卫生和计划生育委员会. 全血与成分血质量监测指南: WS/T 550—2017.[2024-10-31]. http://www. nhc. gov. cn/ eweb editor/uploadfile/2017/05/20170531161107491. pdf.

10. 丁文斌. 乙肝病毒前基因组 RNA 在肝细胞癌发生和进展中的作用及机制研究. 上海: 中国人民解放军海军军医大学, 2020.

11. 崔富强, 庄辉. 中国乙型肝炎的流行及控制进展. 中国病毒病杂志, 2018, 8 (4): 257-264.

12. 易永祥. 乙型肝炎病毒的分子流行病学研究进展. 新发传染病电子杂志, 2020, 5 (01): 1-7+73.

13. 葛聪聪, 赵耀. 隐匿性乙肝病毒感染的研究进展. 儿科药学杂志, 2017, 28 (12): 49-52.

14. 贾成业, 贾小会. 乙型肝炎病毒血清标志物与 HBV-DNA 的相关性分析. 深圳中西医结合杂志, 2021, 31 (3): 82-83.

15. 崔富强, 庄辉. 解读《2021 年艾滋病病毒、病毒性肝炎和性传播感染全球进展报告》: 消除病毒性肝炎进展. 中国医学前沿杂志 (电子版), 2021, 13 (10): 1-4.

16. 高婧, 徐敏, 李世林. 新发再发病原体与血液安全. 中国输血杂志, 2021, 34 (3): 319-324.

17. 冀敏. 丙型肝炎患者基因分型与抗 HCV、HCV-RNA 的相关性研究. 实验与检验医学, 2017, 35 (02): 202-204.

18. 蒋保云. 丙肝抗体联合丙肝核心抗原在丙型肝炎诊断中的作用. 中国卫生标准管理, 2021, 12 (4): 3-6.

19. 中华医学会感染病学分会艾滋病丙型肝炎学组, 中国疾病预防控制中心中国艾滋病诊疗指南 (2021 年版). 中国艾滋病性病, 2021, 27 (11): 1182-1201.

20. 宋淑静, 马小亮, 刘亚楠, 等. 区分 HIV-1p24 抗原和 HIV 抗体检测方法的临床应用. 中国艾滋病性病, 2017, 23 (12): 1089-1091.

21. 徐玲. HIV/HBV 共感染者 cART 后的临床转归和 HIV 感染者接种 HBV 疫苗后应答状况的研究. 北京: 北京协和医学院, 2021.

22. 薛如君, 张锡宝. 中外最新梅毒指南的解读、比较及更新内容. 皮肤性病诊疗学杂志, 2017, 24 (1): 52-56.

23. 刘忠, 李玲. HTLV 与血液安全. 中国输血杂志, 2017, 30 (3): 221-223.

24. 李玲. 降低我国经输血传播病原体风险的血液筛查策略研究. 北京: 北京协和医学院, 2019.

25. 许四宏, 王佑春. HBV/HCV/HIV 核酸血筛试剂的研究及应用进展. 临床输血与检验, 2018, 20 (6): 581-585.

26. 周陆. 核酸检测技术在献血者血液筛查中的应用. 临床检验杂志 (电子版), 2020, 9 (1): 188-189.

27. 张美萍, 胡秀兰, 卢晓楠. 病毒核酸与酶联免疫检测在献血者中的应用价值比较研究. 临床输血与检验, 2017, 19 (5): 503-505.

28. 国家卫生健康委员会.: 医院消毒卫生标准: GB 15982—2012. 北京: 中国标准出版社, 2012.

29. 卫生部. 药品生产质量管理规范 (2010 年修订)(卫生部令第 79 号).(2011-02-12)[2024-10-30]. https://www. gov. cn/gongbao/content/2011/content_1907093. htm.

30. 欧洲血液审核体系项目组成员. 欧洲血站审核的共同标准和准则 (第 1.0.1 版) 北京市红十字血液中心, 译. 北京: 中国标准出版社, 2021.

31. Cohn CS, Delaney M, Johnson ST, et al. Technical Manual. 20th ed. Bethesda: American Association of Blood Banks (AABB), 2020.

第二篇

输血技术篇

第七章   血型遗传学

第一节   遗传学基础

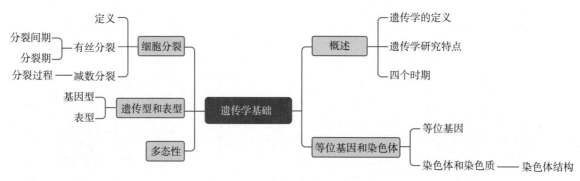

图 7-1   遗传学基础学习导图

学习目标

1. 了解遗传学的定义
2. 了解遗传学研究特点
3. 了解遗传学发展的四个时期
4. 掌握基因和等位基因的定义
5. 掌握染色体和染色质的区别及染色体结构特点
6. 掌握有丝分裂各时期特点
7. 掌握减数分裂特点及染色体的变化
8. 掌握基因型和表型的定义
9. 掌握多态性的定义

一、概述

遗传学是一门富有逻辑性、多学科交叉融合、发展快且应用性强的学科。遗传学这一学科名称是由英国遗传学家贝特森（W.Bateson）于 1909 年首先提出。广义的遗传学是指研究生物的遗传与变异规律的一门生物学分支学科；狭义的遗传学是指研究基因结构、信息传递、表达和调控的一门生物学分支科学。遗传是指生物性状或信息世代传递的现象，同一物种只能繁育出同种生物，同一家族的生物在性状上有类同等现象。遗传学的具体研究特点是在生物的个体、细胞和基因层次上研究遗传信息的传递和表达；遗传信息的传递包括世代的传递和个体之间的传递，可以通过个体杂交和人工的方式研究相应基因的功能与性状。遗传学的发展经历了四个时期：细胞遗传学时期（1900—1940 年），代表人物有摩尔根,他确立了遗传的染色体学说;微生物遗传和生化遗传时期(1941—1960 年),代表人物有奥斯瓦尔德·艾弗里,他提出遗传的物质基础是 DNA;分子遗传时期(1953—1985 年),代表人物有沃森和克里克,他们提出了 DNA 的双螺旋结构模型以及中心法则;基因组和蛋白质组时期(1986 年至今),重大突破包括克隆羊的成功和人类基因组草图的面世等。

二、等位基因和染色体

基因是遗传的一个功能单位。它是染色体内的一段脱氧核糖核酸(DNA),编码具有某种功能的分子。基因是从亲代传给后代的任何性状(定义为基因决定的特征或条件)的基本遗传单位,包括血型抗原。基因座(locus)是染色体上的固定位置,如基因或遗传标记。一个基因座可能被称为等位基因的几种可供选择的基因形式中的一种占据。等位基因(allele)一般指位于一对同源染色体的相同位置上控制着相对性状的一对基因。它可能出现在染色体某特定位置上的两个或多个基因中的一个。若一个染色体上的等位基因位置上的基因以两个以上的状态存在,便称为复等位基因。例如,人类的 ABO 血型系统:AB 血型的人有一个等位基因决定 A,一个等位基因决定 B(既无 A 又无 B 等位基因的人的血型为 O 型)。

染色体为细胞中最重要的遗传结构,是细胞核中由 DNA、蛋白质和少量 RNA 组成的易被碱性染料着色的一种丝状或杆状物。研究表明,每条染色体含有一个脱氧核糖核酸(DNA)分子,每个 DNA 分子含有很多个基因。现代遗传学认为,基因是 DNA 分子上具有遗传效应的特定核苷酸序列的总称,是具有遗传效应的 DNA 分子片段。基因位于染色体上,呈线性排列。真核生物的染色体在细胞生活周期的大部分时间里都是以染色质(chromatin)的形式存在的。染色质是一种纤维状结构,叫做染色质丝,它是由最基本的单位核小体(nucleosome)成串排列而成的。染色体(chromosome)是细胞在有丝分裂时遗传物质存在的特定形式,是间期细胞染色质结构紧密包装的结果。

染色体最基本的结构单位是核小体,每个核小体由 8 个组蛋白分子组成多聚体,核小体周围包裹 DNA 片段,而核小体之间又由 DNA 与组蛋白相连。显微镜下可观察到多数常染色体的形态主要包括四部分,即着丝粒、染色体臂(包括长臂 q 和短臂 p)、主次缢痕和随体。人类体细胞(任何非生殖细胞)包含由 23 对染色体组成的 46 条染色体;每对染色体都有一条父系染色体和一条母系染色体,其中 22 对是同源染色体(其中父系和母系衍生的染色体携带相同的基因),被称为常染色体(任何不是性染色体的染色体)。剩下的一对是非同源的,由性染色体组成;决定了一个人的性别。男性携带 X 和 Y 染色体,而女性携带两条 X 染色体。

练习题一

1. 下列关于等位基因的说法中,正确的是(　　)

A. 一般来说,一对染色体的两条染色单体相同位置的两个基因不可能是等位基因

B. 一对同源染色体相同位置上控制同种性状的基因不可能是等位基因

C. 位于两个染色体相同位点的控制相对性状的两个 DNA 片段互为等位基因

D. 互为等位基因的两个基因肯定具有相同的碱基数量

2. 人类在正常情况下,卵细胞中的染色体组成为(　　)

A. 22 对常染色体 +XX　　　　　　　　B. 22 对常染色体 +XY

C. 22 条常染色体 +X　　　　　　　　　D. 22 条常染色体 +Y

3. 性染色体存在于(　　)

A. 体细胞　　　　　　　　　　　　　B. 精子

C. 卵子　　　　　　　　　　　　　　D. 以上都有

三、细胞分裂

细胞分裂是指活细胞增殖,其数量由一个细胞分裂为两个细胞的过程。分裂前的细胞称母细胞,分裂后形成的新细胞称子细胞。通常包括细胞核分裂和细胞质分裂两步。当细胞分裂时,染色体就会复制,每个子细胞都会获得完整的遗传物质。在体细胞中,这是通过有丝分裂(mitosis)发生的;在生殖细胞中,也发生了一个类似的过程,称为减数分裂(meiosis)。这两种类型的细胞分裂的一个共同特征,是在过程开始之前,每个染色体复制形成两个相同的子染色单体。

体细胞的有丝分裂具有细胞周期,它是指连续分裂的细胞从一次分裂开始时开始,到下一次分裂完成时为止,包括分裂间期和分裂期。通过这个过程,一个细胞产生两个具有相同染色体组的子细胞。子代细胞和亲代细胞一样,是二倍体(2N);也就是说,它们包含23对46条染色体,并拥有亲代细胞的所有遗传信息。

1. 分裂间期　分裂间期最大特征是 DNA 分子的复制和有关蛋白质的合成,同时细胞有适度的增长,对于细胞分裂来说,它是整个周期中为分裂期作准备的阶段。

2. 分裂期

前期:最明显的变化是染色质丝螺旋缠绕,缩短变粗,成为染色体,此时每条染色体都含有两条染色单体,由一个着丝点相连,称为姐妹染色单体。同时,核仁解体,核膜消失,纺锤丝形成纺锤体。

中期:染色体清晰可见,每条染色体的着丝点都排列在细胞中央的一个平面上,染色体的形态比较稳定,数目比较清晰,便于观察。

后期:每个着丝点一分为二,姐妹染色单体随之分离,形成两条子染色体,在纺锤丝的牵引下向细胞两极运动。

末期:染色体到达两极后,逐渐变成丝状的染色质,同时纺锤体消失,核仁、核膜重新出现,将染色质包围起来,形成两个新的子细胞,然后细胞一分为二。

减数分裂只发生在生殖细胞(精子和卵细胞)。体细胞是二倍体(2N),而配子是单倍体。减数分裂是导致单倍体配子形成的细胞分裂和复制过程。在减数分裂过程中,二倍体细胞经历 DNA 复制,随后发生两个周期的细胞分裂,同源染色体对之间的遗传物质发生变化。这种遗传物质的洗牌确保了多样性,并产生了遗传上独特的配子,这些配子融合产生了独特的受精卵。

减数分裂的具体过程是很复杂的,它包括 2 次细胞分裂。第一次分裂的前期较长,一般把这个前期分为细线期、偶线期、粗线期、双线期、终变期。经过减数分裂间期,进入前期Ⅱ、中期Ⅱ、后期Ⅱ、末期Ⅱ,也有的不经过间期。在减数分裂过程中,细胞分裂 2 次,但染色体只分裂一次,结果染色体数目减少了一半。一般说来,第一次分裂是同源染色体分开,染色体的数目减少一半,是减数分裂。第二次分裂是姐妹染色单体分开,染色体的数目没有减少,是等数分裂。减数分裂对维持物种的染色体数目的恒定性,对遗传物质的分配、重组以及生物的进化发展都极为重要。

练习题二

1. 如果用某种物质强烈地抑制肿瘤细胞的 DNA 复制,这些细胞就停留在细胞周期的(　　)

A. 间期　　　　　　　　　　　　　　　B. 前期

C. 中期　　　　　　　　　　　　　　　D. 后期

2. 有丝分裂的主要特征是(　　)

A. 染色体的复制和平均分配　　　　　　B. 纺锤体的形成和消失

C. 核膜、核仁的解体和重现　　　　　　D. 染色体和染色质的互变

3. 细胞减数第一次分裂过程中会出现(多选题)(　　)

A. 同源染色体配对(联会)

B. 四分体中的非姐妹染色单体之间交叉、互换

C. 同源染色体彼此分离

D. 姐妹染色单体分离

四、基因型和表型

丹麦遗传学家 W.L. 约翰森于 1911 年提出的两个遗传学名词。基因型(genotype)又称遗传型,指生物的全部遗传物质(基因)组成。但一般只表示个别或少数基因位点上的等位基因的组成。表型(phenotype)指生物体个别或少数性状以至全部性状的表现。基因型是生物体在适当环境条件下发育表型的内因;表型则是基因型和环境条件共同作用的结果。能遗传的是基因型,不是表型。环境因素是基因型得以发育其表型的必要条件。因此,由血清学检测确定的红细胞上有无抗原代表表型;通过基于 DNA 的检测预测红细胞有无抗原代表基因型。有时可以根据表型预测基因类型;例如,当一个人的红细胞与抗 Jk^a 和抗 Jk^b 反应时,这是 Jk(a+b+)表型,可以推断其基因型为 $JK*A/JK*B$。

练习题三

已知 A 与 a、B 与 b、C 与 c 3 对等位基因自由组合,基因型分别为 AaBbCc、AabbCc 的两个体进行杂交。下列关于杂交后代的推测,正确的是(　　)

A. 表现型有 8 种,AaBbCc 个体的比例为 1/16

B. 表现型有 4 种,aaBbcc 个体的比例为 1/16

C. 表现型有 8 种,Aabbcc 个体的比例为 1/8

D. 表现型有 8 种,aaBbCc 个体的比例为 1/16

五、多态性

多态性(polymorphism)是指在一个生物群体中,同时和经常存在两种或多种不连续的变异型或基因型或等位基因,亦称遗传多态性(genetic polymorphism)或基因多态性。从本质上来讲,多态性的产生在于基因水平上的变异,一般发生在基因序列中不编码蛋白的区域和没有重要调节功能的区域。对于个体而言,基因多态性碱基顺序终生不变,并按孟德尔规律世代相传。

一些血型系统(例如 Rh 和 MNS)具有高度多态性,在一个给定的基因座上的等位基因比其他血型系统如 Duffy 和 Colton 多得多。在一个群体中具有多态的等位基因不一定在所有人群中都是多态的。例如,与红细胞中 Fy^b 沉默相关的 FY 等位基因($FY*02N.01$)在非洲裔人群中是多态的,发生率大于 70%,但该等位基因在其他人群中并不常见。基因多态性可能代表着种群的进化优势,多态种群可能比具有遗传一致性的种群更快地适应进化变化。

练习题四

生物界多姿多彩,下列叙述不正确的是(　　)

A. 生物圈内所有生物、所有的基因及各种各样的生态系统共同构成了生物多样性

B. 蛋白质分子的结构多样性决定了其功能的多样性

C. 构成 DNA 的碱基排列顺序极其多样化决定其遗传信息的多样性

D. 在体液免疫反应中,抗体的多样性决定了抗原的多样性

知识小结

1. 遗传是指生物性状或信息世代传递的现象；同一物种只能繁育出同种生物，同一家族的生物在性状上有类同等现象。

2. 遗传学的发展经历了四个时期：细胞遗传学时期（1900—1940 年）；微生物遗传和生化遗传时期（1941—1960 年）；分子遗传时期（1953—1985 年）；基因组和蛋白质组时期（1986 年至今）。

3. 基因是遗传的一个功能单位。它是染色体内的一段 DNA，编码具有某种功能的分子。

4. 等位基因一般指位于一对同源染色体的相同位置上控制着相对性状的一对基因。

5. 染色体是细胞中最重要的遗传结构，是细胞核中由 DNA、蛋白质和少量 RNA 组成的易被碱性染料着色的一种丝状或杆状物。

6. 染色体最基本结构单位是核小体，每个核小体由 8 个组蛋白分子组成多聚体，核小体周围包裹 DNA 片段，而核小体之间又由 DNA 与组蛋白相连。

7. 细胞分裂指活细胞增殖，其数量由一个细胞分裂为两个细胞的过程。分裂前的细胞称母细胞，分裂后形成的新细胞称子细胞。

8. 基因型又称遗传型，指生物的全部遗传物质（基因）组成。但一般只表示个别或少数基因位点上的等位基因的组成。表型指生物体个别或少数性状以至全部性状的表现。

9. 多态性是指在一个生物群体中，同时和经常存在两种或多种不连续的变异型或基因型或等位基因，亦称遗传多态性或基因多态性。

自我测试

在阅读完本节之后，花几分钟思考串联一下学习的知识，您是否已经达到了本章的学习要求，它们是：

1. 简述遗传学发展的四个时期及代表人物。

2. 解释基因和等位基因、染色体和染色质、基因型和表型的区别和联系。

3. 举例说明多态性在血型系统中的表现。

第二节　血型遗传

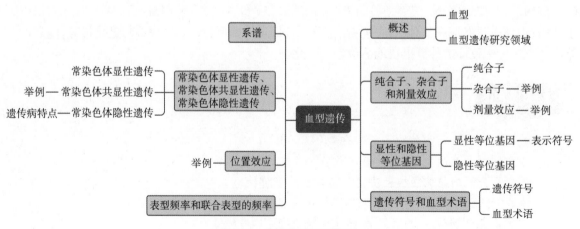

图 7-2　血型遗传学习导图

学习目标

1. 了解血型遗传的定义
2. 掌握纯合子、杂合子和剂量效应的定义
3. 掌握显性和隐性等位基因的定义及表示符号
4. 掌握相关遗传符号和血型术语
5. 掌握谱系的定义
6. 掌握常染色体显性遗传、常染色体共显性遗传、常染色体隐性遗传的遗传特点
7. 掌握位置效应及在 Rh 血型系统上的表达特点
8. 掌握表型频率和联合表型的频率的定义及计算方法

一、概述

自从 1900 年奥地利学者 Karl Landsteiner 发现血型以来，人们认为"血型"是人体的一种遗传性状。1924 年德国学者 F. 伯恩斯坦证明，ABO 血型分别为三个复等位基因所控制，开创了血型遗传的研究。随着医学科学的发展，这一概念已不能完善地表明血型的含义了。因为现今的血型抗原，不仅局限于红细胞的血型抗原系统，而且广泛涉及人体的各个部分，即人体各种细胞（血细胞、组织细胞）和各种体液成分的抗原抗体系统所表现出来的遗传多态性。

血型遗传就是指应用血清学、细胞学和分子生物学技术，检测人类血液成分的遗传多态性，确定血型基因位于染色体的位置，研究血型抗原在细胞膜上的分布及其化学结构，调查血型和疾病的关系，并在群体水平上探讨血型的生物学功能等。

二、纯合子、杂合子和剂量效应

纯合子（homozygote），又称纯合体，同型结合体，指二倍体中同源染色体上相同位点等位基因相同的基因型个体。由于二倍体生物中，每个基因有两个拷贝，如果这两个拷贝携带的是相同的等位基因，这种二倍体生物或细胞就是纯合子。

杂合子（heterozygote）是指同源染色体同一位点上的两个等位基因不相同的基因型个体，如 *Aa*。杂合子间交配所生后代会出现性状的分离。例如，编码 K 抗原的等位基因（*KEL*02*）在 *KEL* 基因座纯合子的人将会有 K–k+ 红细胞。*KEL*01.01* 和 *KEL*02*（*KEL*01.01/02* 基因型）杂合子的人红细胞是 K+k+。

剂量效应是指 1 个控制某血型抗原的等位基因为纯合子时，其红细胞上的该抗原为相应的双剂量；当等位基因为杂合子时，其红细胞上相应抗原为单剂量。红细胞膜上的不同抗原剂量会对血清学结果产生影响，有些抗体与双剂量抗原和单剂量抗原会呈现不同的强度差异，与双剂量抗原红细胞反应较强，与单剂量抗原红细胞反应较弱。剂量效应易在 Rh、MNS 等血型系统中出现，当血浆中抗体凝集强度较强时，抗原剂量效应现象不容易出现，当谱细胞与血浆反应强度低于 2+（微柱凝胶法）时，抗原剂量效应现象容易出现。例如 M+N– 红细胞与抗 M 的反应往往比 M+N+ 红细胞更强。如果用表达单剂量抗原的红细胞进行检测，可能检测不到弱反应的抗体。

练习题五

1. 在下列有关显性基因纯合体的叙述中错误的是（　　　　）

A. 由相同的基因的雌雄配子受精发育而来

B. 连续自交其性状能稳定遗传的个体

C. 杂交后代不一定能出现是纯合体

D. 不含有等位基因的

2. 下列个体属于杂合子的是(　　　)

A. aaBB　　　　　　　　B. AABb　　　　　　　　C. AABB　　　　　　　　D. aabb

3. 以下哪种抗体与抗原反应不存在剂量效应(　　　)

A. MNS　　　　　　　　B. P1　　　　　　　　C. Rh（D 除外）　　　　　　　　D. Duffy

三、显性和隐性等位基因

生物的性状是由基因控制的,同种生物同一性状的不同表现形式成为相对性状,在生物的体细胞中,染色体是成对存在的,基因也是成对存在的,分别位于成对的染色体上。相对性状由 1 对基因控制,有显性性状和隐性性状之分,控制显性性状的基因为显性基因(用英文字母大写表示),控制隐性性状的基因为隐性基因(用英文字母小写表示)。例如,在相对性状的遗传中,表现为显性性状的基因组成为 AA,表现为隐性性状的基因组成为 aa,虽然 a 控制的性状不表现,但 a(隐性基因)不受 A(显性基因)的影响,还会遗传下去。

练习题六

某种猪的毛色中黑色对白色为显性,两只杂合黑猪为亲本,接连生下了 3 只小猪是白猪,若他们再生第 4 只小猪,其毛色(　　　)

A. 一定是白色的　　　　　　　　B. 是白色的可能性大

C. 一定是黑色的　　　　　　　　D. 是黑色的可能性大

四、遗传符号和血型术语

(一) 遗传符号

在遗传学家谱分析中,常常需要用一定的符号表示,其中图形代表人,线代表关系。虽然不同的家谱图使用者可能会用不同的符号绘制家谱图,目前使用比较普遍的符号是 McGoldrick 和 Gerson 标准化了的家谱符号。

在做图时,可用特定的线条和图案来描述基本家庭成员以及彼此之间关系。每一个家庭成员都用一个□或○表示:□表示男,○表示女。在咨询与治疗中,被认为是"有问题的人"或是主要的研究对象用双线的◩正方形或◎圆形表示,这个人可能是来访者本人,也可能不是,如父母来访,但主要咨询孩子的问题,此时,孩子是"有问题的人"。死亡在正方形和圆形中画 × 表示。流产用实心图形 ● 表示。横实线表示婚姻关系;横虚线表示同居关系;在横实线上加双斜线表示离异;加单斜线表示分居。竖实线表示血亲关系,竖虚线表示收养关系。折线表示关系紧张。家庭中兄弟姐妹的顺序从左向右从大到小依次排列。最先发现具有某一特定遗传性状或遗传疾病的个体称为先证者,在图上通常用箭头↑表示。

(二) 血型术语

血型(blood group)　在血液中所能检测出的任何遗传多态性可称之为血型,但血型通常被限定为血细胞表面抗原的多态性,包括红细胞、血小板和中性粒细胞血型。在非特指的情况下,血型一般是指红细胞血型。

血型鉴定(blood group typing)　确认血细胞上具有遗传多态性的抗原特异性。

红细胞血型系统(red cell group system)　根据红细胞表面抗原的遗传关系所划分的类别。由

1 个基因座或相同功能的 2~3 个基因座控制的不同等位基因所编码或决定的血型抗原,归属于同一血型系统。一些血型系统的基因直接编码血型抗原决定簇所在蛋白,另外一些血型系统的抗原是碳水化合物,血型基因编码糖基转移酶,催化这些抗原的形成。

凝集(agglutination)　抗体分子在相邻的细胞表面抗原决定簇之间搭桥,使之形成肉眼可见的颗粒状凝集团块。

假凝集(pseudo-agglutination)　非抗原抗体结合引起的细胞颗粒状聚集。

缗钱状凝集(rouleaux formation)　在使用血浆扩容剂及血浆蛋白异常时,在显微镜下红细胞呈钱串状叠加的假凝集现象。

冷凝集反应(cold-reactive agglutination)　因冷抗体所致的红细胞凝集反应。

意外抗体(unexpected antibody)　正常 ABO 血型中抗 A、抗 B 之外的血型抗体。意外抗体曾被称为不规则抗体(irregular antibody)。

试剂红细胞组(red cell reagent panel)　用于鉴定意外抗体,经过选择的一组包含有不同抗原分布的 O 型红细胞试剂。试剂红细胞组曾被称为谱细胞(panel cells)。

A 抗原(A antigen)　在 H 物质岩藻糖基化的末端半乳糖残基的碳 3 位置上连接的 N- 乙酰氨基半乳糖(GalNAc),是 A 抗原的免疫显性单糖,表现 A 抗原的活性。

B 抗原(B antigen)　在 H 物质岩藻糖基化的末端半乳糖残基的碳 3 位置上连接的 D- 半乳糖(Gal),是 B 抗原的免疫显性单糖,表现 B 抗原的活性。

H 抗原(H antigen)　血型前身物质末端半乳糖首先在碳 2 位置上连接一个 L- 岩藻糖(Fuc)形成 H 抗原,L- 岩藻糖残基是 H 抗原的免疫显性单糖,H 抗原是 A 和 B 抗原形成的基础。

抗 A(anti-A)　只同 A 抗原发生凝集反应的抗体。

抗 B(anti-B)　只同 B 抗原发生凝集反应的抗体。

ABO 血型定型(ABO blood group determination)　用正定型和反定型试剂分别检测红细胞膜表面的 A 抗原和 B 抗原,以及血清或血浆中的抗 A 和抗 B,通过正反定型结果判断 ABO 血型。

正定型(forward typing)　细胞定型 cell grouping 用抗 A 和抗 B 血型抗体,检测红细胞膜表面是否存在 A 抗原和 B 抗原,以确定血型的方法。

反定型(reverse typing)　血清定型 serum grouping 用 A₁ 和 B 型红细胞,检测血清或血浆中是否存在抗 A 和抗 B,以确定血型的方法。

RhD 血型鉴定(RhD typing)　使用抗 D 分型试剂,检测红细胞表面有无 D 抗原的方法。

RhD 血型初检(RhD initial typing)　利用 Rh 血型定型试剂中的 IgM 抗 D 血型抗体与红细胞在盐水介质中反应,使用直接凝集试验检测红细胞上是否具有 D 抗原。

RhD 阴性确认(confirmatory test for Rh negative)　通过排除弱 D,来确认 RhD 阴性。

练习题七

名词解释

1. 血型
2. ABO 血型定型
3. RhD 阴性确认

五、系谱

家系研究关注的是一个遗传特性,例如编码红细胞抗原表达的等位基因在亲属关系中的传递。描绘家庭成员关系并显示哪些家庭成员表达(受影响)或不表达所研究的性状的图表被称为系谱图。对血型的研究应揭示出所关注的性状或抗原的遗传模式或类型。家庭中首先被调查的人被认为是索引病例,通常被称为先证者。

练习题八

名词解释

系谱图

六、常染色体显性遗传、常染色体共显性遗传、常染色体隐性遗传

(一)常染色体显性遗传

常染色体显性遗传(autosomal dominant inheritance)是指非性染色体上的基因呈显性(显示特定性状)表达。当相关等位基因存在时,以常染色体显性方式遗传的抗原(或任何性状)总是被表达,无论一个人的等位基因是纯合还是杂合。这种抗原出现在每一代人中,在男性和女性中出现的频率相同。携带常染色体显性遗传特征的人至少会将其遗传给他或她的一半的子代。

(二)常染色体共显性遗传

常染色体共显性遗传(autosomal codominant inheritance)血型抗原可能由以共显性方式遗传的等位基因编码,也就是说,当存在两个不同的等位基因(杂合子情况)时,两个等位基因的产物都会表达出来。即一对等位基因的两个成员在杂合体中都表达的遗传现象称为共显性。例如,在人类的 MN 血型系统中常见有三种血型——MM、NN 和 MN 型,是由基因型 *MM*、*NN* 和 *MN* 决定的。MM 型个体的红细胞膜上有 M 抗原,NN 型个体的红细胞膜上有 N 抗原,而 MN 型个体的红细胞膜上既具有 M 抗原又有 N 抗原,也就是两种基因在同种组织中都得到了表达。

(三)常染色体隐性遗传

常染色体隐性遗传(autosomal recessive inheritance)是指由常染色体上隐性基因控制的性状遗传。如果致病基因为隐性且位于常染色体上,杂合子状态时,由于正常显性基因的作用可以掩盖致病基因的作用而并不发病,只有在纯合子时才发病。近亲婚配在常染色体隐性遗传病中有重要作用。有血缘关系的人更容易携带同一个突变等位基因。常染色体隐性遗传病有以下规律:①男性患者明显多于女性患者;②女性患者的父亲和儿子必然患病;③呈现交叉遗传现象(也就是隔代遗传)。如果当个体遗传了一个隐性等位基因的单一副本,并同时带有一个沉默的或缺失的等位基因即一个不起作用的等位基因或一个编码了无法检测到产物的等位基因,这个人的隐性特征就会表现出来,表型上看起来是纯合的。通过血清学检测很难或不可能将这种组合与隐性等位基因的纯合性区分开来,这时需要借助 DNA 检测手段。

练习题九

1. 一对夫妇所生孩子的血型,从理论上讲可以有 A 型、AB 型和 O 型。该夫妇的血型是(　　　)

A. B 型和 AB 型　　　　　B. A 型和 AB 型　　　　　C. AB 型和 O 型　　　　　D. A 型和 B 型

2. 属于常染色体隐性遗传病的有(　　　)

A. 苯丙酮尿症　　　　　B. 白化病　　　　　C. 地中海贫血　　　　　D. 半乳糖血症

七、位置效应

红细胞抗原的表达可能会受到基因或蛋白质相互作用的影响,这些相互作用主要表现为抗原表达降低。一条染色体上的单倍型影响配对染色体上单倍型的表达通常被称为位置效应(position effect)。在 Rh 血型系统中,当 *Ce* 单倍型(无 *RHD* 基因)与 D 抗原编码单倍型反式时,D 的抗原表达量显著降低。当相同的 D 编码单倍型与 *ce* 或 *cE* 一起遗传时,D 抗原表达正常。此外在 Kell 系统

Kp^a 抗原存在的情况下,由同一等位基因编码的其他 Kell 系统抗原的表达会受到不同程度的抑制(顺式修饰作用)。这在反式的 *KEL* 基因(K_0)被沉默的个体上观察的最清楚。构成 Kp^a 表达的氨基酸变化对 Kell 糖蛋白向红细胞表面的转运产生不利影响,因此,到达红细胞表面的携带 Kell 糖蛋白的 Kp^a 数量大大减少。

练习题十

名词解释

位置效应

八、表型频率和联合表型的频率

(一) 表型频率

表型频率是就某一性状而言,某一表型在群体中所占的百分比。表型频率是评估遗传多态性的主要参数之一,所有表型频率之和等于 1。血型抗原或表型的流行程度可以通过用特定抗体从同一种族或民族的大量随机样本中检测红细胞,并计算阳性反应和阴性反应的百分比来确定。接受测试的队列越大,结果在统计学上就越有意义。对于对偶抗原,表型流行率的百分比之和应等于 100%。

(二) 联合表型

在临床上,当为具有针对一个或多个红细胞抗原的抗体的患者提供血液时,可以使用血型遗传理论计算组合抗原联合表型阴性的流行率,如果每个抗原相互独立地遗传,将每个单独抗原的流行率相乘即可。

练习题十一

1. 在 300 人的一个群体内,AA 个体占 42.7%,Aa 个体占 46.7%,aa 基因型个体占 10.6%。基因 A 的基因频率为(　　)

A. 66%　　　　　　B. 34%　　　　　　C. 85%　　　　　　D. 88%

2. 经调查统计,某地区人群中蓝眼(aa)1 600 人,纯合褐眼(AA)1 400 人,杂合褐眼(Aa)7 000 人,那么蓝眼基因和褐眼基因的频率分别是(　　)

A. 43% 和 57%　　　B. 51% 和 49%　　　C. 28% 和 72%　　　D. 32% 和 68%

知识小结

1. 血型遗传就是指应用血清学、细胞学和分子生物学技术,检测人类血液成分的遗传多态性,确定血型基因位于染色体的位置,研究血型抗原在细胞膜上的分布及其化学结构,调查血型和疾病的关系,并在群体水平上探讨血型的生物学功能。

2. 纯合子(homozygote),又称纯合体,同型结合体,指二倍体中同源染色体上相同位点等位基因相同的基因型个体。

3. 杂合子(heterozygote)是指同源染色体同一位点上的两个等位基因不相同的基因型个体,如 Aa。杂合子间交配所生后代会出现性状的分离。

4. 剂量效应是指 1 个控制某血型抗原的等位基因为纯合子时,其红细胞上的该抗原为相应的双剂量;当等位基因为杂合子时,其红细胞上相应抗原为单剂量。

5. 生物的性状是由基因控制的,同种生物同一性状的不同表现形式成为相对性状,在生物的体细胞中,染色体是成对存在的,基因也是成对存在的,分别位于成对的染色体上。

6. 描绘家庭成员关系并显示哪些家庭成员表达(受影响)或不表达所研究的性状的图表被称为

系谱图。

7. 常染色体显性遗传（autosomal dominant inheritance）是指非性染色体基因呈显性表达。当相关等位基因存在时，以常染色体显性方式遗传的抗原（或任何性状）总是被表达，无论一个人的等位基因是纯合还是杂合。

8. 常染色体共显性遗传（autosomal codominant inheritance）血型抗原可能由以共显性方式遗传的等位基因编码。也就是说，当存在两个不同的等位基因（杂合子情况）时，两个等位基因的产物都会表达出来。即一对等位基因的两个成员在杂合体中都表达的遗传现象称为共显性。

9. 常染色体隐性遗传（autosomal recessive inheritance）一个人必须有隐性等位基因的两个拷贝即从父母双方都遗传了隐性等位基因才会出现常染色体隐性遗传。

10. 红细胞抗原的表达可能会受到基因或蛋白质相互作用的影响，这些相互作用主要表现为抗原表达降低。一条染色体上的单倍型影响配对染色体上单倍型的表达通常被称为位置效应。

11. 表型频率是就某一性状而言，某一表型在群体中所占的百分比。在临床上，当为具有针对一个或多个红细胞抗原的抗体的患者提供血液时，可以使用血型遗传理论计算组合抗原联合表型阴性的流行率。

自我测试

在阅读完本节之后，花几分钟思考串联一下学习的知识，您是否已经达到了本章的学习要求，它们是：
1. 解释血型遗传的概念。
2. 了解纯合子和杂合子并理解其遗传规律。
3. 举例说明剂量效应在血型系统中的表现。
4. 掌握家谱分析中的常用符号及概念。
5. 了解常染色体遗传的特点。
6. 了解位置效应并举例说明。

第三节　血型的基因检测与临床应用

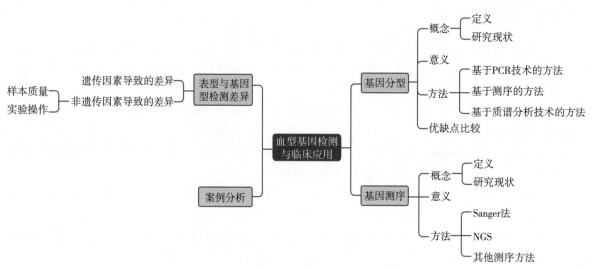

图 7-3　血型基因检测与临床应用学习导图

学习目标

1. 掌握基因分型的概念及意义
2. 了解基因分型的方法
3. 掌握基因测序的概念及意义
4. 了解基因测序的方法
5. 掌握表型与基因型检测差异的因素

一、基因分型

基因组学正在影响医学的所有领域。在输血医学中,大多数血型抗原的多态性是由其编码基因的单个核苷酸多态性导致。DNA 基因分型技术在常规血清学方法难以鉴定的疑难血型中发挥着重要的作用,不仅可以避免疾病和输血等外在因素对血型鉴定的干扰,还能从分子水平上分析血型抗原变化的原因,准确鉴定患者的血型,以保障安全和有效输血。

(一) 基因分型的概念

基因分型指通过遗传物质的碱基序列对遗传特征和遗传表型进行分析的方法。在血型研究领域,红细胞抗原的基因分型相关研究最多。红细胞表面抗原能刺激机体的免疫应答,产生对应抗体,通过对相应抗原和抗体物质进行检测,可对红细胞进行表型分型。红细胞表型的免疫反应是由基因和环境共同决定的,通过对影响其表型的基因进行检测,得到的基因型即为基因分型。除红细胞外,白细胞、血小板均可进行基因分型。

基因分型技术依赖于分子生物学技术的发展,起始于 DNA 双螺旋结构的发现。在 1953 年,詹姆斯·沃森(James Watson)和弗朗西斯·克里克(Francis Crick)共同发现 DNA 的双螺旋结构,从此打开分子生物学的大门。在 1975 年,弗雷德里克·桑格(Frederick Sanger)发明了双脱氧末端终止法,又被称为 Sanger 法,成为第一代测序方法。在 1985 年,凯利·穆利斯(Kary Mullis)发明了聚合酶链式反应(polymerase chain reaction,PCR)技术,极大地推动了遗传研究领域的发展。至今,多种 PCR 技术和测序技术被发明,推动了基因分型技术的发展,为血型的精准鉴定提供了技术支持。

(二) 基因分型的意义

人类红细胞血型属同种异型抗原,抗原多样性来源于基因型的变异。对基因型变异进行检测可弥补血清学检测的不足,并分析血清学检测偏差的原因。常见的基因型变异原因为单核苷酸多态性(single nucleotide polymorphism,SNP)和同源重组等。SNP 为最常见的变异,由基因中的单个核苷酸变异导致,可分为转换、颠换、插入和缺失四种变异形式。同源重组指同源基因或含有同源序列的DNA 分子之间进行的重新组合,这是人群中存在多种基因型的遗传基础。在血型研究领域,基因分型对于疑难血型的精准鉴定非常重要。

(三) 基因分型的方法

随着血型鉴定工作和研究的深入,血清学检测技术的局限性愈发凸显。与此同时,基因分型技术的飞速发展为血型基因分型带来了新希望。现在的基因分型技术可分为基于 PCR 技术的方法、基于基因测序技术的方法和基于质谱分析技术的方法。

1. 基于 PCR 技术的方法　PCR 技术可将微量的 DNA 模板进行特异性的指数扩增,将微观的基因变异放大为可检测的宏观效应,是基因分型常用的技术方法。经典 PCR 的进行需要配制 PCR 体系和进入 PCR 循环。PCR 体系为一套在体外模拟核酸复制过程的混合液,包括引物、模板、Taq 酶、dNTP、Mg^{2+} 和缓冲液等。PCR 由变性、退火、延伸三个基本反应步骤组成。通常一次 PCR 需要进行

30~40个循环,以产生足够区分检测信号的产物(图7-4)。依据PCR的基本原理,发展出以下多种可鉴定不同基因型的PCR方法。

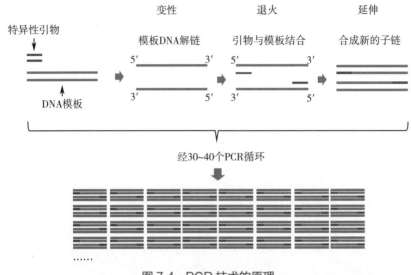

图7-4　PCR技术的原理

(1)聚合酶链反应-序列特异性引物(PCR-sequence specific primer,PCR-SSP):PCR-SSP指使用能够特异识别特定等位基因的引物通过PCR扩增检测序列多态性的方法,亦称作等位基因特异性引物PCR法。其原理主要是序列特异性引物分析即根据各等位基因的核苷酸序列,设计出一套针对每一等位基因特异性的或组特异性的引物,此即为序列特异性引物(SSP)。SSP只能与某一等位基因特异性片段的碱基序列互补性结合,通过PCR特异性地扩增该基因片段,从而达到分析基因多态性的目的。PCR-SSP是检测SNP的常用方法。该方法操作简单,在血型的SNP检测中应用较早,缺点是通量较低,对于新变异位点的检测能力不足。

(2)聚合酶链反应-限制性片段长度多态性(PCR-restriction fragment length polymorphism,PCR-RFLP):PCR-RFLP指利用基因中限制性内切酶位点处的变异进行等位基因鉴定的方法。基因中的限制性内切酶位点变异后,可能形成新的酶切位点或失去原有酶切位点,在PCR扩增后对产物进行限制性内切酶酶切,可产生不同长度的限制性片段,以检测是否有不同基因型的存在。

(3)聚合酶链反应-直接测序分型(PCR-sequence-based typing,PCR-SBT):PCR-SBT是以PCR技术扩增基因片段,再对扩增的DNA片段进行测序的方法。此方法可准确获得不同基因型之间的差异,是常用的血型基因检测方法。

(4)实时定量PCR(real-time PCR):real-time PCR又称quantitative PCR(qPCR),是在PCR扩增过程中,通过荧光信号对PCR进程进行实时检测,这样无须使用凝胶电泳检测产物,将PCR扩增和检测合并为单一步骤。经典PCR技术关注PCR最后扩增的产物,通过电泳进行判断,产物是否发生扩增,即模板中是否存在我们待检测的目标基因。而real-time PCR技术通过监测每一次循环产物的量,比较到达既定产物量所需的循环数多少,即Ct(阈值循环)值,以推算样本中是否含有目的基因,并可计算出相对含量。real-time PCR常用的有TaqMan探针法或SYBR Green法。

2.基于基因测序技术的方法　基因测序技术也常用于不同基因型的鉴定,将待测样本或其PCR产物进行直接测序,可得知此基因的全部序列信息,除可检测SNP之外,还可检测基因的其他变异形式。基因测序方法可分为一代测序、二代测序、三代测序和四代测序方法,目前最常用的为二代测序方法。具体见下文基因测序部分。

3.基于质谱分析技术的方法　质谱法为最新用于基因型检测的方法,如基质辅助激光解吸/电离飞行时间质谱(matrix assisted laser desorption/ionization time of flight mass spectrometry,MALDI-

TOF MS)。MALDI-TOF MS 利用质谱的原理,检测 DNA 分子在真空管中的"飞行时间",鉴定 DNA 分子之间的差异,从而推测出不同基因型。MALDI-TOF MS 对 SNP 的检测快速且通量高,可用于样本量较大的基因型检测。

二、基因测序

(一) 基因测序的概念

基因测序技术是获取 DNA 片段全部碱基序列的技术。基因测序技术在多种领域都有广泛的应用,特别是遗传学领域,血型的基因分型也属于基因检测的应用领域之一。

(二) 基因测序的意义

在血型的研究领域中,随着基因分型研究的深入,基因测序技术应用的越来越多。基因测序可检测基因的全部碱基序列,可以鉴定未知的基因变异。

(三) 基因测序的方法

1. Sanger 法　Sanger 法又称双脱氧末端终止法,是第一代 DNA 测序技术。以其发明者英国科学家 Sanger 而命名。合成 DNA 的原料为四种 dNTP(dATP、dGTP、dTTP、dCTP)。Sanger 以四种 dNTP 作为原料进行 DNA 的合成,当合成的新链尾端加入的为 ddNTP 时,无法提供 3′ 端的羟基,DNA 的合成反应因此终止。对四种 dNTP 为原料合成链的长度进行排序,可推测出每一个终止位置的碱基类型,以此确定整条 DNA 链的碱基序列。Sanger 法打开了基因测序技术的大门,测序准确度高,但其工作量大,检测通量低。

2. 下一代测序技术(next-generation sequencing,NGS)　NGS 又称为高通量测序(high-throughput sequencing),是基于 PCR 和基因芯片技术发展而来的第二代 DNA 测序技术,是目前市场上主流的测序技术。现在最具代表性的第二代测序技术平台,有 Roche 公司的 454 测序仪、ABI 公司的 SOLiD 仪和 Illumina 公司的 Solexa 基因组测序仪。二代测序技术需要先构建 DNA 文库,在测序过程中不采用终止法,而是通过荧光信号修饰的 dNTP 进行边合成,边测序。与一代测序技术相比,二代测序技术的通量显著提高,并降低了测序成本,适用领域广泛,但准确性低于一代测序。

3. 其他测序方法　为寻找更经济快速、更简便准确、更高通量的基因测序方式,基因测序技术已发展出第三代和第四代技术。单分子实时测序技术为第三代测序技术,其过程中不需要进行 PCR 反应,而利用荧光 dNTP 单独合成一条 DNA 链,对其合成过程中的每一个 dNTP 进行检测,以测定模板 DNA 的序列。此方法极大的增加了 DNA 序列的检测长度,有利于长链 DNA 的检测。而且重复性好,可避免假阳性 SNP 的出现。纳米孔单分子测序技术为第四代测序技术,它将单分子 DNA 的合成反应限制在一个纳米孔中,通过检测合成过程中的电流变化实现测序。

三、表型与基因型检测之间的差异

(一) 遗传因素

基因变异会影响血型表型检测的结果,如 ABO 血型常表现为正反定型不符的现象。临床输血实践从基因水平进行基因型分型,克服了血清学方法鉴定表型时易受抗原活性竞争、抗体的特异性及微生物污染等因素影响的缺点,使分型结果更加准确可靠,个体识别能力进一步提高。对于直接由血型特异性基因编码的抗原,从基因型预测表型相对容易。但是对于某些血型系统,由于抗原不是基因的直接产物,所以基因型和表现型之间存在着间接的关系,比如编码碳水化合物链修饰酶的基因(ABO,H,I,GLOB)。因此,在基因型检测中检测出某个基因或其 mRNA 并不能作为该基因所编码蛋白质表达的直接指标。分子生物学检测技术不能反映抗原抗体免疫学反应情况,因此有些情况下基因分型预测的血型表型需要结合血清学结果,以避免潜在的定型错误。如 ABO 基因变异会影响糖基转移酶的特异性和活性,但它并不是决定红细胞表面 A、B 抗原数量的唯一因素。基因型控制着生物个体的表现型,是表现型的决定性因素,但不是唯一的决定性因素。表型与基因型检测之间的差异可能由以下因素导致：基因多态性、同源重组和基因突变。

（二）非遗传因素

除遗传因素外，非遗传因素也可导致表型和基因型检测不一致，基因型检测问题主要原因包括样本质量问题和实验操作失误。

1. 样本质量　样本质量差会导致 PCR 实验的失败，如样本 DNA 降解会导致假阴性结果。样本质量与多种因素有关，包括样本的运输储存环境和时间，在无核酶环境下尽快送样可确保样本的质量较好。

2. 实验操作　实验操作步骤的失误同样会影响 PCR 结果，如 PCR 反应体系和 PCR 循环是否正确，操作人员的熟练程度也与 PCR 结果的可信度密切相关。

3. 案例分析

（1）患者，女性，91 岁。因呕吐待查入院。无输血史，妊娠史不详。血型血清学格局如下：

血清学	正定型		反定型			补充实验	
	抗A	抗B	A₁c	Bc	Oc	抗H	抗A,B
IS	4+	2+	0	2+	0	3+	4+

1）PCR-SSP 检测血型基因型：基因分型测定目前有商品化的 PCR-SSP 基因分型试剂盒。实际应用时也可以利用 *ABO* 基因中特异性变异位点上的核苷酸的差异性，设计一段具有特异性的引物序列，对 *ABO* 基因的 DNA 片段进行直接扩增，对 ABO 血型以及亚型进行检测。根据 PCR 产物电泳后条带的有无来分析判断基因分型结果。

2）基因测序确定基因型：通过 PCR 扩增后直接测序，在 *ABO* 基因外显子 6、7 部位检出 *c*.467C>T 纯合变异和 *c*.803G>C 杂合变异。经过克隆测序，确定该患者携带等位基因 *ABO*cisAB.01*（*c*.467C>T，*c*.803G>C）和 *ABO*A1.02*（*c*.467C>T）（如图 7-5）。

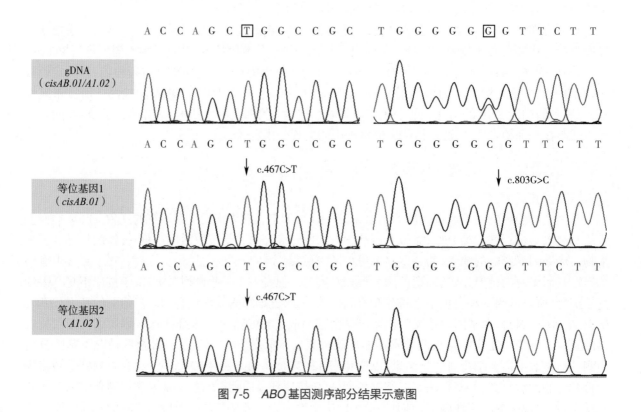

图 7-5　*ABO* 基因测序部分结果示意图

结论

该患者血清学表型为 cisAB 亚型,基因型为 *ABO*cisAB.01/A1.02*。

(2)献血者,女性,32 岁,无输血史。血型血清学格局如下:

血清学	正定型		反定型			补充实验	
	抗 A	抗 B	A₁c	Bc	Oc	抗 H	抗 A,B
IS	0	0	3+	1+	0	3+	0

1)吸收放散试验:检出 B 抗原。

2)PCR-SSP 检测:检出 *B* 基因和 *O* 基因,怀疑为 B 亚型。

3)基因测序确定基因型:*ABO* 基因外显子 6、7 检出 *c*.261delG,*c*.297A>G,*c*.502C>T,*c*.646T>A,*c*.681G>A,*c*.771C>T,*c*.829G>A 杂合变异位点。克隆测序确定其基因型为 *ABO*BEL.03/O.01.02*(如图 7-6)。

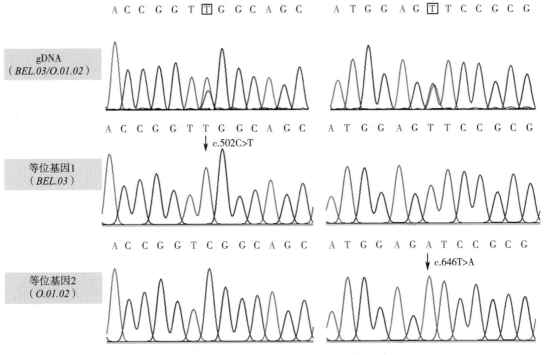

图 7-6　*ABO* 基因测序和克隆测序部分结果示意图

结论

该献血者血清学吸收放散检测 B 抗原,初步怀疑为 B_el 亚型。分子生物学检测确定其基因型为 *ABO*BEL.03/O.01.02*。

(3)患者,女性,32 岁,孕 28 周加 2 天,无输血史和妊娠史。血型血清学格局如下:

血清学	正定型		反定型			补充实验	
	抗 A	抗 B	A₁c	Bc	Oc	抗 H	抗 A,B
IS	0	0	2+	3+	2+	0	0

1)吸收放散试验:检出 A 抗原;唾液试验:检出 A 物质和 H 物质;Lewis 血型格局:Le(a-b+)。

2)PCR-SSP 检测:检出 *A* 基因和 *O* 基因。

3) 基因测序确定基因型：*ABO* 基因直接测序结果：ABO 血型的基因型为 *ABO*A1.02/O.01.01*，第 6 及 7 外显子序列为：*c*.261delG 和 *c*.467C>T（杂合突变）（如图 7-7）。

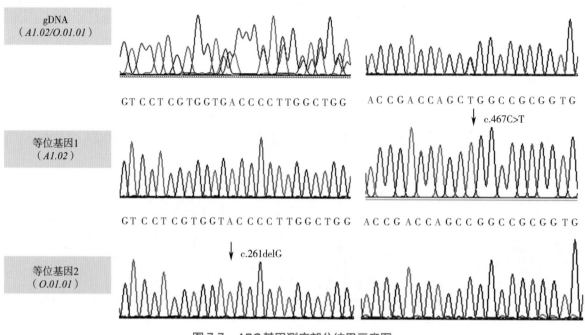

图 7-7　*ABO* 基因测序部分结果示意图

FUT1 和 *FUT2* 基因测序结果：*FUT1* 直接测序显示有 2 处杂合缺失突变，分别是 *c*.551_552delAG 和 *c*.881_882delTT。进一步克隆测序确定其基因型为 *FUT1*01N.06/01N.13*。*FUT2* 基因测序结果存在 *c*.357C>T 纯合多态性（如图 7-8）。

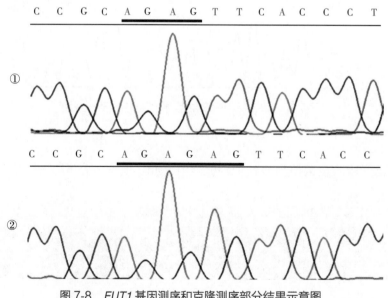

图 7-8　*FUT1* 基因测序和克隆测序部分结果示意图

注 ①为患者克隆测序 *c*.551_552delAG 突变；②为 *FUT1*01* 参考序列

结论

该患者血清学表现为类孟买型。经过基因分型和测序确定 *ABO* 基因型为 *ABO*A1.02/O.01.01*，*FUT1* 基因型为 *FUT1*01N.06/01N.13*（如图 7-9）。

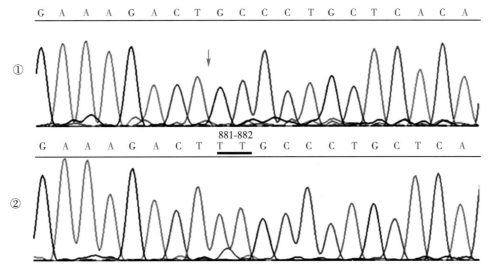

图 7-9 *FUT1* 基因测序和克隆测序部分结果示意图

注 ①为患者克隆测序 *c*.881_882delTT 突变；②为 *FUT1*01* 参考序列

练习题十二

一、名词解释

1. 基因分型
2. PCR-SSP
3. Sanger 法

二、选择题

1. SNP 分为哪些变异形式（　　）？

A. 转换 　　　　　　　　B. 颠换 　　　　　　　C. 插入 　　　　　　　D. 缺失

2. 1985 年,（　　）发明了 PCR 技术。

A. 詹姆斯·沃森（James Watson）

B. 凯利·穆利斯（Kary Mullis）

C. 弗朗西斯·克里克（Francis Crick）

D. 弗雷德里克·桑格（Frederick Sanger）

3. Sanger 法测序以（　　）作为原料进行 DNA 的合成。

A. dATP 　　　　　　　B. dGTP 　　　　　　　C. dCTP 　　　　　　　D. dTTP

三、简述题

1. PCR 反应体系包含哪些物质？
2. 简述 PCR 循环的三大基本步骤。
3. 基因测序 Sanger 法的基本原理是什么？
4. 常用的血型基因分型方法有哪些？简述其名称及基本原理。

知识小结

1. 基因分型指通过遗传物质的碱基序列对遗传特征和遗传表型进行分析的方法。常见的基因型变异原因可分为单核苷酸多态性(SNP)、同源重组和基因突变。

2. SNP 为最常见的基因型变异,由基因中的单个核苷酸变异导致,可分为转换、颠换、插入和缺失四种变异形式。

3. 基因分型技术可分为基于 PCR 技术的方法、基于基因测序技术的方法和基于质谱分析技术的方法。

4. PCR 体系包括引物、模板、Taq 酶、dNTP、Mg^{2+} 和缓冲液。PCR 循环包含变性、退火、延伸三个步骤的循环,经过 30~40 个循环能够产生足够区分检测信号的产物。

自我测试

通过本节学习,自我评估是否掌握以下内容:

1. 掌握理解血型基因分型的常见方法及其基本原理。

2. 理解表型和基因型检测差异的常见原因。

参 考 文 献

1. Brown TA. Introduction to genetics: A molecularapproach. London: Garland Science, 2011.

2. Lesk A. Introduction to genomics. 3rd ed. NewYork: Oxford University Press, 2017.

3. Reid ME, Lomas-Francis C, Olsson ML. The blood group antigen factsbook. 3rd ed. San Diego: Academic Press, 2012.

4. Garratty G. Blood groups and disease: A historical perspective. Transfus Med Rev, 2000, 14 (4): 291-301.

5. 贺竹梅. 现代遗传学教程. 第二版. 北京: 高等教育出版社, 2011.

6. 贺竹梅, 李刚, 等. 现代遗传学学习引导. 北京: 高等教育出版社, 2012.

7. 国家卫生健康委员会. 输血医学术语: WS/T 203—2020.(2020-04-23)[2024-10-31]. https://hbba. sacinfo. org. cn/attachment/onlineRead/65447c42b17dac1ae85b17c16aa6949dea561c6160103f2d051755852659ba9a.

8. Westhoff CM. Blood group genotyping. Blood, 2019, 133 (17): 1814-1820.

9. Storry JR, Olsson ML. Genetic basis of blood group diversity. Br J Haematol, 2004, 126 (6): 759-771.

10. Kroll H, Kiefel V, Santoso S. Clinical aspects and typing of platelet alloantigens. Vox Sang, 1998, 74 (S2): 345-354.

11. Denomme GA. Molecular basis of blood group expression. Transfus Apher Sci, 2011, 44 (1): 53-63.

12. Fürst D, Tsamadou C, Neuchel C, *et al*. Next-generation sequencing technologies in blood group typing. Transfus Med Hemother, 2020, 47 (1): 4-13.

13. Kominato Y, Sano R, Takahashi Y, *et al*. Human ABO gene transcriptional regulation. Transfusion, 2020, 60 (4): 860-869.

第八章 输血相容性疑难检测与输血策略

第一节 血液肿瘤所致抗原减弱与输血策略

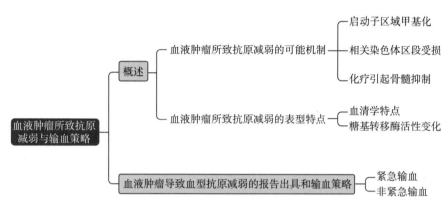

图 8-1 血液肿瘤导致抗原减弱与输血策略学习导图

学习目标

1. 掌握血液肿瘤导致血型抗原减弱的血清学特点
2. 掌握血液肿瘤导致血型抗原减弱后血型判定的方法
3. 掌握血液肿瘤导致血型抗原减弱患者的输血思路和策略
4. 熟悉血液肿瘤导致血型抗原减弱的机制
5. 了解血液肿瘤导致合成血型抗原的酶的活性变化

一、概述

（一）血液肿瘤所致抗原减弱的可能机制

1. 启动子区域甲基化　有研究表明,血液肿瘤会导致 *ABO* 基因启动子甲基化程度增高。由于 *ABO* 基因的表达受近端启动子的调控,当该启动子的甲基化程度增高时,*ABO* 基因的表达则会降低,导致 ABO 抗原的表达降低。

2. 相关染色体区段受损　研究报道,约 50% 白血病患者的红细胞会丢失原有的 A 抗原,造成抗原减弱,同时那些细胞表现很低的腺苷酸激酶 -1（AK,adenylate kinase）水平,编码这种酶的基因在 9 号染色体上紧邻 *ABO* 基因的位置,*ABO* 基因位于 9q34.1-q34.2。一种假说认为,这是由于包含 *ABO* 和 *AK1* 位点的染色体区段受损所致。原癌基因（oncogene）*ABL1* 基因位于 9 号染色体 9q34（见图 8-2）,且处于 *ABO* 基因和 *AK1* 基因位点之间。并且 *ABL1* 位于费城染色体的断裂点处,费城染色体是发生在父源性 9 号染色体与母源性 22 号染色体之间的白血病 - 特异的相互易位。但另有研究表明在

145

4例可以获取患者父母血型信息的急性髓系白血病(AML)病例中,根据血型遗传可判断出A或B抗原的丢失仅发生在母源性等位基因,这提示损伤影响到9q34上 *ABL1* 以外的其他基因座。Rh血型抗原是由1号染色体短臂段(1p36.2-p34)上的 *RHD* 和 *RHCE* 基因编码生成的,研究表明血液肿瘤患者1号染色体短臂段包含 *RHD/RHCE* 基因位点的杂合缺失会导致D抗原的表达减弱。

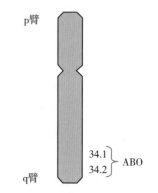

图8-2　9号染色体基因位点图

3. 化疗引起骨髓抑制　骨髓抑制是化疗后的毒副反应之一。可引起红细胞脆性增加,寿命缩短,血型抗原可能减弱而引起血型变异。

(二)血液肿瘤所致抗原减弱的表型特点

1. 血清学特点　血型抗原ABH的表达可因遗传性或获得性疾病的原因发生改变。ABH抗原可因某些疾病表达降低,也可因疾病导致ABH抗原表达增加或表现出新的抗原类型。20世纪中叶,就有学者发现白血病患者的A型抗原从正常表型变为很弱的表型,并认为这可能是由于白血病导致的。

如今关于急性白血病与弱A或B抗原表达相关性的观点已被广泛认可。某些病例中,患者所有的红细胞上A/B抗原均表现出弱表达,但还存在患者红细胞表现出两群不同红细胞的情况。而且,这种分群细胞的比例还可能随着病情变化而发生改变,如缓解期弱表达的细胞群比例下降,恶化期其比例则升高。在白血病患者同一个体的同一时期,A或B抗原在不同红细胞上的抗原减弱程度也可以有较大差异。如患者为AB型,则A和B抗原可出现不同比例的弱细胞群,即可以同时检测到存在表型如AB型、A型、B型和O型的红细胞。H抗原改变的情况也同样有报道,只是H抗原减弱通常不易被发现,因此常规不会对白血病患者做H抗原检测。研究发现,与健康对照相比,17%~37%的白血病患者的ABH抗原表达量显著降低。通过流式细胞仪分析,55%的A、B或者AB型骨髓恶性肿瘤患者的A或B抗原与同型正常对照相比表达减弱,21%的O型个体其H抗原表达减弱。另外几乎所有病例的变化均是抗原丢失或减弱,而不表达一种新的红细胞抗原。血液肿瘤导致血型抗原减弱的检测大概流程见图8-3。

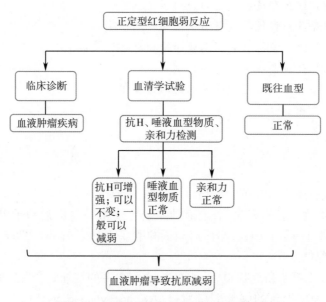

图8-3　血液肿瘤导致抗原减弱检测流程图

虽然ABH抗原的改变与急性白血病相关,但是它们也经常先于恶性肿瘤诊断之前而表现出来,因此可以作为一种前白血病状态。例如,一个4岁女孩的红细胞与抗A表现出混合视野凝集,但是当时还没有造血性疾病的症状,结果18个月以后她被诊断为急性髓性白血病。因此一个患有造血系统疾病的患者,若有 ABH 抗原减弱通常是患有急性白血病的预兆。还有报道指出急性白血病与 Lewis 血型抗原的缺失或表达量降低也有关,Lewis 血型抗原和 ABH 抗原均为糖基转移酶生成的糖链性质的抗原。另外白血病患者还会存在 RhD 抗原表达量降低的情况,虽然这种情况比 ABH 抗原减弱少见得多。

2. 糖基转移酶活性变化　有研究表明,急性髓系白血病(AML)以及在白血病前期的 A 或 B 抗原的降低通常与红细胞上 A 或 B 转移酶活性严重减少有关,但是 H 转移酶活性则没有或仅有很少改变。在那些含有可以分离的两群红细胞的患者中,A、B 抗原在那些红细胞膜上是显著减少的,其 A 或 B 转移酶活性也同样明显降低;而那些抗原没有减少的细胞上,A 或 B 转移酶活性则是正常的。两群不同细胞上 H 转移酶活性无显著改变,例如那些 A、B 抗原活性表达减弱的细胞在体外可以转化成正常细胞,说明其细胞表面的 H 抗原表达正常。在临床缓解期,一个患者的 A 抗原恢复正常,膜上的糖基转移酶也恢复正常。因此急性白血病 A 或 B 抗原表达缺失是由于 A 或者 B 基因产物欠缺或者不足所致,而不是由于酶的作用底物缺乏所致。

研究表明血清中 H 转移酶水平与白血病患者体内的血小板计数是相关的,AML 患者红细胞上的 H 转移酶活性正常,但是血清 H 转移酶活性在 AML 患者中通常是降低的,而在慢性粒细胞性白血病中却是增高的。因此不同类型白血病患者血清中 H 转移酶的差异可反映出这些条件下的患者体内异常的血小板计数水平。在 AML 患者中,血清 A 和 B 转移酶活性可能同样轻度降低。

练习题一

1. 血液肿瘤患者的血型抗原减弱分为_____和_____表现形式。
2. 血液肿瘤患者血型抗原减弱的可能形成机制有哪些?

二、血液肿瘤导致血型抗原减弱的报告出具和输血策略

ABO 和 Rh 血型的正确鉴定是输血治疗的重要前提。若患者血型鉴定存在疑难,会延误输血与患者救治,针对此类患者出具特殊的抗原减弱报告,并备注不排除亚型;而相应的输血策略则可分紧急输血和非紧急输血两类。

1. 紧急输血　血液肿瘤患者的 ABH 抗原减弱或消失通常导致无法出具血型报告。若医疗机构没有患者既往血型记录,且符合抢救输血指征的,应根据相关指南启动紧急输血程序。对异常血型可以出具描述性结果的报告,并说明目前无法排除患者疾病状态导致的抗原抗体减弱,建议病情缓解后复查血型,并同时给予相容性血液输注。如患者红细胞 ABH 抗原减弱但正反基本一致的情况,选择输注和反定型血型一致的血液成分,同时进行主次侧交叉配血,相合者给予发放;如患者红细胞 ABH 抗原消失导致正反不一致的情况,红细胞输注选择 O 型悬浮红细胞,进行主侧交叉配血,相合者给予发放,非红细胞制剂的输注则选择 AB 型。若患者既往在同一医疗机构有正常血型记录,可参照既往血型出具血型报告单和正常输血。

2. 非紧急输血　非紧急输血时,应充分了解患者病史及诊疗史。可采用血型基因检测,如 ABO-SSP 方法,以基因型辅助鉴定红细胞表型。时间允许的情况下,应同时进行抗体筛查,尤其是有输血史、妊娠史或自身免疫性疾病的患者,以判断是否存在不规则血型抗体。当患者 ABO 疑难血型确定后,若需继续输血治疗,应当重新抽取患者血液标本做血型复检和交叉配血试验,并遵循相容性输血原则。交叉配血建议同时使用非盐水介质和盐水介质进行交叉配血,并且镜下观察结果,配合型发血。

练习题二

1. 血液肿瘤患者 ABO 抗原减弱但正反定型基本一致时,紧急输血选择和_____定型血型一致的血液成分,同时进行_____侧交叉配血,相合者给予发放。

2. 血液肿瘤患者 ABO 抗原消失而出现正反定型不符时,紧急输血选择____型红细胞和____型非红细胞制剂,同时进行_____侧交叉配血。

3. 血液肿瘤导致 ABO 血型鉴定困难的患者可采用_____方法辅助鉴定血型。

三、案例分析

患者,男性,22 岁。贫血貌。无输血史。微柱法血型结果如下:

试剂	抗A	抗B	抗D	Ctl	A₁型红细胞	B型红细胞
结果	2+	0	4+	0	0	3+

实验思路:

(1)从患者的正定型结果来看抗 A 试剂的凝集强度较弱,可能的原因:

1)疾病和年龄等导致患者抗原减弱:白血病等疾病和高龄均可能会导致红细胞血型抗原表达减弱。

2)A 亚型:除了常规的 A₁ 和 A₂ 型外,还有很多表达弱 A 抗原的亚型。

3)患者存在较多可溶性血型物质中和了抗 A 抗体,导致与红细胞反应的抗 A 不足。

4)试剂问题,抗 A 效价太低导致凝集反应强度较弱。

(2)针对不同原因的解决方案:

1)了解患者的临床资料:患者的年龄和疾病类型可辅助鉴定和排除由于年龄和疾病导致的抗原较弱。

2)增加抗 H 试验,除 A₁ 血型外的 A 亚型与抗 H 的反应都会增强,如果与抗 H 反应强度大于与常规 A 型红细胞的强度,则应该考虑该患者可能为 A 亚型,进一步可通过家系分析确定其是否具有可遗传性;否则该患者的抗原减弱不是由亚型引起的;另还可结合 PCR-SSP 检测患者 ABO 的基因型。

3)充分洗涤患者红细胞以去除体内较多的可溶性血型物质再进行血型正定型。

4)试管法更换不同厂家或批号的正定型单克隆试剂,如果与抗 A 反应强度恢复正常则为正常 A 型,否则排除试剂问题,则考虑该患者红细胞 A 抗原表达减弱。

(3)具体流程见图 8-4。

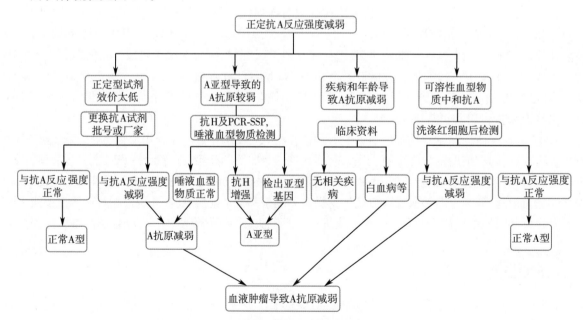

图 8-4　案例分析实验设计思路流程图

练习题三

案例分析题

患者,女性,30 岁,急性白血病,输血前常规血型鉴定,微柱法结果如下:

试剂	抗 A	抗 B	抗 D	Ctl	A₁ 型红细胞	B 型红细胞
结果	0	3+	4+	0	3+	0

请分析一下导致该血型结果的几种可能性和后续应该进行哪些试验? 并尝试绘制实验设计思路的流程图。

知识小结

1. 血液肿瘤患者红细胞血型抗原减弱或消失的可能机制有: *ABO* 基因启动子甲基化,相关染色体区段受损,化疗后骨髓抑制等。

2. 血液肿瘤患者红细胞血型抗原表达减弱分为所有红细胞 A/B 抗原均减弱或消失和不同比例的 A/B 抗原减弱或消失两类表现形式。

3. 非遗传性红细胞血型抗原减弱或消失有可能是一种白血病前体状态。

4. 血液肿瘤患者红细胞血型鉴定困难时可采用基因分析的方法对患者血型进行鉴定。

5. 血液肿瘤导致血型鉴定困难的患者输血策略可分为紧急输血和非紧急输血两种情况进行。

自我测试

1. 绘制血型疑难患者输血策略思维导图。

2. 复述血液肿瘤患者红细胞抗原减弱或消失的可能机制。

第二节　异基因干细胞移植的血型鉴定与输血策略

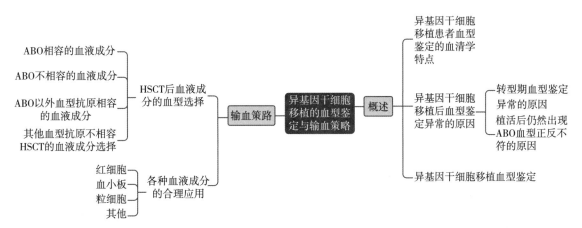

图 8-5　异基因干细胞移植的血型鉴定与输血策略学习导图

> **学习目标**
>
> 1. 掌握异基因干细胞移植患者的血清学特点
> 2. 掌握异基因干细胞移植后血清学异常的原因
> 3. 掌握异基因干细胞移植后的血液成分选择及输血策略

一、概述

(一) 异基因干细胞移植患者血型鉴定的血清学特点

造血干细胞移植(HSCT)是现今治疗血液肿瘤和先天遗传性疾病的重要手段。*ABO* 基因位于 9 号染色体上,与 *HLA* 基因相互独立遗传。异基因 HSCT 要求 HLA 组织配型相合,但供、受者间红细胞 ABO 血型不相合仍可完成移植,Meta 分析显示 ABO 血型匹配和不匹配并不影响 HSCT 的整体存活率。HSCT 中大约有 40%~50% 为 ABO 不相合移植。供者造血干细胞增殖并不受受者循环 ABO 抗体的抑制,但由于 ABO 抗原存在于新生红细胞和血小板膜表面,血液循环中的不相容血型抗体可破坏红细胞和血小板。移植后受者源红细胞残存的时间约为 40 天,循环受者型 IgG 和 IgM 抗体的半衰期分别为 20 天和 6 天。根据 ABO 血型的不同,HSCT 可分为 ABO 相合和 ABO 不相合两大类,而 ABO 不相合又可分为主侧 ABO 血型不相合、次侧 ABO 血型不相合和双侧 ABO 血型不相合。

ABO 血型相合的 HSCT 由于移植前后 ABO 血型一致,血清学未发生改变,不存在疑难情况。而 ABO 血型不相合则移植前后患者 ABO 血型发生改变,且由于受者免疫细胞的残留,形成移植后患者 ABO 血型呈现嵌合状态,通常持续 4~6 个月逐渐转变为供者血型,患者移植前后血型转变情况见表 8-1 及附录 2。主侧 ABO 不相合指受者血浆含有抗供者红细胞 ABO 抗原的抗体,如 O 型血患者接受 A 或 B 或 AB 型供者,或者 A 或 B 型受者接受 AB 型供者,该类移植可能会导致患者对输血治疗长期依赖和红细胞增生障碍。次侧 ABO 血型不相合指受者红细胞表达供者红细胞缺乏的抗原,供者血浆中含有抗受者红细胞抗原的抗体,见于 O 型供者移植给 A 或 B 或 AB 型受者,以及 A 或 B 型供者移植给 AB 型受者,一般不影响干细胞的植入,但可能引起过客淋巴细胞综合征,即供者来源的淋巴细胞产生抗 A 和抗 B,攻击受者残留的红细胞。双侧 ABO 血型不相合是指同时存在主、次侧 ABO 血型不合的情况,见于 A 型与 B 型供、受者之间的移植,可能会同时出现上文所述 ABO 主侧不相容和 ABO 次侧不相容的复杂问题。

表 8-1　造血干细胞移植前后患者血型

类型	移植前 ABO 血型		移植后患者血型	
	受者	供者	正定型	反定型
ABO 相容	O	O	O	O
	A	A	A	A
	B	B	B	B
	AB	AB	AB	AB
ABO 主侧不相容	O	A	A	A
	O	B	B	B
	O	AB	AB	AB
	A	AB	AB	AB
	B	AB	AB	AB

类型	移植前 ABO 血型		移植后患者血型	
	受者	供者	正定型	反定型
ABO 次侧不相容	A	O	O	A
	B	O	O	B
	AB	O	O	AB
	AB	A	A	AB
	AB	B	B	AB
ABO 主次侧不相容	A	B	B	AB
	B	A	A	AB

（二）异基因干细胞移植后血型鉴定异常的原因

1. 转型期血型鉴定异常的原因　ABO 血型抗原在造血干细胞上不表达,ABO 血型不匹配不会立即激活体液免疫反应导致快速排斥,因此其并非异基因造血干细胞移植禁忌。异体 HSCT 可能出现供、受者间 ABO 血型不合的情况。供、受者间 ABO 血型不合的 HSCT 患者,在 HSC 输注到植活前的阶段(转型期),血液循环的血细胞组成会发生变化,从患者自身骨髓产生的细胞转变为供者的细胞,通常会导致输血科在进行输血前检测时发现 ABO 血型鉴定出现混合嵌合体及正反不符。

2. 植活后仍然出现 ABO 血型正反不符的原因　ABO 血型不合的 HSCT 在移植后,供者提供的造血干细胞植入后因红系在分化发育过程中 ABH 抗原表达逐渐增加。ABH 抗原是一种组织性抗原,不仅表达于红细胞和血小板,在其他组织如内皮组织,皮肤等也有部分表达。所以即使 HSCT 移植成功后,患者只有红细胞和血小板上 ABH 抗原发生改变,但其他组织上的 ABH 抗原与移植治疗前是一致的,这就导致即使移植成功后,患者仍不能产生针对患者原先红细胞 ABH 抗原的抗体,进而使得患者成功后仍表现出 ABO 血型鉴定正反不符的情况。如供体 O 型、受体 AB 型,或供体 A 型、受体 B 型等。

（三）异基因干细胞移植血型鉴定

HSCT 移植后患者的 ABO 血型受移植前供、患者血型的影响,故 HSCT 移植后患者的血清学会发生改变,可能出现 ABO 正、反定型不符。当遇到血液疾病患者血型血清学结果异常时,首先应当查阅该患者的病史,若是有移植史,则需临床提供移植前供、患者的血型,并对患者复做试管法的血型鉴定,根据供、患者血型判读异常结果的合理性,并按实报告患者的血型血清学结果。

练习题四

1. 依据供、受者 ABO 血型的不同,HSCT 可分为_____和_____两大类型。

2. O 型血患者接受 A 型移植属于_____类型 HSCT,植活后患者的血清学结果:红细胞上含有_____抗原,血浆中含有_____抗体。

3. B 型供者移植给 AB 型受者属于_____类型 HSCT,植活后血清学结果:红细胞上含有_____抗原,血浆中_____抗体。

4. HSCT 血清学结果显示出嵌合体特征表明移植处于_____阶段,意味着_____红细胞开始生成。

5. 简述血型不合 HSCT 血清学结果在移植成功后仍表现出正反不一致的原因。

二、输血策略

(一) HSCT 后血液成分的血型选择

HSCT 移植后输注的所有含血细胞的血液成分制品,都必须给以辐照,通常使用 25Gy 的照射剂量,以灭活血液成分中的异体免疫活性淋巴细胞,预防输血相关的移植物抗宿主病(TA-GVHD)。若一旦发生 GVHD,致死率极高。美国 AABB 规定 HSCT 患者至少维持 1 年输注照射处理的血液成分。英国血液标准委员会(HCSH)建议 HSCT 患者接受照射处理血液成分至少 6 个月。另外由于 HSCT 患者处于免疫抑制状态,使得该类患者容易感染病毒,如巨细胞病毒(CMV)。CMV 感染主要是宿主先前感染的病毒复活,感染的风险与输入 CMV 血清学阳性的含白细胞血液成分有关。CMV 血清学阴性的血液成分可将 CMV 感染率下降到 1%~3%。故 HSCT 患者需要输注 CMV 血清学阴性的血液成分,且有研究表明少白细胞与 CMV 血清学阴性血液成分在降低 CMV 感染风险的效果是相似的。

ABO 血型不相合的 HSCT 非常常见,这种情况下,主要基于 ABO 相容性原则进行不同血型的血液成分的选择(表 8-2)。

1. ABO 相容的血液成分　ABO 相容的 HSCT 患者由于患者的血型在移植前后不存在转换的过程,故该类患者在移植后需要输血支持时,只需输注与自身血型相同且交叉配血试验相合的血液成分即可(表 8-2)。

2. ABO 不相容的血液成分

(1)ABO 主侧不相容:此类患者若存在高效价 ABO 抗体,在移植过程中,输注的 HSC 中残留的供者 RBC 可能会导致急性血管内溶血。受者的 ABO 血型抗体还会包被供者源红细胞,导致直接抗球蛋白试验阳性。移植后应输注受者同型或 O 型红细胞,直至受者源 ABO 抗体消失后,可考虑输注供者血型的红细胞。非红制剂则可选择 AB 型或受者血型(表 8-2)。

(2)ABO 次侧不相容:过客淋巴细胞综合征通常发生在 ABO 次侧不相容 HSC 输注后 5~16 天。由此产生免疫介导的急性溶血反应,其程度从亚临床型到重型不等,通常在患者所有自身红细胞消失后即会消失。在极端和危及生命的情况下,可以采用相容的红细胞(例如 O 型)进行红细胞置换。该类患者移植后输注的红细胞应为 O 型或与供者血型同型。非红制剂则应输注 AB 型或与受者血型同型(表 8-2)。

(3)ABO 双侧不相容:见于 A 型与 B 型供、受者之间的移植。移植后应输注 O 型红细胞,直至受者血清中针对供者红细胞抗原的抗体消失或直接抗球试验阴性后,可考虑输注供者血型红细胞。非红制剂则应考虑 AB 型(表 8-2)。

表 8-2　造血干细胞移植后血液成分选择

类型	ABO 血型		血液成分优先选择的 ABO 血型	
	受者	供者	红细胞	血浆 / 血小板 / 冷沉淀凝血因子
ABO 相容	O	O	O	O,A,B,AB
	A	A	A,O	A,AB
	B	B	B,O	B,AB
	AB	AB	AB,A,O	AB
ABO 主侧不相容	O	A	O	A,AB
	O	B	O	B,AB
	O	AB	O	AB
	A	AB	A	AB
	B	AB	B	AB

类型	ABO 血型		血液成分优先选择的 ABO 血型	
	受者	供者	红细胞	血浆/血小板/冷沉淀凝血因子
ABO 次侧不相容	A	O	O	A,AB
	B	O	O	B,AB
	AB	O	O	AB
	AB	A	A	AB
	AB	B	B	AB
ABO 双侧不相容	A	B	O	AB
	B	A	O	AB

3. ABO 以外血型抗原相容的血液成分 除 ABO 血型以外,Rh 血型系统中的 D、C、c、E、e 抗原的同型输注越来越受到临床重视。HSCT 患者移植后输血治疗在选择合适 ABO 血型血液成分后,还需根据患者体内红细胞 Rh 系统抗原类型选择同型血液成分输注。

4. 其他血型抗原不相容 HSCT 的血液成分选择 Rh 血型 D 抗原的概念与 ABO 抗原相似,但抗 D 抗体不是天然抗体,只有接触红细胞 D 抗原刺激后才会产生,且一旦产生,患者将终身保持。在异基因 HSCT 时,当 D 抗原在供者和患者之间不同时,称为 D 抗原错配;当移植前供者或受者已经有抗 D 抗体时,称为 D 抗原不相容。RhD 阴性患者接受 RhD 阳性供者移植时,由于受者的淋巴细胞在移植前会被清除,故移植后该类患者输血治疗时,不必特殊要求 RhD 阴性红细胞制剂,可输注 RhD 阳性红细胞制剂。但 RhD 阳性患者接受 RhD 阴性供者移植后需要输血治疗时,应该尽可能选择 RhD 阴性红细胞制剂。非红制剂中混入的红细胞上的或红细胞裂解后可溶性的 RhD 抗原同种免疫的风险极小,通常不需要考虑 RhD 相容性输注的问题。

(二) 各种血液成分的合理应用

1. 红细胞 红细胞的主要功能是输送氧气和二氧化碳,红细胞输注的意义主要是恢复和维持携氧能力,满足组织的供氧。而 HSCT 患者绝大部分需要红细胞输注的支撑。一项包含 169 名 HSCT 患者的研究表明,HSCT 患者术后第 1 年的红细胞输注中位数为 6U,独立输注间隔时间为 12 天。由于国内暂无 HSCT 患者相关红细胞输注阈值的指南,基于 AABB 手册,70g/mL 的血红蛋白阈值适用于绝大部分(稳定,且未经历手术)的 HSCT 患者,而 80g/mL 的血红蛋白阈值则适用于有心脏病(末端器官损伤)或手术病史的 HSCT 患者。

2. 血小板 输注血小板主要用于预防和治疗血小板数量减少或功能缺失患者的出血症状,恢复和维持人体内的正常止血和凝血功能,可分为预防性和治疗性血小板输注。治疗性和预防性血小板输注的分类依据修订的 WHO 出血分级标准(见表 8-3),出血等级为 0 或 1 级的患者进行预防性血小板输注,而对出血等级为 2 级或更高的患者进行治疗性血小板输注。

患者在出现以下出血情况时,应给予血小板输注治疗,并维持其血小板计数在下述阈值。推荐分级的评价、制定与评估系统(GRADE)将证据质量分为"高、中、低和极低"几个等级,用字母 A、B、C、D 表示;将推荐强度分为强推荐和弱推荐 2 个等级,用数字 1 和 2 表示。

(1) 发生非严重的出血时,患者的血小板计数需维持在 $>30 \times 10^9/L$(2C);

(2) 发生严重出血时,患者血小板计数需维持在 $>50 \times 10^9/L$(1C);

(3) 发生致命性出血,如多发性创伤、脑外伤和自发性颅内出血等时,患者的血小板计数维持在 $>100 \times 10^9/L$(2C)。

3. 粒细胞 粒细胞输注是用来治疗嗜中性粒细胞减少症患者(粒细胞绝对计数少于 $0.5 \times 10^9/L$)的严重难治性细菌或真菌感染。长期严重的中性粒细胞减少症通常发生在恶性血液病的加强化疗或在造血干细胞移植的准备期。而粒细胞的输注则是为了降低感染相关的发病率和致死率。粒细胞储存条件为室温,且需在 24 小时内完成输注。由于粒细胞成分中含有少量的红细胞,粒细胞输注前还需要按照 HSCT 红细胞输注的血型选择标准进行 ABO 血型配型,且在输注前需进行辐照处理。粒细胞输注的效用尚不清楚。如果使用粒细胞,应给予高剂量。一般主张每日输注 1 次,连续输注 4~6 天,直至感染控制、骨髓功能恢复为止。

表 8-3   修订的 WHO 出血分级表

等级	出血类型
1 级	• 瘀点、瘀斑、稀疏、分散分布 • 口咽、鼻出血持续<30min
2 级	• 消化道、呼吸道、肌肉骨骼或软组织出血,未引起血流动力学紊乱,在 24h 内不需要输注红细胞 • 鼻或口咽出血持续>30min • 有症状的口腔黏膜血疱 • 弥散分布的瘀点或瘀斑 • 血尿 • 侵入性或手术部位异常渗血 • 非月经期的阴道出血 • 浆膜腔出血 • 视网膜出血
3 级	• 需要红细胞输注的出血(尤其是发生在 24h 内),但未出现血流动力学紊乱 • 严重的浆膜腔出血 • CT 发现的无症状性颅内出血
4 级	• 视网膜出血和视野缺损 • 有症状性非致命性脑出血 • 有血流动力学紊乱(低血压,收缩压或舒张压降低>30mmHg)的出血 • 任何原因引起的致命性出血

4. 其他   HSCT 患者的血浆和冷沉淀凝血因子的输注要求和注意事项与常规输注是一样的,但是输注的血型则要根据供、患者的血型进行选择(表 8-2)。

美国 AABB 规定 HSCT 患者输注照射处理血液成分至少维持 1 年。而英国血液标准委员会(HCSH)指南则有以下建议,推荐分级的评价、制定与评估系统(GRADE)如前所述:

除满足以下条件外,所有的 HSCT 患者均需要继续使用辐照血液成分:移植期满 6 个月;淋巴细胞计数>1.0×10^9/L;患者没有发生 GVHD;患者已停止使用免疫抑制治疗。

若患者表现慢性 GVHD 或需要继续免疫抑制治疗,则患者需要输注辐照血液成分(2C)。

采集 7 天内或采集期内的所有骨髓和外周造血干细胞供者所输注的所有异体血液成分均需要辐照处理(2C)。

若 HSCT 患者需要移植调节、患有基础疾病或别的治疗,如患有霍奇金淋巴瘤或嘌呤类似物治疗的,则需要继续适用辐照处理的血液成分(1C)。

由于 HSCT 患者处于免疫抑制状态,使得 HSCT 患者极易被包括巨细胞病毒(CMV)在内的病毒感染。普遍认为,患者输注去白细胞处理过的血液成分与 CMV 血清学阴性血液成分感染 CMV 的风险没有差异性。故为了预防 CMV 感染,HSCT 患者所输注的血液成分,如红细胞、血小板等均需进行去白细胞处理。

练习题五

1. HSCT 患者移植后输血治疗时,血液成分须经_____处理,处理强度为_____。

2. RhD 阳性患者移植 RhD 阴性供者的造血干细胞后,输血治疗时血液成分宜选择_____型红细胞及_____型成分血小板。

3. O 型血患者接受 A 型移植后患者输血治疗时,应选择_____型红细胞和_____型非红制剂。

4. B 型供者移植给 AB 型后患者需输血治疗时,应选择_____型红细胞和_____型非红制剂。

三、案例分析

患者,男性,34 岁,白血病,血红蛋白 45g/mL,输血前常规血型鉴定,微柱法结果如下:

试剂	抗A	抗B	抗D	Ctl	A₁型红细胞	B 型红细胞
结果	0	0	4+	0	0	3+

试验思路:

(1)该患者表现出显著的正反定型不符,可能导致的原因:

1)患者为 O 型,但抗 A 抗体减弱。

2)干细胞移植后,患者自身为 A 型,接受 O 型供者干细胞移植后可导致此种血清学结果。

(2)对血清学结果进行试管法复检,并增加反定型血清加入量,排除抗 A 抗体减弱。

(3)询问患者临床病史,若为干细胞移植后,应根据供患者 ABO 血型判断该血清学结果的合理性;输注血液成分类型根据干细胞移植相关规则进行选择。具体鉴定流程见图 8-6。

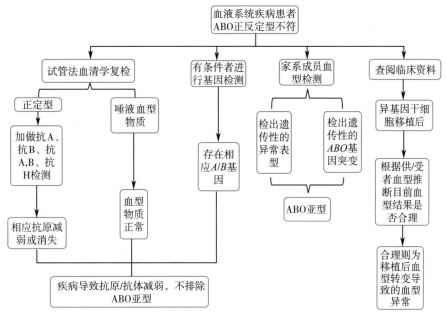

图 8-6　案例分析实验设计思路流程图

练习题六

案例分析

患者,女性,35 岁。血红蛋白 55g/mL,血小板计数 $8 \times 10^9/L$。输血前血型鉴定,微柱法结果如下:

试剂	抗A	抗B	抗D	Ctl	A₁型红细胞	B型红细胞
结果	0	4+	4+	0	0	0

请分析一下导致该名患者血清学如此的原因,并判断出患者自身血型以及给予输注的红细胞和血小板的血型。并尝试绘制实验设计思路的流程图。

知识小结

1. 根据供受者血型不同,HSCT 可分为 ABO 相合,ABO 主侧不相合,ABO 次侧不相合和双侧不相合四类。

2. ABO 血型不相合 HSCT 后,患者的血型将会发生改变。

3. ABO 血型不相合 HSCT 患者体内将会出现微嵌合现象,该时期内患者的血型处于转变期,给临床输血产生困扰。

4. ABO 血型不相合 HSCT 患者在移植后输血治疗血液成分的选择需要根据移植前供受者血型进行判断。

5. HSCT 患者在输血治疗时,红细胞、血小板和粒细胞均需要进行辐照处理。

6. HSCT 患者所输注的红细胞和血小板需要进行去白细胞处理。

自我测试

1. 简述 HSCT 患者血型鉴定的血清学特点。

2. 简述 HSCT 患者转型期血型鉴定异常的原因。

3. 简述 HSCT 患者植活后仍然出现 ABO 血型正反不符的原因。

4. 绘制 ABO 血型不相合 HSCT 后血液成分选择表。

5. 复述 HSCT 患者应如何合理应用各类血液成分。

第三节　阵发性睡眠性血红蛋白尿症(PNH)的血型鉴定与输血策略

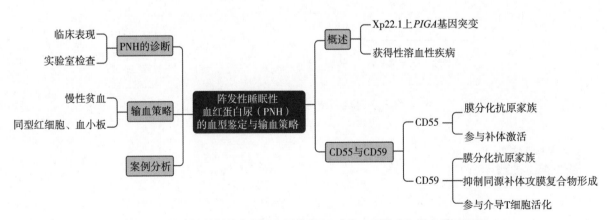

图 8-7　阵发性睡眠性血红蛋白尿症(PNH)的血型鉴定与输血策略导图

学习目标

1. 熟悉阵发性睡眠性血红蛋白尿症(PNH)的发病机制
2. 熟悉 CD59 的血型抗原检测方法
3. 掌握如何诊断阵发性睡眠性血红蛋白尿症(PNH)
4. 掌握阵发性睡眠性血红蛋白尿症(PNH)的输血策略

一、概述

1882 年,Paul Strubing 首次对阵发性睡眠性血红蛋白尿症(paroxysmal nocturnal hemoglobinuria, PNH)进行了详细的描述,并前瞻性的预测出 PNH 会引起血栓形成和红细胞缺陷。

阵发性睡眠性血红蛋白尿症(paroxysmal nocturnal hemoglobinuria,PNH)是体细胞 Xp22.1 上 *PIGA* 基因突变导致的获得性造血干细胞克隆性疾病,是一种后天获得性溶血性疾病。该病源于造血干细胞磷脂酰肌醇聚糖 A 类(phosphatidylinositolglycan class A,PIGA)基因突变,使部分或完全血细胞膜糖化磷脂酰肌醇(glycophosphatidylinositol,GPI)锚合成障碍,造成血细胞表面多种 GPI 锚蛋白缺失,如 C3 转化酶衰变因子(CD55)、反应性溶血抑制物(CD59)等的缺失,导致细胞性能发生变化,从而对补体敏感,引起相应的临床现象。临床主要表现为不同程度的发作性血管内溶血、阵发性血红蛋白尿、骨髓造血功能衰竭和血栓形成。

PNH 发病率低,目前统计的每年新发病例数约为 2~5/ 百万。PNH 最初是按照临床表型命名的,流式细胞术检测 CD55、CD59 和荧光素标记的气单胞菌溶素(fluorescent aerolysin,FLAER)的应用使其进入了按细胞免疫表型诊断的时代,PNH 与再生障碍性贫血(aplastic anemia,AA)、骨髓增生异常综合征(myelodysplastic syndromes,MDS)等骨髓衰竭综合征的关系错综复杂,常需要正确的鉴别诊断。依库珠单抗(eculizumab,EM)通过抑制末端补体活化治疗 PNH 取得了显著疗效,但仍属对症治疗,存在不能治愈需持续用药、耐药突变等问题。2021 年 FDA 批准新药 Pegcetacoplan 上市,Pegcetacoplan 属于靶向补体 C3 抑制剂,直接作用于补体 C3,调节补体级联的过度激活,可预防血管内和血管外溶血,能更全面控制 PNH 患者的溶血问题。

二、CD55 与 CD59

有研究显示,*PIGA* 基因突变是导致 PNH 血管内溶血的分子病因。*PIGA* 编码的蛋白参与 GPI 生物合成的第一步,该基因突变导致 GPI 合成缺陷,GPI 缺陷导致 CD55 和 CD59 等不能结合到细胞膜上,不能抑制补体活化,因此发生血管内溶血、血红蛋白尿等各种临床表现。

血细胞表面有十余种抑制补体激活的蛋白质,均通过 GPI 连接蛋白锚连在细胞膜上,统称为 GPI 锚连蛋白,其中最重要的是 CD55 和 CD59。

CD55 属于膜分化抗原家族,广泛表达于红细胞及其他血细胞和组织细胞膜表面,人类红细胞 Cromer 血型系统 CROM 抗原即位于 CD55 分子上,基因位点在 1 号染色体长臂 3 区 2 带(1q32),有 10 个外显子,编码基因名 *CD55*。膜分化抗原 CD55 参与补体系统的激活,通过发挥对补体成分 C3 的控制来调整抑制生成 C5 的量,以控制 C3 的衰变,对补体系统进行调节,保护宿主细胞和组织免受损伤。

CD59 分子是广泛分布于各组织细胞表面的 25kDa 的糖蛋白,通过 GPI 锚固于红细胞膜,补体调节蛋白 CD59 也属于膜分化抗原家族,具有抑制同源补体攻膜复合物(MAC)形成和参与介导 T 细胞活化等功能。2014 年鉴于 CD59 相关的基因位点、分子生物学结构、免疫血型学反应等已基本清楚,

ISBT 将其确认为新的血型系统,由单一的一个抗原 CD59.1 组成,CD59.1 抗原的编码基因 *CD59* 位于第 11 号染色体短臂 13 区(11p13),基因名 *CD59*,包括 4 个外显子和 3 个内含子,对 CD59 血型抗原的检测除了流式细胞术(flow cytometry,FCM)外,也可选择柱凝集抗球蛋白试验检测,应用单克隆或人源抗 CD59 抗体与待检者红细胞在 37℃孵育后离心判断。

目前已经发现了包括 CD55 和 CD59 在内的 20 余种蛋白在 PNH 患者血细胞表面表达缺乏,除了前二者外还有,如 C8 结合蛋白(HRF)、内毒素受体(CD14)、低亲和力 Fc 受体(CD16)等。应用流式细胞术检测 GPI 锚连蛋白缺失细胞数量是诊断 PNH 最直接、最敏感的方法。PNH 克隆累及造血细胞依次为粒细胞、单核细胞、红细胞、淋巴细胞,骨髓 PNH 克隆出现比外周血早,网织红细胞略早于成熟红细胞。建立 PNH 诊断至少有一系及以上细胞的两种 GPI 锚连蛋白缺失。检测 CD59 敏感度要高于 CD55,CD59 缺失在粒细胞可最早被检出,有早期诊断价值,且不受输血影响(见图 8-8)。

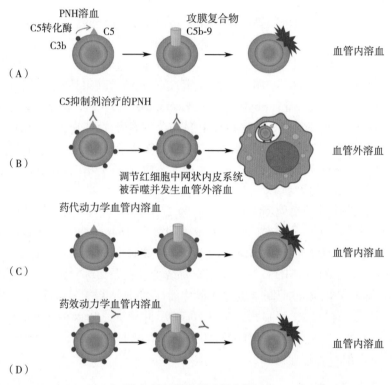

图 8-8　PNH 溶血机制研究

注(A)PNH 红细胞上 CD55 和 CD59 的缺失使其容易受到补体介导的血管内溶血。(B)接受 C5 抑制(eculizumab 或 ravulizumab)治疗的 PNH 患者的 PNH 红细胞经常被作为调理素的 C3 片段包裹,导致脾脏和肝脏的血管外溶血。C5 抑制补偿 CD59 的缺失,防止血管内溶血;然而,C5 上游的 CD55 对于加速 C3 转化酶的衰减很重要。PNH 红细胞缺乏 CD55 导致 C3b 及其加工形式 iC3b 和 C3dg 的积累。(C)药物剂量不足引起的药代动力学血管内溶血使游离 C5 水平升高。(D)血管内溶血药效学。补体扩增条件(妊娠、感染、大手术)可导致 PNH 红细胞上 C3b 过量积累,导致 C5 构象改变,减少 eculizumab 或 ravulizumab 与 C5 的结合,导致突破性溶血,即使没有游离 C5 的增加。

三、PNH 的诊断

PNH 的诊断主要依靠临床表现并结合实验室检查。典型的 PNH 以慢性血管内溶血,血红蛋白尿,及含铁血黄素尿为主要表现,但大多数患者常不典型,发病隐匿,病程迁延,病情轻重不一。发病高峰年龄在 20~40 岁之间,个别发生于儿童或老年人,男性显著多于女性。

实验室检查主要包括：

(1)酸溶血试验、糖水试验、蛇毒因子溶血试验、尿潜血(或尿含铁血黄素)等项试验中凡符合下述任何一种情况,即可诊断：①两项以上阳性;② 1 项阳性,但须具备下列条件——a. 两次以上阳性,或 1 次阳性,但操作正规、有阴性对照、结果可靠,即时重复仍阳性者。b. 有溶血的其他直接或间接证据,或有肯定的血红蛋白尿出现。c. 能排除其他溶血,特别是遗传性球形红细胞增多症、自身免疫性溶血性贫血、葡萄糖 -6- 磷酸脱氢酶(G6PD)缺乏症所致的溶血和阵发性冷性血红蛋白尿症等。

(2)流式细胞术检测发现,外周血中 CD55 或 CD59 阴性中性粒细胞或红细胞>10%(5%~10% 为可疑)。

临床表现符合,实验室检查具备(1)项或(2)项者皆可诊断,(1)(2)两项可以相互佐证。

因 CD55、CD59 缺失是 PNH 细胞典型表现及 PNH 患者溶血的致病因素,故常将其作为检测 PNH 的标志。随着流式细胞术和荧光标记单克隆抗体技术的发展,可利用流式细胞仪检测外周血细胞 CD55、CD59 缺失用于 PNH 诊断、预后判断。流式细胞术是一种对液流中排成单列的细胞或其他生物微粒逐个进行快速定量分析和分选的技术。用 FCM 检测外周血成熟红细胞膜及成熟粒细胞膜上 CD55、CD59 的缺失对 PNH 有重要诊断价值,CD59 敏感度要高于 CD55。在行外周血分析前,应要求受检者提供近期输血记录,并对红细胞和粒细胞均作筛查,FCM 检测外周血中 CD55 或 CD59 阴性红细胞或中性粒细胞>10% 即可诊断。如果患者在检测前有多次输血或重度溶血,那么 PNH 筛查可能受到输血和溶血的影响,PNH 克隆红细胞被破坏,而输入的红细胞寿命较长,这样受检者体内的 PNH 红细胞数量低,导致错误结果;少数(5%)患者严重溶血,GPI 缺乏的红细胞可能会减少,甚至可能下降到检测限以下。但粒细胞寿命短,且更新快,粒细胞 PNH 克隆仍然存在,因此,粒细胞膜表面 CD55、CD59 更能准确反映疾病的变化。如果患者有严重的再生障碍性贫血(AA),可能导致粒细胞数量减低,不足以检测分析。鉴于这些情况且由于 PNH 的异常细胞起源于造血干细胞,当外周血尚无 CD59 阴性细胞时,骨髓中可能已经有 CD59 阴性细胞,因此从疾病早期诊断的角度考虑,对骨髓中 CD59 阴性、CD55 阴性细胞进行检测比使用外周血更有意义,且骨髓中的有核红细胞不受输血和溶血的影响,可避免漏诊。

四、输血策略

PNH 的对症支持治疗包括必要时输注同型红细胞、血小板。PNH 通常为慢性贫血,血红蛋白在 60g/L 以上时一般不需要输血,但当出现缺氧症状时需要输血维持组织供氧,或发生严重的急性溶血,特别是溶血危象时,需立即输血。输血除了能提高血红蛋白水平,维持组织供氧外,还能抑制红细胞的生成,间接减少补体敏感的红细胞,减轻血管内溶血。在 2000 年《临床输血技术规范》附件一的洗涤红细胞(WRC)的适应证中有阵发性睡眠性血红蛋白尿,在 2018 年发布的中华人民共和国卫生行业标准《全血和成分血使用》里洗涤红细胞的适应证已经没有阵发性睡眠性血红蛋白尿。

练习题七

1. 下面哪项不是 PNH 的临床主要表现：

A. 不同程度的发作性血管内溶血 　　　B. 阵发性血红蛋白尿

C. 血栓形成 　　　D. 骨髓造血功能衰竭

E. 出血

2. 常作为 PNH 检测标志的是：

A. CD20、CD55 　　　B. CD55、CD59

C. CD40、CD55 　　　D. CD28、CD59

五、案例分析

临床资料

患者,女性,38 岁。以 4 年前发现血小板减少,3 年前发现全血减少,半月前乏力伴茶色尿为主诉入院。

实验室检查

血常规:WBC 2.75×10^9/L↓,RBC 1.14×10^{12}/L↓,血红蛋白 45g/L↓,红细胞压积 13.3%↓,血小板 19×10^9/L↓,淋巴细胞比例 45.7%↑,嗜中性粒细胞比例 44.9%↓,Ret 2.81%↑。

特异性补体溶血实验:蔗糖溶血实验(+),酸化溶血实验(+)。

骨髓活检:增生极度活跃(造血面积 80%~90%),粒红比例减小,粒系各阶段比例大致正常,未见幼稚髓系细胞增多。红系增生明显,以中晚阶段细胞为主,灶性及片状分布。巨核细胞数量偏少。未见异常淋巴细胞浸润,未见纤维化。

流式细胞学检测:结果提示成熟红细胞 CD59 表达缺失,成熟粒细胞 FLARE 表达缺失,提示患者红系和粒系均存在 PNH 克隆,患者红细胞 PNH 克隆大小为 35.22%,粒细胞 PNH 克隆大小为 91.67%。

基因检测

患者的 PIGA 基因编码序列发现 p.T192Mfs*3 和 p.I61Mfs*8 两个移码突变。

诊断思路

阵发性睡眠性血红蛋白尿症的临床主要表现为不同程度的发作性血管内溶血、阵发性血红蛋白尿、骨髓造血功能衰竭和血栓形成。该患者为 38 岁中年女性,处于阵发性睡眠性血红蛋白尿发病的高峰年龄,有贫血、茶色尿等血管内溶血的表现;骨髓活检示增生极度活跃,其中红系增生明显,以中晚阶段细胞为主,呈灶性及片状分布;流式检测提示成熟红细胞 CD59 表达缺失,成熟粒细胞 FLARE 表达缺失,红系和粒系均存在 PNH 克隆。综合该患者的临床表现及实验室检查结果,考虑诊断为 PNH。阵发性睡眠性血红蛋白尿是体细胞 Xp22.1 上 *PIGA* 基因突变导致的获得性造血干细胞克隆性疾病,该患者的 *PIGA* 基因编码序列发现 p.T192Mfs*3 和 p.I61Mfs*8 两个移码突变,均造成蛋白编码的提前终止,导致合成的 PIGA 蛋白异常。

练习题八

案例分析题:患者,男性,68 岁。主因乏力,活动后心悸 1 个月,双下肢酸痛 50 余天入院。入院 1 个月前无明显诱因出现乏力,活动后心悸,无发热,咳嗽咳痰,腹痛腹泻,无鼻出血,牙龈出血,呕血黑便,双下肢酸痛 50 余天,偶有酱油色尿。入院查血常规:WBC 3.76×10^9/L,HGB 56g/L,PLT 88×10^9/L,酸化溶血试验弱阳性,蔗糖溶血试验阴性。

1. 如考虑阵发性睡眠性血红蛋白尿症,还需要进行其他哪些检测?
2. 患者血红蛋白 56g/L,临床医生该申请输注哪种红细胞?

知识小结

1. 阵发性睡眠性血红蛋白尿症(paroxysmal nocturnal hemoglobinuria,PNH)是体细胞基因突变导致的获得性造血干细胞克隆性疾病,是一种后天获得性溶血性疾病。该病源于造血干细胞 *PIGA* 基因突变,造成血细胞表面多种 GPI 锚蛋白缺失,如 C3 转化酶衰变因子(CD55)、反应性溶血抑制物(CD59)等的缺失,从而对补体敏感,引起相应的临床现象。临床主要表现为不同程度的发作性血管内溶血、阵发性血红蛋白尿、骨髓造血功能衰竭和血栓形成。

2. CD55 属于膜分化抗原家族,广泛表达于红细胞及其他血细胞和组织细胞膜表面,人类红细胞 Cromer 血型系统 CROM 抗原即位于 CD55 分子上。CD59 分子是广泛分布于各组织细胞表面的 25kDa 的糖蛋白,通过 GPI 锚固于红细胞膜,补体调节蛋白 CD59 也属于膜分化抗原家族,具有抑制同源补体攻膜复合物(MAC)形成和参与介导 T 细胞活化等功能,CD59 相关的基因位点、分子生物学结构、免疫血型学反应等已基本清楚,ISBT 将其确认为新的血型系统。CD55、CD59 缺失是 PNH 细胞典型表现及 PNH 患者溶血的致病因素,故常将其作为检测 PNH 的标志。CD59 血型抗原的检测除了流式细胞术外,也可选择柱凝集抗球蛋白试验检测,应用单克隆或人源抗 CD59 抗体与待检者红细胞在 37℃ 孵育后离心判断。

3. PNH 的诊断主要依靠临床表现并结合实验室检查。

4. 对症支持治疗包括必要时输注同型红细胞、血小板。

自我测试

1. 简述一下阵发性睡眠性血红蛋白尿症(PNH)的发病机制及主要临床表现。
2. 如果您碰到一位阵发性睡眠性血红蛋白尿症(PNH)患者,能说说输血策略吗?

第四节　过客淋巴综合征的诊断与输血策略

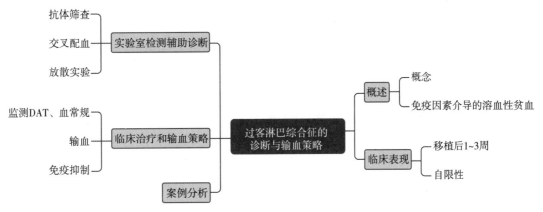

图 8-9　过客淋巴综合征的诊断与输血策略导图

学习目标

1. 掌握过客淋巴细胞综合征的概念
2. 掌握过客淋巴细胞综合征的临床表现与实验室检测
3. 掌握过客淋巴细胞综合征的输血策略

一、概述

过客淋巴细胞综合征（passenger lymphocyte syndrome，PLS）是指器官移植或造血干细胞移植术后，供体残留的 B 淋巴细胞（即过客淋巴细胞）进入受者血液循环，产生针对受者抗原的免疫性抗体，进而引起的一系列症状。常表现为同种异体免疫性溶血，多数患者呈自限性，少数患者溶血症状严重。1980 年，首次报道了 1 例 A 型的肾移植受者术后发生了过客淋巴细胞综合征（产生了低效价、高亲和力抗 A 自身抗体），之后又有多例涉及肝脏、肾脏、造血干细胞移植等过客淋巴细胞综合征病例被陆续报道。

过客淋巴细胞综合征是移植物抗宿主病的一种亚型，是由于移植物即供体的"过客"B 淋巴细胞针对宿主即受者红细胞产生抗体，是一种由免疫因素介导的溶血性贫血疾病。由于 ABO 血型抗原在所有血型系统中抗原性最强，所以主要发生在 ABO 血型不合的实体器官移植和造血干细胞移植中。

二、临床表现

ABO 血型抗原系统与造血干细胞移植（hematopoietic stem cell transplantation，HSCT）接受者是否匹配并不影响异体造血干细胞（hematopoietic stem cell，HSC）捐献者的选择。与实体器官移植不同，HSC 不表达 ABO 抗原，也不会立即激活体液免疫反应导致快速排斥。因此，HSC 捐献者可能与接受者 ABO 血型不同，且很常见，这意味着 HSCT 患者在免疫血液学检测中可以同时检测到不止一种 ABO 血型。过客淋巴细胞综合征是 ABO 血型不匹配实体器官移植后的常见症状，发病时间为移植后 1~3 周，由于供体 B 淋巴细胞不能自我更新，PLS 病程是自限性的，由于 ABO 抗体被清除的最长时间为 3 个月，故一般在术后 3 个月即无法被检测到，或对移植物淋巴组织的耐受性及受者抗原发展，抗体产生下降溶血停止。ABO 次侧不相容时，捐献者 HSC 产品中的细胞产生针对患者自身血型的抗体。当 HSC 产品中含有来自捐献者的抗体或捐献者浆细胞在 HSC 产品输注后继续产生抗体，就会发生这种情况。输注前减少 HSC 产品中的血浆可减少该情况的发生。捐献者来源的淋巴细胞可以产生抗 A 和抗 B，攻击患者残留的红细胞，导致过客淋巴细胞综合征。由此产生免疫介导的急性溶血反应，其程度从亚临床型到重型不等，通常在患者所有自身红细胞消失后即会消失。

PLS 是由免疫介导的溶血引起的，已知针对 Rh、Kidd 和 Lewis 血型的抗体也会导致这种综合征。实验室检测可发现包括血红蛋白水平迅速下降、血红蛋白血症、突然出现的血管内溶血，以及乳酸脱氢酶升高、结合珠蛋白降低、直接抗球蛋白试验阳性。这类溶血通常是短暂的，因为来自供体器官的淋巴细胞只能在一段时间内增殖，而不是永久地嵌入受者体内。这种由供体淋巴细胞产生的在血清中的抗体主要是 IgG，但也可能有 IgM，随着淋巴细胞的死亡，抗体的产生逐渐减少，在肾移植受者中抗体可持续时间的中位数为 5 周。

PLS 常见于 ABO 血型次要不合的器官移植，实体器官移植中 PLS 最常见于心肺移植（约 70%），其次是肝移植（约 29%）以及肾移植（约 9%），器官中淋巴组织含量越高，发生 PLS 的概率越大，程度也越严重。PLS 多发生于 O 型供者 A 或 B 型受者，或者 A、B、O 供者 AB 受者，但更常发生在 A 型受者接受 O 型供者，这可能与 A 型红细胞表达更多的抗原有关；PLS 也多发生于服用环孢素 A 的患者，这可能与环孢素 A 和他克莫司相比较，其抑制白细胞介素 4 和 CI40 介导的 B 淋巴细胞活化作用较弱有关。PLS 发生时，供体来源的淋巴细胞产生抗受者红细胞的抗体，激发补体介导的溶血。具有自限性的 PLS 其抗体的产生会逐渐减少直至停止，但有个别超过 170 天，有极个别溶血持续 182 天。另外不是所有的 ABO 血型不同的器官移植都会引起溶血，据报道，27.7% 的 ABO 血型不合移植中只有 13% 会引起溶血。过客淋巴细胞综合征诊断流程见图 8-10。

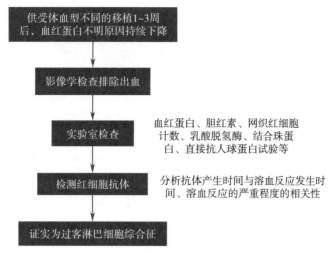

图 8-10　过客淋巴细胞综合征诊断流程

通常在患者不明原因的血红蛋白持续下降时,且排除出血后,临床医生才会考虑过客淋巴细胞综合征,而在输血前检测中,移植后患者尤其是 ABO 血型次要不合移植患者,发生自身对照阳性和 / 或同型红细胞配血不合时,在排除同种抗体的产生后,即可怀疑过客淋巴细胞综合征。PLS 发生溶血的严重程度与移植的淋巴细胞数量、供者血清中红细胞抗体强度以及移植后抗体产生有关,以 ABO 系统最为严重,其次为 Rh 系统等。虽然 PLS 多为自限性,但如出现 DIC、多器官功能衰竭等并发症会导致移植物功能丧失甚至受者死亡,需要及时诊断和治疗。

三、实验室检测辅助诊断

PLS 是否影响移植患者长期预后尚不得而知,通过抗体筛查和同型红细胞交叉配血可在早期发现过客淋巴细胞产生的血型抗体,供体中的过客淋巴细胞产生针对受者红细胞的 ABO 血型抗体,该类患者输血前检测常表现为抗筛阴性,但与多个 ABO 同型献血者红细胞交叉配血主侧不合,患者红细胞放散液也与同型红细胞发生凝集反应。血清学检测意外抗体是 PLS 诊断的主要方法,PLS 产生的抗体以 IgG 居多,也有 IgM,主要以试管法、微柱凝胶法等进行检测,在放散液中鉴定出供者属性的抗受者红细胞抗体是 PLS 的最直接证明。PLS 的诊断特征主要是通过实验室检测和临床诊断确认溶血、受者红细胞直接抗球蛋白试验(DAT)阳性、血液中检测到意外抗体,当受者血液中检测到意外抗体时,还需注意区分自身抗体干扰,应进行供受者相应抗原鉴定,以区分抗体来源。而结合患者症状(如皮肤 / 巩膜黄染、贫血等)及实验室指标(如血红蛋白和胆红素、网织红细胞计数、LDH、结合珠蛋白、DAT 等)有助于分析抗体产生时间与溶血反应发生时间、溶血反应严重程度的相关性。输血相容检测指标辅助诊断 PLS 见表 8-4。

表 8-4　输血相容检测指标辅助诊断 PLS

抗体筛查	同型红细胞配血	血型抗原	直抗	红细胞放散实验		结果
				同型红细胞	谱细胞	
0	+	+	+	+	/	ABO 血型抗体
+/0	+*	+	+	+*	+	其他血型系统抗体△
+/0	+	+	+	+	+	ABO 和其他血型系统抗体#

*:意外抗体阳性时,配血结果取决于同型红细胞是否存在相应抗原;△:需排除外源性抗体,并鉴定供者抗原;#:需排除自身抗体及高频抗原抗体。

四、临床治疗和输血策略

建议不合血型的器官或骨髓移植,移植后 3 天起,必需每天监测 DAT 以及移植后每天监测血常规。PLS 的治疗支持输血和免疫抑制,增加剂量或引入皮质类固醇已被最广泛使用,但没有良好的疗效证据,总的来说其潜在的益处(认识到在其他 T 细胞抗体介导的疾病中使用皮质类固醇的好处)可能超过短期毒性风险。输入血浆可以中和抗体,应与受者 ABO 同型且意外抗体阴性,供受者 ABO 血型完全不相容时应选择 AB 型减少抗体输入,必要时可采用免疫吸附、血浆置换降低抗体滴度,而静脉注射免疫球蛋白(IVIG)能够抑制 B 淋巴细胞增殖活化减少抗体产生,同时可以中和抗体并阻止补体结合,提高糖皮质激素受体敏感性。

输血治疗应始终使用供体血型的血液成分,因为输注受体血型红细胞可能会加剧溶血。ABO 血型不合的器官移植患者未发生 PLS 或 PLS 完全缓解后,选择输注受者同型血液成分即可;发生 ABO 血型抗体引起的配血不合时,宜输注 O 型洗涤红细胞。如患者出现抗筛阳性,需鉴别该抗体属于同种抗体、自身抗体还是过客淋巴细胞产生的血型抗体。如该抗体为其他原因产生的同种抗体,宜为患者筛选相应抗原阴性红细胞;如相应抗原和抗体同时存在,排除患者产生自身抗体因素影响后,考虑过客淋巴细胞产生的血型抗体,其他血型系统 PLS 应选择无导致 PLS 发生的抗体对应抗原的红细胞;血浆和血小板输注策略与 ABO 血型抗体相关 PLS 患者相同。建议红细胞经辐照、洗涤等处理以预防输血相关性移植物抗宿主病(TA-GVHD)和其他输血不良反应发生。随着患者体内过客淋巴细胞死亡,抗体逐渐减少,患者溶血症状缓解后,可以进行同型备血。ABO 血型不合所致 PLS 需要输血时,建议输注辐照 O 型洗涤红细胞,非红细胞血液成分按受者同型即可。输洗涤红细胞是为了减少 ABO 血型系统抗体致敏红细胞导致的溶血反应,而辐照是因为血制品中含有少量存活的造血干细胞、粒细胞、淋巴细胞,故输注红细胞、血小板必须经过辐照,以防止输血相关移植物抗宿主病(TA-GVHD),血浆及其衍生血液成分则不需要辐照。ABO 不合器官移植 PLS 患者输血策略见表 8-5。

表 8-5　ABO 不合器官移植 PLS 患者输血策略

移植类型	时间	血液成分 ABO 血型选择		
		红细胞	血浆	血小板
主侧不合	/	受者	受者	受者
次侧不合 主次侧均不合	移植前	受者	受者	受者
	PLS 期	O 型洗涤 RBC	受者	受者
	PLS 缓解后	受者	受者	受者

随着患者体内过客淋巴细胞凋亡,抗体逐渐减少,患者溶血症状缓解后,可以进行患者同型备血。其他血型系统 PLS 应选择无导致 PLS 发生的抗体对应抗原的红细胞;血浆和血小板输注策略与 ABO 血型抗体相关 PLS 患者相同。

练习题九

1. 以下可能发生过客淋巴细胞综合征的是:
A. A 型供者,O 型受者
B. AB 型供者,O 型受者
C. AB 型供者,A 型受者
D. O 型供者,B 型受者
2. ABO 血型不合所致过客淋巴细胞综合征需要输红细胞时,建议输:

A. 辐照 O 型洗涤红细胞　　　　　　B. 辐照 O 型悬浮红细胞

C. 辐照患者同型洗涤红细胞　　　　D. O 型洗涤红细胞

五、案例分析

案例一

1. 临床资料　患者,男性,43 岁。因尿毒症行血液透析 2 年,行同种异体肾移植术。患者为 A 型 RhD 阳性,抗体筛查阴性,群体反应性抗体(PRA)阴性(<10%)。供者为 O 型 RhD 阳性。

2. 血清学实验结果　患者移植术前血型鉴定结果(表 8-6)。

表 8-6　患者移植术前血型结果

试剂	抗A	抗B	抗D	ctl	A₁ 型红细胞	B 型红细胞	O 型红细胞	自身对照
凝集强度	4+	0	4+	0	0	4+	0	0

患者移植术后 15 天进行血型鉴定,检测结果(表 8-7)。

表 8-7　患者移植术后 15 天血型结果

试剂	抗A	抗B	抗D	ctl	A₁ 型红细胞	B 型红细胞	O 型红细胞	自身对照
凝集强度	4+	0	4+	0	1+	4+	0	1+ʷ

患者移植术后 15 天直接抗球蛋白试验结果(表 8-8)。

表 8-8　患者移植术后 15 天直接抗球蛋白试验结果

试剂	多抗	单抗 C3d	单抗 IgG	AB 浆对照
凝集强度	3+	1+	1+	0

患者移植术后 15 天抗体筛查结果(表 8-9)。

表 8-9　患者移植术后 15 天抗体筛查结果

细胞	I	II	III	自身对照
IS	0	0	0	1+
IAT	0	0	0	1+

患者移植术后 15 天抗体鉴定结果(表 8-10)。

表 8-10　患者移植术后 15 天抗体鉴定结果

反应条件	1	2	3	4	5	6	7	8	9	10	自身对照
IS	0	0	0	0	0	0	0	0	0	0	1+
IAT	0	0	0	0	0	0	0	0	0	0	1+

患者移植术后 15 天红细胞放散试验结果(表 8-11)。

表 8-11　患者移植术后 15 天红细胞放散试验结果

试剂	I	II	III	A₁ 型红细胞	B 型红细胞	O 型红细胞
凝集强度	0	0	0	3+	0	0

患者移植术后 15 天和 120 天抗 A 抗体效价检测结果(表 8-12)。

表 8-12   患者移植术后 15 天和 120 天抗 A 抗体效价检测

患者血清	IgM 抗 A 效价	IgG 抗 A 效价
术后 15 天	4	4
术后 120 天	0	0

3. 血清学结论   患者为 A 型 RhD 阳性,供者为 O 型 RhD 阳性,ABO 异型肾脏移植导致患者移植术后 15 天直接抗球蛋白试验阳性,红细胞放散液证实红细胞上有抗 A 抗体存在,且不存在 ABO 系统以外的意外抗体。患者体内因为移植术后过客淋巴细胞综合征产生了 IgM 和 IgG 的抗 A。

4. 分析思路   移植前患者为 A 型 RhD 阳性,正反定型一致,供者为 O 型 RhD 阳性。移植术后 15 天患者血型鉴定反定型 A₁ 细胞及自身细胞存在弱凝集,凝集程度相当,且患者直接抗球蛋白试验阳性,盐水介质及抗球蛋白介质进行抗体筛查与鉴定均为阴性,初步判断反定型受自身抗体干扰,排除 ABO 系统以外的意外抗体。患者红细胞放散液与 A₁、B、O 型红细胞试剂及抗筛细胞反应以及患者血清抗体效价检测证实了患者体内产生了 IgM 和 IgG 的抗 A。

案例二

1. 临床资料   患者,男性,43 岁。二度烧伤(烧伤面积达体表面积 45%),患者为 O 型 RhD 阳性。住院期间,患者接受了多种抗生素和血液成分治疗。入院两个月后出现肝功能衰竭,针吸活检术发现胆汁淤积性肝炎,随着胆红素值上升到 40mg/dL,患者接受了肝移植手术,供体为 O 型 RhD 阳性。入院 6 周后,患者接受了第 2 次肝移植,第 2 次移植第 10 天,临床出现溶血。

2. 血清学实验思路及结果   患者和第 2 个供者均为 O 型 RhD 阳性,供者被鉴定为 Jk(a-b+)。由于之前的输血导致了混合凝集,导致第 2 次移植前后患者红细胞 Kidd 的血清学表型无法确定。为鉴定患者的 Kidd 表型,分离到了 38.3% 的患者网织红细胞。患者的网织红细胞 Kidd 表型被鉴定为 Jk(a+b-)。第二供者和患者红细胞表型见表 8-13。

表 8-13   第二供体和患者红细胞表型

	ABO	Rh	Jkᵃ	Jkᵇ
第二供者	O	CcDee	0	+
患者肝移植前	O	CcDee	mixed field	/
患者肝移植术后				
第 10 天(红细胞)	/	/	mixed field	/
第 11 天(网织红细胞)	/	/	+	0
第 230 天(红细胞)	/	/	+	0

注: mixed field,混合凝集外观

对患者移植前和移植后早期样本进行的抗体筛查结果均为阴性,第 2 次移植后的第 10 天抗体筛查呈阳性,经鉴定为抗 Jkᵃ。微柱凝胶法检测显示阳性结果,未见混合凝集,酸放散方法检测放散液鉴定为抗 Jkᵃ。第 2 次移植后第 35 天,抗 Jkᵃ 仍可检测到,且 DAT 呈弱阳性。6 个月后无抗体检出,但是 DAT 仍是弱阳性,放散液中没有检测到反应性抗体。上述免疫血液学检查结果见表 8-14。

3. 血清学结论   本例患者为 O 型 RhD 阳性和 Jk(a+),第 2 次肝脏移植接受了 Jk(a-)的供者。尽管进行了免疫抑制治疗,患者仍出现了溶血反应,血红蛋白下降,移植后第 11 天乳酸脱氢酶水平上升。患者输注红细胞均为 ABO、RhD 同型,检测到抗体后提供 Jk(a-)的红细胞,所有输注红细胞均经床旁过滤以降低白细胞。患者并接受免疫抑制治疗,包括糖皮质激素、他克莫司等。本例输血反应是

自限性的,当给予患者的所有血液都是 Jk(a−)时,输血反应消退。经检测和鉴定,这是 1 例由过客淋巴细胞引起的溶血性输血反应,发生在非 ABO 血型的实体器官移植中。

表 8-14 第 2 次肝移植后的免疫血液学检测结果

肝移植术后天数	DAT	抗体筛查	抗体鉴定	放散液鉴定
1	0	0	/	/
10	2+	+	抗 Jk^a	抗 Jk^a
35	1+	+	抗 Jk^a	抗 Jk^a
230	1+	0	/	/

练习题十

案例分析题:患者,男性,48 岁。酒精性肝硬化终末期,拟进行肝移植,有输血史。患者 AB 型 RhD 阳性,抗筛阴性,供者 O 型 RhD 阳性。活体肝移植术中输注 AB 型红细胞 U 袋,新鲜冰冻血浆 300mL,冷沉淀凝血因子 3U,单采血小板 1 治疗量,术后输注新鲜冰冻血浆 2 袋。患者术后病情平稳,第 5 天移植肝功能正常。从第 7 天起血红蛋白从 100g/L 降至 69g/L,第 20 天患者 LDH 为 708IU/mL,外周血图片提示溶血性贫血,抗筛阴性,DAT 为 2+,对红细胞进行酸放散,放散出抗 A,放散液抗筛阴性。

1. 请问患者最应考虑的诊断是什么?
2. 患者需要输注红细胞,临床的输血策略为何?

知识小结

1. PLS 是指器官移植或造血干细胞移植术后,供体残留的 B 淋巴细胞(即过客淋巴细胞)进入受者血液循环,产生针对受者抗原的免疫性抗体,进而引起的一系列症状,常表现为同种异体免疫性溶血,多数患者呈自限性,少数患者溶血症状严重。

2. 过客淋巴细胞综合征是 ABO 血型不匹配实体器官移植后的常见症状,常见于 ABO 血型次要不合的器官移植,发病时间为移植后 1~3 周,由于供体 B 淋巴细胞不能自我更新,PLS 病程是自限性的。

3. 过客淋巴细胞综合征的诊断特征主要是通过实验室检测和临床诊断确认溶血、受者红细胞直接抗球蛋白实验(DAT)阳性、血液中检测到意外抗体,当受者血液中检测到意外抗体时,还需注意区分自身抗体干扰,应进行供受者相应抗原鉴定,以区分抗体来源。而结合患者症状(如皮肤 / 巩膜黄染、贫血等)及实验室指标(如血红蛋白和胆红素水平、网织红细胞计数、LDH、结合珠蛋白值、DAT 等)有助于分析抗体产生时间与溶血反应发生时间、溶血反应严重程度的相关性。

4. ABO 血型不合所致过客淋巴细胞综合征需要输血时,建议输注辐照 O 型洗涤红细胞,非红细胞血液成分按受者同型即可。输洗涤红细胞是为了减少 ABO 血型系统抗体致敏红细胞导致的溶血反应,而辐照是因为血制品中含有少量存活的造血干细胞、粒细胞、淋巴细胞,故输注红细胞、血小板必须经过辐照,以防止输血相关移植物抗宿主病(TA-GVHD),血浆及其衍生血液成分则不需要辐照。

自我测试

1. 简述一下过客淋巴细胞综合征的概念,临床表现。
2. 过客淋巴细胞综合征的输血策略是什么? 为什么要这么输?

第五节　多发性骨髓瘤的输血相容检测与输血策略

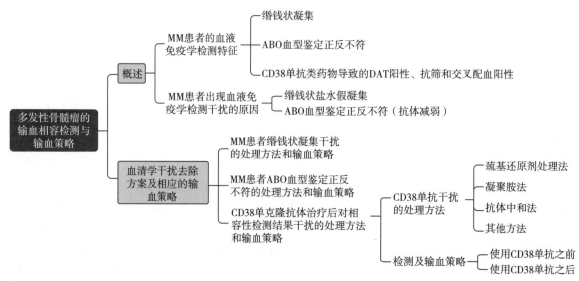

图 8-11　多发性骨髓瘤的输血相容检测与输血策略导图

学习目标

1. 掌握 MM 造成缗钱状凝集的血清学特点、原因及处理方法
2. 掌握 MM 造成 ABO 血型鉴定正反不符的原因及处理方法
3. 掌握 CD38 单抗对输血相容性检测的干扰特点、原因及处理方法
4. 熟悉上述情况下 MM 患者输血的特殊性

一、概述

（一）多发性骨髓瘤患者的血液免疫学检测特征

1. 缗钱状凝集影响输血相容性检测　多发性骨髓瘤（multiple myeloma, MM）是原发于骨髓的浆细胞异常增殖、广泛浸润并分泌单克隆免疫球蛋白的一种最常见的恶性浆细胞病。缗钱状凝集是指在显微镜下可见红细胞"圆盘"面相贴，类似于硬币叠加在一起，见图 8-12。MM 患者进行血型鉴定时，有发现患者自身红细胞或反定型红细胞相互叠连和粘连、呈缗钱状排列，这种缗钱状现象造成的假凝集可造成 ABO 血型正反定型不一致，假凝集的强度一般 ≤1+。缗钱状凝集还可以影响抗体筛查及交叉配血。

2. 抗体减弱导致 ABO 血型鉴定正反不符　在

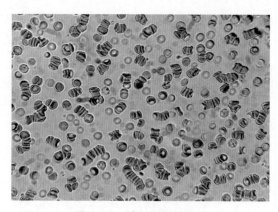

图 8-12　镜下缗钱状凝集

MM 患者进行血型鉴定的过程中,除了由缗钱状凝集引起的 ABO 定型困难外,还会出现反定型抗体减弱的情况,如抗 A 减弱或消失,导致 ABO 血型正反不符。而抗体减弱的原因可能是 MM 患者病理性浆细胞过多分泌异常免疫球蛋白,抑制了正常免疫球蛋白的合成,从而导致血型抗体减弱。

3. CD38 单抗类药物导致的 DAT 阳性、抗筛和交叉配血阳性　CD38 分子是一种兼具受体及外切酶活性的 Ⅱ 型跨膜糖蛋白,可参与细胞黏附与跨膜信号传导,在包括 MM 在内的血液恶性肿瘤中高度表达,是一种理想的免疫治疗靶点。目前针对 CD38 分子的单抗类药物有达雷妥尤单抗(daratumumab)、在研的伊沙妥昔单抗(isatuximab)、MOR202 和 TAK079 等。CD38 单抗类药物治疗 MM 后,患者的意外抗体筛查和 DAT 均会变成阳性,导致患者交叉配血假阳性。红细胞上 CD38 表达量较低,CD38 单抗可与红细胞结合,但不干扰常规 ABO、RhD 血型鉴定。研究表明,抗体筛查全阳首次出现的时间大约在治疗后 24.8 天,DAT 凝集强度在 2+ 左右,效价在 1 024~2 048 之间,是一个高效价低亲和力的抗体。确定 CD38 单抗影响的输血相容性检测的鉴定流程参见本教程附录 3。

(二) 多发性骨髓瘤患者出现血液免疫学检测干扰的原因

1. 缗钱状凝集　人体血液在正常情况下因红细胞表面唾液酸带有负电荷,可使红细胞之间相互排斥而保持较好的悬浮稳定性,但 MM 患者可导致血浆球蛋白增高,白球比倒置,球蛋白异常增多并包裹红细胞,降低了红细胞表面的负电荷,促使红细胞之间的排斥力减弱,导致患者自身红细胞或与红细胞试剂形成缗钱状假聚集,引起 ABO 血型正反定型不符。

2. ABO 血型鉴定正反不符(抗体减弱)　MM 患者 M 蛋白的大量分泌导致正常免疫球蛋白和特异性抗体分泌减少,从而引起抗 A、抗 B 抗体减弱甚至缺失,进而导致 ABO 血型正反不符。

3. CD38 单抗类药物导致的 DAT 阳性、抗筛和交叉配血阳性　CD38 分子在包括 MM 在内的血液恶性肿瘤中高度表达,是理想的免疫治疗靶点。CD38 单克隆抗体可以有效地与细胞表面的 CD38 分子结合,通过多种机制清除肿瘤细胞,用于治疗 MM 等多种血液系统疾病。然而,CD38 除了在 MM 等肿瘤细胞上表达外,也在红细胞上低表达,CD38 单克隆抗体与表达了 CD38 抗原的红细胞结合会干扰输血相容性检测,导致 MM 患者 DAT 阳性、抗体筛查和交叉配血阳性。一份采用流式细胞术分别检测 CD38 单抗治疗前后患者红细胞表面 CD38 抗原和 CD38 单抗的研究表明,CD38 单抗可与红细胞表面的 CD38 抗原结合,且随着时间的推移红细胞表面 CD38 抗原与 CD38 单抗结合效率降低。

练习题十一

1. MM 是一种原发于_____的恶性_____细胞病。
2. MM 患者导致血型鉴定困难的常见原因有_____和_____。

二、血清学干扰去除方案及相应的输血策略

(一) MM 患者缗钱状凝集干扰的处理方法和输血策略

MM 患者血型鉴定时遇到的缗钱状凝集的干扰可通过盐水替代法排除,排除干扰后可准确鉴定出血型,按照 ABO 和 RhD 血型同型原则给以输血治疗。

(二) MM 患者 ABO 血型鉴定正反不符的处理方法和输血策略

MM 患者进行 ABO 血型鉴定时遇到的抗体减弱的情况,可采用加大患者血清量 2~6 滴、将反应试管 4℃ 放置 10 分钟(增强抗原抗体反应)、多次离心后观察结果的方法进行处理,可排除抗体减弱的干扰,得以正确鉴定血型。血型鉴定后给予 ABO 同型血液成分进行输注。

(三) CD38 单克隆抗体治疗后对相容性检测结果干扰的处理方法和输血策略

1. CD38 单抗干扰的处理方法　由于 CD38 分子在红细胞上也会有表达,故使用 CD38 单抗治疗 MM 后,患者血液中的游离 CD38 单抗以及与红细胞表面的 CD38 分子结合,CD38 单抗会对抗体筛查、抗体鉴定、间接抗球蛋白试验(IAT)、直接抗球蛋白试验(DAT)和交叉配血试验产生干扰,其中最

常见的是 CD38 单抗对 IAT 检测的干扰,干扰的主要机制为:CD38 单抗与红细胞表面的 CD38 分子结合,在加入抗球蛋白试剂后引起红细胞非特异性的广泛凝集(图 8-13)。为保障输血治疗的安全性需要在检测时去除 CD38 单抗对输血相容性检测的干扰。消除 CD38 单抗的常用手段有:

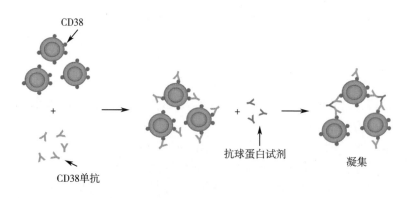

图 8-13　CD38 单抗对 IAT 检测干扰的主要机制

(1)巯基还原剂处理法:目前国际上消除 CD38 单抗干扰输血相容性检测的最常用方法是使用二硫苏糖醇(DTT)处理红细胞,再采用处理后的相应红细胞进行抗体筛查试验和交叉配血试验,为接受抗 CD38 单抗治疗的患者提供安全的临床用血。DTT 作为一种巯基还原剂,可裂解 CD38 分子胞外区的二硫键,使 CD38 抗原变性,阻止其与 CD38 单抗结合,从而达到去除 CD38 单抗干扰的目的。但我国 DTT 不是输血相容性检测的常规试剂,有学者探索使用国内的常用的二巯基乙醇(2-ME)替代DTT 的可行性。2-ME 也是巯基还原剂,其作用机制与 DTT 相同,研究表明某些市售 2-ME 产品可达到与 DTT 试剂一样的处理效果,而另外一些品牌的 2-ME 可能导致红细胞的严重溶血。使用巯基还原剂的会导致 Kell 等血型抗原受到破坏而漏检相关的抗原抗体反应,但是 Kell 血型系统在包括中国人群在内的东亚人群中多态性分布单一,因此漏检的风险极低。但 Kell 系统在高加索人种中具有多态性分布和重要的临床意义,因此针对高加索人种应给予输注 Kell 同型或 K 阴性红细胞。

(2)凝聚胺法:凝聚胺试验是一种简单、快捷、成本低的红细胞抗体检测方法,包括我国在内的东南亚地区许多临床输血试验都广泛将其用于输血前抗体筛查和交叉配血试验。其中一个重要原因是凝聚胺方法的一个局限性是对 Kell 血型系统抗体敏感性差,但对东南亚地区人群并不会造成太大问题,因为其 Kell 血型系统抗原基本均为 kk。CD38 分子是 Ⅱ 型跨膜糖蛋白,和 Kell 血型系统抗原结构相似(见图 8-14)属于单次穿膜且羧基处于胞外的膜蛋白,而凝聚胺是一种高价阳离子聚合物,可以跟红细胞表面带负电荷的分子(如羧基)结合。故在低离子环境中凝聚胺分子可与带负电荷的 CD38蛋白分子结合,阻断了 CD38 分子与抗 CD38 单抗的抗原 - 抗体结合,研究表明使用 CD38 单抗治疗后使用抗球蛋白检测结果为阳性,但用凝聚胺法检测则为阴性,提示 CD38 单抗不干扰凝聚胺试验。采用凝聚胺试验时,需要做好弱阳性对照,以免漏检弱阳性反应的同种抗体。在处理 CD38 单抗导致的输血相容性检测干扰方面,凝聚胺法同巯基还原剂方法一样,在高加索人种中需要考虑到 Kell 血型相容输注的问题。

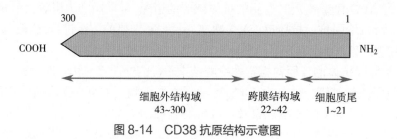

图 8-14　CD38 抗原结构示意图

(3)抗体中和法：是指在输血相容性检测之前使用抗 CD38 单抗独特型抗体或可溶性 CD38 受体中和治疗使用的 CD38 单抗，这是防止 CD38 单抗干扰输血相容性检测最直接的方法。理论上，可溶性 CD38 可以中和任何抗 CD38 的抗体，而不同的抗独特型抗体只能中和相对应的抗 CD38 抗体。研究证明上述两种方法均能消除 CD38 单抗对输血相容性检测的干扰，可溶性 CD38 受体消除效果稍逊于抗独特型抗体。但是可溶性 CD38 受体和独特型抗体成本过于昂贵，难以普遍用于常规检测中。

(4)其他方法：除上述方法外，还有蛋白水解酶法、红细胞表型分型和基因型分型法。蛋白水解酶法是使用水解酶切割 CD38 的表位和酶活位点，阻断 CD38 分子与抗 CD38 单抗的反应，达到去除干扰的目的。研究表明胰蛋白酶和木瓜蛋白酶可在实验室环境下使 CD38 蛋白分子水解，克服 CD38 单抗对输血相容性检测的干扰。但由于这两种水解酶并非实验室常用试剂以及会对其他血型抗原产生影响，此种方法的局限性较大。红细胞表型分型和基因型分型是指对患者做红细胞的表型和基因型分型，根据分型结果做同型输注，以规避 CD38 单抗对血清学检测的干扰。表型分型通常需要在接受 CD38 单抗治疗前或在输血后 ≥3 个月后进行；而基因分型则可在患者接受 CD38 单抗治疗前或治疗过程中(推荐治疗前)都可以进行。但表型分型需要抗体试剂较多，基因型分型则需要较长时间都导致这两种方法推广受阻。

2. 检测及输血策略　由于 CD38 单抗的使用是始于临床而又最终服务于临床治疗的，为了排除 CD38 单抗对输血相容性试验的干扰，患者使用 CD38 单抗治疗前后，临床医师与患者及输血科之间及时、有效的沟通至关重要，尤其要向输血科提供患者完整准确的输血史和药物史。为避免因使用 CD38 单抗影响输血相容性检测，导致患者无法得到及时的输血治疗，相关科室宜制订相应的程序，将接受 CD38 单抗治疗且随后拟输血患者的情况，及时通知输血科。必要时，输血科应主动与临床沟通，强调这一步骤对患者及时有效输血的必要性。按照患者 CD38 单抗的实际临床使用情况，推荐以下筛查项目：

(1)患者在使用 CD38 单抗之前，临床医师应及时通知输血科，抽取患者标本，送达输血科进行用药前输血相关检测，建立患者信息卡，并对患者进行定期随访，关注患者血液学指标变化。患者应进行的相关检查(但不限于)如下：红细胞 ABO、RhD 血型鉴定；意外抗体筛查；如果有条件加做及红细胞其他表型和基因型；各实验室可根据实际情况，适当留取患者标本备用。

(2)患者在使用 CD38 单抗之后，如需输血，临床医师应通知输血科，告知用药史，并申请输血，征得患者特殊输血风险知情同意。输血情况可分为非紧急输血和紧急输血两种情况：

1)非紧急输血情况的筛查推荐(但不限于)如下：① ABO/RhD 鉴定；②对有输血需求的患者，可定期(具体根据机构协议执行或临床实际情况而定)或输血前进行抗体筛查，以确定 CD38 单抗是否仍对输血相容性检测存在干扰。对于抗体筛查阴性者，按照常规患者的输血前检测流程处理；阳性者应结合实验结果，对于可排除自身抗体或 CD38 单抗干扰的(如抗筛结果存在特异性格局)，按照常规患者的输血相容性检测流程处理(如进行抗体鉴定并选择相应抗原阴性的血液进行交叉配血和输注)。对于疑似自身抗体或 CD38 单抗干扰的，临床又没有用药提示的情况下，应及时联系临床查证 CD38 单抗用药情况，采用适当方法进行输血前检测，包括用凝聚胺方法或使用 2-ME、DTT 处理红细胞来去除干扰，进行抗体筛查和 / 或交叉配血。鉴于中国人群中 Kell 血型系统临床意义极小，凝聚胺法可以用于使用 CD38 单抗者血液标本的抗体抗筛及交叉配血试验，但在试验中宜设置弱阳性对照，以防止有临床意义的弱抗体的漏检；抗体筛查时，用 DTT 或 2-ME 处理红细胞后，会影响到其他一些抗体的检出，进而导致输血相关事件的发生，比如抗 K、抗 Yt 和抗 Do 等，但是这些抗体相对少见。

2)紧急输血情况下输血的推荐：根据紧急输血或大量输血的机构程序发放血液，输注 ABO/RhD 等同型或相容的红细胞。输血前采集样本，同时进行血型检测和交叉配血。

(3)对于使用了 CD38 单抗患者在输血相容性检测的推荐处理方法：可使用凝聚胺试验对患者血液标本做抗体筛查和交叉配血试验，但宜在试验中应用弱阳性对照；可使用 DTT 或 2-ME 试剂处理的相应红细胞做抗体筛查和交叉配血，但应建立好实验室的相关操作程序，并根据实验室的具体操作情况优化条件(包括试剂品牌选择),避免在处理过程中出现大量溶血。

练习题十二

1. 缗钱状凝集干扰的去除方法:_____。
2. MM 患者抗体减弱的处理方法:_____。
3. 去除 CD38 单抗对输血相容性检测干扰的方法主要有:_____、_____和_____。
4. 常规使用巯基还原剂去除 CD38 单抗对输血相容性检测干扰的有:_____和_____。
5. 凝聚胺试验消除 CD38 单抗对输血相容性检测干扰的基本原理是什么?

三、案例分析

1. 患者,女性,30 岁,MM,血红蛋白 45g/mL,进行输血相容性检测,微柱法结果如下:

试剂	抗A	抗B	抗D	Ctl	A_1 型红细胞	B 型红细胞
结果	4+	0	4+	0	2+	3+

试剂	O_1 细胞	O_2 细胞	O_3 细胞	直抗	Ctl
结果	2+	2+	2+	1+	0

实验思路:

(1)该患者血清学结果如此的原因主要有:

1)患者为多发性骨髓瘤(MM),MM 可引发缗钱状凝集导致血型鉴定困难。

2)患者使用 CD38 单抗治疗后,CD38 单抗会干扰输血相容性检测。

(2)血型反定型时,采用稀释法生理盐水替代的方法进行,与 A_1 型红细胞试剂的细胞扣散开则表明与 A_1 型红细胞试剂的凝集是缗钱状凝集。

(3)查阅患者临床病历,若患者有 CD38 单抗治疗情况,则按照 CD38 单抗干扰消除的办法进行抗体筛查。

实验思路具体路线图如图 8-15 所示:

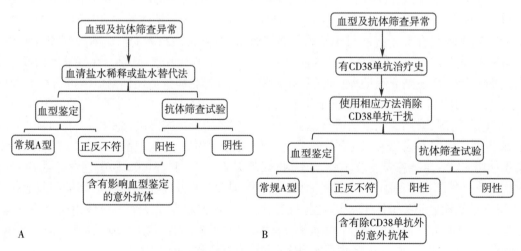

图 8-15 案例分析实验设计思路流程图

A. 蛋白凝集处理;B. CD38 单抗处理

练习题十三

1. 案例分析题

患者,男性,40 岁,MM,血红蛋白 40g/mL,输血前进行血型鉴定和相容性检测,微柱法结果如下:

试剂	抗 A	抗 B	抗 D	Ctl	A₁ 型红细胞	B 型红细胞
结果	4+	0	4+	0	0	1+

试剂	抗筛细胞 I	抗筛细胞 II	抗筛细胞 III	直抗	Ctl
结果	2+	2+	2+	2+	0

请分析一下导致该名患者出现如此血清学表现的原因,并给出解决的方案。再尝试绘制实验设计思路的流程图。

2. 问答题

为什么 CD38 用药患者的直接抗球蛋白试验最开始为阳性,而后逐渐变为阴性?

知识小结

1. MM 患者血清学检测容易出现缗钱状假凝集。

2. CD38 单抗类药物是临床治疗 MM 一种有效的手段,CD38 单抗可干扰 MM 患者输血前检测。

3. 目前消除 CD38 单抗对输血相容性检测干扰常用的方法,有凝聚胺试验、巯基还原剂处理和抗体中和试验。目前国际上消除 CD38 单抗干扰输血相容性检测最常用方法是使用二硫苏糖醇(DTT)处理红细胞,再采用处理后的相应红细胞进行抗体筛查试验和交叉配血试验。凝聚胺试验则是消除 CD38 单抗对输血相容性检测干扰最简便的方法之一。

自我测试

1. 简述 CD38 单抗干扰输血相容性检测的原因。

2. 简述 MM 患者出现缗钱状凝集的原因。

3. 简述去除 CD38 单抗对输血相容性检测干扰的主要方法,以及这几种去除干扰方法的基本理论基础。

第六节　白血病白细胞增多症或血小板增多症的血型鉴定及血细胞单采治疗

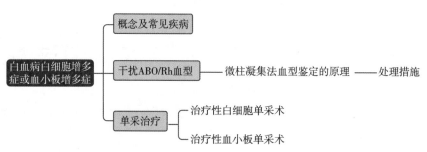

图 8-16　白血病白细胞增多症或血小板增多症的血型鉴定及血细胞单采治疗导图

学习目标

1. 掌握白细胞增多或血小板增多干扰血型鉴定的原因
2. 掌握微柱凝胶法血型鉴定的原理
3. 掌握白细胞与红细胞体积大小及形态的差别
4. 掌握如何区分白细胞增多与冷凝集干扰血型鉴定的方法
5. 掌握白细胞增多干扰血型鉴定的处理措施
6. 掌握白细胞增多可干扰毛细管超速离心法 Rh 表型鉴定
7. 掌握治疗性血细胞单采术的工作原理
8. 掌握治疗性血细胞单采术适应证及注意事项

一、白血病白细胞增多症或血小板增多症的血型鉴定

(一) 概述

血液系统疾病可引起 ABO 血型正反定型不符,主要见于白血病血型抗原异常所致。白血病会使红细胞表面某种抗原暂时性减弱或消失,其机制可能与体内基因突变有关;也与粒细胞性白血病细胞系统呈病理性增殖时使红系受到抑制,从而干扰红细胞代谢,导致 A、B、H 抗原减弱,以及白血病患者疾病期红细胞膜上血型抗原合成不足有关。另外,红细胞代谢或发育异常,会导致红细胞表面抗原的密度和分布发生异常,影响抗原抗体的正常结合。另一引起 ABO 血型正反定型不符的原因是白血病白细胞增多症或血小板增多症(高白细胞白血病是指体内白细胞数量 $>100 \times 10^9/L$ 的白血病患者,而慢性粒细胞白血病是常见的高白细胞白血病的血液系统增殖性疾病),真性红细胞增多症也可导致白细胞、血小板异常增多。异常增多的白细胞、血小板会增加循环血液黏滞度,从而影响红细胞的变形能力,同时较红细胞体积大的白细胞和聚集的血小板均可干扰 ABO 血型鉴定。

(二) 微柱凝胶法的原理

微柱凝胶法(microcolumn gel test,MGT)是一种改良的血清学技术,广泛应用于血型鉴定、意外抗体筛查、交叉配血试验（CMT）等领域。是近年来逐渐兴起的一项免疫检测方法。它是基于生物化学凝胶过滤技术和离心技术及免疫化学抗原抗体反应相结合的产物，通过调节凝胶浓度来控制凝胶间隙的大小，使其间隙只能允许游离的红细胞通过，从而使游离红细胞与聚集红细胞分离。再通过离心 RBC 沉积在凝胶管底部，则表明红细胞未发生凝集，若 RBC 聚集在凝胶带上部，则表明 RBC 发生凝集，是阳性反应。微柱凝胶卡原理及结果见图 8-17、图 8-18。本法结果清晰明了便于判断，敏感性高、特异性强，能准确地检测出结合松散的微弱抗体，不需洗涤红细胞，操作简便快速，试验结果可以较长时间保存。

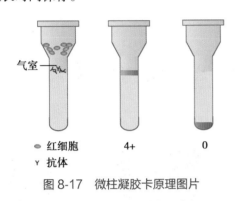

图 8-17　微柱凝胶卡原理图片

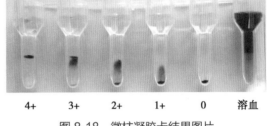

图 8-18　微柱凝胶卡结果图片

（三）白细胞增多或血小板增多症干扰血型鉴定的原因及处理方法

1. **白细胞增多干扰血型鉴定的原因**　正常红细胞形态为双凹圆盘形，直径为 6.7~7.7μm，平均直径 7.2μm 左右，厚约 2μm，无核，胞质内无细胞器结构。因充满了 97% 的血红蛋白而呈红色，这种形状有利于红细胞自塑和变形，保证其正常的生理功能。

由于红细胞本身具有变形功能，游离的红细胞通过离心作用很容易穿过凝胶微孔到达底部，而白细胞的体积大于红细胞并且其变形能力仅为红细胞的 1/1 000，高白细胞白血病患者体内常发生白血病细胞浸润，循环血液的黏滞度增加，与正常细胞相比，白血病细胞体积更大且变形性差，因此当 MGT 反应单元中白细胞含量过多阻塞游离红细胞下行通路时即出现假阳性结果。红细胞与白细胞体积大小对比，见图 8-19。

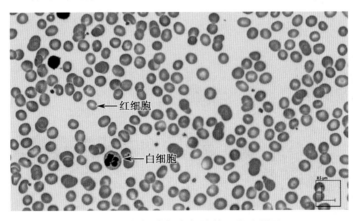

图 8-19　红细胞与白细胞体积大小展示

有研究显示，当患者血液中红细胞 / 白细胞的比值为 10 : 1 时，在 MGT 法中按常规方法处理患者血液标本，血浆和红细胞悬液中混有大量的白细胞，在离心条件下，游离细胞在微柱凝胶中下移，当白细胞将微孔完全堵塞后，游离的红细胞便沉积在白细胞层上，导致反应孔中可见双视野细胞群而出现假阳性。这种干扰在全自动血型仪的仪器加样时尤为明显，因为仪器在加样时没办法区分是红细胞还是白细胞,它是根据系统预先设置加样的一个深浅度来吸取样本,所以它很容易吸取到白细胞来配制成红细胞悬液,导致抗A、抗B、抗D及质控孔(Ctrl)结果阳性,此结果与冷凝集素患者红细胞自凝导致的ABO正反定型结果相似。两者的血型鉴定结果见图8-20、图8-21。

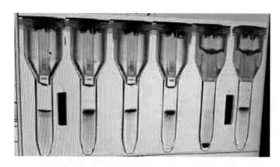

图8-20　白细胞异常增多血型结果图

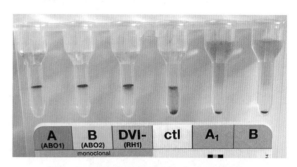

图8-21　冷凝集素患者自凝血型结果图

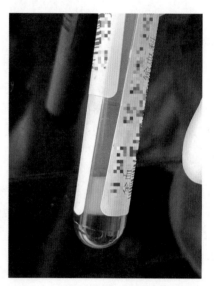

高效价冷凝集素是患者体内产生了抗自身红细胞的嗜异性冷抗IgM。血型鉴定过程中由于在室温条件下进行,嗜异性冷抗IgM即可与自身红细胞发生非特异性凝集反应,出现凝集现象而导致血型正反不符。

两者可通过以下方法进行区别:一是白细胞增多患者的抗凝血标本离心以后,白细胞量特别大,白膜层厚度比正常人的要高一些(见图8-22);冷凝集患者的抗凝血标本可见如细沙的凝集颗粒(见图8-23)。二是白细胞增多常干扰正定型,反定型可不受干扰(但值得注意的是,如果标本离心不充分或直接使用自然沉降的标本,血浆中混有大量白细胞,是有可能成为微柱凝胶检测法反定型的影响因素,干扰结果的观察,造成假弱阳性的结果);冷凝集患者的凝集除了引起患者红细胞自凝干扰正定型外,强的IgM冷反应自身抗体还干扰反定型,导致正反定型全凝集。

图8-22　白细胞增多患者抗凝血标本

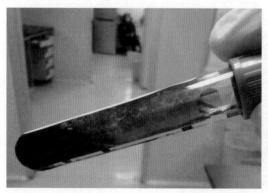

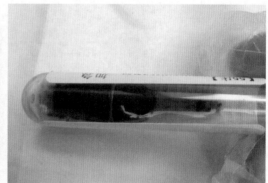

图8-23　冷凝集患者抗凝血标本

2. 白细胞增多可干扰毛细管超速离心法Rh表型鉴定的结果　毛细管离心分离技术是通过超速离心将受检者体内比重大小不同的红细胞群(主要是新生红细胞和成熟红细胞)进行上下分层的技术。当红细胞置于毛细管中离心时,新生成的自身红细胞将集中在毛细管的顶端(近心端);而输入的老化红细胞由于不断产生囊泡,丢失了较多的红细胞膜成分,比重变大,置于底部(远心端)。因此,运用该技术可对有近期输血史的患者红细胞进行分离。分离后的细胞进行 Rh 血型鉴定,确定患者血型。

当患者白细胞异常增多,使用毛细管超速离心法分离新老红细胞用于 Rh 表型鉴定时,其抗凝血离心后白膜层异常增厚,在取白膜层红细胞进行超速离心时极易取到白细胞,过多的白细胞会造成结果假阳性,见图 8-24。

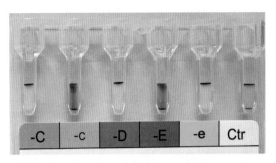

图 8-24　白细胞增多患者的 Rh 表型鉴定结果

3. 白细胞增多干扰血型鉴定的处理措施　将标本 3 000r/min 充分离心后采取手工加样:手工加样的时候可以人为的避开白细胞层,吸取重离心后试管底部的红细胞用盐水洗涤 3 次后,配成红细胞悬液待用。

值得注意的是,在使用试管法进行血型鉴定时,有的白血病患者标本,含大量异常形状的白细胞,可能达到正常红细胞的几倍甚至几十倍大小,原、早幼粒、单个细胞直径都在 10~25μm,而正常红细胞直径 6~8μm,球形体积计算公式为 $V=(4/3)\pi r^3$,体积又被放大为半径的 3 次方倍,故其异常的白血病细胞可以达到与凝集红细胞相似的效果,因此在取样时如果没有特别注意避开白细胞层,取到过多的白细胞来配制红细胞悬液,会造成实验结果出现类似于假凝集的一种状态,干扰实验人员对结果的判断。因此,无论是使用试管法还是微柱凝胶法,对于白细胞异常增多的标本在取样时应当避开白细胞层吸取靠近试管底部的压积红细胞,洗涤 3 次后,配制成所需浓度来进行实验。

4. 血小板增多症的血型定型　血小板增多的标本通常不会对血型结果造成影响,可能与血小板的变形功能较强及原始体积小有关。但是如果大量血小板聚集形成凝块,会造成凝胶微孔的堵塞,影响游离红细胞下沉而出现假凝集。因此,在吸取样本时应注意抗凝是否充分,避免吸到细小凝集块,干扰实验结果。

二、白血病白细胞增多症或血小板增多症的血浆置换治疗

治疗性血细胞单采术(therapeutic leukapheresis,TCA)是指通过手工方法或用血细胞分离机(使用自动化的离心式血液成分分离机基于血液不同成分的密度存在比重不一的特点,在无菌密闭塑料管道系统内进行采血、离心程序,把血液细胞成分中的红细胞、粒细胞、淋巴细胞以及血小板分层),分离去除患者血液中某些病理成分,收集其他正常血液成分,或者收集患者(或献血者)血液中某一成分,再回输给患者,以达到治疗疾病的目的。根据采集或去除的成分不同,TCA 分为治疗性红细胞单采术、治疗性血小板单采术、治疗性白细胞单采术和外周血干细胞(单个核细胞)单采术。

(一) 治疗性白细胞单采术

治疗性白细胞单采术可分为:粒细胞去除治疗法、淋巴细胞去除治疗法及混合性白细胞去除治疗法。主要用于治疗急、慢性白血病引起的白细胞淤滞及肿瘤溶解综合征。一般原则上,白细胞单采术治疗处理 1 个循环血量能够有效去除外周血 20%~50% 的白细胞,是现阶段快速降低患者外周血白血病细胞的可靠办法。

当人体外周血中的白细胞含量超过 $100 \times 10^9/L$ 时,就属于高白细胞性白血病的范畴。白细胞性白血病的治疗效果与预后较差,且多伴有多种并发症,具有很高的死亡率,特别是晚期患者,传统的化疗治疗方式意义不大,因此需要重点探究如何最大限度的延长患者的生命,同时减轻患者的治疗痛苦。并且,高白细胞白血病患者常见白血病细胞浸润,大大增加循环血液黏滞度,因此细胞变形发生

率较高,易发生微血栓,造成患者组织器官缺氧,对患者的体内的重要器官造成损害,如肺、脑等。严重时,患者会出现脑出血、脑血栓等并发症,严重威胁患者的生命安全。因此需尽快将患者体内的过多的白血病细胞去除,改善患者的微循环,以挽救患者生命安全。

1. 急性白血病　当急性髓性白血病患者循环血液中白细胞数 $>200 \times 10^9/L$,可产生白细胞淤滞,表现为呼吸困难、低氧血症、呼吸窘迫、反应迟钝、言语不清、颅内出血等,病理学显示白血病血栓栓塞与出血并存,此时应立即给予白细胞去除疗法。白细胞单采术可迅速减少患者外周血白细胞数,降低瘤负荷,还可以减少因化疗杀伤大量瘤细胞引起溶瘤综合征(高尿酸血症、高磷酸盐血症和高钾血症)的发生。白细胞单采术同时联合化疗,可以使症状迅速缓解,大大降低患者的早期死亡率。一般认为白细胞计数 $>200 \times 10^9/L$ 时,应及时进行治疗性白细胞单采术。

2. 慢性白血病　对白细胞数 $>100 \times 10^9/L$ 的慢性粒细胞白血病患者化疗前给予治疗性粒细胞单采术,可减少化疗引起的急性细胞溶解引起的溶瘤综合征,同时可以使肝脾肿大明显减轻。白细胞单采术只作为慢性白血病的辅助治疗,必须同时给予化疗。

白细胞单采去除术可以在迅速去除白血病细胞的同时,减少白血病细胞的负荷,降低血液黏滞度,从而减少并发症的发生,降低早期患者的病死率。同时,白细胞单采去除术还能清除大量繁殖期的细胞,使静止期的细胞进入繁殖期,化疗药物杀死繁殖期的病毒细胞,提高化疗效果。

3. 白细胞单采术的注意事项

(1)在单采过程中对循环血液使用了抗凝剂,使得患者血液中的游离钙不断被抗凝剂结合,因此,通常在换血量超过 1 800mL 时,患者有可能会出现低血钙现象,多表现为口唇、面部及四肢麻木,胸闷等。为此,可立即静脉注射葡萄糖酸钙,同时减慢单采术的全血流速,上述症状一般在 10min 内可缓解,钙剂使用对单采效果不会造成影响且患者均能耐受。可在单采前常规予患者葡萄糖酸钙 10mL口服,循环 1 500mL 时再次给予口服 10mL,必要时静脉用药。

(2)对于合并 DIC、有出血倾向的患者,由于单采术操作及所使用的试剂、器械等有可能加重患者的出血,因此,对有出血倾向及血小板低于 $30 \times 10^9/L$ 的患者,在单采术前可预防性给予输注血小板和新鲜血浆,以确保白细胞单采术的安全性。

(3)对于严重贫血的患者和 Hb 低于 60g/L 的患者,单采术前应输注红细胞,以避免发生低血容量并发症,同时也有助于提高单采术的效果。

(二)治疗性血小板单采术

原发性血小板增多症属骨髓增殖性疾病,患者出现显著性持续血小板增多,影响血液流变学,血液呈高黏滞状态,若合并血小板的质量改变或出现血管脆性增加,则血小板会出现聚集、释放功能异常,可引起血栓形成,引起局部血液循环障碍,严重者可导致重要脏器梗死、出血而危及患者的生命。因此,对这种异常增多的血小板需及时处理。无论原发性血小板增多症或者慢性粒细胞白血病继发血小板增多症,临床上多采用以羟基脲为主的方案进行化学治疗,但起效慢、效果欠佳,有时需要增加化学治疗药物的剂量治疗,但是过强的化学治疗势必会导致白细胞异常减少,容易引起感染、出血等一系列的并发症。血小板单采术能使循环中血小板在短期内下降。

治疗性血小板单采术多用于原发性或继发性血小板增多症,一般不作为常规治疗。外周血血小板计数 $>1 000 \times 10^9/L$ 或急性、严重的血栓和出血的高风险患者,可考虑血小板单采治疗。

这种血小板增多症,被美国血液与生物治疗促进协会(AABB)以及美国单采学会(ASFA)归至第Ⅰ类。一次血小板单采术能很快降低血小板数目,连续几次单采能使血小板数目保持在一个较低的水平直至药物治疗发挥作用。一次治疗性血小板单采术可造成患者血浆容量损失,如一个体重 60kg的患者,将其血小板数目由 $1 000 \times 10^9/L$ 降至 $600 \times 10^9/L$,去除的血小板及血浆量 $>1 000mL$,需补充5% 的白蛋白溶液及生理盐水,还需防止柠檬酸盐中毒反应。

用血细胞分离机进行血细胞单采术,可快速、有效、选择性减少患者血液中的病理细胞含量,从而缓解高黏滞血症,临床症状和体征好转,缩短缓解时间,减少化疗药物用量及其不良反应,是一种极有效的辅助手段。且血细胞分离机具有自动保护机制,当出现意外情况时,会自动停机,从而确保患者的生命安全。

练习题十四

1. 什么是高白细胞白血病?
2. 简述微柱凝胶法的实验原理。
3. 白血病白细胞增多干扰血型鉴定的原因及处理方法。

知识小结

1. MGT 是一种改良的血清学技术,广泛应用于血型鉴定、意外抗体筛查、交叉配血试验等领域,是基于生物化学凝胶过滤技术和离心技术及免疫化学抗原抗体反应相结合的产物,通过调节凝胶浓度来控制凝胶间隙的大小,使其间隙只能允许游离的 RBC 通过,从而使游离 RBC 与聚集 RBC 分离。再通过离心 RBC 沉积在凝胶管底部,则表明 RBC 未发生凝集,若 RBC 聚集在凝胶带上部,则表明 RBC 发生凝集,是阳性反应。

2. 高白细胞白血病患者体内常发生白血病细胞浸润,循环血液的黏滞度增加,与正常细胞相比,白血病细胞体积更大且变形性差,因此当 MGT 反应单元中白细胞含量过多阻塞游离红细胞下行通路时即出现假阳性结果。

3. 白细胞增多患者的抗凝血标本离心以后,白细胞量特别大,白膜层厚度比正常人的要高。

4. 冷凝集患者的抗凝血标本可见如细沙的凝集颗粒,高效价冷凝集素可与自身红细胞发生非特异性凝集反应,出现凝集现象而导致血型正反不符。

5. 白细胞增多的标本可将标本进行 3 000r/min 充分离心后采取手工加样,应避开白细胞层吸取靠近试管底部的压积红细胞,洗涤 3 次后配制成红细胞悬液进行实验。

6. 白细胞增多标本的白膜层异常增厚,在取白膜层红细胞进行超速离心时极易取到白细胞,过多的白细胞会造成结果假阳性,可干扰毛细管超速离心法 Rh 表型鉴定的结果。

7. 治疗性血细胞单采术分为治疗性红细胞单采术、治疗性血小板单采术、治疗性白细胞单采术和外周血干细胞(单个核细胞)单采术。

8. 治疗性白细胞单采术可分为粒细胞去除治疗法、淋巴细胞去除治疗法及混合性白细胞去除治疗法。主要用于治疗急、慢性白血病引起的白细胞淤滞及肿瘤溶解综合征。

第七节　红细胞膜隐蔽抗原和多凝集

学习目标

1. 熟悉红细胞 T 抗原暴露的机制
2. 熟悉 T 多凝集红细胞的特点
3. 掌握红细胞多凝集患者如何输血

一、概述

多凝集红细胞是一组不符合免疫学规律,没有特定的抗体反应性、呈多凝集现象的红细胞。最早是在 1927 年由 Thomsen 和 Friendrich 发现的这一现象。Bird 将多凝集反应定义为:与血型无关,那些与多种血清能发生凝集的红细胞,这种异常的特性在于其红细胞上,而非血清中。微生物性多凝集反应通常是由于细菌或病毒糖苷酶使隐蔽抗原决定簇(即隐蔽抗原)暴露而导致的结果。这些酶催化裂解单糖的末端或是膜上糖蛋白、糖脂上寡糖链的乙酰基。多凝集反应的发生是由于大多数人的血清中存在针对隐蔽抗原的 IgM 抗体;而那些拥有多凝集性红细胞的个体,他们的血清中往往缺乏相应的抗体。体细胞突变可产生不完全的寡糖生物合成,可能会导致隐蔽抗原更加稳定的表达。另一种类型的多凝集反应在出现在稀有抗原的遗传,在大多数成年人的血清中都可以检测到针对这种稀有抗原抗体。

多凝集红细胞所表达的隐蔽抗原的暴露,实质是红细胞免疫机制的表现。目前的研究多用于肿瘤的诊断和预后,已发现的多凝集红细胞抗原分子生物学、遗传学现在还不十分清楚。多凝集反应是一种红细胞与成人血清发生凝集,而不与自身或新生儿血清发生凝集的现象,是由于红细胞膜结构发生改变,使得患者红细胞与大多数正常成人血清发生凝集。多凝集反应往往会干扰输血相容性检测结果的正确判读,导致血型误判、交叉配血困难等情况。

二、分类及机制

多凝集红细胞其红细胞膜由于遗传、细菌或者病毒感染等原因发生异常后,除同类型多凝集患者的血清、脐带血清、新生儿血清外,几乎与所有人血清都发生凝集。根据形成的原因不同,多凝集红细胞可分为获得性的和遗传性的(HEMPAS、Nor、Hyde)。获得性的多凝集可分为微生物性多凝集(T、Tk、Th、Tx、VA)和非微生物性多凝集(Tr 等)。由微生物感染引起膜抗原暴露的多凝集反应与败血症,肠道或呼吸道感染,伤口感染具有相关性。微生物性多凝集反应通常是由于细菌或病毒糖苷酶使隐蔽抗原决定簇(即隐蔽抗原)暴露而导致的结果。由细菌作用引起的多凝集反应包括但不限于 T、获得性 B、Tk、Th 和 Tx 抗原。较少见的变异包括先天性红细胞发育变异,并与骨髓增生异常综合征、先天性贫血以及各种白血病有关。多凝集反应的分类见表 8-15。

表 8-15　多凝集的分类

获得性的
微生物性的
未被微生物酶揭开的隐蔽抗原
T、Tk、Th、Tx、获得性 B
细菌或细菌代谢物吸附于细胞表面
非微生物性的(持久稳固型)
由体内细胞突变而造成的生物合成
TnTh
遗传的
Sd(a++)(Cad)、HEMPAS、NOR、Hyde Park
尚未归类的
VA、Tr

其中最早发现的是 T 多凝集,由 Hubener 于 1925 年报告。正常人红细胞上有一种无活性的 T 隐性受体(T 抗原),T 受体是 N- 乙酰氨基半乳糖(半乳糖胺)的半乳糖残基,微生物感染后产生的唾液酸水

解酶,催化水解膜上唾液酸,暴露出 β 半乳糖(β1-3) N - 乙酰半乳糖胺,即 T 抗原,这个过程叫 T 活化。唾液酸是带有负电荷羧基基团的乙酰神经氨酸(NeuAc),它是红细胞表面电荷的主要组成部分,大量血型糖蛋白 A 和 B(GPA 和 GPB)被唾液酸高度糖基化,使唾液酸得以表达,去除唾液酸可暴露 T 受体。在 T 活化过程中,细菌分泌的神经氨酸酶(唾液酸酶)从红细胞膜中切割末端 N- 乙酰神经氨酸,暴露出隐蔽的 T 抗原,该隐蔽的 T 抗原可与大多数成人血清中存在的天然 IgM 抗体发生凝集,人源抗 A、抗 B 血清与多凝集红细胞反应会出现凝集,造成正反定型不一致,交叉配血次侧也可呈强阳性。而 N- 乙酰半乳糖胺的双糖结构(β,1-3)是一种强效的花生凝集素抑制剂,暴露 T 抗原的红细胞与花生凝集素有强反应,正常成人血清中还含有不同水平天然发生的抗 T,可与神经氨酸酶处理后的红细胞反应。

外源性凝集素,是一种从植物中或动物中提取的非免疫球蛋白。经证实,在隐蔽抗原和多凝集反应的鉴定和分类中,外源性凝集素是十分有用的。一些最为常用的外源性凝集素,列于表 8-16 中。

表 8-16　外源性凝集素与隐蔽抗原、Sd(a++)及 Hyde Park 多凝集细胞的反应

外源性凝集素	T	Th	Tk	Tx	Tn	Sd(a++)	Hyde Park	Tr
Vicia hyrcanica	+	+	+	0	0	0	+	
Vicia cretia	+	+	0	0	0	0	w	
落花生	+	+	+	+	0	0	w	+
长柔毛野豌豆	+	0	0	+	+	+	+	+
Griffonia simplicifolia (GSII)	0	0	+	0	0	0	+	+
盘状苜蓿	+	+	0	0	0		+	
双花扁豆	0	0	0	+	+		0	0
南欧丹参	0	0	0	0	+		0	+
一串紫	0	0	0	0	+	+	w	+
益母草	w	0	0	0	0	+	0	
野生大豆	+	0	0	0	+	+	+/0*	

注:w 弱凝集;*+/0 仅与强样品反应

三、血清学表现

T 多凝集红细胞多数是由于微生物感染产生的唾液酸水解酶,水解催化了膜上的唾液酸,暴露了 T 抗原。T 多凝集红细胞可与多数或所有 ABO 相容的含 IgM 抗 T 的健康人血清凝集,但脐带血清或小于 6 个月的婴儿血清因无 IgM 抗 T 而不与之反应。T 多凝集红细胞有如下特点:①能被人及许多家兔的血清凝集;②能与大多数成年人的血清凝集,不管有无相应的同种抗体;③不与自身血清凝集;④不与脐带血清凝集;⑤患者有感染史。T 多凝集现象为暂时,一般在病愈或感染控制后自行消失。T 活化的存在并非输血禁忌,应根据临床情况进行输血。但也有研究表明:使用经过筛查后的低效价抗 T 的血浆并没有提高婴幼儿的存活率。因此,建议临床上给红细胞多凝集患者输注 37℃相合的同型或凝集最弱者的血液成分。微生物所致的获得性多凝集反应通常是暂时的,它的持续时间取决于感染过程。引起反应的微生物不需要存在于血液系统。当细菌酶从血管外感染处进入循环系统多凝集反应也会发生,暴露的红细胞隐性抗原在细胞凝集前可以用相应的凝集素确认。凝集素的筛选可以为未知的感染提供早期的诊断依据,后者有特异性相关性。现行的血清学试验和单克隆试剂的广泛应用极大地降低了通过 ABO 血型异常结果发现多凝集反应的机会,鉴别多凝集反应的类型可以帮助区分细菌感染的种类。

练习题十五

1. 下面与 T 多凝集红细胞不发生凝集的是：

A. 人源抗 A

B. 人源抗 B

C. 单克隆抗 A

D. AB 型新鲜冰冻血浆

2. T 多凝集红细胞的特点，下面哪一项有误：

A. 能被人及许多家兔的血清凝集

B. 能与大多数成年人的血清凝集，不管有无相应的同种抗体

C. 不与自身血清凝集

D. 与脐带血清凝集

E. 不与脐带血清凝集

四、案例分析

临床资料

患者，女性，47 岁，败血症，有输血史，输血前常规输血相容性检测。全自动微柱凝胶卡血型检测结果：A 型 RhD 阳性。

T 活化红细胞及花生凝集素的制备

T 活化红细胞制备：神经氨酸酶可使人红细胞 T 抗原暴露，神经氨酸酶处理后的红细胞可用于验证花生凝集素的效力。取 0.1mL 神经氨酸酶加 0.9mL pH 7.3 的磷酸盐缓冲溶液（PBS）进行稀释；取 0.1mL 的 O 型献血者压积红细胞与等量的稀释后神经氨酸酶混合，37℃孵育 15min，生理盐水洗涤 3 次，然后用生理盐水配制成 3%~5% 的红细胞悬液。

花生凝集素制备：取新鲜花生 2~3 颗，加 10~15mL 生理盐水研磨、离心、过滤，制备花生凝集素。取 1 滴 3%~5% 的 T 活化红细胞悬液，加 1 滴 1 : 256 稀释度的花生凝集素反应；取 1 滴 3%~5% 的未经神经氨酸酶处理的 O 型献血者红细胞作为阴性对照细胞，同步实验，花生凝集素与 T 激活红细胞凝集强度 ≥3+，与阴性对照细胞不凝集，说明花生凝集素有效。

血清学实验及结果

微柱凝胶卡交叉配血结果见表 8-17；献血者 1~4 号抗体筛查结果见表 8-18；花生凝集素试验结果见表 8-19；患者病情好转后交叉配血结果见表 8-20；患者病情好转后花生凝集素试验结果见表 8-21。

表 8-17　微柱凝胶卡交叉配血结果

献血者	1	2	3	4	AB 浆	患者直抗	自身对照	AB 型新生儿血清
主侧	0	0	0	0	/	0	0	0
次侧	1+	1+	3+	2+	1+			

表 8-18　献血者 1-4 号抗体筛查结果

献血者	Ⅰ	Ⅱ	Ⅲ
1	0	0	0
2	0	0	0
3	0	0	0
4	0	0	0

表 8-19　花生凝集素试验结果

红细胞 + 花生凝集素	患者	阳性对照	阴性对照
凝集结果	4+	4+	0

表 8-20　患者病情好转后交叉配血结果

献血者	1	2	3	4	AB 浆	患者直抗	自身对照	AB 型新生儿血清
主侧	0	0	0	0	/	0	0	0
次侧	0	0	0	0	0			

表 8-21　患者病情好转后花生凝集素试验结果

红细胞 + 花生凝集素	患者	阳性对照	阴性对照
凝集结果	0	4+	0

实验结论

A 型 RhD 阳性,获得性 T 多凝集影响交叉配血。

实验总结及思路

患者与抗体筛查阴性的献血者 1~4 号交叉配血主侧无凝集,次侧均 1+~3+ 不同程度的凝集,患者直抗、自身对照皆为阴性。患者红细胞与 AB 型献血者血浆交叉配血结果为 1+,患者红细胞与 AB 型新生儿血清交叉配血无凝集。根据上述实验结果考虑患者红细胞 T 多凝集影响交叉配血结果,用花生凝集素试验进行验证。患者病情好转后再次进行交叉配血及花生凝集素试验证实患者红细胞 T 多凝集为获得性 T 多凝集。

五、输血策略

建议临床上给红细胞多凝集患者输注 37℃相合的同型或凝集最弱者的血液成分。

练习题十六

1. 案例分析题

患者,男性,3 岁。因发热、腹痛、呕吐入院。无输血史,无特殊药物史。诊断为坏死性结肠炎。手术前常规备血。血型鉴定为 O 型 RhD 阳性,与同型若干个献血者交叉配血结果如下:

献血者	1	2	3	4	5	6	7	O	患者直抗	自身对照
主侧	0	0	0	0	0	0	0	0	0	0
次侧	2+	1+	1+	3+	2+	1+	2+	2+		

请分析一下导致该交叉配血结果的可能性和接下来进行哪些试验? 尝试绘制试验设计思路的流程图。

2. 问答题

为什么患者已暴露的红细胞上的 T 抗原反应不和自身血清中反应?

知识小结

1. 多凝集红细胞其红细胞膜由于遗传、细菌或者病毒感染等原因发生异常后,除同类型多凝集患者的血清、脐带血清、新生儿血清外,几乎与所有人血清都发生凝集。根据形成的原因不同,多凝集红细胞可分为获得性的和遗传性的。

2. T 多凝集红细胞多数是由于微生物感染产生的唾液酸水解酶,水解催化了膜上的唾液酸,暴露了 T 抗原。

3. T 多凝集红细胞有如下特点:①能被人及许多家兔的血清凝集;②能与大多数成年人的血清凝集,不管有无相应的同种抗体;③不与自身血清凝集;④不与脐带血清凝集;⑤患者有感染史。此现象为暂时,一般在病愈或感染控制后自行消失。

4. 建议临床上给红细胞多凝集患者输注 37℃相合的同型或凝集最弱者的血液成分。

自我测试

1. 叙述一下 T 多凝集红细胞的特点。

2. 如果您在临床工作中碰到 T 多凝集现象会判断吗? 接下来要进行哪些试验呢?

第八节　应用单核细胞单层试验确定红细胞抗体的临床相关性

学习目标

1. 熟悉单核细胞单层试验(MMA)
2. 掌握单核细胞单层试验(MMA)在筛选献血者血液及预测新生儿溶血病病中的应用
3. 掌握单核细胞单层试验(MMA)基本操作步骤

一、概述

在复杂的输血病例中,如患者体内有临床意义尚不确定的针对高频率抗原的同种抗体或多种同种抗体,难以找到相匹配的血液时,可以利用多种方法预测供者红细胞在患者体内的存活率,包括生物交叉配对、抗体依赖细胞毒试验(ADCC)、化学发光试验(CLT)和单核细胞单层试验(monocyte monolayer assay,MMA)等。其中 MMA 是用原代单核细胞和抗体致敏的红细胞共同孵育,并判读单核细胞吞噬和黏附的百分比。MMA 通过在体外观察单核细胞对致敏红细胞的吞噬和黏附的能力,预判该抗体在体内可能引起免疫反应强弱的程度。MMA 是体外评价红细胞抗体临床意义使用较广泛的方法,由于不确定针对高频抗原的同种抗体的临床意义,MMA 可在传统血清学交叉配型不相容的情况下,作为选择供者血液的替代方法,也可用于胎儿与新生儿溶血病(HDFN)溶血程度的预判。

二、应用

(一)输血前临床有意义抗体的预测及血清学不相容供者的选择

患者因含有抗高频抗原的同种抗体和 / 或多种同种抗体而难以进行交叉配型和输血,以前发表的病例研究证实血清学反应并不总是转化为临床相关性,因为并非所有的抗体调理的红细胞都能引起吞噬作用和溶血性贫血。MMA 试图通过评估间接抗球蛋白试验(IAT)阳性的血清学结果在输血时是否会转化为有临床意义来克服这一困难。一组研究表明,MMA 可以成功地用于选择血清学不相容的血液输注。在这项前瞻性研究中,纳入了 61 名含有针对高频抗原同种抗体的患者,将 MMA 作为交叉配型替代方法来识别供者血液,尽管其 IAT 结果不兼容,通过测定黏附红细胞和吞噬红细胞数量,并以单核细胞指数(monocyte index,MI)临界值(cut-off)值大于 5% 判断为具有临床意义,总计有103 个单位相应抗原阳性的供者血液(MI<5%)被输注,并无临床不良反应的发生。当血清学不相容的血液被输入时,对输入的血液没有明显溶血的反应并非一定就意味着供体红细胞正常存活,没有更密切地跟踪患者的血红蛋白值是上述已发表文献的一个弱点。必须指出,在无法找到血清学匹配血液的情况下,使用 MMA 作为选择输血的替代试验,随着抗原阳性血液单位的输入,MMA 结果可能会发生变化,而抗体的特异性并不一定能预测该特征是否会发生改变。

(二)自身免疫性溶血性贫血患者输血的供者选择

血清学方法检测自身免疫性溶血性贫血(autoimmune hemolytic anemia,AIHA):自身免疫性溶血性贫血疾病是指由于患者自身红细胞膜分子构象改变、免疫系统功能异常或某些遗传因素等,产生自身抗体和 / 或补体结合在红细胞膜上,导致红细胞破坏加速而引起的一组溶血性贫血疾病。

AIHA 患者的红细胞上包被自身抗体,直接抗球蛋白试验阳性,与供者次侧配血不合;如果患者血浆中有游离的自身抗体,间接抗球蛋白试验阳性,与供者主侧配血不合。AIHA 患者的血型鉴定、抗体筛查和交叉配血等血清学试验中许多疑难问题目前尚未解决,临床上无法去除患者体内的自身抗体,即便在交叉配血试验时把体外标本中的自身抗体去除而配上血,但因为患者体内的自身抗体依旧存在,部分患者输同型红细胞制剂后仍可能加重溶血,故对 AIHA 患者必须严格掌握输血指征,并尽可能判断自身抗体的危害程度。通常不能判别针对患者红细胞的自身抗体在体内是否有害,直接抗球蛋白试验阳性个体中溶血的轻重程度并不一致,可用细胞免疫分析来评价体内红细胞的破坏情况,亦也常用到反映红细胞被外周血单核细胞黏附和吞噬的 MMA 检测。研究显示,温抗体型 AIHA 其MMA 结果部分依赖于 IgG 致敏程度,C3d 包被红细胞可起协同作用降低单核细胞发挥效应所需的IgG 量,IgG1 及 IgG3 常与 MMA 结果的高值相关,当 MMA 结果用于分析自身抗体的不同类型时,发现温抗体型以吞噬为主,而冷抗体及混合型则以黏附为主或仅有黏附,而 MMA 在很大程度上反映了直接抗球蛋白试验阳性患者体内的溶血情况。

(三)预测胎儿与新生儿溶血病

预测胎儿与新生儿溶血病(HDFN):母体的 IgG 抗体可穿过胎盘并以胎儿的红细胞为目标进行破坏。用孕妇的血清致敏异体抗原阳性的红细胞进行 MMA,使其作为一种非侵入性试验来预测HDFN 的风险。MMA 预测 HDFN,一般将发生吞噬或黏附的单核细胞数百分比作为预判 HDFN 的参考值。有研究认为,使用 MMA 结果来预测 Rh 系统 HDFN 的严重程度时,当观察计数 ≥ 600 个单核细胞,单核细胞数百分比 >20% 提示可能发生严重的 HDFN。而对于预测 ABO 系统的 HDFN,一般认为 MMA 结果为待测样品单核细胞数百分比值与阳性对照值之比,该值 >5% 预示有发生 HDFN的风险。许多研究将不同于传统标准方法(抗体滴度、胎儿超声和羊膜腔穿刺术等)的 MMA、CLT和 ADCC 用于预测 HDFN,但 ADCC 似乎具有最好的预测结果。一般而言,与 ADCC 和 CLT 相比,MMA 对 HDFN 的阳性预测率在 25%~73% 之间。

(四)其他应用

MMA 也被用来静脉注射免疫球蛋白(intravenous immunoglobulin,IVIG)相关溶血机制的研究。

研究显示,使用 IVIG 患者自体单核细胞与吞噬红细胞作用的增强有关,而当使用同种异体单核细胞时并未观察到这一现象,提示 IVIG 相关溶血的患者单核细胞吞噬功能的增强。在 IVIG 相关溶血的多中心前瞻性研究中,MMA 中使用患者自体单核细胞比来自健康对照的同种异体单核细胞具有更高的临床相关性(69.4% 比 42.6%)。另一项研究中,MMA 被用于小鼠单核吞噬细胞的检测,这项小鼠的 MMA 研究表明了吞噬作用与产生同种抗体反应的能力相关,这进一步支持了免疫激活的概念。

练习题十七

1. 以下哪些方法可以预测供者红细胞在体内的存活率?
A. 抗体依赖细胞毒试验(ADCC)　　　　B. 化学发光试验(CLT)
C. 单核细胞单层试验(MMA)　　　　　　D. 以上全是
2. 单核细胞指数(MI)cut-off 值大于多少判断为具有临床意义?
A. 3%　　　　　　B. 5%　　　　　　C. 8%　　　　　　D. 10%

三、案例分析

临床资料

患者,男性,17 岁,无输血史,诊断为系统性血管炎入院。行常规血型鉴定测和意外抗体筛查试验。患者血型为 B 型 RhD 阳性,直接抗球蛋白试验(DAT)阴性。意外抗体筛查阴性。患者输注 1 单位 B 型 RhD 阳性红细胞,无输血不良反应。此次输血后 6 个月,患者再次入院,进行血型鉴定和意外抗体筛查,为 B 型 RhD 阳性,DAT 阴性。通过微柱卡式法检测,意外抗体筛查强阳性,与所有筛选细胞均呈 3+ 反应,自身对照阴性。对患者进行抗体鉴定,与所有鉴定细胞均呈强阳性反应。在进行抗体鉴定的同时,对患者进行了红细胞基因分型。基因分型显示,患者的等位基因编码的高频率 Di^b 抗原阴性。根据患者的基因型预测表型为 C+、E−、c+、e+、Fy(a+b−)、Jk(a+b+)、K−、S−、s+、Di(a+b−)。经一系列试验,最后确定患者血清中存在抗 Di^b、抗 E 和抗 S。

实验思路

对患者进行抗体鉴定发现与所有鉴定细胞均呈强阳性反应,对患者进行红细胞基因分型显示高频 Di^b 抗原是阴性,鉴定患者血清抗体发现存在抗 Di^b、抗 E 和抗 S,为了确定该针对高频抗原的抗 Di^b 抗体是否具有潜在的临床意义,以及如果患者将来要输血是否需要考虑这种抗原而进行 MMA。MMA 使用随机选择的具有纯合子 Di^b 抗原[Di(a−b+)]的 E−S− 的供者红细胞,具有杂合子 Di^b 抗原[Di(a+b+)]的 E−S− 患者家族成员以及患者的自体 Di(b−)红细胞。

MMA 操作步骤

1. 用密度梯度离心法分离人外周血单核细胞　将采集的健康供者静脉血与无菌 PBS 缓冲液 1:1 混合共 40mL,将混合后的血与人淋巴细胞分离液(密度 1.077g/mL)以 2:1 体积混匀。配平后室温下以 1 100r/min 离心 30min。吸取中间白色薄雾层置于新的试管后,加 PBS 缓冲液于管中,PBS 缓冲液体积大于 1 倍吸取液体积。将 PBS 缓冲液与吸取液充分混匀,混匀后 250g/min 离心 10min。弃上清,加入 PBS 缓冲液吹打,移入另一支新试管中再次离心 200g/min,离心 10min,弃上清后将剩余液体混匀,吸取少量液体用细胞计数板计数,并用台盼蓝染色鉴定细胞活性。如果细胞总数大于 1×10^7 个 /mL,活性大于 95%,视为合格标本。用 1mL 枪头吸取剩余液体放入已标记的 EP 管中,−70℃冻存。

2. 单核细胞玻片制备　取 3~5 人份外周血单核细胞混匀,用稀释液调整已外周血单核细胞浓度至(10^6~10^7)/mL,取 200μL 平铺到玻片上,37℃的 CO_2 培养箱密封培养 1~2h 后,再用生理盐水冲去未贴壁的单核细胞。

3. 致敏红细胞制备　将患者血清和供者红细胞以 2:1 的体积混合并 37℃孵育 30min 制成致敏

红细胞。

4. 单核细胞吞噬功能检测　将 2%~5% 的致敏红细胞悬液加入铺有单核细胞玻片上,37℃的 CO_2 培养箱密封培养 1~2h 后,取出玻片用生理盐水冲去未被吸附或吞噬的红细胞;用瑞氏 - 吉姆萨染色,油镜观察 200~600 个单核细胞,计数出发生吞噬或黏附的单核细胞数的百分比。

5. 结果分析　将有吞噬红细胞的单核细胞数除以总计数单核细胞数,再乘以 100,所得数据表示为平均单核细胞指数(MI);MMA 结果采用单核细胞指数的 cut-off 值>5% 判断为该供者红细胞与受者血清中同种抗体反应具有临床意义,建议使用 MI<5% 的供者红细胞。

6. 注意事项　每次试验均需设阳性对照(抗 D 致敏 RhD 阳性 O 型红细胞)和阴性对照(AB 血清致敏 O 型红细胞)。

实验结果

该患者血清与 Di(b+)供者红细胞以及自体红细胞的 IAT 和 MMA 结果见表 8-22。

表 8-22　患者血清与 Di(b+)供者红细胞以及自体红细胞的 IAT 和 MMA 结果

红细胞[a]	IAT[b]	MMA[c]
Di(a–b+)	1+	70%
Di(a–b+)	3+	54%
Di(a–b+)	2+	41%
Di(a+b+)	2+	22%
Di(a+b+)	2+	29%
自体 Di(b–)	0	0.3%
control[d]	4+	49%

[a] 随机供者红细胞为 Di(a–b+);患者双亲中一个和一个兄弟姐妹供者表型均为 Di(a+b+);[b] IAT 采用试管法,37℃孵育 60 分钟;[c] MI > 5% 被认为具有临床意义;[d] 抗 D 致敏的 R2R2 红细胞(阳性对照)。

实验结论

该抗 Di[b] 在 MMA 中单核细胞指数(MI)远高于阈值 5%,这一结果可以预测其具有高度的临床意义。该抗 Di[b] 在 MMA 中表现出剂量效应,纯合子表型的 Di(a–b+) 的 MI 结果为 41%、54%、70%,杂合子表型的 Di(a+b+) 的 MI 结果为 22%、29%,而与患者自体红细胞 MI 结果为 0.3%。基于 MMA 结果,决定该患者需采集自体血液以备择期手术。

四、输血策略

可通过 MMA 测定黏附红细胞和吞噬红细胞数量,并以单核细胞指数(MI)cut-off 值>5% 判断为具有临床意义,可以输注相应抗原阳性供者血液(MI<5%)。

练习题十八

案例分析题:患者,女性,51 岁。两年尿毒症病史。因发热、头晕 3 天,伴不省人事半天入院治疗。无输血治疗史。入院血常规检查:Hb 42g/L,患者血型鉴定为 O 型 RhD 阳性,抗体筛查阴性。当日给予去白细胞悬浮红细胞 2U,交叉配血主侧阴性,次侧阳性,DAT 阳性。胆红素均在正常范围内。第二次输血,交叉配血主侧阳性,意外抗体筛查阳性(凝集无强弱之分),抗体鉴定为阳性,凝集强度一致均为 4+,自身对照 2+。患者 Kidd 表型为 Jk(a–b–),经鉴定为抗 Jk3。

1. 请问有些什么方法可以给患者筛选到 Kidd 同型的献血者?

2. 如果没有 Kidd 同型的献血者,你会想到 MMA 吗? 尝试简述该试验的过程。

知识小结

1. MMA 是用原代单核细胞和受者血清致敏的供者红细胞共同孵育,并判读单核细胞吞噬或黏附的百分比。MMA 通过在体外观察单核细胞对致敏红细胞的吞噬和黏附的能力,预判该抗体在体内可能引起免疫反应强弱的程度。MMA 是体外评价红细胞抗体临床意义使用较广泛的方法,由于不确定针对高频抗原的同种抗体的临床意义,MMA 可在传统血清学交叉配型不相容的情况下,作为选择供者血液的替代方法,也可用于胎儿与新生儿溶血病(HDFN)溶血程度的预判。

2. 通过 MMA 测定黏附红细胞和吞噬红细胞数量,并以单核细胞指数(MI)cut-off 值>5% 判断为具有临床意义,可以输注相应抗原阳性供者血液(MI<5%)。

自我测试

1. 尝试绘制 MMA 设计思路流程图。
2. MMA 结果与临床意义的相关性如何分析?

第九节　血型嵌合体的检测

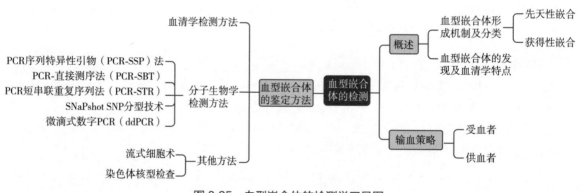

图 8-25　血型嵌合体的检测学习导图

学习目标

1. 掌握血型嵌合体的定义及血清学特点
2. 掌握血型嵌合体的鉴定方法
3. 掌握血型嵌合体的输血策略选择
4. 熟悉血型嵌合体的形成机制及分类

一、概述

(一) 血型嵌合体形成机制及分类

血型嵌合体可分为先天性嵌合和获得性嵌合两大类。其中先天性嵌合属于永久性嵌合,其形成机制目前主要有:

1. 由于妊娠早期异卵双生子之间存在血管的交叉吻合,造血干细胞经由吻合的血管进入对方体内,并在对方体内长期增殖,导致由造血干细胞发育成熟的体内细胞都是嵌合的。

2. 在受精过程中,由 2 个卵细胞和 2 个精子相互结合产生的四倍体,该四倍体受精卵继续发育,产生多种不同来源的细胞系。

3. 妊娠血型嵌合体是指妊娠期间及其后的一段时间内,母体循环中含有胎儿细胞的现象。妊娠期间,胎儿的细胞可以经由胎母间的血液交换进入母体循环、定植于母体内,并能长期存在。

获得性嵌合体主要是指红细胞输注、异体造血干细胞或骨髓移植之后形成的嵌合体。移植后,具有增殖能力造血细胞会在受者体内继续增殖、发育并释放到外周血中,替代病变的细胞功能。而红细胞输注后受者体内会含有供受双方的红细胞,使受者体内同时存在多种红细胞形成嵌合体。

(二) 血型嵌合体的发现及血清学特点

嵌合体是指一个个体中存在两群细胞(表 8-23)。血型嵌合体(blood chimerism)是嵌合体的一种。第 1 例血型嵌合体是于 1953 年在血型研究中被发现的。血型嵌合体最早是在一对双胞胎中发现的(母亲是 O 型,父亲是 B 型),其体内不是 B 型或 O 型红细胞,而是 B 型和 O 型红细胞的混合。检测分离细胞群的难易取决于细胞占据的百分比,嵌合体的反应是典型的混合视野。真正发生在双胞胎中的嵌合体是极少的,两个细胞群将在体内维持终身。双胞胎血管吻合时在子宫内发生血液交换,出现两个细胞群,这两个细胞群均被视为是自身的,且不会产生抗 A 或抗 B。因此,反定型不出现凝集,主要取决于每个双胞胎中红细胞群的百分比。如果患者或供者非孪生,则嵌合体可能是由于双精受精(两个精子与一个卵子受精)出现镶嵌现象。更常见的是人造嵌合体,产生混合细胞群,可见于输血(如 O 型红细胞输给 A 型或 B 型患者);不同 ABO 血型骨髓移植或外周血造血干细胞移植;换血治疗;胎母出血。

表 8-23　嵌合体双胞胎的 ABO 血型

患者	抗A	抗B	抗A,B	A₁ 型红细胞	B 型红细胞	RBC%
双胞胎 1	0	2+^{mf}	2+^{mf}	4+	0	70%B; 30%O
双胞胎 2	0	wk	wk	4+	0	30%B; 70%O

血型嵌合体血清学检测典型的特征是正定型出现混合凝集,容易被误判为 ABO 亚型或抗原减弱,血清学凝集强度分级判读标注见表 8-24。有些个体嵌合的细胞比例很低导致必须通过吸收放散试验才能检出,这种情况下容易误"判为"ABO 亚型。当嵌合比例<5% 时,称为微嵌合体(microchimerism)。进行待检样本的多系统血型鉴定或者 ABO 血型的家系分析,有助于从血清学角度鉴别血型嵌合体和 ABO 亚型;前者往往存在多血型系统抗原的混合凝集,而后者则存在亲代到子代的可遗传性(表 8-24)。

表 8-24　血清学凝集强度判读标准

肉眼观察结果	凝集强度
1 个牢固的凝块,清晰	4+
若干个大凝块,清晰	3+
中等大小凝块,背景清晰	2+
小凝块,背景浑浊	1+

续表

肉眼观察结果	凝集强度
凝块很小,背景浑浊	$1+^w$
凝块几乎不可见,背景浑浊	+/−
无凝块	0
凝集和非凝集红细胞混合物(混合视野)	mf
完全溶血	H
部分溶血,部分红细胞残留	PH

练习题十九

1. 血型嵌合主要分为:_____和_____。
2. 血型嵌合体的血清特点是:_____。

二、血型嵌合体的鉴定方法

(一)血清学检测方法

通常血型嵌合体会在常规 ABO 血型鉴定时被发现,如出现正定型的混合凝集或正反定型不符。这时需要详细了解待检者的疾病史,这对血型嵌合体与血液系统疾病、异体 HSCT、妊娠等导致的 ABO 血型鉴定异常的鉴别,都具有重要的意义。正定型时出现混合凝集不是血型嵌合体特有的,还需要与 A_3 和 B_3 亚型区分开。另外,有的亚型表型也会表型出细胞嵌合的情况,也需要注意鉴别。血型嵌合体可见于染色体核型异常的患者,如来自生殖科不孕不育的患者。对待检者其他血型系统的血清学定型和家系分析有助于血型嵌合体的鉴定及其与 ABO 亚型的鉴别,这在前面已经进行了描述。虽然血型嵌合体血清学有其明显特征,但是对嵌合体的直接证据来自于分子生物学检测——在一个个体中发现两种以上的等位基因型别。

(二)分子生物学检测方法

一个正常个体的遗传物质是分别由来自父源和母源的两组染色单体组成的双倍体,即正常个体每个基因座都是双倍体包含 2 种等位基因。嵌合体个体中基因座上的等位基因数超过了两种,而分子生物学方法可以发现基因座上的等位基因的个数,是鉴定嵌合体最直接的方法。目前用于嵌合体检测的分子生物学方法主要有 PCR 序列特异性引物(PCR-SSP)法、PCR- 直接测序法(PCR-SBT)以及 PCR 短串联重复序列法(PCR-STR)、SNaPshot SNP 分型技术、微滴式数字 PCR(ddPCR)等。

PCR-SSP 技术检测 ABO 血型主要是利用不同 ABO 基因存在不同突变位点,设计一系列具有强特异性的引物,对 ABO 血型基因的 DNA 片段进行直接扩增处理,根据反应产物形成的格局对 ABO 血型进行鉴定。在实际操作中,针对不同引物设立一系列反应孔,样本 DNA 依次加入相应反应孔,根据反应孔的格局判断二倍体 ABO 等位基因类型。若为血型嵌合体,将会出现与常规 ABO 基因双倍型不同的反应格局。但该方法仍存在一定的缺陷性,因为该方法使用的是提前设计好的引物,且该引物位点在 ABO 血型常见等位基因中并非唯一特异性,易产生漏检。

PCR 直接测序法是指对 ABO 基因进行 PCR 后直接进行测序得到 ABO 基因的序列信息。PCR 直接测序法虽然具有相对高灵敏度,特异性好的优点。但对于血型嵌合体鉴定,由于血液中的主体细胞会与数量很少的细胞系产生竞争性抑制,直接测序往往不能鉴定出拷贝数较少的细胞系基因。而这时则可以对基因产物进行克隆测序,挑选大量克隆子测序即为单倍体测序,可以发现低拷贝数量等位基因。但是大量挑选克隆存在耗时费力,成本较高的缺点。

短串联重复序列(STR)又称为微卫星 DNA 或简单重复序列。PCR-STR 是指由 2bp~7bp 串联重复序列作为核心单位而成的 DNA 序列,具有高度的多态性和体细胞完整性,同一位点在不同个体间因核心单位重复次数不同而存在多态性。STR 分型检测结果可在某个或某些基因座上出现 3 个等位基因或更多。此方法灵敏、快速,是目前最常用的检测嵌合体的方法之一,但 STR 不适合评价微嵌合体(嵌合率<1%),已有很多种类成熟的产品可以直接运用。通常用于法医学上的个体识别,也用于异体 HSCT 移植后排异监测。

SNaPshot 技术:是由美国 Life Technologies 公司开发的针对中等通量的 SNP 分型技术。SNaPshot又被称为小测序技术,是在一个含有测序酶,四种荧光标记的 ddNTP,紧挨多态位点 5′ 端的不同长度延伸引物和 PCR 产物模板的反应体系中,引物延伸一个碱基即终止,经 ABI 测序仪跑胶后,根据测序峰的颜色可知掺入的碱基种类,从而确定该样本的基因型。通过针对不同的 SNP 位点设计不同长度的延伸引物来做到多个 SNP 在一个反应体系中进行分型。由于该方法为四色荧光标记,所以可以针对各种SNP 类型进行分型,同时还能对插入、缺失进行分析。ABO 血型嵌合体检测是基于不同 *ABO* 基因的特异 SNP 位点设计特异引物,可以很好的区分个体的具体基因型,并能得到嵌合基因的嵌合率。该方法具有操作简单、经济,且可在多种遗传分析仪上进行快速、准确、高通量的基因分型等的优点。

ddPCR 是一种非常灵敏的分子生物方法,采用液滴分配的方式,降低了竞争性扩增效应,能够检测出比野生背景多 100 000 倍的突变 DNA 拷贝。在过去的 10 年内,ddPCR 已被用于具有高可靠性的游离血浆 DNA 的肿瘤基因分型,也用于评估移植后的造血干细胞移植(HSCT)微嵌合率,或母体微嵌合。在血型检测方面,近年来也有用于检测 *RHD* 基因型,可以更加准确的进行基因分型。ddPCR 可用来检测极低水平的 DNA 嵌合,对 HSCT 微嵌合体嵌合率的检测下限可达 0.015 32%。此外,ddPCR 可对样本中DNA 的含量进行绝对定量。但该方法成本较高,作为日常检测手段性价低,只能作为备选方案。

（三）其他方法

1. 流式细胞术　该方法对检测嵌合体非常敏感,可以精确检测出 1%~10% 的微量红细胞,而常规的血清凝集试验则无法检测如此微量的红细胞。流式细胞术(FCM)具有快速、准确和定量的特点,分选程度高,可区分多种细胞的特性,是研究混合细胞比率的理想方法。

2. 染色体核型检查　染色体核型检查是采用骨髓细胞短期培养制备染色体标本,G 显带技术进行染色体核型分析,每份骨髓标本分析 15~40 个中期分裂象核型异常的确定及命名依据《人类细胞遗传学国际命名体制(2013)》。该方法可以通过染色设备清晰地而直观的观察到染色体的具体形态结构,再与正常核型进行对比。嵌合体有时会出现核型异常,所以为了确定是否为嵌合体,有条件的话可做核型检查。但并非所有的血型嵌合体都能检出核型异常,之前我们对献血者中发现的部分血型嵌合体做了核型检查,未发现异常。

三、输血策略

（一）作为受血者

血型嵌合体作为受血者时,当其需要输血治疗时,遵照相容性原则选择血液成分,红细胞悬液输注前进行交叉配血,实施相容性输注。

（二）作为献血者

当 ABO 血型嵌合体作为献血者时,为了避免后续可能给医疗机构血型复检带来困惑及给患者带来输血安全隐患,采供血机构通常会对其红细胞做报废处理,而血浆类成分(血浆、血小板、冷沉淀凝血因子)则可按反定型提示的 ABO 血型供应临床。

练习题二十

1. 血型嵌合体的检测方法主要有:＿＿＿＿＿＿＿＿＿＿＿＿＿＿。
2. 血型嵌合个体作为受血者时应当＿＿＿＿＿＿＿＿＿＿＿＿＿＿＿。

3. 血型嵌合个体作为献血者应当＿＿＿＿＿＿＿＿＿＿＿＿＿＿＿＿＿＿＿＿。

4. ddPCR 对嵌合体的嵌合率检测下限可达＿＿＿＿＿＿＿＿＿＿＿。

四、案例分析

1. 患者,男性,40 岁。因肾肿物需要进行手术治疗。术前血型鉴定发现正定型均呈现混合凝集外观。无输血史,无移植史。其他血液指标均无异常,排除血液病、感染等因素。微柱法试验结果如下:

试剂	抗 A	抗 B	抗 D	Ctl	A₁ 型红细胞	B 型红细胞
结果	DCP	0	4+	0	0	3+

试验思路(图 8-26):

(1)该患者表现出正定型抗 A 及抗 B 均出现混合凝集外观的原因可能有:

1)患者为血型嵌合体个体。

2)患者为亚型；A₃ 亚型也有抗 A 出现混合视野的表型。

3)患者还患有导致抗原减弱的基础性疾病,如白血病。

(2)联系患者直系家属:制作 ABO 血型的家系图,患者的嵌合体可能性。

(3)血型嵌合体检测:采用血清学检测。

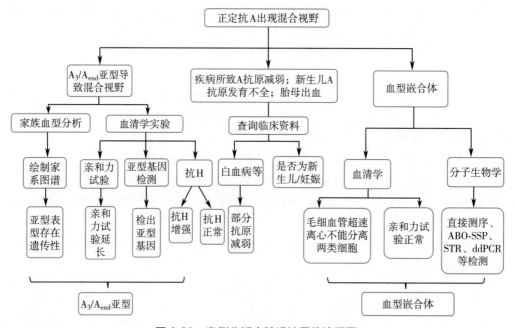

图 8-26　案例分析实验设计思路流程图

练习题二十一

案例分析题

患者,女性,50 岁。因贫血需要输血治疗,血型鉴定发现正定型存在混合凝集外观,无输血史和移植史,微柱凝胶法法结果如下:

试剂	抗 A	抗 B	抗 D	Ctl	A₁ 型红细胞	B 型红细胞
结果	0	DCP	4+	0	3+	0

请分析一下导致该名患者血清学如此的原因,给出解决的方案。并尝试绘制试验设计思路的流程图。

知识小结

1. 血型嵌合体是导致血型鉴定正反不符的原因之一。
2. 血型嵌合体个体的主要血清学特征为存在正定型混合视野情况,但需与亚型或抗原减弱区分。
3. 血型嵌合体的检测方法主要有血清学方法和分子生物学方法两类。
4. 检测血型嵌合体的分子学方法主要有 PCR-SSP、PCR-STR、PCR-SBT 和 ddPCR。
5. 嵌合体个体作为受血者时,其输血采取配合型输注。
6. 嵌合体个体作为献血者时,其红细胞应当作废处理,而血浆类成分则应以反定型血型结果供应临床。

自我测试

1. 简述嵌合体个体检测的方法。
2. 绘制试验设计思路流程图。

参 考 文 献

1. Bianco-Miotto T, Hussey DJ, Day TK, et al. DNA methylation of the ABO promoter underlies loss of ABO allelic expression in a significant proportion of leukemic patients. PLoS One, 2009, 4 (3): e4788.

2. Kahn A, Vroclans M, Hakim J, et al. Differences in the two red-cell populations in erythroleukaemia. Lancet (London, England), 1971, 2 (7730): 933.

3. Ozelius LJ, Kwiatkowski DJ, Schuback DE, et al. A Genetic Linkage Map of Human chromosome 9q. Genomics, 1992, 14 (3): 715-720.

4. Haas OA, Argyriou-Tirita A, Lion T. Parental origin of chromosomes involved in the translocation t (9; 22). Nature, 1992, 359 (6394): 414-416.

5. Dobrovic A, O′Keefe D, Sage RE, et al. Imprinting and loss of ABO antigens in leukemia. Blood, 1993, 82 (5): 16841685.

6. Avent ND, Reid ME. The Rh blood group system: a review. Blood, 2000, 95 (2): 375387.

7. Murdock A, Assip D, Hue-Roye K, et al. RHD deletion in a patient with chronic myeloid leukemia. Immunohematology/American Red Cross, 2008, 24 (4): 160-164.

8. 陆筱灵, 张强. 子宫内膜癌患者血型变异 1 例报告. 临床肿瘤学杂志, 2007, 12 (8): 640.

9. Kaushansky K, Lichtman MA, Prchal JT, et al. Williams Hematology. 9th ed. New York: McGraw-Hill Education, 2016, 2340.

10. Van Loghem JJ, Jr, Dorfmeier H, Van Der Hart M. Two A antigens with abnormal serologic properties. Vox Sang, 1957, 2 (1): 16-24.

11. Salmon C, Dreyfus B, Andre R. Double population de globules, différant seulement par l'antigène de groupe ABO, observée chez un malade leucémique. Rev. Hémat, 1958, 13 (2): 148-153.

12. Gold ER, Tovey GH, Benney WE, et al. Changes in the Group A Antigen in a Case of Leukæmia. Nature, 1959, 183 (4665): 892-893.

13. Renton P H, Stratton F, Gunson H H, et al. Red cells of all four ABO groups in a case of leukaemia. British Medical Journal, 1962, 1 (5274): 294-297.

14. Popp H J, Nelson M, Forsyth C, et al. Quantifying the loss of ABO antigenicity in a patient with acute myeloid leukemia by flow cytometric analysis. Immunohematology, 1995, 11 (1): 5-7.

15. Ayres M, Salzano FM, Ludwig OK. Blood group changes in leukaemia. J Med Genet, 1966, 3 (3): 180-185.

16. Starling K A, Fernbach D J. Changes in Strength of A Antigen in Children with Acute Leukemia. Transfusion, 1970, 10 (1): 3-5.

17. Saichua S, Chiewsilp P. Red cell ABH antigens in leukaemias and lymphomas. Vox Sang, 1978, 35 (3): 154-159.

18. Bianco T, Farmer B J, Sage R E, et al. Loss of red cell A, B, and H antigens is frequent in myeloid malignancies. Blood, 2001, 97 (11): 3633-3639.

19. Salmon C. Blood groups changes in preleukemic states. Nouv Rev Fr Hematol Blood Cells, 1976, 17 (1-2): 211-220.

20. Lopez M, M. Bonnet-Gajdos, Reviron M, et al. An acute leukaemia augured before clinical signs by blood group antigen abnormalities and low levels of A and H blood group transferase activities in erythrocytes. British Journal of Haematology, 2010, 63 (3): 535-539.

21. Kolins J, Holland PV, McGinniss MH. Multiple red cell antigen loss in acute granulocytic leukemia. Cancer, 1978, 42 (5): 2248-2253.

22. Kolins J, Allgood JW, Burghardt DC, et al. Modifications of B, I, i, and Lewisb antigens in a patient with DiGuglielmo's erythroleukemia. Transfusion, 2010, 20 (5): 574-577.

23. 同雪丽, 解金辉, 刘振云, 等. 急性白血病致 Rh 血型系统 D 抗原减弱 1 例. 中国输血杂志, 2017, 30 (3): 307-308.

24. 林智杰. 慢性淋巴细胞白血病患者 RhD 抗原减弱的原因分析 1 例. 中国输血杂志, 2017, 30 (12): 1404-1405.

25. Salmon C, Cartron JP, Lopez M, et al. Level of the A, B and H blood group glycosyltransferases in red cell membranes from patients with malignant hemopathies. Rev Fr Transfus Immunohematol, 1984, 27 (5): 625-637.

26. Yoshida A, Kumazaki T, Dave V, et al. Suppressed expression of blood group B antigen and blood group galactosyltransferase in a preleukemic subject. Blood, 1985, 66 (4): 990-992.

27. Skacel PO, Watkins WM. Significance of Altered α-2-l-Fucosyltransferase Levels in Serum of Leukemic Patients. Cancer Research, 1988, 48 (14): 3998-4001.

28. Kessel D, Ratanatharathorn V, Chou TH. Electrofocusing patterns of fucosyltransferases in plasma of patients with neoplastic disease. Cancer Research, 1979, 39 (9): 3377-3380.

29. Skacel PO, Watkins WM. Significance of Altered α-2-l-Fucosyltransferase Levels in Serum of Leukemic Patients. Cancer Research, 1988, 48 (14): 3998-4001.

30. Kessel D, Shah-Reddy I, Mirchandani I, et al. Electrofocusing patterns of fucosyltransferase activity in plasma of patients with chronic granulocytic leukemia. Cancer Res, 1980, 40 (10): 3576-3578.

31. Kuhns WJ, Oliver RT, Watkins WM, et al. Leukaemia-induced alterations of serum glycosyltrans ferase enzymes. Cancer Res, 1980, 40 (2): 268-275.

32. 中国医师协会输血科医师分会, 中华医学会临床输血学分会. 特殊情况紧急抢救输血推荐方案. 中国输血杂志, 2014, 27 (1): 1-3.

33. Kanda J, Ichinohe T, Matsuo K, et al. Impact of ABO mismatching on the outcomes of allogeneic related and unrelated blood and marrow stem cell transplantations for hematologic malignancies: IPD-based meta-analysis of cohort studies. Transfusion, 2009, 49 (4): 624-635.

34. Daniels, G. Human blood groups. 3rd ed. Chichester: Wiley Blackwell, 2013.

35. Lasky LC, Warkentin PI, Kersey JH, et al. Hemotherapy in patients undergoing blood group incompatible bone marrow transplantation. Transfusion, 1983, 23 (4): 277-285.

36. Bolan CD, Leitman SF, Griffith LM, et al. Delayed donor red cell chimerism and pure red cell aplasia following major ABO-incompatible nonmyeloablative hematopoietic stem cell transplantation. Blood, 2001, 98 (6): 1687-1694.

37. Yazer MH, Triulzi DJ, Immune hemolysis following ABO-mismatched stem cell or solid organ transplantation. Current Opinion in Hematology, 2007, 14 (6): 664-670.

38. Daniel JJ, Schwartz J, How do I approach ABO-incompatible hematopoietic progenitor cell transplantation？ Transfusion, 2011, 51 (6): 1143-1149.

39. 杨成民, 刘进, 赵桐茂. 中华输血学. 北京: 人民卫生出版社, 2017.

40. Akkk IA, Seghatchian J, Immunohematologic issues in ABO-incompatible allogeneic hematopoietic stem cell transplantation. Transfus Apher Sci, 2018, 57 (6): 812-815.

41. Rühl H, Bein G, Sachs UJ. Transfusion-associated graft-versus-host disease. Transfus Med Rev, 2009, 23 (1): 62-71.

42. Cohn CS, Delaney M, Johnson ST, et al. Technical Manual. 20th ed. Bethesda, Maryland: American Association of Blood Banks (AABB), 2020.

43. Foukaneli T, Kerr P, Bolton-Maggs PHB, et al. Guidelines on the use of irradiated blood components. Br J Haematol, 2020, 191 (5): 704-724.

44. Miller WJ, Mccullough J, Balfour HHJ, et al. Prevention of cytomegalovirus infection following bone marrow transplantation: a randomized trial of blood product screening. Bone Marrow Transplant, 1991, 7 (3): 227-234.

45. Erker CG, Steins MB, Fischer RJ, et al. The influence of blood group differences in allogeneic hematopoietic peripheral blood progenitor cell transplantation. Transfusion, 2005, 45 (8): 1382-1390.

46. Tachibana T, Tanaka M, Numata A, et al. Clinical significance of pre-and 1-year post-transplant serum ferritin among adult transplant recipients. Leuk Lymphoma, 2014, 55 (6): 1350-1356.

47. 蔡晓红, 雷航, 王学锋. 2017 年英国血液学标准委员会《血小板输注指南》和要点解读. 诊断学理论与实践, 2017, 16 (3): 264-268.

48. Stanworth SJ, Estcourt LJ, Powter G, et al. A no-prophylaxis platelet-transfusion strategy for hematologic cancers. N Engl J Med, 2013, 368 (19): 1771-1780.

49. 庄俊玲, 韩冰, 陈苗, 等. 从北京协和医院百年历史看阵发性睡眠性血红蛋白尿症诊治发展历程. 中国科学: 生命科学, 2021, 51 (8): 938-947.

50. 中华医学会血液学分会红细胞疾病 (贫血) 学组. 阵发性睡眠性血红蛋白尿症诊断与治疗中国专家共识. 中华血液学杂志, 2013, 34 (3): 276-279.

51. Mon Pere N, Lenaerts T, Pacheco JM, et al. Evolutionary dynamics of paroxysmal nocturnal hemoglobinuria. PLoS Comput Biol, 2018, 14 (6): e1006133.

52. 陈雪, 张阳, 刘红星. 阵发性睡眠性血红蛋白尿症发病机制、诊断及治疗进展. 白血病·淋巴瘤, 2016, 25 (4): 252-256.

53. Rother RP, Rollins SA, Mojcik CF, et al. Discovery and development of the complement inhibitor eculizumab for the treatment of paroxysmal nocturnal hemoglobinuria. Nat Biotechnol, 2007, 25 (11): 1256-1264.

54. Hillmen P, Szer J, Weitz I, et al. Pegcetacoplan versus Eculizumab in Paroxysmal Nocturnal Hemoglobinuria. N Engl J Med, 2021, 384 (11): 1028-1037.

55. 李凌波, 李树中. 新血型系统 LAN (LAN, 033) 的研究进展. 中国生物制品学杂志, 2016, 29 (5): 544-547.

56. Weinstock C, Anliker M, von Zabern I. CD59: A long-known complement inhibitor has advanced to a blood group system. Immunohematology, 2015, 31 (4): 145-151.

57. Anliker M, von Zabern I, Höchsmann B, et al. A new blood group antigen is defined by anti-CD59, detected in a CD59-deficient patient. Transfusion, 2014, 54 (7): 1817-1822.

58. 中国生物工程学会细胞分析专业委员会, 中国免疫学会血液免疫分会临床流式细胞术学组, 中华医学会血液学分会红细胞学组. 阵发性睡眠性血红蛋白尿症流式细胞术检测中国专家共识 (2021 年版). 中华血液学杂志, 2021, 42 (4): 281-287.

59. Prethika PA, Shastry S, Mohan G, et al. Passenger lymphocyte syndrome in a bidirectional ABO-mismatched renal transplant. Asian J Transfus Sci, 2020, 14 (1): 63-66.

60. Sengupta P, Biswas S, Chowdhury S, et al. Passenger Lymphocyte Syndrome in a Renal Transplant Recipient. J Assoc Physicians India, 2015, 63 (12): 86-88.

61. Mandowara BS, Mazumdar MR, Patel HA, et al. Passenger Lymphocyte Syndrome after Renal Transplant: Case Report. Indian J Nephrol, 2021, 31 (6): 580-582.

62. Saba NF, Sweeney JD, Penn LC, et al. Anti-D in a D-positive renal transplant patient. Transfusion, 1997, 37 (3): 321-324.

63. Hareuveni M, Merchav H, Austerlite N, et al. Donor anti-Jka causing hemolysis in a liver transplant recipient. Transfusion, 2002, 42 (3): 363-367.

64. Ting A, Pun A, Dodds AJ, et al. Red cell alloantibodies produced after bone marrow transplantation. Transfusion, 1987, 27 (2): 145-147.

65. Petz LD. Immune hemolysis associated with transplantation. SeminHematol, 2005, 42 (3): 145-155.

66. Ramsey G. Red cell antibodies arising from solid organ transplants. Transfusion, 1991, 31 (1): 76-86.

67. 张嵘, 王文婷, 顾顺利, 等. 过客淋巴细胞综合征监测流程及输血策略探讨. 临床输血与检验, 2021, 23 (6): 681-685.

68. 桂嵘, 张志昇, 王勇军. 输血相容性检测及疑难病例分析. 北京: 人民卫生出版社, 2018, 156-157.

69. Sachan D, Saha S, Reddy SM, et al. Passenger Lymphocyte Syndrome Following Minor ABO Mismatch Liver Transplantation. Indian J Hematol Blood Transfus, 2018, 34 (4): 783-784.

70. 赵媛, 李代红. 实体器官移植后过客淋巴细胞综合征发病机制及研究进展. 中华器官移植杂志, 2020, 41 (12): 754-757.

71. 许志远, 刘亚庆, 张烨, 等. ABO 血型次侧不相合肝移植术后发生过客淋巴细胞综合征的研究 (附 2 例报告). 北京 医学, 2017, 39 (10): 1068-1070.

72. Nishide S, Uchida J, Kabei K, et al. Passenger lymphocyte syndrome in the ABO-incompatible kidney transplant recipient receiving rituximab. Exp Cin Transplant, 2019, 17 (4): 558-560.

73. Kim SY, Oh SH, Park KS, et al. ABO discrepancy in an elderly patient with IgA kappa-type multiple myeloma. Ann Hematol, 2010, 89 (7): 747-748.

74. van de Donk NW, Janmaat ML, Mutis T, et al. Monoclonal antibodies targeting CD38 in hematological malignancies and beyond. Immunol Rev, 2016, 270 (1): 95-112.

75. de Weers M, Tai YT, van der Veer MS, et al. Daratumumab, a novel therapeutic human CD38 monoclonal antibody, induces killing of multiple myeloma and other hematological tumors. J Immunol, 2011, 186 (3): 1840-1848.

76. Niels W. C. J. van de Donk, Richardson PG, Malavasi F. CD38 antibodies in multiple myeloma: Back to the future. Blood, 2017, 131 (1): blood-2017-06-740944.

77. 李伟超. CD38 单抗治疗多发性骨髓瘤的血清学特性及配血策略. 中国输血杂志, 2021, 34 (4): 368-370.

78. Chapuy CI, Aguad MD, Nicholson RT, et al. International validation of a dithiothreitol (DTT)-based method to resolve the daratumumab interference with blood compatibility testing. Transfusion, 2016, 56 (12): 2964-2972.

79. Park J, Jekarl DW, Park SY, et al. Combined Group I and III ABO Discrepancies in Multiple Myeloma with IgG-Lambda Type: A Case Report. Med Princ Pract, 2017, 26 (1): 90-92.

80. Morandi F, Horenstein AL, Costa F, et al. CD38: A Target for Immunotherapeutic Approaches in Multiple Myeloma. Front Immunol, 2018, 9: 2722.

81. Albeniz I, Demir O, Türker-Sener L, et al. Erythrocyte CD38 as a prognostic marker in cancer. Hematology, 2007, 12 (5): 409-414.

82. Mehta K, Shahid U, Malavasi F. Human CD38, a cell-surface protein with multiple functions. Faseb Journal, 1996, 10 (12): 1408-1417.

83. Zocchi E, Franco L, Guida L, et al. A single protein immunologically identified as CD38 displays NAD+ glycohydrolase, ADP-ribosyl cyclase and cyclic ADP-ribose hydrolase activities at the outer surface of human erythrocytes. Biochem Biophys Res Commun, 1993, 196 (3): 1459-1465.

84. Sullivan HC, Gerner-Smidt C, Nooka AK, et al. Daratumumab (anti-CD38) induces loss of CD38 on red blood cells. Blood, 2017, 129 (22): 3033-3037.

85. Chapuy CI, Nicholson RT, Aguad MD, et al. Resolving the daratumumab interference with blood compatibility testing. Transfusion, 2015, 55 (6Pt2): 1545-1554.

86. Oostendorp M, Lammerts v B JJ, Doshi P, et al. When blood transfusion medicine becomes complicated due to interference by monoclonal antibody therapy. Transfusion, 2015, 55 (6Pt2): 1555-1562.

87. 糜坚青, 蔡晓红, 王少元, 等. CD38 单克隆抗体对输血相容性检测干扰及其应对方案的专家共识. 中国输血杂志, 2021, 34 (4): 327-334.

88. Lancman G, Arinsburg S, Jhang J, et al. Blood Transfusion Management for Patients Treated With Anti-CD38 Monoclonal Antibodies. Front Immunol, 2018, 9: 2616.

89. Zhou Y, Chen L, Jiang T, et al. 2-Mercaptoethanol (2-ME)-based IATs or Polybrene method mitigates the interference of daratumumab on blood compatibility tests. Hematology, 2021, 26 (1): 365-370.

90. 邵林楠, 张树婷, 王霓, 等. 三种试剂对红细胞表面 CD38 抗原去除效果的研究. 临床输血与检验, 2021, 3 (1): 65-67.

91. Klein H, Anstee D. Mollison's Blood Transfusion in Clinical Medicine. 12th ed. London: Blackwell Sci-ence Ltd, 2014.

92. Yeh TJ, Yeh CJ, Liu YC, et al. Manual polybrene method for pretransfusion test could overcome the interference of daratumumab therapy in myeloma. Transfusion, 2019, 59 (8): 2751-2752.

93. 杨鑫, 封彦楠, 马春娅, 等. 达拉木单抗致交叉配血不合的 3 例报道. 中国输血杂志, 2020, 33 (5): 529-531.

94. Berthelier V, Laboureau J, Boulla G, et al. Probing ligand-induced conformational changes of human CD38. Eur J Biochem, 2000, 267 (10): 3056-3064.

95. Dizon MF. The Challenges of Daratumumab in Transfusion Medicine. Lab Med, 2017, 48 (1): 6-9.

96. Larson NB, Bell EJ, Decker PA, et al. ABO blood group associations with markers of endothelial dysfunction in the multi-ethnic study of atherosclerosis. Atherosclerosis, 2016, 251: 422-429.

97. 庄光艳, 闫芳, 侯玉涛, 等. 血液病致 ABO 抗原减弱的血型基因定型研究. 北京医学, 2014, 36 (6): 478-480.

98. Ryzhov IM, Korchagina EY, Popova IS, et al. Block synthesis of A (type 2) and B (type 2) tetrasaccharides related to the human ABO blood group system. Carbohydr Res, 2016, 430: 59-71.

99. 张桔红, 洪镇佳. 凝聚胺法与微柱凝胶法交叉配血的敏感性分析及体会. 中国误诊学杂志, 2008, 8 (34): 8377-8378.

100. 吴敏霞, 赵惠珠. 微柱凝胶交叉配血不和的原因分析. 中国医学检验杂志, 2005, 6 (2): 151.

101. 夏兵戴, 书萍, 裴宝芹, 等. 慢性粒细胞白血病致微柱凝胶法交叉配血假阳性 1 例. 中国输血杂志, 2011, 24 (2): 152-153.

102. 黎民君, 郭丽堃, 陈利娟. 白细胞单采术治疗高白细胞白血病临床研究. 当代医学, 2013, 19 (16): 68-69.

103. 金勇, 刘桂芳, 余小平. 白血病患者标本应用微柱凝胶法检测血型影响因素的探讨. 临床血液学杂志, 2018, 31 (4): 283-285.

104. Porcu P, Farag S, Marcucci G, et al. Leukocytoreduction for acute leukemia. Ther Apher, 2002, 6 (1): 15-23.

105. Moh-Klaren J, Bodivit G, Jugie M, et al. Severe hemolysis after plasma transfusion in a neonate with necrotizing enterocolitis, Clostridium perfringens infection, and red blood cell T-polyagglutination. Transfusion, 2017, 57 (11): 2571-2577.

106. 孔凡生, 耿微. 多凝集红细胞致患儿交叉配血次侧凝集的诊断特征分析. 中华诊断学电子杂志, 2021, 9 (03): 187-191.

107. Jajosky RP, Cook LO, Manaloor E, et al. Hematologic complications in a patient with glycinesoja polyagglutination following fresh frozen plasma transfusion. Immunohematology, 2017, 33 (2): 51-55.

108. Dinkla S, van Eijk LT, Fuchs B, et al. Inflammation-associated changes in lipid composition and the organization of the erythrocyte membrane. BBA Clin, 2016, 3 (5): 186-192.

109. Chang CJ, Chiu NC, Huang FY, et al. Predictive value of Thomsen-Friedenreich antigen activation for Streptococcus pneumoniae infection and severity in pediatric lobar pneumonia. J Microbiol Immunol Infect, 2019, 52 (4): 571-577.

110. Osborn DA, Lui K, Pussell P, et al. T and Tk antigen activation in necrotizing enterocolitis: manifestation, severity of illness and effectiveness of testing. Arch Dis Child Fetal Neonatal Ed, 1999, 80 (3): F192-197.

111. Melland C, Hintz C. Detecting polyaggutinable red bood cells. Immunohematology, 2018, 34 (3): 113-117.

112. Tong TN, Cen S, Branch DR. The Monocyte Monolayer Assay: Past, Present and Future. Transfus Med Rev, 2019, 33 (1): 24-28.

113. Brodsky RA. Warmautoimmune hemolytic anemia. N Engl J Med, 2019, 381 (7): 647-654.

114. 刘凤霞, 黄蓉, 王勇军, 等. 自身抗体干扰输血相容性检测处理对策. 中国输血杂志, 2021, 34 (08): 803-808.

115. Zupanska B, Sokol RJ, Booker DJ, et al. Erythrocyte autoantibodies, the monocyte monolayer assay and in vivo haemolysis. Br J Haematol, 1993, 84 (1): 144-150.

116. Garratty G. Predicting the clinical significance of red cell antibodies with in vitro cellular assays. Transfusion Medicine Reviews, 1990, 4 (4): 297-312.

117. 杜振军. 2 种预判新生儿溶血病方法的比对分析. 中国输血杂志, 2012, 25 (6): 565-567.

118. Shree R, Ma KK, Er LS, et al. Management of pregnancy sensitized with anti-Inb with monocyte monolayer assay and maternal blood donation. Immunohematology, 2018, 33 (1): 7-10.

119. Michelis FV, Branch DR, Scovell I, et al. Acute hemolysis after intravenous immunoglobulin amid host factors of ABO-mismatched bone marrow transplantation, inflammation, and activated mononuclear phagocytes. Transfusion, 2014, 54 (3): 681-690.

120. Liu J, Santhanakrishnan M, Natarajan P, et al. Antigen modulation as a potential mechanism of anti-KEL immunoprophylaxis in mice. Blood, 2016, 128 (26): 3159-3168.

121. Branch DR, Holton MB, Ison T, et al. Potentially clinically significant anti-Dib identified by monocyte monolayer assay before transfusion. Transfusion, 2021, 61 (1): 331-332.

122. El-Sayed HAN, Abdollah MRA, Raafat SN, et al. Monocyte monolayer assay in pre-transfusion testing: A magic key in transfusing patients with recurrent bad cross-match due to alloimmunization. J Immunol Methods, 2021, 492: 112968.

123. Cosio BG, Mann B, Ito K, et al. Histone acetylase and deacetylase activity in alveolar macrophages and blood mononocytes in asthma. Am J Respir Crit Care Med, 2004, 170 (2): 141-147.

124. Drexler C, Wagner T. Blood group chimerism. Curr Opin Hematol, 2006, 13 (6): 484-489.

125. Verdiani S, Bonsignore A, Casarino L, et al. An unusual observation of tetragametic chimerism: forensic aspects. Int J

Legal Med, 2009, 123 (5): 431-435.

126. Yu Q, Li Q, Gao S, et al. Congenital tetragametic blood chimerism explains a case of questionable paternity. J Forensic Sci, 2011, 56 (5): 1346-1348.

127. Evans PC, Lambert N, Maloney S, et al. Long-term fetal microchimerism in peripheral blood mononuclear cell subsets in healthy women and women with scleroderma. Blood, 1999, 93 (6): 2033-2037.

128. Bianchi DW, Zickwolf GK, Weil GJ, et al. Male fetal progenitor cells persist in maternal blood for as long as 27 years postpartum. Proc Natl Acad Sci U S A, 1996, 93 (2): 705-708.

129. Denise Harmening. Modern Blood Banking & Transfusion Practices, 7th ed. US. Philadelphia: F. A. Davis Company, 2019.

130. Dunsford I, Bowley CC, Hutchison AM, et al. A human blood-group chimera. Br Med J, 1953, 2 (4827): 81.

131. Sun CF, Chen DP, Tseng CP, et al. Identification of a novel A1v-O1v hybrid allele with G829A mutation in a chimeric individual of AelBel phenotype. Transfusion, 2006, 46 (5): 780-789.

132. Prager M. Molecular genetic blood group typing by the use of PCR-SSP technique. Transfusion, 2007, 47 (1 Suppl): 54S-59S.

133. Sano R, Takahashi Y, Nakajima T, et al. ABO chimerism with a minor allele detected by the peptide nucleic acid-mediated polymerase chain reaction clamping method. Blood Transfus, 2014, 12 (3): 431-434.

134. Cho D, Lee JS, Yazer MH, et al. Chimerism and mosaicism are important causes of ABO phenotype and genotype discrepancies. Immunohematology, 2006, 22 (4): 183-187.

135. Won EJ, Park HR, Park TS, et al. Amplification refractory mutation system-PCR is essential for the detection of chimaeras with a minor allele population: a case report. J Clin Pathol, 2013, 66 (5): 446-448.

136. Thiede C, Florek M, Bornhäuser M, et al. Rapid quantification of mixed chimerism using multiplex amplification of short tandem repeat markers and fluorescence detection. Bone Marrow Transplant, 1999, 23 (10): 1055-1060.

137. Kliman D, Castellano-Gonzalez G, Withers B, et al. Ultra-Sensitive Droplet Digital PCR for the Assessment of Microchimerism in Cellular Therapies. Biol Blood Marrow Transplant, 2018, 24 (5): 1069-1078.

138. Doi Y, Yamamoto Y, Inagaki S, et al. A new method for ABO genotyping using a multiplex single-base primer extension reaction and its application to forensic casework samples. Leg Med (Tokyo), 2004, 6 (4): 213-223.

139. Hindson BJ, Ness KD, Masquelier DA, et al. High-throughput droplet digital PCR system for absolute quantitation of DNA copy number. Anal Chem, 2011, 83 (22): 8604-8610.

140. Oxnard GR, Paweletz CP, Kuang Y, et al. Noninvasive detection of response and resistance in EGFR-mutant lung cancer using quantitative next-generation genotyping of cell-free plasma DNA. Clin Cancer Res, 2014, 20 (6): 1698-1705.

141. Fortschegger M, Preuner S, Printz D, et al. Detection and Monitoring of Lineage-Specific Chimerism by Digital Droplet PCR-Based Testing of Deletion/Insertion Polymorphisms. Biol Blood Marrow Transplant, 2020, 26 (6): 1218-1224.

142. Tapia G, Mortimer G, Ye J, et al. Maternal microchimerism in cord blood and risk of childhood-onset type 1 diabetes. Pediatr Diabetes, 2019, 20 (6): 728-735.

143. Hu P, Martinez AF, Kruszka P, et al. Low-level parental mosaicism affects the recurrence risk of holoprosencephaly. Genet Med, 2019, 21 (4): 1015-1020.

144. Lopez GH, McGowan EC, Condon JA, et al. Genotyping by sequencing defines independent novel RHD variants for an antenatal patient and a blood donor. Transfusion, 2017, 57 (9): 2281-2283.

145. 李明浩, 杨佳璇, 李艾静, 等. 1 例部分 D 表型献血者 RhD 抗原表位及分子机制研究. 临床输血与检验, 2022, 24 (1): 16-21.

146. Santurtun A, Riancho JA, Arozamena J, et al. Indel analysis by droplet digital PCR: a sensitive method for DNA mixture detection and chimerism analysis. Int J Legal Med, 2017, 131 (1): 67-72.

147. Lombard CA, Fabre A, Ambroise J, et al. Detection of Human Microchimerism following Allogeneic Cell Transplantation Using Droplet Digital PCR. Stem Cells Int, 2019, 2019: 8129797.

148. David B, Bernard D, Navenot JM, et al. Flow cytometric monitoring of red blood cell chimerism after bone marrow transplantation. Transfus Med, 1999, 9 (3): 209-217.

149. Liu ZH, Zhou SC, Du JW, et al. A patient with 46, XY/47, XYY karyotype and female phenotype: a case report. BMC Endocr Disord, 2020, 20 (1): 42.

150. 郑皆炜, 刘曦, 沈伟, 等. 血清学检测中蛋白凝集现象的鉴定及特征分析. 中国输血杂志, 2017, 30 (12): 1385-1386.

第九章　直接抗球蛋白试验阳性、
免疫介导的溶血和输血策略

第一节　直接抗球蛋白试验

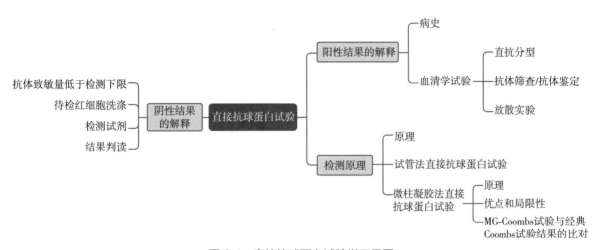

图 9-1　直接抗球蛋白试验学习导图

学习目标

1. 掌握直接抗球蛋白试验的原理
2. 掌握直接抗球蛋白试验阴性结果的解释
3. 掌握试管法直接抗球蛋白试验
4. 掌握微柱凝胶法直接抗球蛋白试验原理
5. 掌握微柱凝胶法直接抗球蛋白试验的局限性
6. 掌握 MG-Coombs 试验与经典 Coombs 试验结果的比对
7. 掌握直接抗球蛋白试验阳性结果的解释
8. 掌握红细胞放散试验的适用范围及情况分析

一、直接抗球蛋白试验检测原理

(一) 概述

直接抗球蛋白试验是一种用于检测红细胞在体内是否被免疫球蛋白和 / 或补体致敏的简单实验。DAT 主要用于溶血性输血反应(hemolytic transfusion reactions,HTRs)、胎儿与新生儿溶血病

(hemolytic disease of the fetus and newborn,HDFN)、自身免疫性溶血性贫血(autoimmune hemolytic anemia,AIHA)以及药物诱导的溶血反应(drug-induced immune hemolytic anemia,DIIHA)的检测分析。DAT 结果阳性可能与免疫介导的溶血反应相关,也可能无关。表 9-1 列出了可导致 DAT 结果阳性的主要原因。为了区分免疫性或非免疫性溶血性贫血,每个有溶血表现的患者都应该进行 DAT 试验。抗体鉴定时,如自身对照阳性也应该进行 DAT,但是将 DAT 或自身对照作为常规输血前的检测项目是没有意义的。

表 9-1　引起 DAT 结果阳性的主要原因

编号	DAT 阳性主要原因	致敏种类
1	红细胞固有抗原自身抗体	自身抗体
2	药物诱导的抗体	自身抗体 / 药物抗体 / 补体
3	细菌感染	自身抗体
4	溶血性输血反应	免疫产生的同种和 / 自身抗体
5	胎儿与新生儿溶血病	同种抗体
6	过客淋巴细胞产生的抗体(如器官或者造血干细胞移植)	同种抗体
7	被动获得的同种抗体(例如:来自献血者血浆、衍生物或免疫球蛋白)	获得性同种抗体
8	自身抗体或同种抗体引起的补体激活	补体
9	治疗性靶向用药(如药物达雷妥尤单抗)	单克隆 IgG 抗体
10	非特异性吸附的蛋白(如高丙种球蛋白血症、大剂量静脉内注射丙种球蛋白或一些药物引起的红细胞膜改变)	其他蛋白

DAT 是一种敏感的技术,已经使用了近 70 年。虽然确实证明了它的优点,但该测试并不总是显示出所需的特异性。显然,在一些个体中存在抗红细胞自身抗体,产生 DAT 阳性,没有明显的红细胞破坏。也发生了相反的情况,例如有 5%~10%AIHA 的患者 DAT 检测不到,但是这些患者可能会发生由自身抗体引起的严重溶血性贫血。因此,DAT 阳性结果在溶血性贫血患者中的预测值为 83%,但在非溶血性贫血患者中仅为 1.4%,这些检出率的差异可能与不同的检测技术有关。DAT 阳性率在健康献血者中为 1:1 000~1:14 000,在住院患者中为 1%~15%。大多数 DAT 阳性的献血者似乎完全健康,大多数 DAT 阳性的患者也没有明显的溶血症状。然而,进一步的仔细评估可能会发现有红细胞破坏增加的证据。研究表明,健康献血者 DAT 阳性可能预示患恶性肿瘤的风险(图 9-2)。

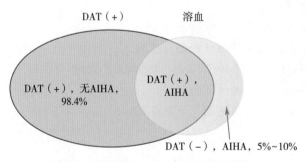

图 9-2　临床溶血与 DAT 结果的相关性

(二) 直接抗球蛋白试验检测原理

1. 直接抗球蛋白试验原理　DAT 是基于 Coombs、Mourant 和 Race 等发现的抗体吸附于红细胞表面而不产生直接凝集现象设计的。Coombs 试验中 DAT 用于验证体内红细胞上包被的抗体和补体成分。多数抗球蛋白的反应是由重链(如致敏抗体的 Fc 段)或补体成分介导,桥接相邻红细胞产生肉眼可见的凝集(图9-3)。观察到的凝集强度通常和结合蛋白的数量成正比。DAT 是用含有抗 IgG 和 /或抗 C3d 的抗球蛋白试剂直接检红细胞。目前批准应用的试剂,包括多特异性的抗 IgG 和抗 C3d,单特异性的抗 IgG、抗 C3d 与抗 C3b。

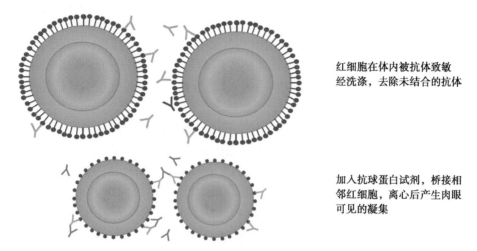

红细胞在体内被抗体致敏
经洗涤,去除未结合的抗体

加入抗球蛋白试剂,桥接相
邻红细胞,离心后产生肉眼
可见的凝集

图 9-3 直接抗球蛋白试验(DAT)

尽管任何抗凝剂保存的红细胞都可以用于检测,但优先选择 EDTA 抗凝标本。因为钙离子是 C1 激活的必需因子,EDTA 可以通过与钙离子螯合避免补体成分在体外活化。如果未抗凝的红细胞 DAT 阳性且是由补体成分引起的,而这些结果又用于诊断,那么就需新采集标本并保存在37℃或用 EDTA 抗凝标本再次确认 DAT 结果。实验过程中应严格遵照试剂说明书操作,并了解试剂的局限性,这两点非常重要。如果洗涤后的红细胞在用抗 IgG 检测之前放置过久或延迟判读都可能导致假阴性或者弱阳性结果。相反,一些抗补体试剂,如果加入试剂后放置一段时间再离心则会显示较强的反应。如果 DAT 结果抗 IgG 和抗 C3d 均为阳性,则红细胞需要使用阴性对照试剂做对照试验(如用6% 的牛白蛋白或生理盐水),对照试剂红细胞凝集阴性可证实试验结果准确。如果对照试验有反应,提示对照试验可能是由大量 IgG 包被或罕见的温反应性 IgM 引起的自发凝集,或可能是常规洗涤时没有去除 IgM 类冷凝集素,则之前的 DAT 结果无效。

2. 试管法直接抗球蛋白试验

(1)概述:试管法 Coombs 试验前需要洗涤红细胞以去除游离的血浆球蛋白和补体成分。否则,二者可能中和抗球蛋白试剂,导致假阴性反应。用于洗涤红细胞的生理盐水应为室温;因为用温盐水(如 37℃)洗涤红细胞则可能引起低亲和力的 IgG 抗体从红细胞上脱落。洗涤细胞过程不应中断,特别是手工洗涤时,红细胞洗涤后需立即检测以避免出现 IgG 被洗脱引起的假阴性结果。所有 DAT 检测需要洗涤步骤的方法都在读取和记录结果时纳入预致敏的阳性细胞作为对照。对照结果应该是阳性的,表明 AHG 没有被中和,测试结果才是真正的阴性。另外,测试结果通常是旋转试管以最佳视野观察细胞扣。肉眼观察见图9-4。

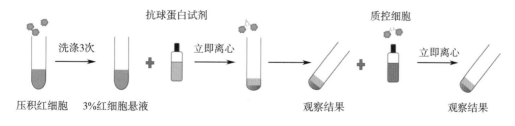

抗球蛋白试剂 质控细胞

压积红细胞 → 洗涤3次 → 3%红细胞悬液 + → 立即离心 → 观察结果 + → 立即离心 → 观察结果

图 9-4 传统试管离心法 DAT

（2）试剂：

1）多特异性抗球蛋白：多特异性抗球蛋白试剂包括抗 IgG 和抗 C3d 的抗体。此外，还有其他抗补体的抗体，像抗 C3b、抗 C4b，以及抗 C4d。因此，它们可使被 IgG 或 C3d 或两者同时致敏的红细胞发生凝集。商品化制备的多特异性抗球蛋白几乎没有抗 IgA 和抗 IgM 重链的活性，但多特异性混合物可能具有针对所有类型的免疫球蛋白共有的 κ、λ 轻链的反应性，因此可与 IgA 或 IgM 分子相结合。

2）单特异性抗球蛋白：单特异性抗球蛋白试剂仅具有专一抗体特异性：抗 IgG 或针对某一补体成分特异性的抗体如抗 C3b 或抗 C3d（即抗补体抗体）。目前普遍使用的抗球蛋白试剂是抗 IgG 及抗 C3b 或 C3d 抗体。单特异性抗球蛋白仅具有一种抗体特异性。单特异性抗 IgG 抗体有单克隆、多克隆或混合物三种形式。

3）抗 IgG 抗体：被标为抗 IgG 的试剂不具有抗补体活性。抗 IgG 试剂含特异性抗 IgG 分子中 γ 重链的 Fc 片段的抗体，但未标记"γ 重链特异性"的抗 IgG 抗体可能具有抗轻链特异性，因此可能会与被 IgM、IgA 及 IgG 致敏的细胞相结合。抗球蛋白有非凝集型血型抗体的抗体活性，大部分抗体都是 IgG_1 和 IgG_3 亚类的混合物，虽然罕见，但也存在非凝集型 IgM 抗体，由于非凝集型 IgM 抗体常与补体相结合，因此也可以被抗补体抗体检出。Rh 特异性的 IgA 抗体，并具有 IgG 抗体的活性；单独 IgA 同种抗体如抗 Pr 抗体；以及 IgA 型自身抗体均有相关报道，但非常罕见。

因此，抗球蛋白试剂必须具有抗 IgG 活性，也可以表现抗 IgM 和抗 IgA 活性，抗轻链活性可以用于检测所有类型的免疫球蛋白。

4）抗补体抗体：某些抗体在大多数情况下都能结合补体，而某些抗体与补体的结合能力有一定可变性，还有些抗体基本不能与补体结合（见表 9-2）。抗球蛋白试剂中的抗补体成分能用于检测这些膜结合的补体组分，也有证据表明，存在的抗补体活性能增强具有重要临床意义的抗体反应（如抗 Fy^a 和抗 K）。

当补体被活化，C3 和 C4 都被裂解成两个片段，其中 C3b 和 C4b 结合到红细胞膜上，而 C3a 和 C4a 则被释放入血液中，膜结合的 C3b 和 C4b 被进一步降解，C3c、C4c 脱落，仅剩 C3d、C4d 紧密结合在红细胞膜上。抗 C3c 是由于其引起的非特异性反应的能力有限而被 ISBT/ICSH 联合工作组认为是最重要的抗补体成分。而当红细胞与血清孵育超过 15 分钟，C3c 由于被剥离了 C3bi 分子，其抗原表位的数量会迅速下降。这一发现进一步支持了联合工作组将抗 C3d 列入国际参考试剂的意见。抗补体试剂，如抗 C3b，抗 C3d 试剂，仅能与特定的补体成分相结合，不含有抗免疫球蛋白活性。专一特异性抗补体试剂常为单克隆抗 C3b 和单克隆抗 C3d 的混合物表（见表 9-2）。

表 9-2　抗体的结合补体能力

最多	部分	罕见
ABO	Xg^a	D
Le^a	LKE	P1
Le^b	Lan	Lu^a
Jk^a		Lu^b
Jk^b		Kell
Sc1		Fy^a
Co3		Fy^b
Ge2		Co^a
Ge3		Co^b
Ii		Di^a
P		S
PP_1P^k		s
Vel		Yt^a

3. 微柱凝胶法直接抗球蛋白试验

（1）概述：1990 年，Y. Lapierre 发表文章介绍了一种检测红细胞抗原抗体反应的新技术：凝胶实验（gel test），现称之为微柱凝胶免疫试验（microcolumn gel immune-assay，MGIA）。这是人类红细胞血型学发展的里程碑。MGIA 本质是血凝试验，红细胞抗原抗体在微柱腔内的凝胶介质中发生肉眼可见的免疫凝集反应（图 9-3）。微柱凝胶免疫检测试剂分为中性胶试剂、特异性胶试剂和抗球蛋白胶试剂。微柱凝胶免疫反应与试管（玻片）盐水血凝试验一样简便、准确，却较试管血凝试验敏感性高，且易标准化。血液与生物治疗促进协会自《输血技术手册》第 12 版（1996 年）起就已经将该技术列入红细胞血型检测的常规技术中。今天，在世界先进国家，该新技术正在取代应用多年的血凝试验，应用在红细胞血型血清学临床常规检验工作中。常规应用 MG-Coombs 试验进行抗体检测、交叉配血，使不完全抗体检测理论上的"金标准"成为临床上批量检测的真正的"金标准"。

（2）原理：在 MG-Coombs 试剂卡的微柱上部反应腔中，人血清标本中特异性不完全抗体（Fab）与相应红细胞结合后，在一定的离心力作用下通过微柱下部凝胶时，相邻的单体红细胞免疫复合物被抗球蛋白桥联而出现凝集。阴性反应时，红细胞则被沉淀在微柱凝胶管尖底部（见图 9-5）。应强调，在 MG-Coombs 试剂卡的凝胶中含有抗球蛋白试剂，人血清特异性抗体和非特异性抗体（包括其他免疫球蛋白）都能与凝胶中的抗球蛋白试剂结合。另外，微柱凝胶免疫实验技术也解决了红细胞血型血清学临床检测工作中长期存在的两个问题，即对不完全抗体的检测和对混合血液样本的检测。抗球蛋白试验在

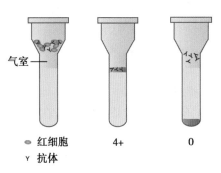

气室

● 红细胞　　　4+　　　0
Y 抗体

图 9-5　微柱凝胶法的试验原理

微柱凝胶介质中进行，进行微柱凝胶法 DAT 不需要洗涤红细胞，因为血浆蛋白不中和红细胞与检测抗体的结合反应，这种方法可能更利于低亲和力 IgG 抗体的检出。

（3）优点和局限性：

1）简便：不需洗涤，对阴性结果不需确证试验，适用大批量标本血型、抗体筛查和交叉配血检测，解决了 Coombs 试验因为程序复杂费时而未能在临床常规应用的问题。常规应用 MG-Coombs 试验进行抗体鉴定、Coombs 试验（直接抗球蛋白试验和间接抗球蛋白试验）、胎儿与新生儿溶血病以及抗体效价等多项检测指标，都可以一次离心，便于对比，且短时间内出结果。

2）准确：结果清晰明确，可重复性强。

3）敏感：MGIA 直接法比试管血凝试验敏感性提高 10 倍左右。同位素及酶联免疫检测方法过于敏感，应用在临床样本检测中经常出现假阳性，而 MGIA 用于临床样本检测其敏感性恰到好处，并且对于混合凝集外观的标本较试管法更敏感和直观。

4）标本用量少：标本用量为试管法用量的 1/5~1/3，有利于新生儿及某些特殊血液病标本的检测。

5）结果保存时间长：在室温条件下，MGIA 的结果即标本反应原始格局一般可保存数天，甚至数周，比试管血凝试验和 ELISA 等都要长。而 MGIA 反应原始格局的电子照片可以长期保存，而不是只依靠保存的原始记录。

6）标准化：微柱凝胶卡、试剂、离心机、孵育器、判读仪及工作程序和结果判定等都易于规范化和标准化。

7）安全：操作程序简化及规范化，减少接触血液标本及病原微生物机会，减少医源性传染。

8）微柱凝胶抗球蛋白试验不需洗涤步骤的原因：MG-Coombs 试验简化洗涤步骤的根本原因是加入的人血清和含抗球蛋白试剂的凝胶长时间处于两相状况，相互不扩散，即凝胶中抗球蛋白试剂并不被人血清中的球蛋白中和和消耗。

由此来进一步分析 MG-Coombs 试验的反应机制，反应腔中存在着：①抗球蛋白（Fab）与人清中特异性抗体（Fc）结合，特异性不完全抗体（Fab）再结合红细胞抗原，表现为颗粒性红细胞免疫复合

物。②抗球蛋白（Fab）结合非特异性抗体（Fc）（包括其他免疫球蛋白），但非特异性抗体并不能结合红细胞，呈可溶性免疫复合物。这两种反应是随机反应，必然是同时存在。该抗球蛋白和非特异性抗体形成的可溶性复合物对颗粒性免疫复合物（抗球蛋白特异性抗体红细胞）之间的连接形成位阻，因而影响微柱反应腔中形成凝集反应。③使红细胞沉降需要的离心力一般小于 $100 \times g$，而抗体等蛋白质复合物分子沉降分离需要的离心力至少是 $3\,000 \times g$。因此微柱凝胶免疫分析技术中的离心力只能使红细胞下降分离，而不能使血清蛋白、抗球蛋白及可溶性抗体复合物下降分离。抗球蛋白 - 特异性抗体 - 红细胞颗粒性免疫复合物在离心下降分离过程中，通过液体和胶体两相界面时，各个颗粒性免疫复合物之间距离缩小，排除其间可溶性复合物的位阻现象。

但是微柱凝胶抗球蛋白试验弱阳性的结果与红细胞洗涤与否存在影响，可能的原因是在微柱凝胶孔气室中的血浆蛋白与抗球蛋白会有少量接触并中和，导致结果的减弱，这也是为什么在用微柱凝胶抗球蛋白卡进行交叉配血时，自身对照往往弱于直接抗球蛋白试验结果。如果对抗球蛋白试验弱阳性存疑的检测结果，建议进行洗涤后再加入微柱凝胶卡中检测。

9）局限性：①调整微柱凝胶卡中葡聚糖和偶联剂的比例和加入 LISS/LIM（低离子强度盐溶液 /低离子溶液），可以人为改变其检测敏感度，就难以对不同厂家的凝胶卡的凝集强度进行标准化比对；②微柱凝胶卡处于低温时（如 4℃），凝胶颗粒活性降低，容易造成假阳性，不建议将微柱凝胶卡放置4℃储存或对抗原抗体反应在 4℃下进行增强。如果需要放置 4℃储存，建议检测前室温平衡后再使用。③容易受纤维蛋白和红细胞碎片的干扰，阻挡分散红细胞的下降造成假阳性。④离心后红细胞沉淀在微柱凝胶管底及近底部一侧，而不是在管底尖部，这是因为离心时微柱管离心力方向和该微管轴向方向不一致，本应为阴性结果的沉淀位置偏离，而造成假性弱阳性反应。⑤无法完全取代手工操作，尤其是在输血相容性检测疑难问题上。

（4）MG-Coombs 试验与经典 Coombs 试验结果的比对：通过对不同稀释度的抗 D 致敏红细胞（抗 D 与 D 阳性红细胞的反应）在微柱凝胶管中和试管中同时对比进行抗球蛋白试验，结果显示微柱凝胶Coombs 试验敏感性至少高于试管 Coombs 试验两个滴度（见图9-6）。所以对于输血相容性检测中使用合格的微柱凝胶卡都是合乎要求的，但是有必要对所使用的微柱凝胶卡和经典试管法的凝集强度做科学合理的比对，这样有助于对结果的解释和分析，尤其是异常结果。

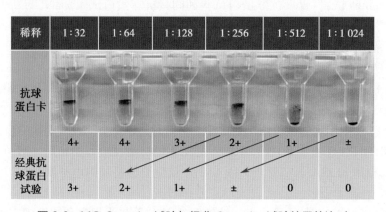

稀释	1：32	1：64	1：128	1：256	1：512	1：1 024
抗球蛋白卡						
	4+	4+	3+	2+	1+	±
经典抗球蛋白试验	3+	2+	1+	±	0	0

图 9-6　MG-Coombs 试验与经典 Coombs 试验结果的比对

二、直接抗球蛋白试验检测阴性结果的解释

对 DAT 阳性结果的解读之前，首先需要对 DAT 阴性结果进行认真的分析，排除假阴性的结果。

（一）抗体致敏量低于检测下限

所有的红细胞上都有少量的 IgG 和补体存在，这些 IgG 和补体的量低于常规检测技术的检出下限。用更灵敏的方法可以检出健康个体每个红细胞表面上含有 5~90 个 IgG 分子及 5~40 个 C3d 分子。根据检测方法和试剂的不同,DAT 可以检出 100~500 个 IgG 分子 / 红细胞及 400~1 100 个 C3d 分子 / 红细胞。随着反应强度的增大,最大凝集强度可达每个红细胞结合 500~2 000 个分子。

（二）待检红细胞洗涤

DAT 是用含有抗 IgG 和 / 或抗 C3d 的抗球蛋白试剂直接检测刚洗涤后的红细胞。目前批准应用的试剂包括多特异性的抗 IgG 和抗 C3d,单特异性的抗 IgG、抗 C3d 与抗 C3b。试验前需要洗涤红细胞以去除游离的血浆球蛋白和补体成分。否则,二者可能中和抗球蛋白试剂,导致假阴性反应。用于洗涤红细胞的生理盐水应为室温;用温盐水(如 37℃)洗涤红细胞则可能引起低亲和力的 IgG 抗体从红细胞上脱落。洗涤细胞过程不应中断,特别是手工洗涤时,红细胞洗涤后需立即检测以避免出现 IgG 被洗脱引起的假阴性结果。使用柱凝集试验(如微柱凝胶检测)进行 DAT 不需要洗涤红细胞,因为血浆蛋白不中和红细胞与检测抗体的结合反应。这种方法可能更利于低亲和力 IgG 抗体的检出。

（三）检测试剂

DAT 应首先采用能够检测出 IgG 和 C3d 的多特异性的 AHG 试剂。如果试验结果阳性,需进一步采用单特异性的试剂(抗 IgG 或抗补体)明确抗体的免疫特异性。因为多特异性的试剂常为混合抗体,检测红细胞上 IgG 和 C3d 的最佳反应条件可能不同,部分实验室倾向于开始就分开采用抗 IgG 和抗 C3d 试剂进行 DAT。如果多特异性试剂是多克隆的,除 IgG 和 C3d 以外,IgM、IgA 及其他补体成分等也可能被检出;然而,目前没有通过血清学方法鉴别其他蛋白的特异性试剂。而检测脐带血标本最好只使用抗 IgG 试剂,因为胎儿与新生儿溶血病是由于胎儿或新生儿的红细胞被来自母体的 IgG 抗体致敏导致的,补体激活导致的极少发生。

另外,检测前需要分别检测两种抗 IgG 和抗 C3d 试剂的总浓度和效价以便计算出抗体的最适稀释比。利用各抗体稀释液与不同浓度 IgG 致敏的细胞间的反应,通过矩阵滴定法检测抗 IgG 抗体效价。这是整个抗体制备过程中至关重要的一个步骤,因为过量的抗体尤其是抗 IgG 抗体,会引起前带现象,从而造成假阴性的实验结果。

（四）结果判读

试管法直接抗球蛋白试验在离心后判读结果时需要注意的是,抗 IgG 结果以第一次离心为准,多次离心会越离越弱;而抗 C3d 的反应需要室温的孵育后再离心观察结果,所以第一次离心判读后可以放置 1min 左右再离心看结果,以第二次离心结果为准。

三、直接抗球蛋白试验检测阳性结果的解析

仅 DAT 阳性不能诊断溶血性贫血,对于 DAT 结果阳性的解释需要了解患者的诊断、近期用药史、妊娠史和输血史、造血干细胞移植史以及是否存在获得性或无法解释的溶血性贫血。在溶血性贫血的患者中 DAT 阳性可能是诊断免疫性溶血性贫血最直接的证据之一。然而,在非免疫介导的溶血性贫血症患者中也可能出现 DAT 阳性。相反,有一些免疫性溶血性贫血的患者却可能表现为 DAT 结果阴性。另外在镰状细胞疾病、地中海贫血、肾脏疾病、多发性骨髓瘤、自身免疫性疾病、AIDS 以及与高球蛋白血症或血液尿素氮水平增高的相关疾病患者中也可能出现 DAT(IgG 或补体)阳性,但其贫血与 DAT 阳性无明显的相关性。因此保持与临床医生沟通非常重要,需要将患者临床情况与实验室结果相结合,来对 DAT 阳性结果进行分析。具体流程可以参照附录 4。

（一）病史

出现下列情况时,需要对 DAT 阳性结果作进一步调查:

(1)有体内溶血的证据(例如红细胞破坏):如果贫血患者 DAT 结果阳性,且有溶血的证据,那么就需要进行检测,从而确定免疫学病因。如网织红细胞增多、外周血涂片观察到球形红细胞、血红蛋白血症、血红蛋白尿、血清结合珠蛋白减少;血清未结合(间接)胆红素或者乳酸脱氢酶(LDH)水平增高,尤其是 LDH1 增加,可能与红细胞的破坏增加相关。这些结果均提示存在溶血性贫血,但不能证

实特异性的免疫性溶血性贫血。如果没有溶血性贫血的证据,就没有必要进行进一步的检测,除非患者需要输注红细胞而血清中有针对红细胞抗原的不完全抗体。如果发生输血不良反应,调查的第一步应该包括输血后标本的 DAT 检测。还有存在免疫介导的溶血反应的情况,被致敏的红细胞未完全破坏则 DAT 结果可能为阳性,如果被致敏的红细胞已经溶血或被快速清除则 DAT 结果可能为阴性。对输血后 DAT 阳性红细胞进行放散试验是有必要的,即使 DAT 结果弱阳性或阴性,放散液检测的结果也有可能为输血不良反应调查提供参考。如果输血反应后的细胞 DAT 结果是阳性,应对输血前的标本进行 DAT 检测,对比并做出恰当的解释。

(2)近期输血史:当患者最近有输血史,DAT 阳性可能是提示免疫应答的首个指标,抗体致敏了输入的含有相应抗原的红细胞,使 DAT 结果变成弱阳性(通常<2+)。但是血清中抗体数量可能不足,不易检出。抗体最早可能出现在初次输血免疫后 7~10 天,再次输血免疫后最早 1~2 天出现。这些同种抗体可以缩短已经输注或后续输注的红细胞的存活时间。输血后的 DAT 结果可能为混合外观(即献血者红细胞凝集及患者的红细胞不凝集),也可能不出现混合凝集外观。

(3)药物相关免疫介导溶血相关药物的使用:已经报道很多药物可能会引起 DAT 结果阳性和 / 或免疫介导的溶血反应。

(4)造血干细胞或器官移植史:供者来源的过客淋巴细胞产生针对受者红细胞上 ABO 或其他血型抗原的抗体,导致 DAT 结果阳性,甚至影响血型反定型。检测放散液抗体可有助于抗体鉴定特异性,是确定过客淋巴综合征的最直接的证据。

(5)静脉注射免疫球蛋白或静脉注射抗 D:静脉注射免疫球蛋白(intravenous immunoglobulin therapy,IVIG)可能含有 ABO 抗体、抗 D 或其他抗体。RhD 阳性患者通过静脉注射抗 D 用于治疗免疫性血小板减少症(以前被称为"免疫性血小板减少性紫癜")可引起 DAT 结果阳性。

(6)与红细胞表面靶抗原有反应性干扰治疗药物的用药史:由于成人红细胞上存在少量的高频抗原 CD38,采用抗 CD38(即达雷妥尤单抗)治疗骨髓瘤可导致抗 CD38 与所有红细胞发生反应,使 DAT 出现阳性结果。而达雷妥尤单抗的使用可能会清除红细胞表面 CD38 抗原,因此,后续检测也可能出现 DAT 阴性结果。所以在这些病例中了解完整的病史(如诊断、药物治疗)都很重要。

(二)血清学试验

1. 直抗分型   分别使用抗 IgG 和抗 C3d 试剂检测 DAT 阳性的红细胞,以确定红细胞包被的蛋白的类型。这将有助于免疫性溶血性贫血的分类。

2. 抗体筛查 / 抗体鉴定   检测血清或血浆,发现和鉴定有临床意义的红细胞抗原抗体。其他的检测方法,包括免疫性溶贫分类和自身抗体合并同种抗体的检测。

3. 放散实验   放散实验可以浓缩患者血浆中用常规方法检测不到的少量抗体。另外用试剂红细胞检测 DAT 阳性红细胞放散液,可以用于确定红细胞抗体特异性。如果临床表现支持抗体介导的溶血,输血后红细胞仅有补体包被也应对其放散液进行检测,而当包被蛋白仅为补体时,放散液可能为阴性反应。因此需要结合实验室的结果、患者的病史和临床资料,有助于将所涉及的问题分类。

(1)红细胞放散试验方法:放散试验可以使抗体从致敏红细胞上脱离下来并恢复到有活性的状态,放散方法有多种。许多实验室采用商品化的酸放散试剂,主要优点包括使用方便及减少暴露于有害的化学试剂的风险;大多数的抗体均可以通过酸放散收集。但有报道称商品化酸放散试剂中低离子洗涤液会产生与高效价抗体相关的假阳性放散结果。目前尚没有一种单一的放散方法适用于所有情况。当酸放散结果阴性与临床情况不一致时,某些高级别参比实验室会使用另一种放散方法,例如有机溶剂放散法。通常,放散液仅在抗球蛋白介质中检测,但如果发现或怀疑有 IgM 类抗体时,需要 37℃孵育后离心再判读结果,可以置 4℃ 12 小时后观察结果。表 9-3 列出了一些常规放散方法。

表 9-3　抗体放散方法

放散方法	适用	待检	优缺点
LUI 冻融放散法	ABO 血型系统的抗体	放散液(红细胞不可用)	优点:快速;红细胞用量少; 缺点:其他抗体难放散
热放散(56℃)	ABO 血型系统的抗体; IgM 类抗体	放散液(红细胞不可用)	优点:简单;试剂成本低; 缺点:部分 IgG 性质同种和自身抗体难放散
酸放散试剂盒(商品化)	温反应自身抗体和同种抗体	放散液(红细胞不可用)	优点:简单; 缺点:当存在高效价抗体存在时容易出现假阳性,试剂价格昂贵
化学 / 有机溶剂	温反应自身抗体和同种抗体	放散液(红细胞不可用)	缺点:有化学危险性,如易燃、毒性、致癌性,难以获取
二磷酸氯喹	DAT 阳性时进行 IAT 法表型检测	红细胞	缺点:效果具有不确定性;耗时不能超过 2 小时
甘氨酸 -HCL/EDTA 放散法	DAT 阳性,IAT 法表型检测	红细胞抗原检测、自体吸收和放散液	优点:红细胞和放散液均可用; 缺点:Kell 和 Er^a 抗原变性
微热放散法	红细胞自凝	红细胞	优点:简单;快速;无试剂; 缺点:对于强阳性标本处理效果不佳

(2)红细胞放散试验的适用范围及情况分析:下列情况应进行红细胞放散试验并进一步对放散液进行抗体鉴定:①确认是否为过客淋巴综合征;②3 个月内有输血史的患者血清抗体检测结果阴性或不确定;③怀疑 HDFN;④怀疑存在有特异性的自身抗体;⑤药物抗体的确定和 / 或分类;⑥对于 DAT 强阳性进行自体吸附前。不推荐对所有 DAT 阳性标本进行常规放散试验。大部分输血前 DAT 结果阳性的标本放散液都是阴性的,而 DAT 阳性通常与血清球蛋白增高有关。

当发生 HTR 或 HDFN 时,常常在放散液中检测到特异性抗体,因为抗体几乎都吸附到红细胞表面而血清中可能检测不到。对于输血反应,新产生的抗体最先仅在放散液中检测出,而 14~21 天后才在血清中检出。如果一个非 O 型患者输注了含有抗 A 或者抗 B 的血浆成分(如输注 O 型血小板),且受血者出现了免疫性溶血反应症状,而放散液抗体筛查结果是阴性,则放散液应与 A$_1$ 型红细胞试剂和 / 或 B 型红细胞试剂进行反应,或使用最近输注的献血者的红细胞来检测放散液,这些红细胞可检测出由献血者红细胞低频抗原导致的免疫反应。可疑 HDFN 时,如未检测出母源抗体,并且父亲的红细胞 ABO 血型与母体血浆不相容,应用婴儿的红细胞放散液与父亲红细胞反应,可以发现母亲来源的低频抗原的抗体。如放散液与所有试剂红细胞反应,尤其是患者没有近期输血史时,最大可能为自身抗体或者靶向治疗单克隆抗体;然而,如果患者有近期输血史,则需要考虑高频抗原抗体。当血清中没有意外抗体且患者没有近期输血史,不需要对仅在放散液中检测出的自身抗体的标本做进一步的血清学检测。血清学试验结果进行分析时需明确患者完整病史,包括是否存在潜在的被动抗体。如果患者血清和放散液均无反应,而存在免疫性溶血的临床表现且患者接受过可能引起免疫介导溶血的药物时,则应该考虑进行药物相关抗体的检测。最后,如果放散液弱反应与 DAT 阳性反应强度不相符时,如放散液结果是 2+,但患者 DAT 结果是 4+,同时患者接受了可免疫介导溶血的药物治疗,有免疫溶血的临床证据,则有可能是药物诱导的免疫性溶血性贫血。

练习题一

1. 名词解释

直接抗球蛋白试验

2. 简答题

(1) 简述直接抗球蛋白试验原理

(2) 简述 MG-Coombs 法的原理

(3) 简述微柱凝胶卡法的局限性

3. 完成表格里的内容

编号	DAT 阳性主要原因	致敏种类
1		自身抗体
2		自身抗体 / 药物抗体 / 补体
3		自身抗体
4		免疫产生的同种抗体和 / 自身抗体
5	胎儿与新生儿溶血病	
6		同种抗体
7	被动获得的同种抗体(例如：来自献血者血浆、衍生物或免疫球蛋白)	
8		补体
9		单克隆 IgG 抗体
10		其他蛋白

知识小结

1. **DAT**　是基于抗体吸附于红细胞表面而不产生直接凝集的现象设计的。Coombs 试验中 DAT 用于验证体内红细胞上包被的抗体和补体成分。多数抗球蛋白的反应是由重链(如致敏抗体的 Fc 段)或补体成分介导,桥接相邻红细胞产生肉眼可见的凝集。需要掌握直接抗球蛋白试验阴性结果的解释。

2. **试管法**　Coombs 试验前需要室温生理盐水洗涤红细胞以去除游离血浆球蛋白和补体。洗涤过程不应中断,对照结果应该是阳性的,测试结果才是真正的阴性。测试结果通常是透过光源轻轻重悬细胞扣观察。

3. **微柱法原理**　阳性反应时,在 MG-Coombs 试剂卡的微柱上部反应腔中,人血清标本中特异性不完全抗体(Fab)与相应红细胞结合后,在一定的离心力作用下通过微柱下部凝胶时,相邻的单体红细胞免疫复合物被抗球蛋白桥联而出现凝集。阴性反应时,红细胞则被沉淀在微柱凝胶管尖底部。另外,还需要掌握微柱凝胶法直接抗球蛋白试验优点和局限性。

4. **直接抗球蛋白试验**　检测阴性结果的解释,例如抗体致敏量低于检测下限;待检红细胞未洗涤;检测试剂的局限性;结果判读错误等。

5. **DAT 阳性患者病史**　有体内溶血的证据,例如红细胞破坏;近期输血史;药物相关免疫介导溶血相关药物的使用;造血干细胞或器官移植史;静脉注射免疫球蛋白或静脉注射抗 D;与红细胞表面靶抗原有反应性干扰治疗药物的用药史。

6. 微柱凝胶卡的局限性 ①难以对不同厂家的凝胶卡的凝集强度进行标准化比对;②不建议将微柱凝胶卡放置 4℃储存或对抗原抗体反应进行增强。如果需要放置 4℃储存,建议检测前室温平衡后再使用。③容易受纤维蛋白和红细胞碎片的干扰造成假阳性。④离心后红细胞沉淀在微柱凝胶管底及近底部一侧,而不是在管底尖部,这是因为离心时微柱管离心力方向和该微管轴向方向不一致,本应为阴性结果的沉淀位置偏离,而造成假性弱阳性反应。⑤无法完全取代手工操作,尤其是在输血相容性检测疑难问题上。

7. 红细胞放散试验的适用范围及情况分析 下列情况应进行红细胞放散试验并进一步对放散液进行抗体鉴定:①确认是否为过客淋巴综合征。②3 个月内有输血史的患者血清抗体检测结果阴性或不确定。③怀疑 HDFN。④怀疑存在有特异性的自身抗体。⑤药物抗体的确定和/或分类。⑥对于 DAT 强阳性进行自体吸附前。不推荐对所有 DAT 阳性标本进行常规放散试验。大部分输血前 DAT 结果阳性的标本放散液都是阴性的,而 DAT 阳性通常与血清球蛋白增高有关。

第二节 自身免疫性溶血性贫血及输血策略

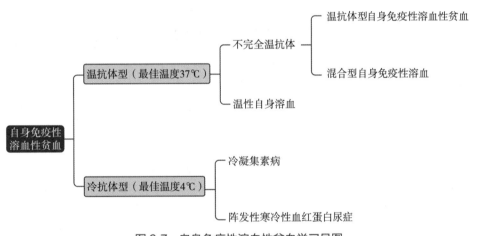

图 9-7 自身免疫性溶血性贫血学习导图

学习目标

1. 掌握自身免疫性溶血性贫血的发病机制
2. 掌握自身免疫性溶血性贫血的血清学特点
3. 掌握自身免疫性溶血性贫血输血相容性检测
4. 掌握自身免疫性溶血性贫血的输血策略
5. 掌握冷凝集素病的发病机制
6. 掌握冷凝集素病的血清学特点
7. 掌握冷凝集素病输血相容性检测
8. 掌握冷凝集素病的输血策略
9. 掌握混合型自身免疫性溶血性贫血的发病机制

10. 掌握混合型自身免疫性溶血性贫血的血清学特点
11. 掌握混合型自身免疫性溶血性贫血的输血相容性检测
12. 掌握混合型自身免疫性溶血性贫血的输血策略
13. 掌握阵发性冷性血红蛋白尿症的发病机制
14. 掌握阵发性冷性血红蛋白尿症的血清学特点
15. 掌握阵发性冷性血红蛋白尿症的输血策略

一、概述

自身免疫性溶血性贫血（autoimmune hemolytic anemia，AIHA）是指由于患者自身抗体和/或补体结合在红细胞膜表面，导致红细胞破坏加速（被单核吞噬系统或补体系统溶解）而引起的一种溶血性贫血。根据自身抗体的类型和性质可分为温抗体型自身免疫性溶血性贫血（WAIHA）、冷凝集素病（CAD）、混合型或组合型自身免疫性溶血性贫血（mix-type AIHA）和阵发性冷性血红蛋白尿症（paroxysmal cold hemoglobinuria，PCH），药物也有可能会引起免疫性溶血。AIHA 患者通常直接抗球蛋白试验呈阳性表现，其血清特点见表 9-4。

表 9-4　AIHA 的血清学表现

	WAIHA	CAD	混合型 AIHA	PCH
直抗（常规）	IgG IgG+C3 C3	仅有 C3	IgG+C3 C3	仅有 C3
抗体类型	IgG	IgM	IgG，IgM	IgG
放散液	IgG 类抗体	无反应	IgG 类抗体	无反应
血清试验	间接抗球蛋白试验，20℃时，35% 会黏附在未经处理的红细胞上	IgM 类的凝集抗体，在 4℃效价 ≥1 000（60%），在 30℃时具有活性	IgG 类有活性的抗体以及在 30℃有活性的 IgM 凝集抗体同时存在	常规间接抗球蛋白试验阴性，在 D-L 试验里 IgG 为双相溶血素
特异性	据报道有多重特异性，宽反应性	常为抗 I	常不确定	抗 P

注：AIHA 自身免疫性溶血性贫血；WAIHA 温抗体型自身免疫性溶血性贫血；CAD 冷凝集素病；mix-type AIHA 混合型自身免疫性溶血性贫血；PCH 阵发性冷性血红蛋白尿症

二、温反应自身抗体型自身免疫性溶血性贫血及输血策略

WAIHA 最常见的原因是由温反应自身抗体引起的。它与红细胞反应的最适温度是 37℃，通常是 IgG，也可能是 IgM 或 IgA。

（一）发病机制

WAIHA 的自身抗体多为不完全抗体（IgG 抗体），也可能是 IgM 或 IgA，在 37℃时最活跃，与红细胞（也可累及白细胞和血小板）结合，使抗体的 Fc 结构发生变化，并同时激活少量补体使红细胞膜上黏附一定的 C3b/C4b，通过单核-巨噬细胞系统器官（主要是肝和脾）时被巨噬细胞识别，分别与单核-巨噬细胞上的 Fc 受体 C3b/C4b 受体结合并被吞噬破坏，从而发生血管外溶血。可分为特发性（原因不明性）及继发性两种。继发性病因常见于血液或淋巴系统肿瘤、结缔组织免疫性疾病、感染性

疾病、胃肠系统疾病、良恶性实体肿瘤等。

（二）血清学特点

温反应自身抗体能与几乎所有的试剂红细胞发生反应，大多数的温反应自身抗体是 IgG 型，IgM 型温反应自身抗体非常罕见，但往往能引起严重甚至是致死的自身免疫性溶血性贫血。在一般情况下，IgG3 对红细胞最有破坏性，IgG1 次之，IgG2 的破坏性较小，IgG4 很少或不会造成红细胞破坏。IgG 的亚型是根据其分子铰链区中存在的二硫键数目来区分的，其电泳迁移率和生物学特性各不相同。除 IgG4 之外的所有 IgG 亚型都具有通过激活经典途径结合补体的能力，IgG3 的结合能力强于 IgG1，IgG2 最弱。67% 的温抗体型自身免疫性溶血性贫血的直接抗球蛋白试验阳性见于 IgG 和补体同时存在，20% 为 IgG，13% 为补体。

典型的 WAIHA，放散液几乎与所有红细胞都呈阳性反应，经过酶处理的红细胞、加入增强剂聚乙二醇（polyethylene glycol，PEG）或应用微柱凝胶法和固相技术都可以增强其结果；但如果是红细胞表面吸附的是补体，放散液结果为阴性。因此在初次诊断前或输血前检查放散液有助于判断吸附在患者红细胞表面的 IgG 是否为自身抗体；当 WAIHA 患者自身抗体完全被红细胞吸附时，血清中可能检测不到游离的抗体，只有当患者自身的抗体数量超过红细胞表面可吸附的点位时，血清中才会有游离的自身抗体，此时抗球蛋白试验呈强阳性表现。一般来说，DAT 的强度与红细胞上多种 IgG 亚型的存在相关，而后者又与溶血的严重程度有关联。

WAIHA 血清中自身抗体的典型表现是在间接抗球蛋白试验中与所有红细胞反应。约 60% 的 WAIHA 患者血清中的自身抗体可以在盐水介质中与未处理的红细胞悬液反应。如果用酶或 PEG 处理红细胞，或用柱凝集法和固相技术，90% 以上的患者血清中会检出自身抗体。1/3 的 WAIHA 患者血清在室温下就会出现凝集反应，但这些冷凝集素在 4℃ 效价正常，在 30~37℃ 时无反应，因此这种冷凝集素是非致病的，WAIHA 患者没有合并冷凝集素综合征。

与 IgM 温反应自身抗体相关的 WAIHA 是一种少见的 WAIHA。与其临床破坏性相比，这种抗体的血清学特性往往是不明显的。通常患者的红细胞被补体强有力地包被，并且由于细胞自发的凝集，常常给 ABO/Rh 定型和 DAT 带来困难。这种自发凝集不能通过温盐水洗涤去除，因为该抗体是一种温凝集素。

（三）相容性检测

WAIHA 患者如果红细胞被大量的 IgG 抗体包被或试剂里面含有增强剂，如白蛋白，有可能出现自发性凝集。当使用蛋白含量高的 Rh 分型试剂时也会发生此现象。此时如果试剂厂家提供的阴性对照试剂可以与这种抗血清反应，则分型试验无效。在低蛋白试剂中，IgG 较少引起红细胞自凝（比如单克隆分型血清），这种自凝的反应性比真正的凝集反应弱且更不稳定。含有温反应自身抗体的患者，由于其红细胞包被了自身抗体，表现出 DAT 阳性当抗体数量达到一定数量后，患者血清中也会存在游离温反应自身抗体，这会干扰输血前相容性试验检测和交叉配血结果，因此需要采取有效的方法去除非特异性的温反应自身抗体，具体方法如下：

1. 微热放散法　被大量 IgG 包被的红细胞可在高蛋白试剂中发生自凝，造成抗球蛋白试验检测结果为假阳性。在做红细胞抗原鉴定时，需要将红细胞中的抗体去除，而不破坏膜的完整性或改变抗原表达。该法可以消除 IgG 自身抗体导致的自凝，保留红细胞及膜抗原结构，去除红细胞上包被的 IgG 自身抗体的方法。通过比较处理后和未经处理的红细胞或自凝的结果，检测红细胞上的抗体去除程度；如果包被的抗体减少但仍存在，可重复处理步骤。处理后的红细胞可做正定型鉴定。

2. 氯喹放散法　磷酸氯喹可去除红细胞膜上的 IgG，而不损伤红细胞膜或损伤很小，因此可用于被温反应自身抗体包被的红细胞的定型。但磷酸氯喹不能从细胞膜中分离补体蛋白，如果红细胞上同时包被有 IgG 和 C3，则氯喹处理后的检测中应使用 IgG 抗体。磷酸氯喹孵育时间须 ≤2h。室温或在 37℃ 长时间孵育可能导致溶血和红细胞抗原丢失，如 Rh 抗原可能发生变性。磷酸氯喹不能完全去除致敏红细胞的抗体，某些红细胞，尤其是初测结果为强阳性的红细胞，其结果可能只会减弱。

3. 甘氨酸/EDTA放散法　用于从红细胞膜上分离抗体,适用于血型鉴定、吸收及交叉配血试验。几乎所有红细胞抗原都可以在甘氨酸/EDTA处理后检测,只有Kell血型系统抗原、Bg抗原和Er抗原除外,亦即该法处理的红细胞不能用于确定这几种红细胞抗原表型。用IgG抗体检测洗涤后的红细胞,如果不反应,可用于血型鉴定或吸收试验、交叉配血;如果DAT仍为阳性,继续处理1次后的红细胞做血型鉴定时,可用6%牛白蛋白或AB型血浆做阴性对照。

4. 血型物质测定法　若检测到患者唾液中A、H或B、H或A、B、H或H血型物质,可作为辅助判定A、B、AB或O型的重要依据,但患者为非分泌型,未测到血型物质则无意义。

5. 基因检测法　通过ABO血型基因分型检测确定患者ABO血型。

6. PEG吸附法　其可增强未处理的红细胞对抗体的吸附,针对一组红细胞测试吸附的等分试样便可鉴定吸附后保留的抗体特异性。该法可用于自体和异体吸收,吸收后测试的血清体积较大(4滴),需要考虑PEG稀释血清。

7. 自体吸收法　如果患者3个月内没有输血史,在温反应型自身抗体存在的情况下,自体红细胞的吸收是检测同种抗体的最佳方法。血清中的温反应自身抗体可以掩盖临床上重要同种抗体;只有将自身抗体去除,血清中的同种抗体才会被检出。该法首先需要准备患者的红细胞,体温37℃时体内吸附已经发生,红细胞表面所有抗原表位都可能被封闭;56℃热放散3~5min,或者二磷酸氯喹/甘氨酸/EDTA,可以破坏已经结合在红细胞表面的部分IgG。用蛋白水解酶处理红细胞可以增加自身抗体的吸附能力(单独使用蛋白水解酶处理无法去除结合于红细胞上的IgG);温反应自身抗体的自体吸附可以通过从红细胞膜上解离自身抗体而得到促进,暴露可结合游离自身抗体的抗原位点从而将其从血清中除去。

3个月内有输血史的患者不推荐使用自身细胞吸收法,因患者血液中含有输入的红细胞可能会吸附同种抗体。正常红细胞寿命为110~120天。自身免疫性溶血性贫血患者,自身红细胞和输入的红细胞寿命都会缩短。对于需要反复输血的患者,判断输入体内的红细胞存活寿命并不容易,因此推荐输血后至少3个月才可以进行自体吸收。

8. 异体吸收法　用献血者红细胞吸附血清将去除自身抗体并将留下针对最常见血型抗原的同种抗体。吸附后保留的抗体特异性可以通过针对1组试剂红细胞的测试来确认,如果患者最近曾经输血,或者如果自体红细胞不足,可以使用该步骤来检测潜在的同种抗体。IgG自身抗体的吸收温度37℃。采用献血者红细胞对患者血浆或血清反复吸收-放散,直至吸收后的献血者红细胞DAT阴性,再应用吸收后的患者血浆或血清做抗体筛查。

9. 检测吸收后的血清　对于有些患者,血清需要吸收2次或3次以上才能去除自身抗体,完全吸收后和已知不同表型的Rh、MNS、Kell、Duffy和Kidd的红细胞试剂(抗体筛查细胞)进行反应。如果吸收后血清具有反应性,则该血清需要进行抗体鉴定检测。用不同表型红细胞样品吸收后的血清提供了一组潜在的标本信息。例如,如果用Jk(a−)红细胞吸收后的血清只与Jk(a+)红细胞反应,则可以确定推断同种抗Jk^a的存在。有时,3次连续吸收后自身抗体也没有去除,可进行额外吸收,但多次吸收可能稀释血清。倘若结果为阴性,可判定为患者血浆或血清中只有自身抗体而无同种抗体;若结果为阳性,可判定为患者血浆或血清中有自身抗体和同种抗体,应做同种抗体特异性鉴定。当吸收试验不能有效去除抗体反应性时,应该考虑血清中含有高频抗原的自身抗体或同种抗体。

10. IgM温反应自身抗体　这种自发凝集不能通过温盐水洗涤去除,因为该抗体是一种温凝集素。用0.01mol/L DTT处理红细胞是有必要的,以从红细胞上去除大量的IgM而得到有效的ABO/Rh和DAT结果。如果有合适的抗IgM抗体可以使用,有时可检测到红细胞上的IgM抗体,但流式细胞仪仍是检测IgM最可靠的技术。在抗体检测试验中,血清在室温下通常没有反应性,在37℃下发生弱凝集以及在抗球蛋白试验中发生非常弱的反应或者无反应。如果使用酶处理的红细胞进行检测,许多样本会发生强烈的反应或溶血。如果对抗体的特异性进行检测,这些抗体可能显示出对血型糖蛋白抗原的特异性(如抗En^a、抗Pr、抗Ge、抗Wr^b)。

11. 自身抗体的特异性 大多数 WAIHA 患者,自身抗体没有显著的特异性,患者的血清与所有红细胞都发生反应。患者的红细胞放散液或血清中的 IgG 抗体具有复杂的类 Rh 系统特异性(见表9-5)。如果用稀有 Rh 表型细胞(如 D– 或 Rh$_{null}$)进行试验,一些自身抗体表现为弱反应性或无反应性,且自身抗体在 Rh 系统中表现出宽特异性。偶尔表现为针对 Rh 抗原(D、C、E、c 和 e)特异性,特别是在盐水或低离子溶液间接抗球蛋白试验中。基于对某些表型的细胞的"相对"特异性也可能出现,在吸收后相对特异性也可能更明显。血清中的自身抗体特异性也比放散液更强(见表 9-5)。

表 9-5 自身温抗体与特定的 Rh 表型红细胞的典型血清学反应

Rh 表型	自抗 e	抗 nl	抗 pdl	抗 dl
R$_1$R$_1$(正常)	+	+	+	+
R$_2$R$_2$(正常)	0	+	+	+
rr(正常)	+	+	+	+
D–(部分删除)	0	0	+	+
Rh$_{null}$(完全删除)	0	0	0	+

nl 为正常;pdl 为部分删除;dl 为完全删除

除了 Rh 系统特异性外,其他系统如 LW、Kell、Kidd、Duffy 和 Diego 系统也有温反应自身抗体的特异性,当患者有 Kell、Rh、Landsteiner-Wiener、Gerbich、Scianna、Lutheran 和 LAN 系统特异性的自身抗体时相应抗原会暂时抑制表达,且 DAT 结果可以是阴性或常弱的阳性。在这些情况下,自身抗体可能最初认为是同种抗体。在抗体和溶血性贫血消退后,抗原强度恢复正常,并且存储的血清里面的抗体能与患者的红细胞反应,才能证实它是真正的自身抗体。

(四)输血策略

多数 WAIHA 患者不需要输血,而是通过药物治疗来控制。而当贫血十分严重时,输血也是不可避免的。患者没有明显溶血表现或者症状较轻的能很好地耐受输血。但输血可能会加重急性溶血期患者的溶血,输注的红细胞可能比患者自身的红细胞破坏的更快。在这种情况下,经过血清学检测后,最重要的是确认献血者的血液与患者血清中的同种抗体的相容性。

对于 WAIHA 患者输血时,使用预防性抗原相匹配的红细胞的输血管理方案,如果在吸收后的血清中没有检测到同种抗体,则可以随机选择 ABO 和 Rh 同型的红细胞输注,除非患者有不适用的指征,可确保所输注血液的 ABO、Rh 和 Kidd 表型相同且抗原特异性较少。如果存在有临床意义的同种抗体,选择输注的红细胞应缺乏对应的抗原。如果患者表型未知时,选择表型为 CCDee、ccDEE 和 ccee 的 O 型红细胞[其中需要有 1 个 Jk(a–)和 1 个 Jk(b–)]。对于需长期输血的患者,需要通过基因分型获得扩展的表型或预测的表型,然后选择与有临床意义的血型抗原相匹配的献血者血液输注,以避免产生同种异体免疫反应,可以减少吸收试验的次数和降低输血前检查的复杂性。

三、冷凝集素疾病及输血策略

冷凝集素病(cold agglutinin disease,CAD)是一种不常见的以自身免疫性溶血性贫血(AIHA)为特征的、由补体经典途径介导的一种明确的、克隆性的低级别骨髓淋巴增生性疾病。CAD 分为原发性和继发性,原发性 CAD 约占自身免疫性溶血性贫血(AIHA)的 15%。CAD 患者外周血图片见图9-9。早在 20 世纪初,Landsteiner 首次描述了低温下的血液凝集。随后,Clough 和 Richter 在 1918 年确认了冷凝集与红细胞分解及其与呼吸道感染发生的病理联系。1943 年,Horstmann 和 Tatlock 报道在原发性非典型肺炎患者的血清中检测出冷凝集素。1952 年,Schubothe 创造了冷凝集素病这个术语,以区别于"冷凝集素综合征"(CAS),目前继发性 CAD 常用"冷凝集素综合征"来表示,指继发性的自身免疫性溶血性贫血,偶尔伴有其他特定疾病,如肺炎支原体肺炎、EB病毒感染或侵袭性淋巴瘤等。CAD发病率较低,发病人群分布有差异性,临床表现主要有贫血,肢体末端、耳垂等部位皮肤遇冷发绀,甚至有坏死可能,有时会出现血管栓塞等,治疗困难,预后不佳。国外有研究发现,CAD患者的医疗保健资源利用较高,给患者和医疗系统带来了巨大的负担。CAD是罕见的以自身免疫性溶血性贫血为特征的疾病,它应与冷凝集素综合征(cold agglutinin syndrome,CAS)从概念上区分开来,后者常见于感染或者淋巴瘤等,贫血的过程主要启动了经典补体通路,CAD患者除了药物治疗,平时自我管理尤为重要,需要注意保暖等。

(一)发病机制

多数冷反应自身抗体不会引起红细胞破坏,但对于有些患者,则会引起不同程度的溶血性贫血,有些程度较轻而有些则出现威胁生命的血管内溶血。绝大多数是IgM抗体,绝大多数为抗I,少数是抗i,极少为抗Pr。冷反应自身抗体引起慢性溶血性贫血,其最适温度为4℃,在25~30℃也能够发生反应。抗原结合的IgM是一种有效的补体激活剂,在通过循环末端时,可诱导CA(冷凝集素)与红细胞结合,使抗原抗体复合物与补体蛋白C1q相结合,从而激活补体经典途径(见图9-8),C1酯酶激活C4和C2,生成C3转化酶,该酶将C3裂解为C3a和C3b。然而在多数情况下,红细胞循环至机体深部时,温度可恢复至37℃左右,IgM抗体从红细胞上脱落,只剩下C3b,部分C3b红细胞被肝脏Kupffer细胞吞噬发生血管外溶血。若包被有C3b的红细胞在肝内未被吞噬,C3b可逐渐降解为C3d,吸附有C3d的红细胞寿命正常;补体激活后可通过C4bC2a复合物与C3b结合,生成C5转化酶,该酶将C5裂解为C5a和C5b,从而启动末端补体级联。C5b能够结合C6、C7、C8和C9,导致膜攻击复合物(MAC)的形成和血管内溶血。

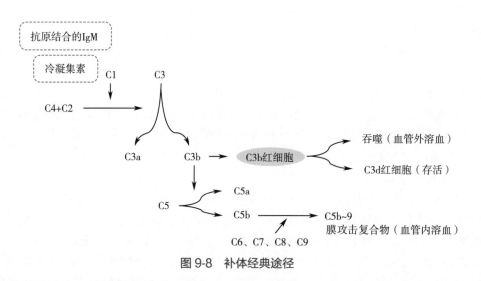

图9-8　补体经典途径

冷凝集素病主要发生在老年人中,发病高峰集中在50岁以上的患者,一般并不严重且通常是季节性的,因为冬季经常容易促发这种慢性溶血的症状和体征。患者的主诉通常是手、脚、耳朵和鼻子发绀以及四肢麻木。当患者在寒冷的环境时,容易发生这种情况,因为冷抗体会在红细胞通过皮肤毛细血管时使其发生凝集,造成局部淤血。在寒冷的冬季,四肢血液的温度会降低至28℃,从而激活冷反应自身抗体。冷凝集素病的季节性溶血。随着环境温度的降低,溶血的数量(反映在血清乳酸脱氢酶水平)增加,在温暖的月份,乳酸脱氢酶水平恢复正常。

(二)血清学特点

在几乎所有的CAD病例中,补体是红细胞上唯一可检测到的蛋白。如果标本正确采集并在37℃下洗涤,则可去除红细胞上的免疫球蛋白,并且红细胞放散液也不会发生反应。如果检测到其他蛋白,则应进行DAT的阴性对照试验(例如6%牛白蛋白或盐水)以排除冷凝集素引起的假阳性结果。冷反应的自身凝集素通常是 IgM,其在较低温度下与外周血液循环中的红细胞结合并导致补体成分附着于红细胞上。当红细胞循环到温度较高的部位时,IgM 就脱离下来,但补体仍附着在红细胞上。

与免疫性溶血相关的冷凝集素 IgM 通常在 30℃有反应,60% 的患者在 4℃效价 ≥ 1 000。如果在检测系统中加入 22%~30% 的牛白蛋白,则病理性冷凝集素可在 30℃或 37℃反应。有时,病理性冷凝集素效价较低(即<1 000),但它们具有更大范围的热振幅(即无论是否加入白蛋白,冷凝集素在30℃都会反应)。抗体的反应热振幅比效价的意义更大。有时可以在 20~25℃发现未处理的红细胞有溶血,但在有罕见抗 Pr 特异性时,酶处理红细胞在足够的补体存在下都会发生溶血。

为了检测冷反应自身抗体真实的热振幅或效价,收集的标本应严格控制在 37℃,在血清和红细胞分离过程中也应保持 37℃,以避免在体外发生自体吸附。也可以在 37℃下孵育 10~15 分钟(反复混匀)EDTA 抗凝血,然后最好在 37℃分离红细胞和血浆。该过程会将自体吸附的抗体释放入血浆。

(三) 相容性检测

冷凝集素患者血清中可含有高效价的病理性自身冷凝集素。患者红细胞上包被的自身抗体若为IgM 自身抗体,能出现自凝而导致与抗 A、抗 B、抗 D 试剂的假阳性反应,这些冷反应自身抗体可以在室温或者温度更低的情况下与所有红细胞发生凝集,因此在室温下进行输血相容性检测时,可以引起ABO/RhD 血型定型、抗体筛查及交叉配血困难。因此需要采取有效的方法去除非特异性的冷反应自身抗体,具体方法如下:

1. 预温法　将患者血浆在 37℃温浴后再做抗体筛查和意外抗体鉴定,仅对部分较弱的冷抗体型病例有一定效果。对于强冷反应自身抗体使用该法难免漏检部分冷反应性 IgM 同种抗体。

2. 温盐水洗涤　对于自身凝集较弱的红细胞用生理盐水洗涤 3 次后可以消除自凝弱凝集,如果未能消除自凝,将红细胞在 37℃孵育 15min~1h,可采用 37℃或 45℃温生理盐水反复洗涤红细胞,至患者红细胞凝集完全变为阴性,再进行正定型鉴定。用温盐水洗涤红细胞可去除大量的自身抗体,如果无法使患者红细胞凝集变为阴性则需要用其他方法处理。

3. 微热放散法　用于消除 IgM 自身抗体导致的自凝,可保留红细胞及膜抗原结构,只去除红细胞上包被的 IgM 冷反应自身抗体。在 1 根试管中加入 1 体积经洗涤后的抗体包被的红细胞与 3 体积的生理盐水,另 1 根试管加入等体积经洗涤后抗体包被的红细胞和生理盐水,以确定放散法是否会破坏抗原反应性;2 根试管在 45℃孵育 10~15min,并不时搅拌,孵育时间应与自凝强度成正比,离心并去除上清液后,比较处理后和未经处理的红细胞自凝的结果,检测红细胞上的抗体去除程度,如果包被的抗体减少但仍存在,可重复处理。

4. 巯基试剂法　包被有自身抗体的红细胞在离心时发生凝集,导致红细胞血型和 DAT 假阳性。0.01mol/L 二硫苏糖醇(dithiothreitol,DTT)或 0.1mol/L 2- 巯基乙醇(2-mercaptoethanol,2-ME)可破坏IgM 分子的二硫键,降低其多价和直接凝集红细胞的能力。此法通常只用于 ABO 血型正定型、Rh 定型和 DAT。Kell 血型系统抗原经 0.2mol/L DTT 处理后可被减弱或破坏,Js^a 和 Js^b 在此浓度的 DTT 作用下比其他 Kell 系统抗原更敏感。

5. 血型物质测定法　若检测到患者唾液中 A、H 或 B、H 或 A、B、H 或 H 血型物质,可作为辅助判定 A、B、AB 或 O 型的重要依据,但患者为非分泌型未测到血型物质则无意义。

6. 基因检测法　通过 ABO 血型基因分型检测确定患者 ABO 血型。

7. 异体吸收法　患者血清中自身抗体经随机 O 型洗涤后的浓缩红细胞行吸收试验,直至红细胞自凝消失后,再做反定型或 IgM 抗体筛查试验。倘若抗体筛查结果为阴性,可判定为患者血浆或血清只有自身抗体而无同种抗体;而若抗体筛查结果为阳性,则可判定为患者血浆或血清中自身抗体掩盖同种抗体,应做同种抗体特异性鉴定。

8. 自体吸附法　虽然大多数冷反应自身抗体在血清学检测中不会引起问题。但是一些有效的冷反应自身抗体可能会影响 ABO 血型反定型和抗体筛查。在这些情况下,用自体红细胞和血清做冷吸收可以去除冷反应自身抗体。在大多数非病理性冷反应自身抗体的情况下,用酶处理的自体红细胞对患者血清做简单快速吸附可去除大部分冷反应自身抗体。如果第 1 次自身吸收不能完全除去自身抗体,则可重复吸附步骤。用温热(37~45℃)盐水洗涤红细胞后,将有助于从红细胞中解离出冷反应自身抗体;使用蛋白水解酶和 DTT 组合(ZZAP)处理后的红细胞的自身吸收效率更高,如果没有 ZZAP 试剂,用温水洗涤、微热放散法、巯基试剂法处理自身红细胞也可以用来做自体吸附。

9. 兔红细胞基质吸收法　兔红细胞有类似于人抗原 I、H、IH 的结构;用甲醛固定的兔红细胞基质来吸附人血清(浆)中的抗 I、抗 H、抗 IH 是有效的,且不会减低血清或血浆中具有临床意义的血型抗体的强度。通过检测兔红细胞基质吸附后的血清(浆),可以检测待测标本中的其他有临床意义的同种抗体。然而兔红细胞基质也具有抗原 P1 和 B 的相似的结构,因为兔红细胞基质可以吸收抗 B,不推荐将吸附后的血清做反定型和交叉配血。应当谨慎使用可以去除自身抗 I 及抗 IH 的兔血基质红细胞。因为无论血型特异性如何,该法都可以除去具有临床意义的同种抗体。如 IgM 类型的抗 D、抗 E、抗 Vel 抗体。

10. 稀释法　冷凝集素患者做输血前检测时,必须确定其体内是否同时存在 IgM 同种抗体。该法的目的是将患者的血清做倍比稀释至自身抗体消失(效价<1)即不与抗体筛查和鉴定谱细胞全部起反应。为了使稀释血清与自身抗体在体外不反应可以选择血清与献血者细胞反应强度 1+ 的稀释度,再将此稀释度血清与谱细胞反应。然而该法只适用于患者同种抗体效价高出自身抗体时使用,因此虽然简单快捷但不可靠,但除非遇见非常紧急的情况,还是宜选用更有效的方法操作。

11. 自身抗体的特异性　CAD 中的自身特异性抗体最常见的是抗 I,但通常没有临床意义只有学术价值。抗 I、抗 i,大多数冷反应性抗体具有抗 I 特异性。I 抗原几乎在所有的成年人红细胞上完全表达,而在脐血红细胞上弱表达。婴儿出生时,红细胞表达 i 抗原。随着婴儿的成熟,其表达的抗原从 i 抗原转换成 I 抗原;抗原的量也不断增加,直到 2 岁时达到成年水平。极少数的成年人红细胞缺乏 I 抗原,这些人被称为 i 型成人,并可能产生 IgG 类抗 I 同种抗体,由于其在 37℃能够发生反应,这种抗体具有重要的临床意义。

自身抗体特异性对 CAD 来说不具有诊断价值。健康个体及 CAD 患者中都可见自身抗 I。然而,非病理状态下的自身抗 I 在 4℃的效价很少 >64,并且在室温下与 I 抗原阴性的红细胞(脐血 i 和成人血 i)不反应。相反,CAD 患者自身抗 I 可在室温下与 I 抗原阴性的红细胞发生较强的反应并且与 I 抗原阳性红细胞的反应更强。自身抗体抗 i 则相反,其与 I 抗原阴性红细胞的反应比与 I 抗原阳性红细胞的反应更强。抗 I^T,最初被认为是 i 向 I 转变的状态(名称为“I^T”,与脐带血红细胞反应强,与正常的成人红细胞 I 抗原反应弱,与罕见成人 i 抗原的反应最弱。在极少的情况下,特异性冷凝集素可能是抗 Pr,其与处理的红细胞上的 I 或者 i 抗原都有较强反应,但不与酶处理的红细胞反应。

(四) 输血策略

大多数 CAD 患者不需要输血,然而当他们需要输血时,输血前检测往往很困难。在选择冷凝素患者输注的红细胞之前,最重要的是排除是否存在有临床意义的同种抗体,如果在吸收后的血清中没有检测到同种抗体,则可以随机选择 ABO 和 RhD 同型细胞输注;如果存在有临床意义的同种抗体,输注的红细胞则应不含对应的抗原;如果自身抗体对单一抗原(如 e 抗原)有特异性,并且患者有进行性溶血,则应选择缺乏该抗原的红细胞输注。同时,还要注意在对冷凝素患者进行输血治疗时,可将红细胞放置室温平衡或使用血液加温器对血液进行加温后再输注,输注时速度缓慢并密切观察患者生命体征,同时给患者保暖,以防输入温度过低的血液与患者的红细胞发生凝集,引起溶血性输血反应。

四、混合型自身抗体及输血策略

如果某患者体内的抗体同时具有温反应性和冷反应性,则为混合型 AIHA。血清学检测会显示典型的温抗体型 AIHA 和冷抗体型 AIHA 的自身抗体成分。混合型 AIHA 个体中的冷反应自身抗体在

4℃下反应最强,但其通常在30℃或以上时也能够反应。后者称为混合型、冷热联合型AIHA,这些患者可以细分为高效价、高热振幅的IgM冷凝集素(罕见的WAIHA+经典CAS)和正常效价(4℃,<64)、高热振幅冷凝集素。冷反应自身抗体的热敏性是其致病性的关键。冷凝集素是一种能够结合补体的IgM血凝集素。温抗体为IgG抗体。因此,患者红细胞上同时含有IgG和补体,表现为DAT试验阳性。

（一）血清学特点

在混合型AIHA中,通常在患者的红细胞上可检测到IgG和C3d。也可以在患者红细胞上检出单独的C3d、IgG或IgA。放散液含有温反应的IgG自身抗体。血清中存在温反应IgG自身抗体和冷反应IgM自身抗体。这些自身抗体在试验的每个阶段,均与检测红细胞发生反应。IgM自身抗体≥30℃反应。如果通过吸收试验检测同种抗体,需要在37℃和4℃条件下分别进行。

（二）自身抗体的特异性

混合型AIHA患者的冷反应自身抗体和温反应自身抗体都有可能遮蔽有临床意义的同种抗体,冷反应自身抗体在4℃下反应最强,但其通常在30℃或以上时也能够反应。WAIHA患者的自身抗体通常不具有明显的特异性,患者的血清与所有红细胞反应,偶尔表现为针对Rh抗原(D、C、E、c和e)特异性,除了Rh血型抗体特异性外,其他特异性的温反应自身抗体也有报道(例如,LW、Kell、Kidd、Duffy和Diego系统)。

（三）相容性检测

混合型AIHA患者因为有两种独立的自身抗体存在,这些血清学复杂性不仅导致交叉匹配不合和血型正反不符的情况,其吸收试验必须包括冷抗体和温抗体的吸收以彻底清除自身凝集素。在常规吸附过程,患者的血清或血浆可以首先在4℃用一份或多份选定细胞进行吸收,然后在37℃用另外的选定细胞吸收,具体方法见WAIHA和CAS患者的相容性检测;但是,如果顺序颠倒,该过程可以使用同一份吸收细胞。使用同一管细胞,先热吸收后再冷吸收,可以节省时间和吸收细胞。在4℃对冷抗体进行二次吸收时,已被吸附的温抗体可以持续结合在吸收细胞上。

（四）输血策略

混合型AIHA常表现为急性溶血且需要经常输血。虽然红细胞上有多种自身抗体,但血清中同时存在温反应性IgG和冷反应性IgM自身抗体。如果必须输血,排除同种抗体以及选择血液输注的注意事项与WAIHA和CAS引起的急性溶血患者相同(见上文)。

五、阵发性冷性血红蛋白尿症及输血策略

阵发性冷性血红蛋白尿症(PCH)是一种受寒后可出现血红蛋白尿的自身免疫性溶血性贫血,体内产生一种抗红细胞抗体(即Donath-Landsteiner抗体),其在低温下可与红细胞结合,通过激活补体而致红细胞溶解,是一种罕见的冷性自身免疫性溶血性贫血,可引起血管内溶血性贫血。PCH最常见于4~5岁男孩(男女比例2.1:1),70%的病例继发于病毒性疾病;与PCH触发相关的常见病毒感染包括EB病毒、巨细胞病毒、柯萨奇病毒、腺病毒、细小病毒、麻疹、腮腺炎、水痘或流感;与PCH相关的细菌感染包括肺炎支原体和流感嗜血杆菌。

（一）发病机制

PCH的IgG抗体在低温(如在肢端区域)和≥30℃时(当血液返回核心时)附着在红细胞上的P抗原上,导致补体介导的红细胞溶解,因此,PCH被称为双相溶血性贫血。在PCH中,当致敏的红细胞进入37℃血液循环时,致敏细胞发生了补体介导的血管内裂解,从而产生溶血。与其他冷反应自身抗体不同,PCH中的抗体是具有双向活性的IgG类免疫球蛋白。PCH中的典型抗体被称为Donath-Landsteiner抗体(D-L抗体),是一种具有抗P特异性的自身抗体。其他可能参与的特异性抗体,包括抗I[33]和类抗Pr[34],这些抗体无法通过常规的血清学技术进行识别,抗体的特异性只能通过PCH的确诊试验Donath-Landsteiner试验进行证实。PCH是暴露于寒冷后阵发性或间歇性发作的血红蛋白尿。

其急性发作的特点是突发高热、寒战、全身乏力、腹部绞痛、背部疼痛。血管内溶血的迹象明显，根据发作的严重程度和频率，出现血红蛋白血症、血红蛋白尿和胆红素血症，可导致严重的快速进行性贫血，血红蛋白水平经常低于 4~5g/dl。

（二）血清学特点

PCH 由冷反应性 IgG 型抗体结合补体引起。与 IgM 冷反应自身抗体一样，在躯体体温较低区域（通常为四肢）中与红细胞发生反应，并引起补体 C3 与红细胞不可逆地结合。然后当血液循环到身体较温暖部分时，抗体从红细胞上脱离。进行常规 DAT 试验的洗涤红细胞通常只有补体包被，但是用冷盐水洗涤并用冷的抗 IgG 试剂可以检测到红细胞表面结合的 IgG 抗体。将检测体系维持在最佳结合温度，可使冷反应性 IgG 自身抗体一直附着在其抗原上。由于补体成分通常是循环红细胞表面上唯一结合的球蛋白，PCH 患者红细胞的洗脱液几乎都是无反应性的。

PCH 中的 IgG 自身抗体通常为双相溶血素，因为其可在低温下与红细胞结合但不会发生溶血，直到补体包被的红细胞温度升高至 37℃才发生溶血。这是该疾病实验诊断的原理，Donath-Landsteiner 试验也是基于该原理。由于 PCH 这种双相性质，DAT 呈阴性，抗 C3 呈阳性。在 PCH 的鉴别诊断中，与 CAS 有相同的 DAT 结果，但 PCH 的 DL 试验为阳性。此外，IgM 为阳性。在 4℃自身抗体可以凝集正常红细胞，但效价很少 >64。因为抗体在 4℃以上少有反应，所以输血之前抗体检测试验通常为无反应，并且常规的交叉配血程序，血清通常与随机供体红细胞配血相容。

（三）Donath-Landsteiner 试验

1. 首先收集患者的新鲜血液样品。

2. 收集后将样本保存于 37℃，然后分离血清。试验分为三组，每组三个试管，标记为 A1-A2-A3、B1-B2-B3 和 C1-C2-C3。加入该患者的血清，在不同温度下与表达 P 抗原的 O 型红细胞（即常见表型的红细胞）反应。

3. 在该试验中，每组的试管 1 和 2 中均含有 10 滴患者的血清，每组试管 2 和 3 包含 10 滴新鲜正常血清作为补体来源。每管加入一滴洗涤后浓度为 50% P + 红细胞悬浮液，混合。混合后，三个 A 管冰浴 30 分钟，随后在 37℃孵育 1 小时（双相孵育）。三个 B 管冰浴 90 分钟。三个 C 管保持在 37℃孵育 90 分钟。

4. 孵育完成后，离心，取上清液进行溶血检查。表 9-6 总结了 Donath-Landsteiner 试验的阳性结果。

表 9-6　Donath-Landsteiner 试验阳性反应

孵育阶段	管 1 患者血清 （管 A1、B1、C1）	管 2 患者血清 + 正常血清* （管 A2、B2、C2）	管 3 正常血清* （管 A3、B3、C3）
冰浴后 37℃孵育（所有 A 管）	H	H	0
仅冰浴（所有 B 管）	0	0	0
仅 37℃孵育（所有 C 管）	0	0	0

H 为溶血，0 为无溶血，* 对照组为血清正常的试管

（四）自身抗体的特异性

PCH 的自身抗体常被证明有抗 P 的特异性。在 Donath-Landsteiner 试验中，自身抗体与几乎所有的红细胞（包括患者自身的红细胞）反应，除了那些非常罕见的 p 或 P^k 表型。

（五）输血策略

对于成年 PCH 患者，除非溶血很严重，否则很少输血。在幼儿中，抗体反应的热振幅比成人宽得多，并且溶血通常更加活跃，因此可能需要输血用于抢救。需要紧急输血的患者可以输注 ABO、

RhD 相容性的血液输注,对于随机选择的红细胞输注效果不好的患者,应考虑输注 P 抗原阴性的红细胞。

练习题二

一、名词解释

1. 自身免疫性溶血性贫血(autoimmune hemolytic anemia,AIHA)
2. 温抗体型自身免疫性溶血性贫血
3. 冷凝集素病(cold agglutinin disease,CAD)
4. 阵发性冷性血红蛋白尿症(PCH)

二、简答题

1. 温抗体型自身免疫性溶血性贫血的发病机制。
2. 冷凝集素病的发病机制。
3. 阵发性冷性血红蛋白尿症的发病机制。

知识小结

1. 自身免疫性溶血性贫血根据自身抗体的类型和性质可分为温抗体型自身免疫性溶血性贫血、冷凝集素病(CAD)、混合型或组合型自身免疫性溶血性贫血和阵发性冷性血红蛋白尿症,药物也有可能会引起免疫性溶血。

2. 自身免疫性溶血性贫血(AIHA)患者可以产生针对自身红细胞抗原的抗体,从而导致患者血型正反定型不符或者交叉配血不合的现象,甚至可以引起溶血反应。

3. 微热放散法、氯喹放散法、甘氨酸/EDTA 放散法,可以处理 WAIHA 红细胞包被的 IgG 自身温抗体。

4. 预温法、温盐水洗涤、微热放散法、巯基试剂法,可以处理 CAD 红细胞包被的 IgM 自身冷抗体。

5. WAIHA 患者的血清或血浆可以用聚乙二醇吸附法、自体吸收法、异体吸收法处理温反应自身抗体 IgG 后进行抗体筛查或交叉配血试验。

6. CAD 患者的血清或血浆可以用异体吸收法、自体吸收法、兔红细胞基质吸收法。

7. 稀释法处理冷反应自身抗体 IgM 后进行抗体筛查试验或交叉配血试验。

8. 最近 3 个月内有输血史的患者不推荐使用自身细胞吸收法,因患者血液中含有输入的红细胞可能会吸附同种抗体。

9. 兔红细胞基质吸收法是由于兔红细胞有类似于人抗原 I、H、IH 的结构,用甲醛固定的兔红细胞基质来吸附人血清(浆)中的抗 I、抗 H、抗 IH 是有效的,且不会减低血清或血浆中具有临床意义的血型抗体的强度。通过检测兔红细胞基质吸附后的血清(浆),可以检测待测标本中的其他有临床意义的同种抗体。

10. 冷反应的自身凝集素通常是 IgM,其在较低温度下与外周血液循环中的红细胞结合并导致补体成分附着于红细胞上;当红细胞循环到温度较高的部位时,IgM 就脱离下来,但补体仍附着在红细胞上。

11. 温反应自身抗体能与几乎所有的试剂红细胞发生反应,大多数的温反应自身抗体是 IgG 型,IgM 型温反应自身抗体非常罕见,但往往能引起严重甚至是致死的自身免疫性溶血性贫血。

12. 混合型 AIHA 血清学检测会显示典型的温抗体型 AIHA 和冷抗体型 AIHA 的自身抗体成

分,其冷反应自身抗体在 4℃下反应最强,但其通常在 30℃或以上时也能够反应。

13. PCH 中产生的经典抗体被称为 Donath-Landsteiner 抗体,是具有抗 P 特异性的自身抗体。这种双相抗体在低温条件下结合患者的红细胞并能固定补体。当包被的细胞到达 37℃的环境时会发生溶血,并发生补体介导的血管内溶血。

14. 对于 WAIHA 患者输血时,使用预防性抗原相匹配的红细胞的输血管理方案。

15. 对冷凝素患者进行输血治疗时,可将红细胞放置室温平衡或使用血液加温器对血液进行加温后再输注,输注时速度缓慢并密切观察患者生命体征,同时给患者保暖,以防输入的血液过冷与患者的红细胞发生凝集,引起溶血性输血反应。

第三节 药物诱导免疫溶血的相容检测与输血治疗

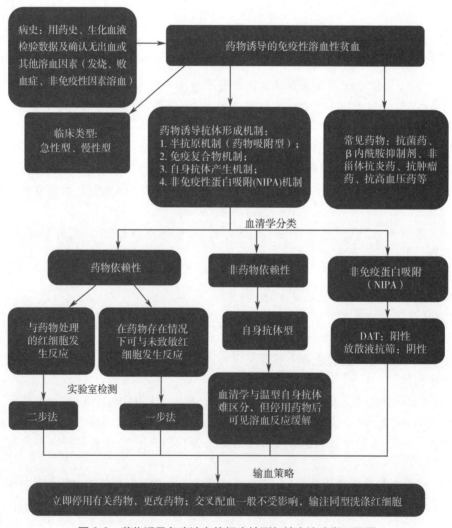

图 9-9 药物诱导免疫溶血的相容检测与输血治疗学习导图

学习目标

1. 掌握药物诱导性抗体形成的机制
2. 掌握药物诱导性抗体的血清学分类
3. 掌握哪种情况可通过使用药物包被的红细胞来检测抗体
4. 掌握抗头孢曲松抗体在药物存在下血清与红细胞的反应特征
5. 掌握非免疫蛋白吸附(NIPA)的血清学特点
6. 掌握药物依赖性抗体的试验室检测方法
7. 掌握非药物依赖性抗体(自身抗体)与温型自身抗体的鉴别
8. 掌握药物诱导免疫溶血的输血策略

一、药物诱导抗体形成的机制及分类

(一)概述

药物诱导的免疫性溶血性贫血(drug-induced immune hemolytic anemia,DIIHA)是指药物通过免疫机制诱导产生一些针对抗药物本身或红细胞膜的抗体,或者针对药物和红细胞膜形成抗原产生抗体,使红细胞稳定性受到破坏而发生溶血,从而引起免疫性溶血性贫血。药物极少导致溶血性贫血,其发生率约为 1/1 000 000,由于起病隐匿,症状不典型,很容易和其他疾病混淆,实际发生率很可能被低估,但近年来,药物所造成的不良反应日渐增多,其中药源性溶血性贫血的病例也逐年增多,严重的DIIHA 导致的血管内溶血可危及患者生命。

药物诱导产生的抗体常导致 DAT 阳性和/或引起红细胞免疫性破坏。在某些情况下,DAT 结果呈阳性也可能是因为药物诱导一些非免疫性的蛋白吸附(nonimmunologic protein adsorption,NIPA)到红细胞上造成的。

据报道有 130 多种药物与 DIIHA 相关。早期以甲基多巴类为主,占 67%,青霉素次之,占 23%。随着甲基多巴类药物的逐步停用,随后引起 DIIHA 的药物报道也以哌拉西林、头孢替坦和头孢曲松居多。由铂类药物导致 DIIHA 的病例数量也有小幅度增加。引起 DIIHA 的药物种类见表 9-7。

表 9-7　引起 DIIHA 的药物种类

编号	药物类型	代表性药物
1	抗菌药	青霉素类、头孢类及磺胺类
2	β 内酰胺抑制剂	克拉维酸钾、舒巴坦钠、他唑巴坦
3	非甾体抗炎药	醋氯芬酸、双氯芬酸、布洛芬、非那西丁等
4	抗肿瘤药	卡铂、顺铂、利妥昔单抗、紫杉醇
5	抗高血压药	甲基多巴
6	降糖药	胰岛素
7	止痛药	美沙酮
8	镇静剂、催眠药	阿达林
9	中成药	葛根素
10	其他	抗心律失常药、抗组胺药安他唑啉、抗精神病药氯丙嗪、利尿剂等

（二）药物诱导的免疫性溶血性贫血的临床类型

根据病程缓急可分为两型：①急性型：起病急，病情重，病程短。全身不适，寒战、高热、头疼，腰背四肢酸痛及腹痛，有时伴恶心、呕吐、腹泻，有些患者腹痛严重，有腹肌痉挛，似急腹症；同时出现贫血、黄疸、尿色棕红（血红蛋白尿），严重者可有呼吸急促，心率增快，烦躁不安，急性心功能不全或休克，急性肾衰竭，弥散性血管内凝血，中枢神经系统损害等。②慢性型：起病缓，病情轻，病程长。全身症状轻，常伴有贫血、黄疸、肝脾肿大等特征。

（三）药物诱导抗体形成的机制

药物诱导的免疫性溶血性贫血（DIIHA）发生的原因是药物导致红细胞的破坏增加，可使红细胞寿命从 120 天减少到几天。如果红细胞生成速率比破坏速率快，则可代偿不发生贫血。反之，则发生贫血。药物诱导抗体形成的机制目前公认有四种机制，见图 9-10 至图 9-13。

1. **半抗原机制（药物吸附型）**　该类型以青霉素、头孢替坦为代表药物。当青霉素进入机体后，分子中的 β- 内酰胺环打开，与血浆和组织蛋白结构中的氨基共价结合，由半抗原变成完全抗原，诱导产生的 IgG 抗体，并与吸附青霉素的红细胞相互作用，随后结合抗体的红细胞被肝脾的巨噬细胞系统清除，引起血管外溶血。发病特点是静脉给予大剂量药物后，7~10 天可能发生血管外溶血，红细胞、血红蛋白明显下降，而网织红细胞增多，停药后贫血症状可很快缓解。其特点是停药后减弱的溶血会持续数周。实验室检查：DAT 强阳性（抗 IgG），有时抗 C3 也为阳性，患者血清（和 / 或放散液）和药物包被的红细胞体外反应为阳性。

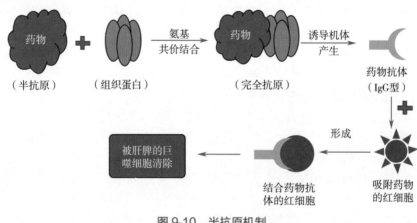

图 9-10　半抗原机制

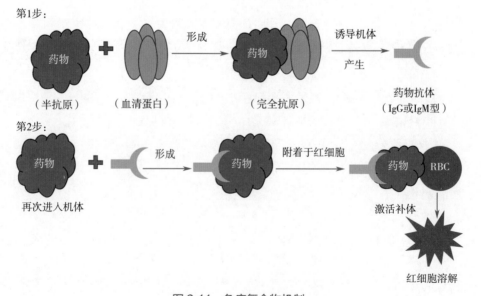

图 9-11　免疫复合物机制

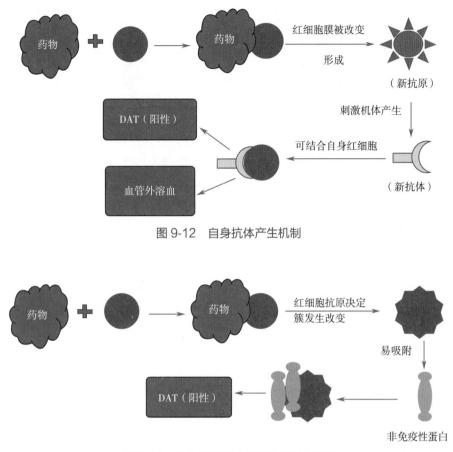

图 9-12 自身抗体产生机制

图 9-13 非免疫性蛋白吸附（NIPA）机制

2. 免疫复合物机制　该类型以头孢曲松、奎宁、奎尼丁、非甾体抗炎药等为代表药物。药物在初次进入机体时，作为半抗原与血清蛋白结合成为完全抗原刺激机体产生抗体（多为 IgG 或 IgM）。当药物再次进入机体时，与药物抗体在血液循环中形成免疫复合物附着于红细胞膜上（尤其是有 Rh 抗原者）并激活补体破坏红细胞，引起红细胞溶解，产生血管内溶血。由于药物与抗体结合力超过了药物与红细胞膜的结合力，造成药物复合物与红细胞解离后，可再吸附于其他红细胞膜上。该反应也可由药物代谢产物引起，代谢产物会引起严重的血管内溶血，导致肾衰竭、DIC，甚至死亡。其特点是致敏的患者使用小剂量药物即可于数日内发生急性血管内溶血。此型溶血发病突然、症状重，常伴血红蛋白尿，易发生肾衰竭。实验室检查：DAT 阳性（常与抗 C3 阳性反应），可通过未包被药物的红细胞来检测。

3. 自身抗体产生机制　该类型以有甲基多巴、普鲁卡因胺、氟达拉滨等为代表药物。属于非药物依赖性抗体，不需要药物就可以检测到抗体，类似于自身抗体。其机制是药物结合在红细胞膜上，改变了红细胞膜上 Rh 抗原的蛋白结构，形成新抗原，刺激机体产生针对新抗原的抗体，该抗体能与自身红细胞发生反应。其特点是 10%~36% 患者用药 3~6 个月后 DAT 强阳性，停药后数月转阴；0.8% 进展为血管外溶血，停药后停止溶血。

4. 非免疫性蛋白吸附（NIPA）机制　此型以一代头孢、克拉维酸、舒巴坦、他唑巴坦、铂类等为代表药物。药物与红细胞膜牢固结合，使膜的抗原决定簇发生变化，膜蛋白的特性变成很容易吸附血浆中的非免疫性蛋白，包括 IgG、IgA、IgM、α1 抗胰蛋白酶、α2 巨球蛋白、C3、C4 和纤维蛋白原等。由于 β 与 γ 球蛋白被吸附，导致红细胞抗球蛋白试验阳性。NIPA 作为一种不依赖于抗体的物质，也可能引起药物诱导的免疫性溶血性贫血。实验室检查：DAT 阳性，但是放散出来的是免疫性的蛋白，所以放散出来的抗体筛查是阴性的，同时放散出来的这些非免疫性蛋白再去和药物致敏的红细胞反应也是阴性的。

通过上述内容可以看到,部分药物导致 DIIHA 的作用机制不止一种。如头孢唑肟诱导的免疫性溶血性贫血是由药物吸附(半抗原)和免疫复合物两种机制导致的。"联合机制"假说认为药物可紧密或非紧密结合于红细胞膜,药物诱导产生的抗体可与药物、细胞膜、药物 - 细胞膜复合体相作用,主要作用于细胞膜,甚至三种都有可能。

（四）血清学分类

药物依赖性抗体(指这些抗体必须在有药物存在的条件下才可被检出)和非药物依赖性抗体(指这些抗体不需要在体外额外添加药物就可被检出)。药物依赖性抗体又可分为两类:一类能与药物处理过的红细胞反应(如青霉素、某些头孢菌素产生的抗体),另一类在有可溶性药物情况下,可与未包被的红细胞发生反应(如奎宁和头孢曲松产生的抗体)。药物非依赖性抗体(如甲基多巴和氟达拉滨诱导产生的抗体),即使免疫反应是由药物诱导产生的,在没有药物存在的情况下依然具有血清学活性,由于药物非依赖性抗体在检测时无需在检测系统中额外添加药物,因此,其反应特性的血清学特征与特发性温型自身抗体难以鉴别。

1. 与药物处理的红细胞发生反应的药物依赖性抗体　一些药物(如青霉素、氨苄西林和大部分头孢菌素)可与红细胞共价结合,可在实验室内添加药物获得"包被"的红细胞。因此,这些抗体可与药物包被的红细胞反应,而与未包被的红细胞不反应(除非这个患者本身就含有抗红细胞成分的自身抗体)。

青霉素和头孢菌素属 β- 内酰胺酶类抗生素。之前大家公认可通过检测青霉素和头孢菌素抗体的方法,即与包被红细胞反应来检测任何一种青霉素和头孢菌素类抗生素诱导产生的抗体。但现在认为并非如此,人工合成霉素和新型头孢菌素与青霉素和第 1 代头孢菌素致敏红细胞特点不同。头孢替坦(第 2 代头孢菌素)能很好地包被红细胞,由其诱导产生的抗体可与包被红细胞反应而且效价非常高。而头孢曲松(第 3 代头孢菌素)却不易包被红细胞,导致抗体难以检测。哌拉西林是一种半合成青霉素,在高 pH 时会包被红细胞。然而,大部分健康献血者和患者血清均会与哌拉西林包被的红细胞反应。因此,不推荐这种方法检测哌拉西林抗体。以下情况可通过使用药物包被的红细胞来检测抗体:

（1）对 IgG 单特异性 DAT 阳性,但也可能存在补体。

（2）血清与药物包被红细胞反应,与未包被红细胞不反应。

（3）患者红细胞放散液与药物包被红细胞反应,与未包被红细胞不反应。

多数情况下溶血是渐进性发展的,但如果未识别溶血病因或药物持续使用也会有威胁生命的危险。患者可能有或者没有用药史。但就头孢替坦而言,即使预防性剂量也可能引起严重的溶血。正常的血清也可能与一些药物包被的红细胞反应(如那些被头孢替坦、哌拉西林、奥沙利铂包被的红细胞),这说明患者之前已经通过环境途径暴露于这些药物(接触药物刺激,产生了抗体)。

2. 在药物存在情况下,可与未致敏红细胞发生反应的药物依赖性抗体　许多可造成免疫性溶血性贫血的药物抗体可以通过含有药物的血清与未包被红细胞反应进行检测,哌拉西林和第 2 代及第 3 代头孢菌素可以通过这种方式检测,抗头孢曲松抗体也可以通过在药物存在下血清与红细胞反应状态检测。以下是其反应特性:

（1）补体可能是在红细胞上唯一可以检测到的蛋白,但 IgG 也可能存在。

（2）血清中的抗体可能是 IgM、IgG 或 IgG 和 IgM。

（3）在体外检测时必须有药物(或其代谢物)存在,这些抗体可能造成溶血、凝血和 / 或红细胞对药物的高反应性。

（4）患者仅需服用小剂量药物(比如单剂量)。

（5）通常表现为有血红蛋白尿和血红蛋白血症的急性血管内溶血,急性肾衰竭也较常见。

（6）一旦抗体形成,再次暴露于极少剂量的药物也会产生严重的溶血症状。

一旦发生，就如同患者血清中含有了一种"自身抗体"，在血清中有药物存在时就可发生反应，与真正的自身抗体不同的是，这些抗体的活性取决于循环系统中的药物或药物抗体复合物。在这种情况下，红细胞放散液与试剂红细胞呈阴性反应。然而，在一些可疑哌拉西林引起 DIIHA 的病例中，如患者持续服用哌拉西林，其放散液也可能有反应，停药数天后红细胞放散液反应转为阴性。真正的温型自身抗体在患者红细胞放散液中是有活性的，并持续存在。因此，因哌拉西林导致的 DIIHA 可能被误诊为 WAIHA，特别是当放散液有反应时。所以，区别温型自身抗体和药物诱导性抗体引起的自身免疫性溶血性贫血有重要临床意义。

3. 非药物依赖性抗体（自身抗体的形成） 一些药物诱导产生的抗体，在血清学上与温型自身抗体难以鉴别。红细胞被这些 IgG 抗体"包被"，即使药物不存在时，其红细胞放散液和血清几乎与所有细胞均反应。这种抗体在体外不需要药物。典型的药物是甲基多巴，目前使用频率已大大减低。而氟达拉滨作为 1 种治疗慢性淋巴细胞白血病的药物，是目前引起药物非依赖性抗体和 AIHA 的主要药物。

4. 非免疫蛋白吸附（nonimmunologic protein adsorption，NIPA） 某些药物相关的 DAT 阳性是由于药物引起红细胞脂质膜改变而引起的，与抗体的产生无关。这类机制引起的溶血性贫血极为少见。

先锋霉素（一代头孢菌素类）可造成 DAT 结果阳性并与 NIPA 原发相关。在体外 pH 9.8 缓冲液中，头孢菌素"包被"红细胞，与正常的血浆共同孵育。包被后的红细胞可吸附白蛋白、IgA、IgG、IgM、C3 以及其他一些非免疫状态的蛋白。因此，这类药物与所有血浆的间接抗球蛋白试验几乎均为阳性。其他可导致 NIPA 的药物还有肌苷二醛、顺铂、奥沙利铂和 β- 内酰胺酶抑制剂（如棒酸、舒巴坦、他唑巴坦）。

当患者的血浆 / 血清以及正常的血浆 / 血清对药物包被红细胞的间接抗球蛋白试验为阳性而患者红细胞的放散液为阴性时，就应考虑 NIPA。

二、药物诱导免疫溶血的实验室检测及输血策略

（一）药物诱导免疫溶血的实验室检测

在输血科中最常遇见的药物相关问题就是患者 DAT 阳性而红细胞放散液与筛选红细胞或谱细胞不发生反应的情况。当怀疑有溶血发生时，近期的输血和 / 或急性溶血可能导致 DAT 弱阳性。然而，免疫介导的溶血常常被忽略。同时，药物调整和溶血性贫血的时间关系以及药物抗体的检测同样也应引起重视。

DIIHA 抗体的鉴定与区分，区分是自身抗体还是 DIIHA 抗体（药物依赖性或非药物依赖性）见表9-8。

表 9-8 DIIHA 抗体的鉴定与区分

项目	直抗	抗筛结果	放散液抗筛	解释
结果	阳性	0	0	DIIHA 型溶血性贫血（药物依赖性）
	阳性	0~4+	0	DIIHA 型溶血性贫血（非药物依赖性，NIPA）
	阳性	2+~4+	2+~4+	温抗体型自身免疫性溶血性贫血
	阴性	/	/	非免疫性溶血性贫血

应使用常规方法进行意外抗体的筛查，如果其血清与未包被的红细胞不发生反应，那么应与可疑药物再次进行检测。有些药物具有一些惰性成分（如片剂或胶囊），有些药物包含多种成分（如哌拉西林和他唑巴坦），虽然使用患者实际服用的药物来测试患者的血清看似合理，但事实上这些惰性成分将会干扰药物处理的红细胞，导致出现判读困难或结果模棱两可。因此，使用纯化的药物或使用不同

的药物成分对血清进行检测更为有效。

如果怀疑一个患者发生了 DIIHA，应立即停止使用这种药物。药物依赖性抗体可通过实验室进行检测，但非药物依赖性抗体或 NIPA 引起的 DIIHA 只能通过停用药物与溶血反应发生和缓解之间的关联来进行推测。如果已知某种可疑药物可能引起 NIPA，那么这个患者的血清和阴、阳性对照需 1∶20 稀释后再次进行检测。正常的血清在这种稀释度下一般不再含有足够的蛋白以提升 NIPA 的检出率。

在抗体筛查实验中，患者血清与未经药物处理红细胞（或不含有药物环境条件下与红细胞）不发生反应，而与药物处理后的红细胞（或含有药物环境条件下与红细胞）发生反应，则表明患者血清含有药物依赖性抗体。

检测药物依赖性抗体可分为二步法和一步法。二步法为药物或其代谢物先与正常红细胞进行反应，使红细胞膜与药物结合，配置成悬液。药物红细胞悬液再分别与患者的血清（或血浆）、放散液进行反应，用于检测药物依赖性抗体。一步法为患者血清（或血浆）、放散液与正常红细胞（或酶处理红细胞）在添加药物的环境下进行反应，用于检测药物依赖性抗体。根据患者近期使用药物品种的性质，选择使用二步法或一步法检测药物依赖性抗体。

1. 二步法检测药物依赖性抗体　主要用于检测能结合在红细胞上的药物，一般有青霉素、部分头孢菌素及其他抗生素。青霉素、第二代和第三代头孢菌素可引起免疫应答，产生免疫性抗体，可在药物处理的红细胞上有所识别。

(1)药物处理红细胞过程：将药物溶液与压积红细胞 15∶1 混匀后室温孵育 1h（硼酸溶液溶解的药物 37℃孵育 2h，抗生素类药物溶液 37℃孵育 1h），洗涤 3~4 次，备用。

(2)药物抗体检测过程：分别标记患者血清、血清稀释液（通常是 1∶20）、放散液、阴性对照和阳性对照试管，每根试管各加 2 滴，设为 1 组；共 2 组。将其中 1 组全部加入药物处理的红细胞，另 1 组加入正常的红细胞作为对照。

(3)结果判定：离心观察盐水 IgM 抗体结果，然后进行间接抗球蛋白实验，观察 IgG 抗体的结果。

结果分析：患者血清（或放散液）与药物处理红细胞有反应，其余均为阴性则鉴定为患者含有药物依赖性抗体；患者血清（或放散液）与药物处理和未处理红细胞均有反应，而阴性对照的正常血清与细胞没有反应，患者可能存在非药物依赖的自身抗体；患者血清（或放散液）和阴性对照的正常血清与药物处理红细胞有反应，与药物未处理的正常红细胞没有反应，该药物处理红细胞可能导致红细胞表面有非特异性蛋白结合，从而引起阳性结果。

2. 一步法检测药物依赖性抗体　主要用于检测药物（或药物代谢物）存在环境下的药物依赖性抗体，这类药物一般不会与红细胞膜有效结合，而药物抗体必须在药物存在的环境下才会造成红细胞的凝集或溶血。

(1)药物抗体检测过程：将 5 个试管分别加入患者血清与药物（药物代谢物）、患者血清与稀释液、正常血清与药物（药物代谢物）、正常血清与稀释液、稀释液作为一组，准备 2 组试管。在第一组试管中加入正常红细胞，第二组试管中加入酶处理红细胞。部分药物抗体只有在补体参与条件下会有强反应，适当情况下需加入新鲜血清（补体）进行反应。室温孵育 30min 离心，观察 IgM 型药物依赖抗体；37℃孵育 1h，离心观察结果；生理盐水洗涤 3~4 次加抗球蛋白试剂离心观察结果。

(2)结果分析：患者血清、药物与红细胞反应为阳性则表示检出有药物依赖性抗体；患者血清、药物与红细胞，患者血清、稀释液与红细胞 2 管阳性，样本血清倍比稀释后重新进行检测。

对于二步法与一步法的选择，主要由药物与红细胞膜是否有反应而决定。部分药物（如青霉素、头孢替坦等）和红细胞以共价键形式结合在红细胞表面，这类药物抗体直接和药物反应，复合物能被巨噬细胞 Fc 受体识别并吞噬，一般引起血管外溶血，这类抗体一步法或二步法均能检出；部分药物（如头孢曲松、哌拉西林、非甾类消炎药、奎宁等）能与红细胞以共价或非共价键形式结合，形成一个新抗原，药物抗体能与药物、药物与细胞膜或细胞膜表面新抗原进行反应，一般引起血管内溶血。

3. 药物抗体检测的局限性及质控要求　药物依赖抗体由于药物品种的多样性、药物成分和添加剂的复杂性,以及药物抗体与自身免疫性溶血性贫血在血清学检测结果中的相似性等多种干扰因素的影响下,药物抗体的检测在很多情况下有一定的局限性,导致检测结果不理想。因此在进行具体的药物抗体检测前,有必要先搜索该药物抗体检测的局限性,及如何做好质控,使得到的结果具有临床意义。

(1)药物抗体的局限性包括一些情况:部分药物处理红细胞后造成红细胞非特异性反应;部分药物属于共价结合白蛋白的药物,当药物的稀释液含有白蛋白时,药物浓度达不到实验要求的最低浓度;药物稀释液或药物代谢物的酸碱度不在测试的酸碱度之间;药物抗体之间有交叉反应(部分头孢菌素抗体与青霉素处理红细胞有交叉反应);患者存在意外抗体或自身抗体与反应的红细胞有阳性反应。

(2)药物抗体的质控要求,除阴性对照外,尽可能加入阳性对照(部分药物抗体阳性血清很难获得),若含有阳性对照,其反应强度必须有 2+ 以上的凝集强度;药物抗体过程中还需要加入正常血清(或稀释药物的稀释液)进行平行对照,以防止正常的血型意外抗体或自身抗体引起凝集反应。因此在整个实验体系中必须有:患者血清 + 药物 + 红细胞;患者血清 + 稀释液 + 红细胞;正常血清 + 药物 + 红细胞;正常血清 + 稀释液 + 红细胞;稀释液 + 红细胞;阳性对照 + 药物 + 红细胞等 1 组或 2 组(第二组为酶处理红细胞)实验体系。

当患者服用多种与溶血发生存在时间对应关系的药物时,应该对患者所服用的全部药物进行检测。已有多篇案例报道称,多次应用化疗药物后可产生同时针对多种药物的抗体。此外,一些免疫反应可能由部分药物的代谢物而非药物本身引起。如果临床表现与免疫介导的溶血一致而缺乏实验室依据,检测患者的血清或尿液中的代谢物可能有一定帮助,一些非甾体抗炎药的抗体就需在有其代谢物存在的体系中进行检测。需要依赖药物的代谢过程及半衰期决定收集代谢产物的时机,这些药物的药代动力学信息以及此类药物的检测报告都需一起进行综合考虑。

综上所述,虽然已对不同类别的药物建立了不同的药物检测实验,但是任何一种方法都有不足之处,都不是完美无缺的。另外,检测阈值以及技术人员的操作熟练程度等都对实验结果有一定的影响。目前没有一种方法可以达到 100% 的正确率,任何一种方法都有其局限性,应使用不同方法相互补充。根据不同的检测要求及自身试验条件(如经费、设备、时间、标本量)等选择相应有效的检测方法,并善于灵活应用各种方法,才能得到一个正确的结果。

(二)药物诱导免疫溶血的输血策略

药物诱发的免疫性溶血性贫血首先应立即停用有关药物。严重贫血者进行输血支持治疗。药物性免疫性溶血性贫血的交叉配血一般并无困难,虽多数药物性抗体可致 DAT 阳性,但导致溶血的比例很小。但若有关药物没有停用,或患者血清中药物浓度或药物有关的免疫复合物浓度较高则会影响配血。尽管可能有自身抗体的干扰,但若患者自身红细胞寿命正常,即使有药物性自身抗体,输入的红细胞寿命也不会降低。

药物治疗是临床上治疗疾病的主要手段,但是临床医生一定要注意药物的不良反应和患者的体质特点,要加强病史的采集和病情观察。针对贫血患者,临床医师开输血申请单时,输血科工作人员收到输血申请单时,应关注以下几点:

(1)临床上,针对原因不明的获得性溶血性贫血,如 Coombs 试验阳性,均应考虑 DIIHA 的可能性,一旦发生药物诱导的免疫性溶血,停药为最关键的治疗措施。

(2)输血治疗对本病有一定危险性,如必须输血,以同型洗涤红细胞最为安全。

(3)溶血和贫血比较严重的患者可试用肾上腺皮质激素治疗药物性溶血性贫血。

(4)针对严重药物诱导性溶血性贫血的患者,必要时可作血浆置换,减轻病情。

(5)针对药物诱导性溶血性贫血且伴有急性肾衰竭患者需要输血时,应采用碱化尿液和利尿疗法。

练习题三

一、名词解释
药物诱导的免疫性溶血性贫血

二、简答题
药物诱导抗体形成的机制

三、完成表格里的内容

项目	患者血浆 + 药物致敏处理红细胞	阳性对照液 + 药物致敏处理红细胞	阴性对照液 + 药物致敏处理红细胞	患者血浆 + 药物未致敏处理红细胞	结果解释
结果	+	+	0		存在药物抗体
	+/0	+	0		存在红细胞同种抗体
		+	0	0	不存在药物抗体
	0		+/0	0	试验失败,重新进行

知识小结

1. 药物诱导产生的抗体可导致 DAT 阳性和 / 或引起红细胞免疫性破坏,药物极少导致溶血性贫血,其发生率约为 1/1 000 000,但严重的 DIIHA 导致的血管内溶血可危及患者生命。

2. 现在发现 130 多种药物与 DIIHA 相关。早期以甲基多巴类为主,占 67%,青霉素次之,占 23%。随着甲基多巴类药物的逐步停用,随后引起 DIIHA 的药物报道也以哌拉西林、头孢替坦和头孢曲松居多。

3. 药物诱导抗体形成的机制有四种:半抗原机制(药物吸附型)、免疫复合物机制、自身抗体产生机制、非免疫性蛋白吸附(NIPA)机制。

4. 药物诱导的抗体分为药物依赖性抗体(指这些抗体必须在有药物存在的条件下才可被检出)和非药物依赖性抗体(指这些抗体不需要在体外额外添加药物就可被检出)。

5. 药物依赖性抗体可分为两类:一类能与药物处理过的红细胞反应(如青霉素、某些头孢菌素产生的抗体),另一类在有可溶性药物情况下,可与未包被的红细胞发生反应(如奎宁和头孢曲松产生的抗体)。

6. 药物非依赖性抗体(如甲基多巴和氟达拉滨诱导产生的抗体),即使免疫反应是由药物诱导产生的,在没有药物存在的情况下依然具有血清学活性。

7. 药物依赖性抗体可通过实验室进行检测,但非药物依赖性抗体或 NIPA 引起的 DIIHA 只能通过停用药物与溶血反应发生和缓解之间的关联来进行推测。

8. 临床上,针对原因不明的获得性溶血性贫血,如 Coombs 试验阳性,均应考虑 DIIHA 的可能性,一旦发生药物诱导的免疫性溶血,停药为最关键的治疗措施。

9. 输血治疗对药物性免疫性溶血性贫血有一定危险性,如必须输血,其交叉配血一般并无困难,以同型洗涤红细胞最为安全。

第四节 同种抗体导致免疫性溶血的检测与输血策略

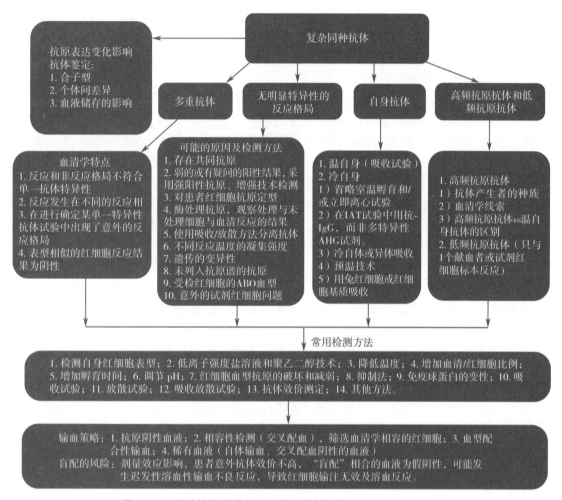

图 9-14 同种抗体导致免疫性溶血的检测与输血策略学习导图

学习目标

1. 掌握抗原表达变化影响抗体鉴定的原因
2. 掌握多重抗体鉴定的血清学特点
3. 掌握常见抗体的血清反应性
4. 掌握抗体鉴定无明显特异性的反应格局时应进行多方面分析并设计下一步试验
5. 掌握自身抗体对抗体鉴定干扰的处理方法
6. 掌握高频抗原抗体及低频抗原抗体的鉴定方法
7. 掌握复杂抗体鉴定常用的试验方法
8. 掌握复杂同种抗体患者的输血策略
9. 掌握盲配带来的风险及解决方法

一、复杂同种抗体的检测与输血策略

通常单一特异性抗体的判定比较容易,但对于存在多种特异性抗体的鉴定就比较困难,在抗体鉴定过程中有很多影响因素导致检测结果不明了,使用排除法无法得出明确的结果,这就需要追加其他试验,如中和抑制试验(破坏 IgM 和 IgG 混合抗体中的 IgM 抗体,然后鉴定 IgG 抗体的特异性)、吸收放散试验、酶处理细胞 - 抗球蛋白试验等,并需增加不同格局谱细胞的数量、采用不同的温度、不同 pH 进行检测,这需要有熟练的技术和丰富的经验。如果仍不能鉴定时,可咨询免疫血液学参比实验室(immunohematology reference laboratory,IRL)。

(一)抗原表达变化影响抗体鉴定

因为各种原因,抗体不总是和所有具有相应抗原的红细胞出现阳性反应,尽管血清中含有此抗体,而技术错误、抗体活性弱和抗原性弱都是常见的原因。按照"排除法",如果血清不与对应抗原阳性的红细胞发生反应,即可排除抗体的存在,这显然是不严谨的,应遵循无论哪种情况,只有在红细胞是强阳性抗原时,出现阴性反应,才能排除其特异性。增强技术(如白蛋白或 LISS 添加液间接抗球蛋白试验、两步酶法)通常可以帮助解决抗原表达变化的问题。

1. 合子型　有些抗体因剂量效应呈现不同的反应强度,剂量效应是指抗体会与表达"双倍剂量"抗原红细胞反应更强(或只与其反应)。因此"剂量效应"现象可能使实际出现阳性反应的谱细胞抗原数量比预期少,导致意外抗体漏检或无法确定其特异性,进而无法选择出与受血者既表型相同又配血相合的血液进行输注。当个体是纯合子基因编码抗原时,就会出现双倍剂量的抗原表达。杂合基因个体红细胞表达较少的抗原,因此与弱抗体反应可表现为弱阳性或阴性。不同类型的同种抗体,抗原抗体反应剂量效应不同。很多 Rh、Duffy、MNS 和 Kidd 系统的抗体会呈现剂量效应。当遇到这种情况时,可考虑采用纯合子筛查鉴定细胞,来确定抗体特异性。

2. 个体间差异　I、P1、Le^a 和 Sd^a 等一些抗原在成人个体间表达强度不同,抗原性不同表现在血清学,与杂合子无关。一些抗原在脐血红细胞上抗原性强弱见表 9-9。

表 9-9　脐血红细胞上的抗原表达情况

抗原性	抗原名称
阴性	Le^a、Le^b、Sd^a、Ch、Rg、AnWj
弱阳性	A、B、H、I、P1、Lu^a、Lu^b、Vel、Yt^a、Bg、McC^a、Yk^a、Sl^a、Cs^a、Hy、Gy、Jo^a、Do^a、Do^b、Fy3
强阳性	LW 系统抗原、i、Le^{ab}(Le^x)

3. 血液储存的影响　血型抗体与储存红细胞的反应可能比新鲜红细胞更弱。一些抗原(如 Fy^a、Fy^b、M、P1、Kn^a、McC^a 和 Bg)在保存时抗原性减弱速度更快;对于 Lewis 血型系统应尽早进行表型分析,避免红细胞在储存过程中 Lewis 抗原脱落造成假阴性,可在抗体鉴定过程中将鉴定细胞用生理盐水洗涤三次后再进行实验操作,避免 Lewis 抗体与脱落于试剂红细胞保存液中的 Lewis 可溶性抗原发生反应造成假阴性。不同个体的红细胞在保存期间抗原性减弱速度也是不同的。因为献血者的红细胞要比商品化的试剂红细胞更新鲜,有些血型抗体与献血者红细胞的反应要强于试剂红细胞。同样地,冷冻保存红细胞液能造成抗原减弱,这会造成错误的抗体鉴定结果。

保存液的 pH 或其他特性也会影响抗原减弱的速度。例如,在低 pH、低离子强度保存液中的 Fy^a 和 Fy^b 抗原更弱。如果保存液不同的话,某些抗体与不同厂家的试剂红细胞呈不同的反应。

检测红细胞血型时,必须考虑标本的新鲜度和类型。来源于已凝固标本的红细胞抗原比来源于枸橼酸抗凝剂如 ACD 或 CPD 的红细胞抗原减弱要更快。保存在抗凝剂中的献血者红细胞,通常在成分血的保存期内会保留抗原性。EDTA 标本保存长达 14 天后仍保留抗原性。然而,当使用商品化定型试剂时,应参考厂家的使用说明。

(二)复杂抗体引起抗体鉴定困难

1. 多重抗体　当受检血清中含有一种以上的同种抗体时,抗体鉴定较为困难,往往与谱细胞抗体鉴定格局不太符合,很难对所做的结果进行特异性分析。这时需要对反应格局谱进行阴性排除法,推断出可能出现的抗体特异性,同时可以利用实验室现有的抗体试剂对患者红细胞表型进行鉴定,辅助排除相应的抗体。基于 Fisher 确切概率法的标准规程中规定每次特异性鉴定需要的抗原阳性/阴性细胞的数量,其允许的最低要求是 P 值 ≤0.05,来进一步分别确定多重抗体特异性。

(1)反应和非反应格局不符合单一抗体特异性:当排除法不能确定一个特异性的反应格局时,应查看反应格局是否符合两个特异性抗体的存在。如果反应格局仍不符合"两种抗体共存"的反应格局,那么需要考虑血清中存在两种以上特异性抗体。受检血清中抗体越多,抗体的鉴定和排除越复杂,但其基本过程一致。

(2)反应发生在不同的反应相:使用试管法时,应分别分析各个反应相的反应性,室温下的反应格局与 IAT 反应格局不同也可鉴定特异性,每个反应相反应强度的不同也有助于特异性的鉴定。表 9-10 提供了许多抗体的反应特征。

表 9-10　常见抗体的血清反应性

抗体名称	抗体类型	反应介质				酶处理	0.2mol/L DTT	相关疾病	
		盐水			AHG			HDFN	HTR
		4℃	22℃	37℃					
抗 M	IgM>IgG	多数	多数		罕见	敏感	抵抗	罕见	罕见
抗 N	IgM>IgG	多数	多数		罕见	敏感	抵抗	无	罕见
抗 S	IgG>IgM		多数		多数	可变	抵抗	有	有
抗 s	IgG>IgM				多数	可变	抵抗	有	有
抗 U	IgG				多数	抵抗	抵抗	有	有
抗 P1	IgM	多数	多数			抵抗	抵抗	无	罕见
抗 D	IgG>IgM		一些	一些	多数	抵抗	抵抗	有	有
抗 C	IgG>IgM		一些	一些	多数	抵抗	抵抗	有	有
抗 E	IgG>IgM		一些	一些	多数	抵抗	抵抗	有	有
抗 c	IgG>IgM		一些	一些	多数	抵抗	抵抗	有	有
抗 e	IgG>IgM		一些	一些	多数	抵抗	抵抗	有	有
抗 Luᵃ	IgM>IgG		多数		多数	抵抗或减弱	可变	无	轻度
抗 Luᵇ	IgG>IgM		一些		多数	抵抗或减弱	可变	无	轻度
抗 K	IgG>IgM		一些		多数	抵抗	敏感	有	有
抗 k	IgG>IgM				多数	抵抗	敏感	有	有
抗 Kpᵃ	IgG				多数	抵抗	敏感	有	有
抗 Kpᵇ	IgG>IgM				多数	抵抗	敏感	有	有
抗 Jsᵃ	IgG>IgM				多数	抵抗	敏感	有	有
抗 Jsᵇ	IgG				多数	抵抗	敏感	有	有
抗 Leᵃ	IgM>IgG	多数	多数	多数	多数	抵抗	抵抗	无	罕见
抗 Leᵇ	IgM>IgG	多数	多数	多数	多数	抵抗	抵抗	无	无

续表

抗体名称	抗体类型	反应介质				酶处理	0.2mol/L DTT	相关疾病	
		盐水			AHG			HDFN	HTR
		4℃	22℃	37℃					
抗 Fy^a	IgG>IgM				多数	敏感	抵抗	有	有
抗 Fy^b	IgG>IgM				多数	敏感	抵抗	有	有
抗 Jk^a	IgG>IgM				多数	抵抗	抵抗	罕见	有
抗 Jk^b	IgG>IgM				多数	抵抗	抵抗	罕见	有
抗 Di^a	IgG				多数	抵抗	抵抗	有	罕见
抗 Di^b	IgG				多数	抵抗	抵抗	有	罕见
抗 Yt^a	IgG				多数	可变	敏感或减弱	无	有
抗 Yt^b	IgG				多数	可变	敏感或减弱	无	无
抗 Xg^a	IgG>IgM		一些		多数	敏感	抵抗	无	无
抗 Sc1	IgG				多数	抵抗	可变	无	无
抗 Sc2	IgG				多数	抵抗	可变	无	无
抗 Do^a	IgG				多数	抵抗	可变	无	无
抗 Do^b	IgG				多数	抵抗	可变	无	无
抗 Co^a	IgG>IgM				多数	抵抗	抵抗	有	有
抗 Co^b	IgG				多数	抵抗	抵抗	有	有

注：AHG. 抗球蛋白试剂；酶处理. 木瓜蛋白酶 / 无花果蛋白酶；DTT. 二硫苏糖醇；HDFN. 胎儿与新生儿溶血病；HTR. 溶血性输血反应；Ig. 免疫球蛋白。

表格空白处代表该抗体在该条件下的反应性不一定。

（3）在进行确定某单一特异性抗体试验中出现了意外的反应格局：如疑似含有抗 e 的血清能够与 e 抗原阴性细胞发生反应，那么有可能存在其他特异性抗体或者疑似抗体并不是抗 e。选择多份 e 抗原阴性的红细胞进行检测，有助于检测其他特异性抗体。

（4）表型相似的红细胞反应结果为阴性：当几乎所有的谱细胞均反应阳性，识别多重抗体最简单的方法是检测表型相似的红细胞。表型相似的红细胞是指与患者红细胞缺乏相同抗原的红细胞。与表型相似的红细胞不发生反应，说明同种抗体仅与共同缺乏的抗原发生反应。因此，选择红细胞可用于鉴定或者排除与患者所缺少的红细胞抗原相对应的抗体（详见本章关于选择红细胞的论述部分）。

2. 无明显特异性的反应格局　合子型（如拷贝数）、抗原表达的差异性或其他因素可能导致某些抗体鉴定结果难以解释。如果血清的反应性非常弱，或应用排除法排除了抗原强度剂量效应和抗原强度变化等所有可能的特异性，此时应进行多方面考虑，使用其他检测方法或步骤，包括：

（1）存在共同抗原：不用排除法，密切观察可能会发现阳性反应红细胞有共同的抗原。例如：如果所有在室温有反应的红细胞均 P1+，但抗 P1 格局并不完全符合（由于 P1 抗原在不同个体红细胞上抗原性有强弱之分，反应结果表现出强弱不等，因此格局不明显），抗体应该是抗 P1，该抗体不与抗原弱表达红细胞反应而已（该红细胞在抗原谱上偶尔被标记为 "+w"）。这个情况下，可以使用增强抗 P1 反应性的方法，如低温的条件下进行试验。

如果所有阳性反应的红细胞都是 Jk(b+)，但不是所有的 Jk(b+) 红细胞都反应阳性，那么阳性反应红细胞可能是具有双倍剂量抗原表达的 Jk(a−b+)。在这种情况下，酶或 PEG 等增强技术可能有助于使所有 Jk(b+)红细胞均反应阳性。对患者的红细胞进行分型,以确定它们是否缺乏相应的抗原,也很有帮助。

若反应结果为强阳性,则使用反应阴性的细胞谱对初次试验中检出的特异性抗体进行排除。对出现强阳性的试剂红细胞进行检测,看是否存在共同抗原。

最后,一些共同抗原的存在可能抑制其他抗原的表达,从而导致弱抗体不被检出;当血清中可疑抗体不与对应抗原阳性的所有试剂红细胞发生反应时,这种抗原表达抑制将造成抗体漏检或假阴性反应。例如,In(Lu)能抑制 Lutheran 抗原、Pl、In^b 和 AnWj 的表达。类似的,Kp^a 能够减弱 Kell 抗原的表达。

(2)如果是弱的或有疑问的阳性结果,选择所考虑的特异性的强阳性抗原表达的红细胞与受检血清反应,并结合增强技术(如 PEG、酶、增加孵育时间、增加血清 / 红细胞比例)确认其反应,或者降低敏感度以避免出现意外反应或者临床意义不大的反应结果。

(3)对患者红细胞抗原定型,该患者自身红细胞上所有的抗原特异性将不会是其血清抗体的特异性。当血清学特异性反应不明显时,可以考虑通过血清学或基因分型的方法来对患者的红细胞进行分型,并在前期试验时排除血清中与患者自身红细胞抗原相对应的特异性抗体。该方法与其他试验手段相结合,使试验集中分析更可能存在的特异性抗体。近期输过血或 DAT 阳性的患者,无法进行表型分析。

(4)使用一些方法使抗原失去活性,如用酶处理红细胞使之成为 Fy^a,Fy^b 和 S 抗原阴性(参见表 9-10)。观察处理过的试剂红细胞与未知血清的反应可以为证实某些可能的抗体特异性提供一些线索。

(5)使用吸收 / 放散方法分离抗体,选择吸收试验、冷 - 酸放散法、甘氨酸 -HCl/EDTA 放散法等方法选择性吸收可以分离未知抗体,而从吸收的红细胞上放散未知抗体也可以浓缩抗体。

(6)在不同温度的试验中,表现出不同的反应格局或不同的反应强度,有助于对抗体特异性的分析。优化抗体反应时间和温度条件,如果 IAT 结果为弱阳性或疑似阳性,采用试管法可能有帮助,在立即离心、室温和 37℃孵育后判读结果(如果这些阶段没有包含在最初的测试中)。这可能使抗体在37℃或更低的温度下作为直接凝集素的最佳反应更加清晰可见。

(7)遗传的变异性:某些抗体的反应格局较为模糊,看不出特异性,如抗 Bg^a、抗 Kn^a、抗 McC^a 抗 Sl^a、抗 Yk^a、抗 Cs^a 和抗 JMH。这些抗体对应的抗原在不同个体的红细胞上表达显著不同。例如,由于红细胞 CR1 拷贝数的变化,Knops 血型抗原的表达在个体间表现出明显的差异。

(8)未列入抗原谱的抗原:标本可能与试剂制造商提供的抗原谱上没有常规列出的抗原发生反应,例如 Do^a、Do^b 和 Yt^b。即使血清检测出现明显的阴性和阳性结果,仍无法识别这些抗体。在这些情况下,阅读细胞谱提供的额外表型或咨询厂家会有帮助。如果只有 1 个细胞意外地发生反应,这种反应很可能是由低频抗原抗体引起的。

(9)受检红细胞的 ABO 血型:标本可能与大多数或全部 O 型试剂红细胞反应,但不会与自身 ABO 血型红细胞反应。这种反应格局最常见于抗 H、抗 IH 或抗 Le^{bH}。O 型和 A$_2$ 型红细胞比 A$_1$ 和 A$_1$B 型红细胞具有更多的 H 抗原,A$_1$ 和 A$_1$B 型红细胞只表达少量 H 抗原。因此,包含抗 H 或抗 IH 的血清与 O 型试剂红细胞会有更强的反应,而如果用 A$_1$ 和 A$_1$B 型红细胞或献血者红细胞交叉配血可能会发生弱反应或无反应。抗 Le^{bH} 能与 O 型、Le(b+)红细胞强反应,但与来自 A$_1$ 和 A$_1$B 型个体的 Le(b+)红细胞弱反应或无反应。

(10)意外的试剂红细胞问题:如果试剂红细胞定型结果错误或 DAT 阳性,将无法解释该红细胞的反应结果,此属罕见情况。如果红细胞来源于商业产品,应该立即告知供应商。

3. 自身抗体

(1)温自身:由于抗体能与几乎所有的测试红细胞反应,因此检测有温反应自身抗体的患者血清具有一定难度。大多数的温反应自身抗体是 IgG,少部分为 IgM。IgM 的温反应自身抗体较为罕见,但往往能引起严重的甚至是致死的自身免疫性溶血性贫血。如果有温反应自身抗体的患者需要输血,非常有必要检测是否存在潜在的有临床意义的同种抗体。固相凝集法和微柱凝胶法通常会增强温反应自身抗体的反应。一些方法如 PEG、酶、LISS 也能增强多数温反应自身抗体的反应。如果血清中含温反应自身抗体时,试验时可尝试不加增强介质。如果不反应,可排除常见的特异性同种抗体,可使用相同的方法进行相容性检测,而无需吸收试验。若反应阳性,那么需要通过吸收试验排除潜在的同种抗体

(2)冷反应自身抗体:冷反应自身抗体在临床上可能是良性的也可能是病理性的。不论哪一种情况,这种能在室温或室温以下和所有红细胞,包括患者红细胞反应的冷反应自身抗体,都有可能引起特殊问题,特别是在高于室温的条件下用 IAT 法进行抗体鉴定时,冷反应自身抗体也呈阳性反应。这使得一些潜在的有临床意义的同种抗体被冷反应自身抗体反应所掩盖,从而难以被识别和鉴定。冷反应自身抗体的检测依赖其检测方法。微柱凝胶试验在只有一种细胞的情况下仍可呈现混合视野。固相试验目的是减少检测工作量。有不同的方法检测存在强冷凝集素的血清。一旦确定存在冷反应自身抗体,大多数情况下的目标是消除干扰的冷反应自身抗体反应活性,以检测潜在的有临床意义的抗体。方法如下:

1)省略室温孵育和/或立即离心试验。

2)在 IAT 试验中用抗 IgG,而非多特异性 AHG 试剂。

3)患者血清或血浆做冷自体或异体吸收以去除自身抗体而保留同种抗体。

4)预温技术,将试剂红细胞和患者血清或血浆分别在 37℃预温后再混合。

5)用兔红细胞或红细胞基质吸收。

上列最后两种避开冷反应自身抗体的方法是有争议的。以上方法的注释和局限性都可以在它们各自的操作步骤和参考文献中找到。在某些情况下,检测的目的不是避开冷反应自身抗体,而是确定其血清学特征(如特异性、温态、效价)。如果患者的临床情况提示为病理性冷反应自身抗体,这可能是需要和有用的。

4. 高频抗原抗体和低频抗原抗体

(1)高频抗原抗体:如果患者血清与所有试剂红细胞在相同的反应相均呈阳性反应,且反应强度相同,自身对照阴性,应考虑是高频抗原抗体。高频抗原对应的抗体可以通过以下方法鉴定:与选定的罕见表型红细胞进行反应;用抗高频抗原血清对患者红细胞进行定型。了解抗体产生者的种族或血统有助于筛选正确的检测方法(表 9-11)。经化学处理和/或酶处理的红细胞(如 DTT 处理或无花果蛋白酶处理的红细胞)可以表现出典型的反应结果,有助于缩小特异性抗体的范围(表 9-12)。检测血型系统中缺乏所有抗原的罕见红细胞[如 K_0,Rh_{null},或 Lu(a–b–)细胞],如果没有反应,可以定位到该血型系统。

如果试验中难以获得某特定高频抗原阴性的红细胞,其低频对偶抗原阳性红细胞可能有助于试验。例如,如果血清中含有能与高频抗原反应的抗 Co^a,由于剂量效应,该抗体与 Co(a+b+)红细胞的反应弱于与 Co(a+b–)红细胞的反应。

高频抗原抗体可能伴随常见抗原的抗体,这使识别常见抗体更加困难。在这种情况下,需要确定患者的常见抗原表型,选择一个表型相似的红细胞(即缺乏与患者红细胞相同的常见抗原的细胞),此细胞与患者血清是不相合的。用此红细胞吸收高频抗原抗体。吸收后的血浆或血清中留下常见抗原的抗体,这些抗体可以通过常规的谱细胞进行鉴定。因为鉴定高频抗原的抗体很复杂,有必要将标本交予参比实验室,具体鉴定流程可以参照本书附录 5。

1)抗体产生者的种族:含有抗 U、抗 McC^a、抗 Sl^a、抗 Js^b、抗 Hy、抗 Jo^a、抗 Tc^a、抗 Cr^a 和抗 At^a 的人群应该考虑是否属于非洲裔,因为这些抗原阴性的表型几乎都是非洲人。具有抗 Kp^b 的个体常常是欧洲人。抗 Di^b 一般在亚洲、南美、印度和美洲原住民族的个体中发现。某些高频抗原阴性者,在特定人群中相对较可能出现:可优先列入测试考虑(表 9-11)。

表 9-11　高频抗原阴性常见的人群

编号	人群	阴性的抗原
1	白种人	Kp^b、Co^a、Yt^a、Lu^b
2	黑种人	Hro、Hr、U、Fy5、Js^b、Hy、At^a、hr^B、hr^s
3	日本人	Di^b、Jr^a
4	蒙古国人 / 墨西哥人	Di^b
5	波利尼西亚人 / 菲律宾人	Jk3
6	瑞典人	$PP1P^k$
7	美拉尼西亚人	Ge
8	犹太人 / 阿拉伯人 / 鲁德兹人	Yt^a

表 9-12　化学药物及酶对红细胞的影响

无花果蛋白酶 / 木瓜蛋白酶	0.2mol/L DTT	可能反应的抗原
阴性	强	M、N、S、s；Xg^a；Fy^a、Fy^b；Ch/Rg
强	阴性	Kell；LW；Scianna
强	强	A、B、H、P1；Lewis；Kidd；Fy3；Diego；Co；Ge3；Ok^a；I、i；P；LKE；At^a；Cs^a；Er^a；Jr^a；Lan；Sd^a；PEL；MAM；
强	弱	Lutheran；AnWj 等

2）血清学线索：了解高频抗原的特定抗体的血清学特征可能有助于鉴定。①室温反应性抗体：抗 H、抗 I、抗 IH、抗 P、抗 P1、抗 $PP1P^k$（抗 Tj^a）、抗 En^a 和部分抗 LW、抗 Ge、抗 Sd^a 或抗 Vel。②用新鲜血清检测能引起试剂红细胞溶血的抗体：抗 Vel、抗 P、抗 $PP1P^k$、抗 Jk3 和一些抗 H 和抗 I。必须用血清代替血浆才能观察到红细胞溶血。③与酶处理试剂细胞反应性降低或消失：抗 Ch、抗 Rg、抗 En^a、抗 In^b、抗 JMH、抗 Ge2 和一些抗 Yt^a。④在 IAT 试验中出现弱的模糊格局：抗 kn^a、抗 McC^a、抗 Yk^a 和抗 Cs^a 有关。Knops 系统抗原在保存过程中不稳定：抗体可能与献血者红细胞和更新鲜的试剂红细胞反应更强。⑤补体结合的自身抗体，如抗 I 和抗 IH，或同种抗体，如抗 $PP1P^k$ 和抗 Vel，使用多特异性的 AHG 试剂可能反应结果更强。

3）高频抗原抗体 *v.s.* 温反应自身抗体：当患者由于输血产生高频抗原的相应抗体时，患者输血后红细胞有可能是 DAT 阳性，血清 / 血浆和放散液有可能与所有试剂红细胞发生反应。因为该反应模式与很多温反应自身抗体相同，这两种情况很难区分。若输血后 DAT 试验的反应强度明显弱于血清 / 血浆试验或者输血后产生的高频抗原抗体会出现 DAT 混合凝集外观，则更可能是高频抗原的同种抗体，而不是温反应自身抗体。在实践中，弱凝集与混合凝集很难区分。如果不能获取输血前标本，应使用毛细管超速分离法分离自身细胞用于检测或确定 DNA 基因型是很有帮助的。对自身红细胞进行 DAT 检测、用 DAT 阴性自身红细胞检测输血后的血清都有助于区分同种抗体和自身抗体。如果输血后血浆与 DAT 阴性自身红细胞不发生反应，抗体为同种抗体；如果输血后血浆与 DAT 阴性自身红细胞发生反应，抗体为自身抗体。

（2）低频抗原抗体：如果血浆标本只与 1 个献血者或试剂红细胞标本反应，且已排除同种抗体，那么应该考虑低频抗原抗体。鉴别该抗体方法可以是用表达低频抗原的谱细胞与该血清反应，也可以是用已知的低频抗原抗体去检测能与该血清标本发生反应的红细胞。不幸的是，单一血清经常含有多种特异性的低频抗原抗体。从定义上看，低频抗原是罕见的，但识别低频抗原的抗体并不少见。许多低频抗原对应的抗体仅在低于 37℃ 时发生反应，因此还不能确定其临床意义。低频抗原抗体的鉴定需在参比实验室进行。一些 IRL 并不要求对其进行鉴定，因为这些抗体许多都没有显著的临床意义,且较容易找到相合的血液。

如果怀疑是低频抗原抗体,且常见同种抗体均已排除,进行鉴定试验后不应延迟输血。由于可用于检测献血者红细胞低频抗原的抗血清较少,往往通过交叉配血来避免输注抗原阳性红细胞。当血清只能与1个献血者红细胞或试剂红细胞反应,最有可能的原因是存在一种针对低频抗原的抗体;其他的解释可能是红细胞ABO不相容、DAT阳性或多凝集红细胞。

(三) 复杂抗体的检测

解决复杂的抗体问题时,第一步是做自身对照,如果所使用的检测方法不做自身对照,也可通过DAT的结果来决定进一步的检测手段。图9-15显示了自身对照阴性时抗体鉴定的程序,图9-16显示了自身对照阳性时抗体鉴定的程序。

常用的试验方法   下列一些方法在很多实验室常规应用于抗体鉴定,另一些应用在鉴定复杂抗体时的各种特殊情况。要清楚没有一种理想的单一方法适用于所有标本,能检出所有的抗体。当常规方法不能确定特异性,或怀疑抗体的存在但不能得到证实时,使用其他增强技术或程序可能会有所帮助。包括酶处理红细胞、低温检测或各种增强介质检测技术,需要设立自身对照以保证结果解释的合理性。

(1)检测自身红细胞表型:如果患者在近3个月内输过血,表型会比较难判断。如果有输血前的标本,需用此标本检测其真正的表型。如果没有输血前的标本,可将患者新生成的红细胞从输血后红细胞中分离,再进行定型。分离方法为毛细管超速离心法,是基于新生红细胞与陈旧红细胞密度不同的原理。离心法最好使用最近1次输血3天后的标本,给新的红细胞生成提供时间。取样后应尽早分离,如果标本放置太久(>24h)或患者不产生新鲜红细胞(如再生障碍性贫血患者)或患者存在镰状细胞性贫血,则此法不适用。

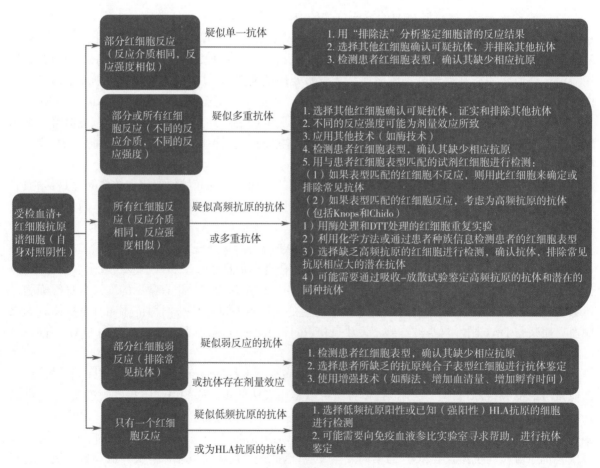

图9-15   自身对照阴性的抗体鉴定

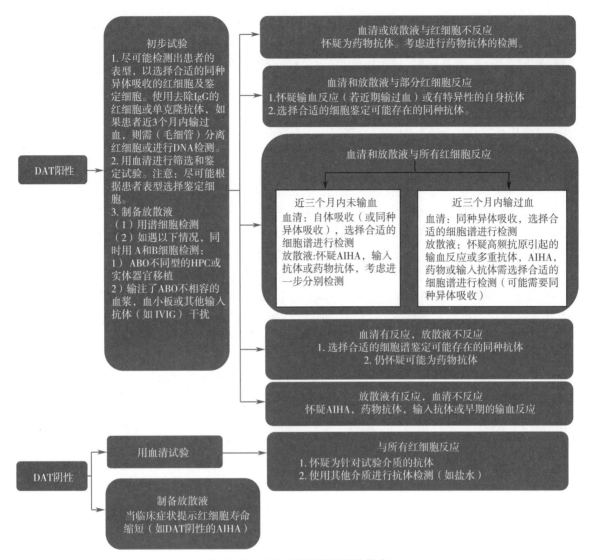

图 9-16　自身对照阳性的抗体鉴定

　　镰状细胞密度很高,因此镰状细胞性贫血的患者不适用于离心法分离自身红细胞与输入的献血者红细胞。但可用低渗盐水洗涤法进行镰状细胞的分离。含血红蛋白 SS 的镰状细胞在低渗盐水中不溶血,而含血红蛋白 AA 的献血者红细胞溶血。

　　由于患者红细胞表面包被免疫球蛋白,冷抗体和温抗体也会干扰定型。如果红细胞上包被有 IgM 自身抗体,可用 37℃温盐水洗涤去除自身抗体。如果冷反应自身抗体非常强,可用 0.01mol/L 二硫苏糖醇(dithiothreitol,DTT)破坏引起自身凝集的 IgM 分子。如果红细胞上包被有 IgG 的自身抗体,在去除此 IgG 抗体之前,无法使用间接抗球蛋白试验(IAT)去鉴定表型(如 Fy^a、Fy^b)。但是工作中经常会使用直接凝集的抗血清,如 IgM 单克隆试剂来检测被抗体致敏的红细胞。除少数情况外,许多 DAT 阳性的红细胞使用直接凝集的单克隆试剂检测,测得的表型结果通常是有效的。去除 IgG 抗体的常见方法,有微热放散、二磷酸氯喹放散和甘氨酸 /EDTA 放散。

　　(2)低离子强度盐溶液和聚乙二醇技术:LISS 和 PEG 技术可增强反应性和减少孵育时间。LISS 通常可用于试管法配制红细胞悬液或应用于微柱凝胶法或作为试管 / 固相法试验中的介质。商品化的 LISS 和 PEG 可能含额外的增强介质。试验时应严格按试剂说明书要求加入血清和 LISS 液,确保合适的比例。LISS 和 PEG 也可增强自身抗体,因此,当同种抗体合并有自身抗体时,情况更为复杂。

　　(3)降低温度:某些抗体(如抗 M、抗 N、抗 P1、抗 Le^a、抗 Le^b 和抗 A1)在室温和更低的温度时反应较强,其特异性可能只在 22℃以下才被检测到。低温反应的自身对照尤为重要,因为许多血清中含抗 I 或其他冷反应自身抗体。

(4)增加血清/红细胞比例:增加血清量后再与标准体积的红细胞反应可增强低浓度抗体的反应性。方法之一是,4 体积(滴)血清加 1 体积(滴)2%~5% 的红细胞悬液,37℃孵育 60min,期间应定时振摇混匀,促进抗原抗体的接触。在抗球蛋白试验中,洗涤红细胞前应将血浆去除干净,否则 3~4 次洗涤并不能充分地去除未结合的免疫球蛋白。但并不提倡增加洗涤次数,因为这可能使已结合的抗体解离。提高血清/红细胞比例并不适用于需要血清和添加剂的比例适当的试验中,如使用 LISS 或商品化 PEG(可能含 LISS)等方法。

(5)增加孵育时间:对于一些抗体来说,常规的孵育时间(增强介质是 10~15min,无增强介质需30min)可能不足以使抗体充分反应,特别是在盐水或白蛋白介质中反应时,反应呈阴性或弱反应。增加反应时间至 30~60min,结果会更清晰。使用 LISS 和 PEG 时禁止延长孵育时间,因为超过其推荐时间会使反应减弱或消失。因此,一定要严格按照厂商说明书进行实验操作。

(6)调节 pH:改变反应体系的 pH 能改变某些抗体反应性,一些被增强,而另一些被减低。

反应体系的 pH 降低至 6.5 时,抗 M 反应增强。抗体鉴定时如果只有 M+N- 细胞反应,疑似存在抗 M,将血清酸化后可看到明确的抗 M 反应格局(例如与 M+N+ 细胞也反应)。1 体积 0.1mol/L HCl加至 9 体积的血清中,可使 pH 降低至 6.5 左右。酸化血清法需用已知 M 抗原阴性的细胞进行质量控制以排除非特异性凝集。

低 pH 会明显降低其他抗体的反应性。如果将 pH<6.0 的盐水用于制备红细胞悬液或 IAT 法的洗涤步骤,Rh、Duffy、Kidd 和 MNS 血型系统的抗体的反应结果将呈阴性。磷酸盐缓冲液可用于控制pH,增强低 pH 时弱反应的反应强度。

(7)红细胞血型抗原的破坏和减弱:细胞上的某些血型抗原经过酶或化学处理后,会被破坏或减弱(表 9-12)。"修饰红细胞"即处理过的红细胞可用于检测是否存在可疑抗体以及鉴定意外抗体。如果标本中含有针对高频抗原的抗体,那么修饰红细胞就特别有用,因为抗原阴性的红细胞非常稀少。

1)复杂抗体鉴定时:应用最多的酶是无花果蛋白酶和木瓜蛋白酶。酶可破坏或减弱某些抗原,如 M、N、S、Fy^a、Fy^b、JMH、Ge、Ch、Rg 和 Xg^a(表 9-12),使抗原相应的抗体不与酶处理后的细胞反应。相反,无花果蛋白酶处理和木瓜蛋白酶处理的红细胞与其他抗体反应增强(如 Rh、P1PK、I、Kidd 和 Lewis 系统的抗体)。因此,酶处理技术可用于分离混合抗体。例如,标本含抗 Fy^a 和抗 Jk^a,试验时会与许多谱细胞起反应。但若使用酶处理谱细胞,可增强抗 Jk^a 的反应,破坏抗 Fy^a 的反应。

一些高级的 IRL 还会应用胰蛋白酶、胰凝乳蛋白酶和链霉蛋白酶等。根据所使用不同的酶和方法,其他抗原也可能被改变或破坏。能被某种酶破坏的抗原并不一定被其他酶所破坏。胰蛋白酶用于去除红细胞上的 CD38,从而避免了抗 CD38 免疫治疗的干扰。只与酶处理细胞反应的抗体通常在常规的抗体筛查和交叉配血试验中没有反应,或是呈弱阳性反应。绝大多数有唯酶抗体的患者输血后无不良反应,说明多数是无临床意义的抗体,仅少数唯酶抗体有血型特异性,有文献报道个别患者在输血后发生急性溶血反应,常规溶血性输血反应调查结果为阴性,但在酶介质下检测确认为有临床意义的唯酶抗体——抗 C,抗 e 抗体的案例。

2)巯基试剂:如 2- 巯基乙醇(2-mercaptoethanol,2-ME)或 DTT 裂解维持某些血型抗原构象的二硫键可以用来减弱或破坏 Kell 血型系统的抗原和其他抗原,DTT 也能破坏红细胞上的 CD38,通常用于减少抗 CD38 免疫治疗对血清学试验的干扰。ZZAP 试剂,包含蛋白水解酶和 DTT,可以使对 DTT敏感的抗原蛋白变性(比如所有 Kell 血型系统抗原),同样也可以使对水解酶敏感的抗原变性。经甘氨酸 -HCl/EDTA 处理的红细胞,Bg、Kell 血型系统和 Er^a 抗原被破坏。磷酸氯喹可以减弱 HLA-I 类抗原(Bg 抗原)的表达,也可以减弱其他抗原,包括 Rh 抗原的表达。

(8)抑制法:某些血型抗原以可溶性的形式存在于体液中,如唾液、尿液和血浆中。这些物质也存在于自然界其他来源中。可溶性物质可用于抑制相应抗体的反应性,这些抗体可掩盖非中和的抗体的存在。如果疑似存在某种抗体,应用可溶性物质抑制抗体的反应性能帮助鉴定抗体。例如,怀疑存在抗 P1,但凝集反应格局不明确,在加入可溶性 P1 物质后反应消失,可证明抗 P1 的特异性。抑制试验需做盐水的平行对照,如果抑制试验为阴性且加等量体积的盐水和可溶性物质的稀释对照为阳性时,可证明结果真实可靠。常见的可溶性抗原见表 9-13。

表 9-13　常见的可溶性抗原

抗原名称	表型阳性人 / 动物
A、B、H、Le^a、Le^b	唾液、血清 / 血浆
I	母乳、血清 / 血浆(少量)
Sd^a	尿液
Ch、Rg	血清 / 血浆
Cromer	尿液、血清 / 血浆(少量)
In^b、Knops	血清 / 血浆(少量)
P1	鸽蛋清、包虫囊液、蚯蚓
Sd^a	天竺鼠尿

(9)免疫球蛋白的变性:巯基试剂,如 DTT 和 2-ME,能够使 IgM 五聚体中联结单体亚单位的二硫键断开。完整的 19S IgM 分子被切为 7S 的亚单位,并丧失血清学活性。7S 单体的链内二硫键相对稳定,不受巯基试剂影响。

使用巯基试剂使免疫球蛋白变性的应用包括:

1)确定抗体的免疫球蛋白类别。在孕妇的标本中检查到 IgG 抗体,提示有 HDFN 的风险。

2)在 IgM 和 IgG 混合的抗体中,鉴定其特异性,特别是 IgM 发生的凝集遮盖了 IgG 抗体的存在。

3)确定特异性抗体中的 IgM 和 IgG 组分的相对含量(如抗 A 或抗 B)。

4)使 IgM 引起的红细胞凝集消散(如由强反应性的冷自身抗体引起的红细胞自凝)。

5)应用 DTT 和蛋白酶混合试剂(ZZAP 试剂)将 IgG 抗体从红细胞上去除。

(10)吸收试验:抗体能被含有相应抗原的红细胞吸收而从血清中分离出来。抗体和细胞膜上抗原结合后,分离血清和细胞,特异性抗体仍留在红细胞上。此时,可以通过放散试验收集该结合的抗体,也可检测吸收后血清中的剩余抗体。

吸收试验可用于下列情况(见本教程附录 6):

1)分离单一血清中的多种抗体。

2)去除自身抗体活性,检测与自身抗体同时存在的同种抗体。

3)去除血清中不必要的抗体(常为抗 A 和 / 或抗 B),保留血清中可作为试剂使用的其他抗体。

4)通过待检红细胞去除已知抗体特异性血清中的相应抗体的能力,从而确定红细胞上存在某种特异性抗原。

5)由某种抗体只能被特定血型表型红细胞吸收的特性来确定该抗体的特异性。

不同情况下,吸收试验有不同目的。没有一种试验方法能够满足所有目的。常用的血清与细胞比例是一体积血清对一相等体积洗涤过的压积红细胞。为增加抗体吸收,可以使用较大量红细胞以增加抗原的比例。孵育温度应当是该抗体反应时的最适温度。用蛋白酶预先处理红细胞可以增加某些抗体的吸收,并减少完全去除抗体所需的吸收次数。但是有些抗原被蛋白酶破坏,这些相应的抗体不能被酶处理过的红细胞所清除。为了确保吸收完全(即没有不吸收的抗体残留),有必要使用未参与抗体吸收的红细胞检测已被吸收的血清,如果仍存在反应,需用同一人的新鲜压积红细胞继续吸收,注意每一次吸收都增加血清稀释及减弱未吸收的抗体的活性。吸收试验使用大量的红细胞,小孔径试管的红细胞通常量不足。

将混合抗体分离时,选择适当表型的红细胞极其重要。如果预先鉴定 1 个或多个抗体,表达相应抗原的红细胞可以用于去除被吸收血清中已知的抗体,同时留下未知的抗体。例如,如果某个人的表型是 K+k–,Fy(a–b+),并且产生了抗 k,那么就要用 K–k+,Fy(a–b+)表型的红细胞试剂吸收除去抗 k,然后被吸收后的血清可以使用普通的 K–k+,Fy(a+b–)红细胞检测是否存在抗 Fyᵃ。

(11)放散试验:放散试验是将致敏红细胞上结合的抗体释放出来。结合的抗体可因诸多因素而解离,如抗原抗体的热动力学变化;抗原抗体结合力被中和或产生相反的力;抗原抗体结合位点结构的破坏。放散试验的目的是获得可用的抗体。

实验室通常有多种放散试验的方法,没有一种方法适用于所有情况。热放散或冻融放散最常应用于 ABO 血型不相容所致的 HDFN 的研究,很少用于其他抗体的检测。使用酸或有机溶剂的方法放散温反应自身和同种抗体。商品化试剂也可用于放散试验。

放散试验主要用于以下情况(见本教程附录 6):

1)DAT 阳性的研究。

2)浓缩和纯化抗体,检测弱表达的抗原,鉴定混合多种抗体的特异性。这些试验要结合上述的吸收试验同时进行。

3)制备无抗体结合的红细胞,用于定型试验和自身吸收试验。

影响放散试验成功的技术因素:

1)洗涤不完全。致敏红细胞在放散前必须经彻底洗涤,防止未结合抗体混入放散液。最常用做法是用盐水洗涤 6 次,但如果上清中含有高效价抗体,可能需要更多次洗涤(注意以下 3 项内容)。为确定洗涤过程的有效性,应保留最后 1 次洗涤的上清,检测其抗体活性为阴性。

2)蛋白质结合到试管玻璃表面。如果放散试验与“红细胞吸收(致敏)和洗涤”使用同一试管,那么致敏时非特异性结合到试管表面的抗体在放散试验时离散到放散液中。如果患者 DAT 阳性,血清中有游离抗体,试验中应用全血标本时,也可能发生类似结合现象。为了避免该类污染,洗涤后的红细胞在放散前应该被转移到另一洁净的试管中。

3)放散前抗体从红细胞解离。IgM 类抗体,如抗 A、抗 M 或低亲和力 IgG,在洗涤过程中,会自发地从红细胞上解离下来。为避免这类抗体损失,可以应用冷盐水(4℃)或厂家生产的洗涤液来洗涤红细胞。

4)错误的操作技术。如未完全去除有机溶剂和没有纠正放散液的渗透压和 pH,导致加入放散液中用于检测的红细胞出现溶血或具有“黏性”,从而影响结果判读。认真仔细地操作和严格遵照试验程序能避免该类问题。

5)放散液中抗体具有不稳定性。稀释的蛋白质溶液,例如盐水放散液中的抗体是不稳定的。应该尽早地检测放散液中的抗体,也可以加入牛血清白蛋白至放散液中,使最终牛血清白蛋白浓度为 6%(W/V),可冷冻保存放散液。也可以直接用无抗体血清、6%(W/V)白蛋白液或类似的蛋白质介质代替盐水进行抗体放散。如果使用商品放散液,请根据生产厂商的使用说明进行制备和保存。

(12)吸收放散试验(见本教程附录 6):吸收放散试验结合可用于从单一血清分离混合抗体、检测红细胞上弱表达抗原或帮助鉴定弱反应抗体。操作过程是,首先将血清与选择的红细胞孵育,然后从吸收的红细胞上放散抗体。

当选择的吸收红细胞用于从混合抗体中分离抗体时,应该特别注意,红细胞应该只表达单一抗原,该抗原对应混合抗体中的某种抗体,那么此细胞的放散液也只包含这种抗体。放散液和吸收血清可以做进一步试验。常使用未处理过的红细胞用于吸收。

(13)抗体效价测定:一般情况下,用选择的红细胞检测倍比稀释的血浆来确定抗体的效价。肉眼观察产生凝集的最高稀释度,其倒数即为效价。抗体效价测定的价值在于,说明标本血清中存在相应数量抗体,或是在红细胞上表达相应抗原的强度。抗体效价的测定在抗体鉴定中的应用:

1) 抗体鉴定：有些抗体几乎能与所有的试剂红细胞结合，在抗体效价测定中表现为，与不同红细胞表现出不同的反应强度。例如，自身抗 I 可以与成人和脐血红细胞均起反应，然而抗体效价测定表明与成人 I+ 细胞反应的效价比与脐血 I+^{w} 红细胞反应的效价更高。大多数抗体的反应活性，倍比稀释后逐渐减弱（即 2+ 的凝集强度在下一个滴度时变成 1+），弱抗体（<1+）稀释后会失去反应活性。然而，有些抗体稀释时，效价 1~2 048 一直保持弱反应性，这样的抗体包括抗 Ch、抗 Rg、抗 Cs^a、抗 Yk^a、抗 Kn^a、抗 McC^a 和抗 JMH。当弱反应出现在 IAT，抗体效价测定可以确定抗体的反应性是否与该血型系统抗体的反应性相符；但是并非所有抗体都表现为高效价、低亲和力。因此，血清学特性可能表明某些抗体特异性，但即使血清学试验中未表现出相应的抗体特异性，也不能排除该抗体具有此特异性。上述抗体并没有如预期，导致红细胞寿命缩短，但也有一些具有类似血清学特性的抗体（如，抗 Lu^b、抗 Hy、和抗 Yt^a）会缩短红细胞寿命。抗 CD38 可呈现高效价的反应活性，并通常不与 Lu（a−b−）细胞反应。如果患者接受抗 CD38 治疗但不告知实验室检测人员，可能会得出血液标本中含有高频 Lutheran 系统抗原的结论。

2) 分离混合抗体：抗体效价测定结果可以说明某种抗体相比另一种抗体在更高的稀释度有反应。那么在与红细胞反应前稀释血清，可能去除了低效价抗体的反应性，而只保留高效价抗体的反应性。例如，如果血清包含抗 c 和抗 Jk^a，两种抗体分别在效价 2 和效价 16 有反应，那么将血清稀释到效价 8 时，抗 c 将无反应性。

(14) 其他方法：除了传统的试管法、凝胶法、固相技术，还有其他方法用于鉴定抗体。毛细管、微孔反应板、酶联免疫试验特别适用于检测小剂量的血清或试剂。实验室中还有其他方法使用专门的设备进行检测。包括放射免疫检测法、荧光免疫检测法、流式细胞术和免疫印迹技术。

(四) 复杂同种抗体的输血策略

1. 抗原阴性血液　任何时候，对于输注给含有潜在临床意义抗体的患者的血液均需进行检测，以确保相应的抗原阴性。即使检测不到抗体时，输注的红细胞也都不应含有相应的抗原，以防止引起继发免疫反应。输血科应该保留所有曾检出有临床意义抗体的患者的医疗记录，针对这些曾检出临床意义抗体的血清应该行 IAT 交叉配血程序。只有在临床紧急情况下，在医生指导下，才可不遵从此原则。

在鉴定抗原阴性血液时需要较高效价的抗体，通常这些抗体来源于商品化的抗血清，但为了节省费用和稀有血清，第一次检测可以用患者血清来行相容性检测，然后再用商品化试剂进行确认。如果抗体是罕见的，或者无法获得商品化的抗血清，可以用库存的致敏患者血液标本来筛选可用于输血的血液。如果使用患者血清作为检测试剂，则必须明确其所含的抗体，并经储存后仍确保具有活性。检测的同时必须有合适的阴性或弱阳性对照（如杂合子献血者的标本）。FDA 关于人源性试剂替代商品化试剂的使用规范如下：

1) 抗 K、抗 k、抗 Jk^a、抗 Fy^a、抗 C^w：1∶8 稀释，至少产生 1+ 凝集。

2) 抗 S、抗 s、抗 P1、抗 M、抗 I、抗 c（生理盐水）、抗 e（生理盐水）、抗 Al：1∶4 稀释，至少产生 1+ 凝集。

3) 其他特异性抗体：不稀释，至少产生 2+ 凝集。

在对有临床意义抗体的患者选择血液进行交叉配血时，一些血清学专家建议采用两个不同来源的抗体进行献血者红细胞定型，但也有一些专家认为此步骤非必要，尤其是试剂效价高且 AHG 交叉配血试验可进行的情况下。同一厂家的不同批号的抗体或者不同厂家的试剂可以由同一"来源"制备。

当鉴定献血者血液是否含有目标抗原时，如条件允许，应该采用许可的（商品化）试剂。如没有许可的（商品化）试剂，应用合适的文字标记（例：使用非许可试剂检测，XX 抗原阴性）。除 ABO 和 RhD 血型外，医院无需对标注在血袋上的次要血型进行验证。但如果次要血型仅列于血液清单或者没有粘贴于血袋上，则医院需要进行验证以确保能用于临床。

2. 相容性检测(交叉配血)　对于某些抗原,可能并非必须鉴定献血者血型抗原,只需要用患者血清来筛选血清学相容的红细胞即可。尤其是针对低于37℃才反应的抗体,如抗 M、抗 N、抗 P1、抗 Le^a、抗 Le^b 和抗 A1,输注抗原阳性的红细胞,一般也不引起继发免疫应答。

3. 血型配合性输血　对检测不到抗体的患者提供表型相合、抗原阴性的红细胞进行输注是最理想的状态。当 1 个患者为 R1R1 表型,产生抗 E,一些血清学专家建议使用 E、c 抗原阴性的献血者红细胞。此建议是基于以下假设,刺激抗 E 产生的抗原也会刺激抗 c 或抗 cE 的产生,只是常规方法未检测到抗 c 或抗 cE。类似地,对于 R2R2 且有抗 C 的患者,需要考虑使用 e 抗原阴性的献血者血液。

当患者具有较强的温反应自身抗体或正在接受单克隆抗体治疗,且常规检测不能确定是否相合时,应谨慎选择有临床意义的与患者表型匹配的红细胞成分血。这也适用于抗体尚未被明确证明但观察到输血细胞存活率下降的情况。

对于需要长期输血的镰状细胞贫血和地中海贫血的患者,与特定抗原,特别是 Rh 系统抗原(一般是 C 和 E 抗原)和 Kidd 抗原同型,已成为预防或减轻同种异体免疫的常用方法。但血型相容性输血不能避免新的同种抗体的产生。

4. 稀有血液供应　稀有血液包括高频抗原阴性(<1:1 000U)的或多种常规抗原组合呈阴性(<1:100U)。如果临床情况允许,稀有血型患者应该优先考虑自体输血。

(1)高频率抗原抗体:直接选择交叉配血阴性的血液输注。如果该抗原在当地人群十分常见,可以从患者血缘关系的家属中或者特定人种中进行筛选。家庭成员也是稀有血型献血者的另 1 个潜在来源。缺乏高频抗原通常伴随稀有隐性血型基因的遗传,父母往往携带杂合基因。相同父母的子女有 1/4 的概率遗传到同样的 2 个隐性基因,因此兄弟姐妹获得相同血型的概率比其他人更高。在大多数情况下,患者的父母、子女、一半的兄弟姐妹仅表达 1 个稀有基因。如果必须要输血且只能输注不相容血,相对于随机献血者,优先使用上述携带杂合基因的献血者血液。由多种抗体或某一针对高频抗原抗体所引起的婴儿 HDFN,其母亲能作为婴儿的献血者(前提是 ABO 血型相合)。

(2)当患者仅含有 1 种抗体,找到相合的血液并不那么困难,但是合并多种抗体则需要筛选大量的血液以找到相合的血液。存在多种抗体时,确定相容献血者的频率是很有帮助的。计算这种存在概率,必须将同血型的献血者的概率乘以每个抗原阴性的献血者的概率。

5. 低频率抗原抗体　如果有抗血清试剂,可以确认交叉配血阴性的献血者的红细胞抗原。如果没有抗血清,直接选择交叉配血阴性的血液输注。

二、盲配的风险

采用"盲配"方法,即随机选择献血者进行配血,根据配血阴性结果选择血液输注。但受剂量效应影响,患者意外抗体效价不高,献血者抗原阳性细胞株数较少时,剂量效应可能对杂合子抗原献血者出现配血假相合,此时"盲配"相合的血液为假阴性概率较大。

抗体效价与剂量效应的漏检率存在负相关,随着抗体效价降低,剂量效应导致杂合子抗原漏检率越高。亲和力高的抗体与纯、杂合子抗原结合能力差异不大,亲和力低的抗体反之。当血清中高亲和力抗体数量较少时,可以出现效价不高,但仍可与纯、杂合子抗原细胞凝集的现象。低效价、低亲和力抗体的剂量效应对输血安全的影响更大。

输注不相合血液后可能发生迟发性溶血性输血不良反应,导致红细胞输注无效及溶血反应。为避免剂量效应导致配血假相合带来的危害,建议:

1. 进行抗体及相应抗原的鉴定,建立更完善的输血相容性检测流程,即意外抗体筛查阳性,应进行抗体鉴定后使用相应抗血清筛查献血者抗原,选择抗原阴性的血液进行交叉配血并输注。

2. 抗体筛查时,如凝集强度 ≤2+,建议根据抗体特异性使用敏感的检测方法,如 PEG 加强、盐酸酸化等方法对盲配阴性的结果进行复查,可有效降低漏检率。使用 PEG 加强方法配血时,应设置阴性对照。需注意患者 DAT 阳性,存在弱自身抗体时,PEG 方法加强后可能配血结果阳性,须判断是自身抗体还是同种抗体引起。

3. 有条件的医院建立抗体筛查阳性患者的血清学档案,记录患者意外抗体种类。在征得患者知情同意下,医院间共享信息。减少因抗体随时间衰减至检测阈值之下或盲配带来的风险。

可见,抗体筛查阳性时,盲配不能有效避免抗体效价低时剂量效应带来的漏检,应采用更合理的输血相容性检测流程来为患者选择安全有效的血液成分进行输注,确保输血安全。

练习题四

一、名词解释
剂量效应

二、简答题
1. 室温期(22℃)和37℃反应后可直接测得的抗体分别有哪些?
2. 哪些抗体在新鲜血清中会裂解试剂红细胞?
3. 请简要描述盲配的风险。

知识小结

1. Rh、Duffy、MNS 和 Kidd 系统的抗体可因剂量效应呈现不同的反应强度,当遇到这种情况时,可考虑采用纯合子筛查、鉴定细胞,来确定抗体特异性。

2. I、P1、Le^a 和 Sd^a 等一些抗原在成人个体间表达强度不同。

3. 一些抗原(如 Fy^a,Fy^b,M,P1,Kn^a,McC^a 和 Bg)在血液储存过程抗原性减弱,与血型抗体反应弱或阴性,导致抗体鉴定困难。

4. Le^a、Le^b、Sd^a、Ch、Rg、AnWj 抗原在脐血红细胞上不表达,强表达的有 LW 系统抗原、i、Le^{ab}(Le^x)抗原。

5. 与酶处理红细胞缺乏反应性:抗 Ch、-Rg、-En^a、-In^b、-JMH、-Ge2 和抗 Yt^a。

6. 含多种抗体常见的血清反应特点:①反应和非反应格局不符合单一抗体特异性;②反应性发生在不同的反应相;③确定某一单一特异性抗体试验中出现意外反应格局;④表型相似的红细胞反应结果为阴性。

7. 抗体鉴定无明显特异性的反应格局可考虑:①替代检测方法;②优化抗体反应时间和温度条件;③排除潜在表型;④存在共同抗原;⑤遗传的变异性;⑥未列入抗原谱的抗原;⑦受检红细胞的 ABO 血型;⑧意外的红细胞试剂问题等。

8. 含有自身抗体时需要通过自身抗体的特性选择预温技术和/或吸收试验等方法排除潜在的同种抗体。

9. 患者血清与所有试剂红细胞在相同的反应相均呈阳性反应,且反应强度相同,自身对照阴性,应考虑是高频抗原抗体。

10. 某些高频抗原阴性者,在特定人群中相对较可能出现,含有抗 U、抗 McC^a、抗 Sl^a、抗 Js^b、抗 Hy、抗 Jo^a、抗 Tc^a、抗 Cr^a 和抗 At^a 的人群应该考虑是否属于非洲裔。

11. 如果血浆标本只与 1 个献血者或试剂红细胞反应,且已排除常见同种抗体,那么应该考虑低频抗原抗体。

12. 解决复杂的抗体问题时,第一步是做自身对照,如果所使用的检测方法不做自身对照,也可通过 DAT 的结果来决定进一步的检测手段。

13. 复杂抗体输血策略:①抗原阴性血液;②相容性检测(交叉配血),筛选血清学相容的红细胞;

③血型配合性输血；④稀有血液（自体输血、交叉配血阴性的血液）。

14. 盲配的风险：剂量效应影响，患者意外抗体效价不高，"盲配"相合的血液为假阴性，可能发生迟发性血清学反应与迟发性溶血输血反应，导致红细胞输注无效及溶血反应。

参 考 文 献

1. Meulenbroek EM, Wouters D, Zeerleder SS. Lyse or not to lyse: Clinical significance of red blood cell autoantibodies. Blood Rev, 2015, 29 (6): 369-376.
2. Denise Harmening. Modern Blood Banking&Transfusion Practices. 7th ed. Philadelphia: F. A. Davis Company, 2019.
3. Garratty G, Arndt PA. Drugs that have been shown to cause drug-induced immune hemolytic anemia or positive direct antiglobulin tests: Some interesting findings since 2007. Immunohematology, 2014, 30: 66-79.
4. Desborough MJ, Miller J, Thorpe SJ, et al. Intravenous immunoglobulin-induced haemolysis: A case report and review of the literature. Transfus Med, 2014, 24: 219-226.
5. Chapuy CI, Nicholson RT, Aguad MD, et al. Resolving the daratumumab interference with blood compatibility tes-ting. Transfusion, 2015, 55: 1545-1554.
6. Oostendorp M, Lammerts van Bueren JJ, Doshi P, et al. When blood transfusion medicine becomes complicated due to interference by monoclonal antibody therapy. Transfusion, 2015, 55: 1555-1562.
7. Castro C, Gourley M. Diagnostic testing and interpretation of tests for autoimmunity. J Allergy Clin nmunol, 2010, 125 (2 Suppl 2): S238-S247.
8. Michalak SS, Olewicz-Gawlik A, Rupa-Matysek J, et al. Autoim-mune hemolytic anemia: current knowledge and perspec-tives. Im-mun Ageing, 2020, 17 (1): 38.
9. 胡丽华, 王学锋, 闫石, 等. 临床输血学检验技术. 北京: 人民卫生出版社, 2015.
10. Berentsen S. How I manage patients with coldagglutinin disease. Br J Haematol, 2018, 181 (3): 320-330.
11. Swiecicki PL, Hegerova LT, Gertz MA. Cold agglutinin disease. Blood, 2013, 122 (7): 1114-1121.
12. Berentsen S, Tjonnfjord GE. Diagnosis and treatment of cold agglu-tinin mediated autoimmune hemolytic anemia. Blood Rev, 2012, 26 (3): 107-115.
13. Su J, Bylsma LC, Jiang X, et al. Healthcare resource utilization a-mong commercially insured patients with cold agglu-tinin disease in the United States. J Med Econ, 2020, 23 (8): 902-907.
14. Berentsen S. New Insights in the Pathogenesis and Therapy of Cold Agglutinin-Mediated Autoimmune Hemolytic Anemia. Front Immunol, 2020, 11: 590.
15. Mangwana S, Gangwar V. Anti Kpa lloantibody: Development of a rare aloantibody in a non-Hodgkin's lymphoma patient of Indian origin. Asian JTransfus Sci, 2018, 12 (1): 81-84.
16. Koepsell SA, Burright-Hitner K, Landmark JD. Evans syndrome in a pediatric liver transplant recipient with an autoanti-body with apparent specificity for the KEL4 (Kpb) antigen. Immunohematol-ogy, 2014, 30 (1): 14-17.
17. Sugimoto T, Masui E, Ohata S, et al. A Case of Paroxysmal Cold Hemoglobinuria Possessing Moderate Paroxysmal Nocturnal Hemoglobinuria-Type Erythrocytes. Am J Case Rep, 2021, 22: e933102.
18. Pelletier J, Ward C, Borloz M, et al. A Case of Childhood Severe Paroxysmal Cold Hemoglobinuria with Acute Renal Failure Successfully Treated with Plasma Exchange and Eculizumab. Case Rep Pediatr, 2022, 2022: 3267189.
19. Garratty G. Immune hemolytic anemia associated with drug therapy. Blood Rev, 2010, 24: 143-150.
20. Garratty G, Arndt PA. Drugs that have been shown to cause drug-induced immune hemolytic anemia or positive direct antiglobulin tests: Some interesting findings since 2007. Immunohematology, 2014, 30: 66-79.
21. Garratty G. Immune hemolytic anemia caused by drugs. Expert Opin Drug Saf, 2012, 11 (4): 635-642.
22. Arndt PA. Drug-induced immune hemolytic anemia: the last 30 years of changes. Immunohematol, 2014, 30 (2): 44-54.
23. Seltsam A, Salama A. Ceftriaxone-induced immune heamolysis: two case reports and a concise review of the literature. Intensive Care Med, 2000, 26 (9): 1390-1394.

24. Calhoun BW, Junsanto T, Donoghue MT, et al. Ceftizoxime-induced hemolysis secondary to combined drug adsorption and immune-complex mechanisms. Transfusion, 2001, 41 (7): 893-897.

25. Beate M, Thilo B, Salih Y, et al. Variability of findings in drug-induced immune haemolytic anaemia: experience over 20 years in a single centre. Transfus Med Hemoth, 2015, 42 (5): 333-339.

26. Petz LD, Garratty G. Immune hemolytic anemias. 2nd ed. Philadelphia: Churchill-Livingstone, 2004.

27. Leger RM, Arndt PA, Garratty G. How we investigate drug-induced immune hemolytic anemia. Immunohematology, 2014, 30: 85-94.

28. Garratty G, Arndt PA. An update on drug-induced immune hemolytic anemia. Immunohematol, 2007, 23 (3): 105-119.

29. Yuan S, Fang A, Davis R, et al. Immunoglobulin M red blood cell alloantibodies are frequently adsorbed by rabbit erythrocyte stroma. Transfusion, 2010, 50: 1139-1143.

30. Reid ME, Lomas-Francis C, Olsson M. The blood group antigens factsbook. 3rd ed. London: Elsevier Academic Press, 2012.

31. Velliquette RW, Shakarian G, Jhang J, et al. Daratumumab-derived anti-CD38 can be easily mistaken for clinically significant antibodies to Lutheran antigens or to Knops antigens (abstract). Transfusion, 2015, 55 (3S): 26A.

32. Chapuy CL, Nicholson RT, Aguad MD, et al. Resolving the daratumumab interference with blood compatibility testing. Transfusion, 2015, 55: 1545-1554.

33. Aye T, Arndt PA, Leger RM, et al. Myeloma patients receiving daratumumab (anti-CD38) can appear to have an antibody with Lutheran-related specificity (abstract). Trans fusion, 2015, 55 (3S): 28A.

34. U. S. Government Publishing Office. Code of federal regulations. Washington: US Government Publishing Office, 2016.

第十章　围产期相容性检测及输血策略

第一节　胎儿与新生儿溶血病

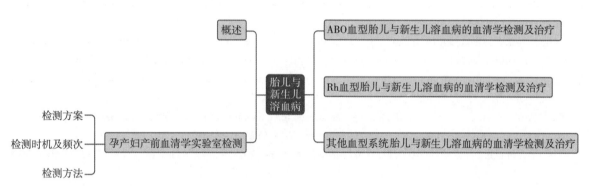

图 10-1　胎儿与新生儿溶血病学习导图

> ### 学习目标
>
> 1. 掌握胎儿与新生儿溶血病的病理生理机制
> 2. 掌握孕妇产前血清学实验室检测的时机、频次和方法
> 3. 掌握 ABO、Rh 血型系统胎儿与新生儿溶血病的血清学检测方法和特点
> 4. 熟悉 ABO、Rh 血型系统胎儿与新生儿溶血病的治疗方法
> 5. 熟悉其他血型系统可引起胎儿与新生儿溶血病的常见抗体

一、概述

胎儿与新生儿溶血病（hemolytic disease of the fetus and newborn，HDFN）是由于母亲产生了针对胎儿父系来源红细胞或红系前体细胞抗原的同种抗体所导致的胎儿与新生儿红细胞破坏。HDFN 的症状轻重不一，可从无临床症状仅表现为直接抗球蛋白试验（direct antiglobulin test，DAT）阳性，到严重的贫血甚至胎儿死亡。

（一）病理生理

母亲的 IgG 抗体通过胎盘进入胎儿的血液循环，与胎儿红细胞或红系前体细胞抗原结合，导致溶血。IgG 抗体可以分为 IgG1~IgG4 亚类。其中 IgG1 和 IgG3 亚类比 IgG2 或 IgG4 亚类更易导致早期和/或严重的溶血性疾病。溶血所导致的红细胞生成增多又称为胎儿骨髓成红细胞增多症。继发性髓外造血，导致肝脾肿大和门静脉压增高，继而肝脏白蛋白产生减少，造成血浆胶体渗透压降低、全身水肿、腹水和胎儿水肿。

在我国，80.3% 以上的 HDFN 是由于 ABO 血型不合引起的。Rh 血型不合引起的溶血病次之。

其他血型系统如 Kell、Duffy、Kidd 和 MNS 等也有报道,但较为少见。由于 O 型血母亲血液中含有较高效价的抗 A、抗 B 及抗 A,B,且以 IgG 为主,而 A 型或 B 型母亲血液中的抗 B 或抗 A 主要为 IgM 抗体,所以 90% 以上的 ABO 血型不合的 HDFN,母亲血型为 O 型,胎儿或新生儿血型为 A 型或 B 型。由于自然界中广泛存在着 A、B 血型抗原物质,所以 ABO 血型不合的 HDFN 在第一胎即可发病。但胎儿 ABO 抗原发育不全以及通过胎盘的抗 A 或抗 B 可被组织和血浆中的可溶性抗原中和,因此 ABO 血型不合溶血病很少引起严重的贫血。如果脐带血 DAT 结果阴性,则几乎不会发生具有临床意义的 ABO 血型系统 HDFN。

（二）母亲同种免疫

目前,导致特定人群对免疫刺激物产生反应的生物学机理尚未完全阐明。女性可因妊娠、输血移植或未知刺激等发生红细胞同种免疫反应。轻微的胎母出血综合征(fetomaternal hemorrhage,FMH)可自发地出现在整个孕期,其发生概率随孕周增加而增加,例如妊娠早期为 3%、妊娠中期为 12%、妊娠晚期为 45%,分娩时风险最高。抗原暴露后母体免疫系统可产生针对于胎儿红细胞抗原的抗体,且是逐渐由 IgM 型转化为 IgG 型,因此,首次妊娠时很少发生 ABO 血型系统以外的 HDFN。FMH 的危险因素还有腹部创伤、前置胎盘、胎盘早剥、异位妊娠、先兆流产和胎儿死亡,以及羊膜穿刺术、脐血取样术、宫内操作和流产等。

RhD 抗原是除 A 抗原和 B 抗原以外的免疫原性最强的红细胞抗原,在没有完善的产前保健体制的国家,RhD 血型不合仍是导致 HDFN 最重要的原因,低至 0.1~1mL 的 RhD 阳性红细胞即可以刺激抗体产生。在 ABO 血型不相容的 RhD 抗原阴性母亲中,RhD 抗原的同种异体免疫率明显降低,提示 ABO 不相容对 D 抗原阴性母亲有一定的保护作用,RhD 阳性胎儿红细胞进入 RhD 阴性母体后,由于同时存在 ABO 血型不合,母体内 ABO 血型抗体可破坏带有相应 ABO 血型抗原的胎儿红细胞,减少胎儿 RhD 血型抗原对母体的刺激和相应抗体产生,减轻 RhD 血型不合的溶血。

Kell 血型系统的抗 K 也是引起 HDFN 的重要原因,K 抗原具有很强的免疫原性。由于 K 抗原表达于早期红系前体细胞,抗 K 主要引起网织红细胞生成减少并继发严重贫血,其导致的溶血程度弱于抗 D。

其他抗体如抗 E、抗 c、抗 C、抗 k、抗 Kp^a、抗 Kp^b、抗 Ku、抗 Js^a、抗 Js^b、抗 Jk^a、抗 Fy^a、抗 Fy^b、抗 S、抗 s 和抗 U 引起中度或严重贫血的报道较少(表 10-1)。

多重抗体的存在可能会导致更严重的 HDFN。

表 10-1　已报告的具有临床意义的红细胞抗体

	HDFN	溶血性输血不良反应
抗 D	严重(胎儿与新生儿)	严重
抗 c	严重(胎儿与新生儿)	严重
抗 K	严重(胎儿与新生儿)	严重
抗 c+E	严重(胎儿与新生儿)*	严重
抗 E	是(新生儿)*	是
抗 C	是(新生儿)*	是
抗 e	是(新生儿)	是
抗 Ce	是(新生儿)	是
抗 Fy^a	是(新生儿)*	是
抗 Fy^b	是(新生儿)	是
抗 Fy3	否	是
抗 Jk^a	是(新生儿)*	是
抗 Jk^b	否	是
抗 S	是(新生儿)	是
抗 s	是(新生儿)	是
抗 U	是(新生儿)*	是

	HDFN	溶血性输血不良反应
抗 M	是(偶尔)*	是(如果在 37℃有活性)
抗 N	轻微(1 例)	是
抗 H(孟买)	是(新生儿)*	是
抗 G	是(新生儿)*	是
抗 k	是(新生儿)	是
抗 Kpᵃ	是(新生儿偶见)	否
抗 Cʷ	是(新生儿偶见)	否
抗 Vel	否	是

注：抗 D、抗 c 和抗 K 是已报告引起重症 HDFN、核黄疸甚至胎儿、新生儿死亡的 3 种主要抗体，其他抗体(*)主要可引起新生儿黄疸或贫血，偶尔也可严重影响胎儿

二、孕妇产前血清学实验室检测

产前检查血型血清学实验室检测，包括夫妻双方的血型鉴定、母亲的抗体筛查及鉴定，并对有临床意义的抗体进行效价测定，动态观察抗体效价变化规律和特点。其中孕妇或孕前妇女进行血型血清学检查，可预测胎儿及新生儿患 HDFN 的危险性；孕期对血型不合的孕妇定期检查，可了解血型不合对胎儿发育程度的影响，以选择最佳分娩时间，确保优生优育。对夫妻双方血型不合，既往有不明原因的死胎、新生儿黄疸的孕妇应该重点进行产前检查，便于评价预后，及早诊断并采取治疗和预防措施，减少 HDFN 的危害。

（一）检查方案

所有孕妇在妊娠 8~12 周建档时进行 ABO 和 RhD 血型鉴定，红细胞意外抗体筛查。抗体筛查阳性时需鉴定抗体特异性，有临床意义的抗体进行效价检测。

（二）检测时机和频次

第 1 次检测　一般在妊娠第 12~16 周进行。以此作为抗体基础水平。如果检测到 ABO 以外抗体，或高效价 IgG 型 ABO 抗体，建议每月复查 1 次。

第 2 次检测　在妊娠第 28~30 周进行。以后每隔 2~4 周测定 1 次，了解抗体增长速度。抗体效价上升快，提示 HDFN 的可能性大。备孕女性怀孕之前可检测或孕妇妊娠 8~12 周建档时检测，检出抗 D 或其他具有临床意义的抗体(包括抗 E、抗 cE、抗 M 等)，或 IgG 型 ABO 抗体效价 ≥ 64 时，推荐检测频次：妊娠 <28 周、1 次 /4 周，妊娠 28 周至分娩、1 次 /2 周。首次抗体效价可作为抗体基础水平，首次抗体检测为弱阳性而无法鉴定出特异性时，应在 2~4 周后复查，此时鉴定出特异性，检测频次同前；若仍为弱阳性无法鉴定特异性时妊娠 28 周复查。首次未检出具有临床意义的抗体、抗体检测一直为弱阳性或 IgG 型 ABO 抗体效价 <64 时，妊娠 28 周后进行复查，若仍为阴性或 IgG 型 ABO 抗体效价没有变化则正常分娩；若抗体检测为弱阳性或检出具有临床意义的抗体，或 ABO 抗体效价升高 ≥ 2 个稀释度(如首次效价为 2，现在上升至 8)，推荐检测频次：妊娠 28 周至分娩、1 次 /2 周。

（三）检测方法

1. 孕妇及配偶 ABO、RhD 血型鉴定　采用经国家批准且检定合格的单克隆 IgM 抗 A、抗 B、抗 D，A 型、B 型、O 型红细胞试剂，推荐使用试管法或微柱凝胶法。ABO 血型必须经过正反定型确认，RhD 血型可经盐水法初筛及 RhD 阴性确认试验。若孕妇 RhD 血型无法确证阳性，应按照 RhD 阴性管理；若孕妇确认 RhD 阴性，应书面及口头告知孕妇及临床医生，并建议给予抗 D 免疫球蛋白预防。

2. 孕妇红细胞意外抗体筛查及鉴定　选择经国家批准且检定合格的抗体筛查细胞及抗体鉴定细胞，使用微柱凝胶抗球蛋白法进行检测。检出具有临床意义的抗体时，应口头或书面告知孕妇或临床医生抗体特异性及可能引起 HDFN 的风险，并告知输血时可能难以获得相容性血液的风险。中国黄

种人引起 HDFN 的抗体主要是 IgG 型 ABO 抗体和抗 D、抗 E，关于 IgG 型 ABO 抗体和抗 D、抗 E 效价与 HDFN 发病率的报道相对较多，而抗 cE、抗 M 和抗 c、抗 K 等抗体引起 HDFN 多为个案报道，抗体效价与发病率情况不明确。

3. 孕妇红细胞意外抗体效价 / 浓度测定　孕妇意外抗体筛查阳性鉴定出抗体特异性时，进行抗体效价测定，应增加抗 D 血型定型试剂效价国家参考品（效价 64）作为室内质控，我国已有"抗 D（IgM）血型定型试剂效价测定用国家参考品"，可作为质控品保证检测结果的重复性和可靠性。抗体浓度测定需要国家标准物和专门设备，测定结果报告形式为 IU/mL，国外有抗 D 和抗 c 国家标准参考品，可以进行抗体浓度测定参考。若有可能，试验时将先前效价检测标本作为平行对照，避免因试验方法导致差异。ABO 血型不合孕妇进行 IgG 型 ABO 抗体效价测定，国外大多不推荐此项检测。国内 ABO 血型不合 HDFN 数据经 Meta 分析及统计学分析显示，中国黄种人群 ABO 血型不合 HDFN 发病率高，重症者时有报道，有必要进行 IgG 型 ABO 血型抗体效价测定。检测时应使用巯基试剂破坏 IgM 抗体，如 2- 巯基乙醇（2-Me）或二硫苏糖醇（DTT）。传统的试管抗球蛋白法易受人为因素影响，推荐使用微柱凝胶抗球蛋白法进行效价测定。根据抗体强度综合临床症状采取相应的妊娠管理方案指导（表 10-2，表 10-3）。

表 10-2　IgG 抗 A（B）效价与妊娠管理

IgG 抗 A（B）效价	HDFN 发病率 /%	临床结局预测及措施
效价<64	4.01	几乎不会发生 HDFN，28 周复查
64≤效价<128	18.87	轻度 HDFN 风险，继续监测
128≤效价<256	51.27	中度 HDFN 风险，cff-DNA、MCA-PSV 检测
256≤效价<512	74.20	中重度 HDFN 风险，MCA-PSV 监测、血浆置换、药物等支持治疗
效价≥512	92.13	重度 HDFN 风险，MCA-PSV 监测、血浆置换、药物、宫内输血、换血、丙种球蛋白及提早分娩

MCA-PSV：大脑中动脉收缩期峰值流速

表 10-3　IgG 抗 D 效价与妊娠管理

IgG 抗 D 效价	HDFN 发病率 /%	临床结局预测及措施
效价<16	5.40	HDFN 风险小，继续监测
16≤效价<32	33.33	轻度 HDFN 风险，继续监测
32≤效价<64	81.82	中度 HDFN 风险，cff-DNA 检测，继续监测
64≤效价<128	92.10	重度 HDFN 风险，cff-DNA、MCA-PSV 监测。血浆置换、宫内输血、换血等
128≤效价<256	95.65	重度 HDFN 风险，MCA-PSV 监测。血浆置换、宫内输血、换血等
效价≥256	100.0	MCA-PSV 监测。血浆置换、宫内输血、换血、丙种球蛋白及提早分娩

三、ABO 血型胎儿与新生儿溶血病的血清学检测及治疗

ABO 血型系统是最重要的人类血型系统，在我国该血型系统抗体引起的溶血病比较常见，是所有血型系统中最多的，约占 85.3%。

母亲的 ABO 抗体既可来自特异性的免疫刺激（如输血、怀孕、分娩等），也可来自非特异性免疫刺激（如预防接种、某些食物或细菌的刺激等）。所以，ABO-HDFN 可发生在第 1 胎。主要见于 O 型母亲、A 或 B 型胎儿，抗 A 引起的 HDFN 更常见，但抗 B 引起的 HDFN 更严重。ABO 抗体主要为 IgG2 亚型，激活补体能力低，所以通常发病较轻，预后较好。大多数光疗即可，极少数病情严重需要大剂量

静脉注射丙种球蛋白(IVIG),重组人促红细胞生成素(EPO)治疗及换血治疗。

（一）血清学检测

1. 直接抗球蛋白试验　ABO-HDFN 时直接抗球蛋白试验反应较弱或阴性,结果可用显微镜观察,这是与其他 HDFN 不同之处。其可能原因为:①新生儿红细胞上 ABO 抗原数量少,仅为成人的25%~50%,致敏红细胞上结合的抗体分子数目较少,抗原和抗体之间的亲和力减弱;②实验过程中洗涤红细胞时部分红细胞抗体被洗脱,或者已结合大量抗体的致敏红细胞随溶血已大部分被抗体破坏;③ ABO 血型抗原也存在于其他细胞和体液中(血型物质),血型物质可中和部分抗 A 或抗 B,从而减弱抗体对红细胞抗原作用,使直接抗球蛋白试验减弱或出现阴性。所以 ABO 血型不合的 HDFN 直接抗球蛋白试验的结果仅作参考。而 ABO 系统以外的 HDFN 如 Rh-HDFN 的直接抗球蛋白试验反应结果较强,对疾病诊断起决定作用。

2. 游离试验　采用间接抗球蛋白方法检测新生儿血浆/血清中是否有能与 A、B、O 型红细胞反应的游离的 IgG 型抗体。

3. 放散试验　采用热放散法提取致敏红细胞表面的抗体,采用间接抗球蛋白方法检测放散液或与经酶处理 A、B、O 型红细胞试剂的反应情况以明确诊断,其中经酶处理红细胞可提高试验的敏感度。

（二）治疗

HDFN 的预防与治疗原则是减少抗体损伤,纠正贫血,防治心力衰竭,降低胆红素水平,防治胆红素脑病的发生。

1. 产前治疗

1)宫内输血:对于胎儿 Hb<85g/L,出现胎儿水肿时,若胎儿肺发育不成熟,可采用与孕妇血清不凝集的悬浮红细胞在 B 超引导下进行脐静脉输血,改善胎儿贫血。

2)药物治疗:给孕妇吸氧,口服维生素 C、维生素 E、维生素 K,静脉注射葡萄糖液。孕妇预产期前 1~2 周,可口服苯巴比妥诱导肝脏葡萄糖醛酸转移酶合成增加,促进对胆红素的代谢和清除。

2. 新生儿治疗

1)光照疗法:胆红素对波长 427~475nm 的蓝光吸收最好。蓝光治疗可使脂溶性的胆红素氧化为水溶性异构体,随胆汁和尿排出体外,降低血液胆红素水平。但对结合胆红素增高并伴有肝功能损伤的患儿不宜使用。

2)药物治疗:使用肝酶诱导剂等可促进肝脏对胆红素的摄取和代谢。补充白蛋白、纠正酸中毒可减少血中游离胆红素,减少胆红素脑病的发生。

3)换血疗法:换血目的是减轻溶血,减少血清游离胆红素,预防发生胆红素脑病;纠正贫血,防止心力衰竭。换血指征包括:①产前已经确诊为 HDFN,出生时脐血 Hb<120g/L 伴贫血、水肿、肝脾大及心力衰竭;②脐血胆红素>68.4μmol/L,12 小时达 205.2μmol/L;③出生后胆红素达 307.8~342μmol/L、早产儿胆红素达 273.6μmol/L 者;④已有早期胆红素脑病症状者。ABO 血型不合的 HDFN 应该选用AB 型血浆和 O 型红细胞。常用的换血量约为婴儿血量的 2 倍,大约 150~180mL/kg。

四、Rh 血型胎儿与新生儿溶血病的血清学检测及治疗

Rh 血型系统包含的 56 种抗原,均可导致 HDFN。与 HDFN 最密切相关的有 D、C、c、E 和 e 抗原。Rh-HDFN 发病率仅次于 ABO 溶血病,约占 14.3%。可发生于妊娠期的各个阶段,导致孕产妇早期流产、胎儿贫血、水肿、肝脾肿大、新生儿溶血、胆红素脑病、严重时遗留智力运动发育障碍等。Rh-HDFN 发病早、进展快,病情严重,所以要引起足够的重视。

因为 Rh 抗体只能由人类红细胞 Rh 抗原刺激产生,很少发生在第 1 胎。只有极少数第 1 胎时发生,可能与母亲有输血史有关或者和“外祖母学说”及母孕期少量多次致敏有关。Rh 抗 D 所致的溶血病黄疸出现的比较早,甚至达到重度高胆红素血症的标准,多数患儿贫血严重,必须马上注射 IVIG 及换血治疗。抗 c、抗 E 和抗 e 引起的 HDFN 也非常严重,甚至出现心力衰竭,都需要 IVIG、输血甚至换血治疗。

（一）血清学检测

1. 直接抗球蛋白试验　Rh 血型不合的 HDFN 的直接抗球蛋白试验一般 ≥ "2+"。因此,直接抗球蛋白试验强弱可作为区分 ABO 血型不合和 Rh 血型不合的 HDFN 的参考检验指标之一。

2. 游离试验　是用一组谱红细胞与患儿或母亲血清反应,检测血清游离抗体。鉴于母亲血清数量相对患儿多容易抽取,抗体效价高,HDFN 的新生儿血中抗体来源于母亲,实验时如新生儿的血清不够可用母亲的血清代替。

3. 放散试验　采用酸放散法提取致敏红细胞表面的抗体后,用谱红细胞检测放散液中的游离抗体。

4. 血型鉴定　新生儿 Rh 血型鉴定比较困难。主要因为母婴 Rh 血型不合,新生儿 Rh 阳性红细胞的 D 抗原位点被母亲的抗 D 饱和,使得新生儿 Rh 阳性红细胞没有足够的抗原位点和标准抗血清反应,导致用 IgG 性质的血型抗体鉴定 Rh 血型出现所谓的遮断现象。此时可采用 IgM 型单克隆抗体(如盐水介质的抗体)的血型鉴定试剂替代,若 IgM 型单克隆抗体鉴定 Rh 血型仍为阴性或弱阳性,则需要做放散试验,重新获取去除 IgG 抗体的红细胞后再进行 Rh 血型鉴定。

5. 排除合并 ABO 溶血病　当确定新生儿患有 Rh 新生儿溶血病,同时存在有母婴 ABO 血型不合,应在放散、游离试验中加入相应的 A、B 红细胞,以排除 ABO 溶血病。此时加入的 A、B 红细胞必须加以选择,不能含有可与母亲血清中 Rh 抗体反应的抗原。如当母亲血清中含有抗 D,则必须选择 Rh 阴性 A 型、B 型细胞分别与婴儿红细胞放散液或血清反应。按 ABO 溶血病的判断标准确定是否存在 ABO 溶血病。

（二）治疗

新生儿溶血病的预防与治疗原则是减少抗体损伤,纠正贫血,防治心力衰竭,降低胆红素水平,防治胆红素脑病的发生。

1. 产前治疗

1）提前分娩：Rh 阴性孕妇既往有原因不明的死胎、流产、输血史、新生儿重症黄疸史,若 Rh 抗体效价 ≥ 64,羊水胆红素增高,提示发生 HDFN 可能性较大。此时如果卵磷脂/鞘磷脂的比值>2,提示胎儿肺发育成熟,可提前分娩。

2）血浆置换：孕期 Rh 抗体效价持续增高 ≥ 128,但胎儿肺发育尚不成熟,可把孕妇体内含有与胎儿红细胞相对应的 IgG 抗体的血浆用正常人血浆置换,以减轻胎儿受害程度。

3）宫内输血：对于 Hb<85g/L,出现胎儿水肿时,若胎儿肺发育不成熟,可采用与孕妇血清不相容的悬浮红细胞在 B 超引导下进行脐静脉输血,改善胎儿贫血。

4）药物治疗：给孕妇吸氧,服用维生素 C、维生素 E、维生素 K,静脉注射葡萄糖液。孕妇预产期前 1~2 周,可口服苯巴比妥诱导肝脏葡萄糖醛酸转移酶合成增加,促进对胆红素的代谢和清除。

2. 新生儿治疗

1）光照疗法：胆红素对波长 427~475nm 的蓝光吸收最好。蓝光治疗可使脂溶性的胆红素氧化为水溶性异构体,随胆汁和尿排出体外,降低血液胆红素水平。但对结合胆红素增高并伴有肝功能损伤的患儿(如青铜症)不宜使用。

2）药物治疗：使用肝酶诱导剂等可促进肝脏对胆红素的摄取和代谢。补充白蛋白、纠正酸中毒可减少血中游离胆红素,减少胆红素脑病的发生。

3）换血疗法：换血目的是减轻溶血,减少血清游离胆红素,预防发生胆红素脑病;纠正贫血,防止心力衰竭发生。换血指征包括：①产前已经确诊为 HDFN,出生时脐血 Hb<120g/L 伴贫血、水肿、肝脾大及心力衰竭;②脐血胆红素>68.4μmol/L,12 小时达 205.2μmol/L;③出生后胆红素达 307.8~342μmol/L、早产儿胆红素达 273.6μmol/L 者;④已有早期胆红素脑病症状者。Rh 血型不合的 HDFN 采用 Rh 血型与母亲同型,ABO 血型与新生儿同型或 O 型血。常用的换血量约为婴儿血量的 2 倍,大约 150~180mL/kg。配血试验的措施包括：①应尽可能地选择当天的 CPDA-1 保存血。②母婴 ABO 血型配合时,采用母亲的血清代替婴儿血清与献血者的红细胞配血;母婴 ABO 血型不配合时,可用新生儿红细胞制备的放散液代替血清配血。③当母亲血清存在冷抗体时,可采用 2-Me 处理母亲血清后再配血。如果时间紧迫,可以使用新生儿的血清,但配血试验反应弱。

4. Rh 阴性母亲产后处理　Rh 阴性母亲在产后(正常分娩阳性胎儿或流产)或羊水穿刺检查 72 小时内应注射抗 D 免疫球蛋白制剂,清除母体内 Rh 阳性胎儿红细胞,避免产后进入母体的 Rh 阳性胎儿红细胞对母亲的免疫刺激,防止 Rh 血型不合的 HDFN。

五、其他血型系统胎儿与新生儿溶血病的血清学检测及治疗

HDFN 的诊断主要依据产前母体的抗体滴度检测和产后新生儿的 DAT、游离抗体检测及抗体放散试验。

HDFN 的治疗主要包括产前治疗(宫内输血)和产后治疗(光疗、药物、IVIG 及输血或换血)。需要产前治疗的胎儿临床症状都非常严重,多见于 MNS、Kell 系统的 HDFN,有严重的水肿或者贫血,需宫内输血并且提早终止妊娠,分娩后还应进行后续治疗。产后治疗只需要光疗和药物治疗的患儿症状都比较轻,多为 Lewis、Duffy、Lutheran 和 P 系统的 HDFN(表 10-4)。

表 10-4　各血型系统新生儿溶血病的特点

血型系统	比例	严重程度	治疗	直接抗球蛋白试验	抗体类型
MNS	0.1%	重度	输血或换血	0	天然和免疫抗体
Lewis	罕见	无症状或轻度	不处理 / 光疗	0~1+	多为天然抗体
Duffy	0.17%	轻度	光疗 /IVIG	<1+	免疫抗体
Kidd	偶见	中度	光疗	<1+	免疫抗体
Diego	少见	轻重不一	光疗 /IVIG/ 输血或换血	>2+	免疫抗体
Kell	少见	轻重不一	EPO/ 宫内输血	>2+	免疫抗体
Lutheran	少见	轻度	光疗	0~1+	天然和免疫抗体
P	罕见	无症状或轻度	不处理 / 光疗	/	天然抗体
Yt	未见报道	/	/	/	免疫抗体
Xg	未见报道	/	/	/	天然抗体

(一) MNS 血型系统

MNS 血型系统包含抗原 46 个。最主要的抗原包括 M、N、S 和 s。抗 M 的比例最高,抗 N 和抗 S 较少。抗 M 一般为天然抗体,也可由输血刺激产生,几乎不结合补体。IgM 型的抗 M 在 4℃反应活性大,在 37℃及抗球蛋白介质中活性较小,一般情况下不会引起输血反应,但它可引起血型鉴定困难。IgG 型的抗 M 较少见,它可引起死胎、早产及 HDFN。抗 N 和抗 S 多数为 IgG 型,抗 s 均是 IgG 抗体。抗 S 和抗 s 通过非补体结合性 IgG 类抗体,能够引起 HDFN 和溶血性输血反应。MNS-HDFN 仅占溶血病的 0.1%。

抗 M 是可以天然存在,因此新生儿 MNS-HDFN 可发生于第 1 胎。抗 M 引起的 HDFN 非常少见,但也有死胎或需要换血治疗的报道。抗 N 为典型的冷凝集素,在正常体温下不会引起溶血。而抗 S、抗 s 和抗 U 都可引起严重的致死性 HDFN。MNS 溶血病临床症状较为严重,发生严重贫血的概率为 29.0%,发生重度黄疸的概率为 22.6%,甚至发生胆红素脑病及急性死亡。值得注意的是,一些 MNS 溶血病患儿以严重的贫血且没有黄疸为主要表现。宫内输血或出生后换血是治疗 MNS 溶血病最有效的方法,必要时提前终止妊娠。

MNS 溶血病患儿 DAT 和间接抗球蛋白试验(IAT)通常为阴性,为防止漏检临床上需要检测母血的 IAT 来帮助诊断。Miltenberger 血型系统含有 10 种低频率抗原。Mur 在白种人和非洲人中罕见,而中国人阳性率为 7%。抗 Mur 可引起严重的溶血性输血反应和 HDFN,因此需要引起重视。其他低频抗原的相关抗体也可以引起 HDFN。抗 Enᵃ、抗 Vw、抗 Far 均可引起严重的 HDFN,抗 Or 引起中等

程度的 HDFN，而抗 M^v、抗 s^D、抗 Mit 均可以导致不同程度的 HDFN。

（二）Lewis 血型系统

Lewis 血型系统目前有 6 个抗原，Le^a、Le^b、Le^{ab}、Le^{bH}、ALe^b 和 BLe^b。Lewis 抗体大多数是 IgM，Lewis 抗体只产生于 Le(a–b–)个体的血清中，一般为自然产生。妊娠期间 Lewis 抗原量发生下降，Le(a–b–)孕妇可产生一过性抗体，分娩后抗体又逐渐消失。因为 Lewis 抗原只存在于分泌液中，不存在于红细胞上，所以一般不会引起严重的 HDFN。有研究报道抗 Le^a 引起新生儿的 DAT 阳性，却没有发生溶血。

（三）Duffy 血型系统

Duffy 血型系统具有 5 个抗原，分别为 Fy^a、Fy^b、Fy^3、Fy^5 和 Fy^6。Fy^a 和 Fy^b 抗原均在胎儿出生时就已完全发育，且在发育初期的胎儿红细胞上 Fy^a 和 Fy^b 抗原就已和成人红细胞上表达强度相似。国内有学者曾报道，573 例新生儿病理性黄疸中，Duffy 系统抗体引起的仅占 0.17%。

约 99% 的中国人都带有 Fy^a 抗原，所以缺乏该抗原的人较少，由此导致的 HDFN 罕见，系统中其他抗原相关的 HDFN 就更加罕见。抗 Fy^a 多由输血或者怀孕刺激产生，为 IgG 类抗体，主要为 IgG1，天然产生的抗体非常罕见，所以以抗 Fy^a 导致的 HDFN 很少发生在第 1 胎，除非其母亲之前有过输血史，多数症状轻，给予光疗或 IVIG 治疗即可。少数也可以引起中等至严重程度的 HDFN，则需要宫内输血或换血治疗。抗 Fy^b 由怀孕和输血产生，也有天然产生的，其引起的免疫反应较抗 Fy^a 弱，但也有抗 Fy^b 造成致命性的 HDFN 并需要输血的报道。抗 Fy^3 引起的 HDFN 均较轻仅需光疗。总之，Duffy 血型抗体引起的 HDFN 症状比较轻，偶尔也非常严重，一般只需进行光疗及 IVIG 治疗，特别严重时需要输血或换血治疗。

（四）Kidd 血型系统

Kidd 血型系统共有 3 个抗原 Jk^a、Jk^b 和 Jk^3。Jk 抗体常是临床上严重的溶血性输血反应，特别是迟发性溶血的主要原因。Jk 抗体会因为回忆反应而快速产生，破坏正在循环的红细胞。通常需要重新测定输血前标本来确定初次试验中漏检的 Jk 抗体。Kidd 抗体也可引起中等程度 HDFN。

抗体均为免疫抗体，由妊娠或输血产生，故第一次妊娠很少发生 HDFN。再次妊娠时，抗体会因为回忆反应而快速产生，导致 HDFN 发生。该系统抗体通常为 IgG 或者 IgG/IgM 混合物，几乎没有纯的 IgM。抗 Jk^a 主要为 IgG3 或 IgG3/IgG1 混合型，少数情况下有单独的 IgG1 或 IgG2。抗 Jk 引起严重的 HDFN 非常罕见，目前只有 1 例由抗 Jk^a 引起核黄疸的病例报道。抗 Jk^b 引起的 HDFN，多数症状轻，患儿只需接受光疗或不需要任何治疗。也有抗 Jk^b 引起的 HDFN 因严重胎儿水肿而宫内死亡和因急性肾衰竭而死亡的报道。抗 Jk^3 为罕见抗体，母亲有抗 Jk^3，其小孩 DAT 阳性，但并没有HDFN 的临床表现。

（五）Diego 血型系统

Diego 血型系统共有 23 个抗原，Di^a、Di^b、Wr^a、Wr^b、Wd^a、Rb^a 和 WARR 等。最具有临床意义的是 Di^a/Di^b、Wr^a/Wr^b 两组抗原，其相应抗体如抗 Di^a、抗 Di^b、抗 Wr^a 可引起不同程度的输血不良反应或HDFN。抗 Wr^a 常无红细胞刺激而产生，还未见抗 Wr^b、抗 Wd^a、抗 Rb^a 有临床意义的报道。抗 WARR抗体，可引起中等至严重的 HDFN。

Di^a 和 Di^b 在出生时已经发育成熟，抗 Di^a 属于 IgG3 和 / 或 IgG1 型亚类抗体，可以造成致命性的HDFN。抗 Wr^a 有 IgG 型也有 IgM 型，所有 IgG 抗体都是 IgG1 亚类，可造成严重的 HDFN。抗 Di^{b}非常罕见，它所致的 HDFN 严重程度不一，这可能与抗 Di^b 的抗体滴度有关。

（六）Kell 血型系统

Kell 血型系统已确定的抗原有 38 个。产妇中抗 K 的频率约为 0.1%，由此单一抗体所致的 HDFN比较少见，往往抗 K、抗 D 和抗 c 同时产生严重的 HDFN。抗 K 所致的胎儿贫血可能是造血受抑制而不是溶血。Kell 系统其他抗原产生的抗体如抗 k、抗 Kp^b、抗 Js^a、抗 Ul^a 和抗 K$_0$ 也能引起胎儿贫血。

（七）Lutheran 血型系统

Lutheran 血型系统已确定 28 个抗原。抗 Lu^a 和抗 Lu^b 大多数为 IgM，也可以是 IgG 或 IgA。抗

Lu^{a}一般都是妊娠和反复输血产生,也可以自然产生后因妊娠和输血的刺激而增强,常与其他抗体,特别是与红细胞反应的HLA抗体同时发生,最佳反应温度为37℃。抗Lu^{b}相对罕见,常为单一抗体出现,未见有自然发生的抗Lu^{b}的报道,都为输血或妊娠引起,最佳反应温度为20℃。抗Lu的临床意义不大,对由抗Lu^{a}和抗Lu^{b}引起轻微黄疸或DAT阳性的新生儿只需光疗即可。

(八)P1PK和GLOB血型系统

几种相关的鞘糖脂抗原属于P1PK血型系统(P1、P^k、NOR)和GLOB血型系统(P、PX2、ExtB)。LKE目前是901高频系列第17号抗原。

在极少数病例中,抗P1在37℃反应或发生体外溶血;由于抗P1几乎均为IgM抗体,不能通过胎盘,目前无抗P1引起HDFN的报道。同种抗PP1P^{k}和同种抗P是具有临床意义的抗体,与急性溶血性输血反应和自然流产相关。抗PP1P^k(旧称为抗Tj^a)是p血型个体中一种可分离的抗P、抗P1和抗P^{k}混合型抗体。同种抗P(最近也称为抗PX2)为P$_1^k$和P$_2^k$个体血清中的天然抗体,主要是IgM型或IgM、IgG混合型。两种抗体均为较强的溶血素,与溶血性输血反应相关,也可导致HDFN。抗PP1P^{k}与早期反复自然流产相关,富含P^{k}和P抗原的胎盘是母体细胞毒性IgG抗体的靶向目标。

(九)Yt和Xg血型系统

Yt血型系统有2个抗原,Yt^{a}和Yt^b。抗Yt^{a}和抗Yt^{b}都可以通过妊娠和输血产生,两者都不属于天然抗体,大多数为IgG抗体。抗Yt^{a}多数为IgG1,有些是单独IgG4,从不包含IgG3。没有Yt抗体引起HDFN的报道。

Xg血型系统只有一个抗原Xg^a,抗Xg^{a}常常表现为天然抗体,通常是IgG型,包括IgG1和IgG2,还没有引起HDFN的报道。

第二节　胎母出血综合征

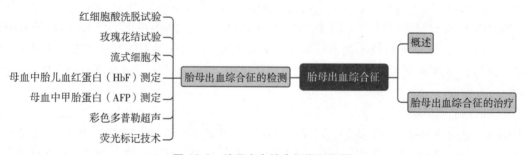

图10-2　胎母出血综合征学习导图

学习目标

1. 掌握胎母出血综合征的定义及检测方法
2. 熟悉胎母出血综合征的治疗

一、概述

胎母出血综合征(fetomaternal hemorrhage,FMH)是指一定量胎儿血液通过破损的胎盘绒毛进入母体的血液循环,引起胎儿失血以及母亲和胎儿溶血性反应的临床症候群,是胎儿非免疫性水肿的主要病因之一。由于本病发病隐蔽,临床表现多是 FMH 的晚期表现,产前诊断困难。至今国内外均无多中心大样本的研究结果。

胎儿血液漏出可以发生在绒毛形成后妊娠的任何时期或分娩时。96%~98% 的妊娠妇女血液循环中均有少量(≤2mL)胎儿血液。分娩时,50% 妊娠妇女血液循环中可以检测到胎儿红细胞,但不会出现临床症状。很少发现母亲通过此途径大量输血给胎儿。目前认为当胎儿出血量达到胎儿血容量 20% 时(20mL/kg),认为是大量胎母出血,综合临床情况诊断 FMH,必要时进行妊娠干预。大量出血的胎儿病死率为 33%~50%。高危因素为吸烟、高血压、自身免疫性疾病、多产、胎盘早剥、胎盘肿瘤、母亲创伤、缩宫素引产、治疗性操作,如外倒转术,羊膜腔穿刺、脐带穿刺等。妊娠晚期胎儿宫内活动增加可能是引起绒毛破损的诱因,但绝大多数病例原因不明。

FMH 起病隐匿,缺乏特异性的诊断标准,早期宫内诊断较困难,容易漏诊,往往诊断时胎儿已严重贫血,损害已形成,甚至造成胎死宫内。临床表现有胎动减少或消失,胎心监护异常,胎心基线低,短期变异减少,胎动时无加速,出现晚期减速或典型的正弦曲线图形。B 超发现胎儿水肿、肝脏肿大。这些经常是 FMH 的晚期表现。通常不伴糖尿病、高血压等合并症和并发症。FMH 产后新生儿表现为出生时非脐带胎盘因素引起的胎儿严重贫血,心动过缓,无黄疸,皮肤苍白不能用苍白窒息解释,新生儿肌张力减低,低 Apgar 评分,复苏不满意。正常新生儿出生血红蛋白为 140~200g/L,平均 170g/L,目前文献报道存活急性 FMH 新生儿血红蛋白最低为 22g/L。在无高危因素的妊娠如不明原因出现上述表现,Coombs 试验阴性,除外免疫性溶血性贫血,就应考虑 FMH。

胎儿预后取决于出血速度和出血量。出血量不同,胎儿耐受程度不同,FMH 的表现各异。短时间内快速大量出血是急性 FMH,可造成胎儿严重贫血、宫内缺氧,甚至死胎。胎儿可以耐受短时间丢失 40% 血容量。有研究认为,5% 胎死宫内由 FMH 引起。慢性 FMH 启动心血管系统代偿机制,机体造血能力提高,肝脏肿大,外周血有核红细胞、网织红细胞增多。若失代偿则出现胎儿水肿等表现。另外还可以表现为胎儿生长受限(FGR),母亲外周血涂片血细胞比容升高等。妊娠妇女为 Rh 阴性,胎儿为 Rh 阳性,胎母出血能使母亲致敏,产生抗体引起胎儿溶血。仅 0.1mL 的 Rh 阳性胎儿红细胞就可使 Rh 阴性母亲致敏。

二、胎母出血综合征检测

由于疾病的隐匿性和症状的非特异性,FMH 的产前诊断主要依靠临床表现。当存在 FMH 高危因素的妊娠妇女出现不明原因新生儿贫血、死胎死产、FGR、胎儿水肿时,应做相关检查除外 FMH。有以下实验室诊断和辅助检查方法:

(一) 红细胞酸洗脱试验

红细胞酸洗脱试验(Kleihauer-Betke Test,简称 KB 试验)是目前普遍应用的传统检测 FMH 的实验室检查方法。KB 试验利用了胎儿血红蛋白具有抗酸性的原理。将孕妇的血在载玻片上进行薄涂片,用酸处理,冲洗,染色,母亲的红细胞呈影细胞,而胎儿红细胞为粉红色。在显微镜下计数胎儿红细胞和母红细胞个数并计算出比例。目前尚无统一的计算公式估计出血量。由于胎儿红细胞比成人红细胞大 30%,有约 90% 胎儿红细胞能被染色,目前多采用校正后公式。胎儿出血百分比 = KB 染色胎儿红细胞数 × 3 200/(KB 染色母红细胞 × 胎儿体质量)。胎儿出血量 =(母血容量 × 母红细胞比容 × 胎儿红细胞在 KB 染色百分比)/ 新生儿红细胞比容。但血涂片的厚薄、人为误差、妊娠期母体原始胎儿 Hb(fetal hemoglobin,HbF)增高、酸液温度、pH 等因素均可以影响计算的准确性。母儿血型不合时胎儿红细胞在母体内消失很快,使估计的出血量比实际值少。

(二) 玫瑰花结试验

玫瑰花结试验是一种半定量筛查试验。在母亲分娩后的 1~2 小时采集母亲血液标本,当母亲外周循环中有超过 10mL 的 RhD 抗原阳性胎儿红细胞时玫瑰花结试验呈阳性。在与抗 D 孵育后,阳性指示红细胞与胎儿 RhD 抗原阳性红细胞形成凝集物(玫瑰花结)。在显微镜下观察到玫瑰花结(凝集物)并计数。如果玫瑰花结试验结果为阴性,提示 FMH 量小于或等于 15mL 胎儿红细胞(30mL 全血),玫瑰花结试验阳性提示 FMH 量大于 15mL 胎儿红细胞(30mL 全血)。RhD 变异型母亲可能出现假阳性的结果,DAT 试验也可能呈现假阳性结果。为了量化 FMH,可用定量检测如 Kleihauer-Betke (K-B)试验或流式细胞技术来计算 RhIG 的剂量。

（三）流式细胞术

FMH 确证试验,通过荧光标记胎儿 HbF 特异性抗体及其他抗体,利用流式细胞术(flow cytometer,FMC)高分辨率和分选能力,自动化分析仪定量检测孕妇外周血中胎儿 HbF 红细胞,分析计数胎儿红细胞比例。在某些疾病中,如遗传性胎儿血红蛋白增多症(HbF)、妊娠期间母体 HbF 细胞升高,以及镰状细胞病和地中海贫血等血红蛋白病,母亲细胞中可能存在胎儿血红蛋白,从而影响计数结果。在这种情况下,流式细胞术可以通过检测胎儿血红蛋白和 / 或 RhD 抗原阳性红细胞来帮助区分 FMH 和其他干扰因素,可以计算出更精确的 RhIG 剂量。下面的公式用于计算胎儿出血量:(胎儿细胞 / 计数细胞总数) × 母亲血容量(mL)=FMH(mL)(全血)。

（四）母血中胎儿血红蛋白(HbF)测定

通过母血中 HbF 可估计出血量,公式为:出血量 = 母血 HbF 量 × 母血容量 × (1– 胎儿血细胞比容)。HbF 较稳定,不受血液凝固影响,相对比 KB 试验准确,但目前应用有限。

（五）母血中甲胎蛋白(AFP)测定

母血 AFP 值与胎盘屏障完整性有关,AFP 升高,胎母出血发生概率明显增加。由于该方法需要得到发生 FMH 之前的 AFP 值,还需要与引起 AFP 增高的其他疾病鉴别,因此临床应用受到一定限制。

（六）彩色多普勒超声

彩色多普勒超声是无创检测方法,通过检测胎儿大脑中动脉峰值流速(MCA-PSV)预测胎儿贫血,并根据严重程度分级,严重贫血时更灵敏,为是否需要宫内输血提供依据。贫血胎儿血容量不足,机体通过血流加速提高携氧量代偿。在小口径的血管如大脑中动脉、冠状动脉更容易检测到。研究发现胎儿输血治疗前 MCA-PSV 明显增高,而纠正贫血后降到正常。贫血严重时由于阻力、血黏度增加,血管壁张力改变,收缩期血流加速而舒张期血流骤减还会出现反向舒张末期血流。脐带穿刺取胎儿血液标本可以准确检查是否贫血,但侵入性操作本身增加胎儿受损危险,还可能加重 FMH。MCA-PSV 在一定程度上避免羊膜腔或脐带穿刺等侵入性操作。因此一旦发现母血 HbF 增高,怀疑 FMH,应利用超声检查有无胎儿贫血、低血容量、水肿,以便早期治疗。

（七）荧光标记技术

用预先荧光标记的抗 D 与母血胎儿红细胞表面 D 抗原结合而鉴别胎儿红细胞,准确率比 KB 试验明显提高。但荧光标记费用高,临床应用受限。

三、胎母出血综合征的治疗

诊断明确后应尽早治疗,根据胎龄、病情严重程度制订个体化治疗方案。必要时宫内输血或剖宫产结束妊娠。

输血治疗分为产前宫内输血和产后输血。宫内慢性出血,仅表现轻度贫血且无窘迫征象,可严密观察。Hb<30g/L 应迅即输血治疗。B 超监测下的胎儿血管穿刺宫内输血纠正胎儿贫血是目前常用的治疗方法。宫内输血可以挽救胎儿,延长妊娠时间,减轻胎儿水肿症状。常采取脐静脉穿刺少量多次输血。输血量应根据脐带穿刺得到的胎儿血细胞比容、胎儿体质量和孕龄具体决定,输血量不超过 30mL/kg。一般输血 6mL/kg 可以提高外周 Hb10g/L。贫血越严重每次输血量应越小,每次输入 5~6mL/kg 为宜。缓慢滴注,以免因血容量高负荷引起早产或出现胎儿心力衰竭和肺水肿。重度贫血也可小剂量缓慢输入浓缩红细胞。输血期间应严密观察胎儿反应。对于 FMH 水肿胎儿输血,应多次输血,直到水肿消失。追踪观察 2 年,了解有无神经系统远期损害。统计宫内输血治疗的胎儿存活率

约为89.5%,大部分宫内输血存活婴儿的预后良好。

国外常规给Rh血型不合的妊娠妇女注射免疫球蛋白以避免出现溶血反应,但要根据FMH量计算RhIG的剂量,300μg/瓶的RhIG可抑制30mL胎儿全血的同种免疫。例如,胎儿出血量如果为15mL,300μg/瓶的RhIG的剂量则为0.5瓶。由于KB试验存在一定的主观性,如果计算的剂量>0.5瓶,应该四舍五入到下1个整数并加1瓶,如果计算的剂量>0.5瓶,应该四舍五入到上1个整数并加上1瓶。因此,前述例子中的RhIG剂量应为2瓶。分娩后72小时内应给予RhIG,如果预防性使用延迟,美国妇产科医师学会(ACOG)仍建议进行RhIG治疗。如果新生儿RhD抗原未知或未确定(例如死胎),也应对母亲进行RhIG治疗。可以经肌内注射(intramuscular,IM)或静脉注射(intravenous,IV)给予RhIG。一些情况下仅适用于IM。RhIG所含抗体几乎全部为IgG,只有极少量为其他免疫球蛋白。而主动免疫则有IgM生成,因此,母亲新产生的抗D常常可以在盐水介质中检测到,且完全或部分被2巯基乙醇或DTT灭活,而源自RhIG的IgG反应性却依然存在。被动获得的抗D效价很少超过4。导致RhIG无法发挥预防作用的因素有很多,如FMH体积增加和母亲体重过重,会导致IM注射剂量不足。在许多临床病例中,尽管给予了RhIG治疗,但仍会产生抗D,究其原因,仍无合理解释。

第三节　血小板减少

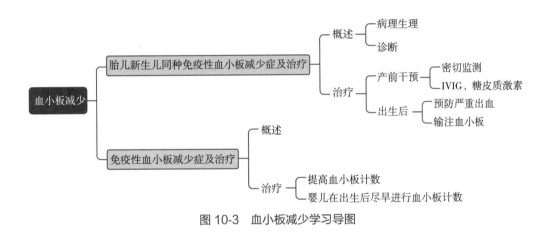

图10-3　血小板减少学习导图

学习目标

1. 掌握FNAIT的病理生理和诊断方法
2. 熟悉FNAIT的治疗
3. 掌握ITP的血小板输注策略

一、胎儿新生儿同种免疫性血小板减少症及治疗

(一)概述

1. 病理生理　　母亲产生针对血小板抗原的特异性抗体,抗体通过胎盘后破坏胎儿血小板。血小板抗原是特定的多态性血小板膜糖蛋白。欧洲裔约有79%的胎儿/新生儿同种免疫性血小板减少症(FNAIT)病例是由人类血小板抗原HPA-1a引起的,HPA-1a存在于大约98%的美国人群中。约9%

的病例是由抗 HPA-5b 引起的,4% 由抗 HPA-1b 引起,2% 由抗 HPA-3a 引起,6% 由其他抗体引起(包括多重抗体)。在亚洲裔人群,HPA-4b 和 HPA-5b 比 HPA-1a 更容易导致 FNAIT。

FNAIT 影响妊娠的发生率为 3/10 000~1/1 000。有 25% 的 FNAIT 病例首次妊娠就产生了血小板抗体,并影响当次妊娠。母体的抗体在孕 17 周就可检测到,胎儿在孕 20 周就可能出现血小板减少症,但 FNAIT 往往直到出生后才能发现。新生儿表现为瘀点、瘀斑,胃肠出血或颅内出血(intracranial hemorrhage,ICH)。FNAIT 相关的颅内出血发生率为 0.02~0.1/1 000。超过 50% 的颅内出血发生在宫内,且发生在孕 28 周前,35% 的颅内出血事件是致命的,非致命性出血也可能导致神经系统的不良后果,对此类疾病的预防十分重要。

2. 诊断　同胞中有产前 ICH 或 FNAIT 史,是预测胎儿发生血小板减少症的重要指标之一。应检测母亲和父亲的血小板抗原,筛查母亲的同种抗体。父亲的 DNA 分型可以确定相关抗原的纯 / 杂合性。羊水(孕 18~20 周),绒毛膜(孕 8~10 周)或母体外周血中胎儿 DNA 可以直接用于检测胎儿血小板基因型。羊膜穿刺术存在 0.5%~1.0% 流产的风险,绒毛膜取样会增加同种异体免疫的风险,故不推荐使用。无创产前检测使用 cffDNA 技术,但只在部分检测中心开展。

(二) 治疗

应该对所有既往有 FNAIT 病史的孕妇进行产前干预,以防止胎儿或新生儿脑出血的发生。在孕 20 周及 20 周之前就应对胎儿进行评估。产前治疗主要包括在高危产科中心进行密切监测,准备 IVIG、糖皮质激素。启动 IVIG 的最佳剂量、使用频次和胎龄尚不清楚,大多数研究显示,IVIG 的每周剂量为 1g/kg 体重。

由于没有任何研究评估过包括剖宫产和经阴道分娩在内的最佳的分娩方式,分娩方式的选择主要取决于产科医生和患者的意愿。此外,不推荐在分娩前对胎儿血液进行血小板计数,例如通过侵入性操作来采集胎儿血液标本和宫内输注血小板,因为该操作相关的发病和死亡风险达到 11%,等于或高于宫内出血及分娩时出血的风险。如果需要侵入性操作采集胎儿血液标本和宫内输注血小板,应该选择经辐照、降低 CMV 感染风险处理以及相关抗原阴性的血小板进行输注。应避免在分娩过程中使用增加胎儿出血风险的相关操作,例如胎儿头皮电极和产钳等。

婴儿出生后前几天最易发生出血,因此对新生儿管理的首要目标是预防严重出血,如 ICH 和死亡。专家建议将血小板计数作为血小板安全输注的阈值。无出血、无症状的新生儿的输注阈值建议为 $30 \times 10^9/L$;对于有出血症状的新生儿,如脑出血或胃肠出血,应当输注血小板,以保持其最初血小板计数至少在 $100 \times 10^9/L$ 以上,然后维持在 $50 \times 10^9/L$ 以上至少 7 天。与输注 HPA 抗原未匹配的血小板相比较,输注 HPA 抗原匹配的血小板会使血小板计数增加更明显以及体内存活时间更长,所以输注 HPA 抗原匹配的血小板(母亲或供者)为一线治疗方案。如果 HPA 抗原匹配的血小板不能立即获得,那么可选择 HPA 抗原未匹配的血小板。母亲血小板在血液采集和成分制备等方面实施较为不便,选择输注母亲血小板可能导致延迟输血。

新生儿的血小板最低值通常出现在出生后 48 小时内,大多数新生儿的血小板计数在 1~5 周内回升,在极少病例中,血小板减少可持续 8~12 周。

二、免疫性血小板减少症及治疗

(一) 概述

患有免疫性血小板减少症(ITP)、系统性红斑狼疮(SLE)或其他自身免疫系统疾病导致血小板减少的孕妇,其自身抗体可以通过胎盘,从而可能导致婴儿也发生血小板减少。通常,患有上述疾病的母亲分娩的婴儿,其血小板减少的程度和临床症状不及 FNAIT 严重。虽然很少发生有临床意义的出血,但由于出生后血小板计数常减低,新生儿仍需密切观察。

据估计,1/10 000~1/1 000 的孕妇会发生 ITP。但在妊娠期或分娩时胎儿或新生儿表现出有症状的出血并不常见。所以 ITP 孕妇的管理与非 ITP 孕妇的管理类似,发布的推荐和共识都是基于专家意见。

美国血液病学会（American Society of Hematology，ASH）最新的指南指出，没有证据支持分娩时应常规进行胎儿血小板计数，而且也没有足够的数据表明产前或围产期存在血小板计数的安全阈值。

（二）治疗

国际 ITP 管理专家小组建议，在妊娠期前两个月，当患者有出血症状并且血小板计数<20×10⁹/L~30×10⁹/L 时应进行治疗，或在术前提高血小板计数。对于需要治疗的孕妇，IVIG 和口服皮质激素都有良好的效果。

研究表明，新生儿发生严重血小板减少（<50×10⁹/L）的概率为 9%~15%，而脑出血的发生率为 0~1.5%。孕妇血小板计数无法预测新生儿血小板减少症的发生，但是既往有过娩出血小板减少新生儿的母亲，再次娩出血小板减少新生儿的风险更高。分娩方式应根据产科医生和患者的意愿来进行选择，类似于上文提到的 FNAIT 管理方案。

对有 ITP 病史的母亲，其婴儿在出生后应尽早进行血小板计数，在血小板计数恢复正常之前，应避免肌内注射药物，如维生素 K。同时需要对患有血小板减少症的新生儿（血小板计数<50×10⁹/L）做头部彩超以确定其是否发生 ICH。尽管大多数出血事件发生在分娩后 24~48 小时内，但很少有新生儿需要治疗。由于通常在新生儿出生后 2~5 天内血小板计数降到最低值，因此需要每天对婴儿血小板计数进行监测。如果出现临床出血症状或者血小板计数<50×10⁹/L，应考虑进行 IVIG 治疗和/或血小板输注。由于血小板减少症可能持续存在，并且可能是遗传性血小板减少症，因此应监测新生儿的血小板计数直到恢复正常。

关于 ITP 管理的文献和指南有很多，但对于其他自身免疫性疾病则较少有文献报道。继发于 SLE 的妊娠血小板减少症通常比由 ITP 引起的症状轻。对于这些自身免疫性疾病相关的血小板减少症的治疗方法与 ITP 患者类似。

参 考 文 献

1. Bel Hadj I, Boukhris R, Khalsi F, et al. ABO hemolytic disease of newborn: Does newborn's blood group a risk factor?. Tunis Med, 2019, 97 (3): 455-460.

2. Zipursky A, Paul VK. The global burden of Rh disease. Arch Dis Child Fetal Neonatal Ed, 2011, 96 (2): F84-85.

3. Bellussi F, Perolo A, Ghi T, et al. Diagnosis of Severe Fetomaternal Hemorrhage with Fetal Cerebral Doppler: Case Series and Systematic Review. Fetal Diagn Ther, 2017, 41 (1): 1-7.

4. Kim YA, Makar RS. Detection of fetomaternal hemorrhage. Am J Hematol, 2012, 87 (4): 417-423.

5. Woo EJ, Kaushal M. Rhesus Immunoglobulin Dosage and Administration in Obese Individuals. Arch Pathol Lab Med, 2017, 141 (1): 17.

6. Davoren A, Curtis BR, Aster RH, et al. Human platelet antigen-specific alloantibodies implicated in 1162 cases of neonatal alloimmune thrombocytopenia. Transfusion, 2004, 44 (8): 1220-1225.

7. Ohto H, Miura S, Ariga H, et al. The natural history of maternal immunization against foetal platelet alloantigens. Transfus Med, 2004, 14 (6): 399-408.

8. Tiller H, Kamphuis MM, Flodmark O, et al. Fetal intracranial haemorrhages caused by fetal and neonatal alloimmune thrombocytopenia: an observational cohort study of 43 cases from an international multicentre registry. BMJ Open, 2013, 3 (3).

9. Scheffer PG, Ait Soussan A, Verhagen OJ, et al. Noninvasive fetal genotyping of human platelet antigen-1a. BJOG, 2011, 118 (11): 1392-1395.

10. Allen D, Verjee S, Rees S, et al. Platelet transfusion in neonatal alloimmune thrombocytopenia. Blood, 2007, 109 (1): 388-389.

11. Gill KK, Kelton JG. Management of idiopathic thrombocytopenic purpura in pregnancy. Semin Hematol, 2000, 37 (3): 275-289.

12. Koyama S, Tomimatsu T, Kanagawa T, et al. Reliable predictors of neonatal immune thrombocytopenia in pregnant women with idiopathic thrombocytopenic purpura. Am J Hematol, 2012, 87 (1): 15-21.

第十一章　血小板抗原抗体

本章主要讨论血小板抗原和机体受到抗原致敏后产生的抗体。掌握血小板抗原及相关免疫应答知识,对血小板减少发病机制的理解和相关疾病输血治疗的方案选择,有着重要意义。

第一节　概　　要

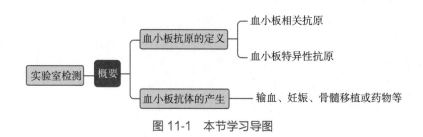

图 11-1　本节学习导图

学习目标

1. 掌握血小板抗原的分类
2. 掌握血小板抗体的产生途径及分类
3. 掌握血小板的免疫性疾病的分类

血小板抗原泛指存在于血小板膜的能刺激机体产生抗体,并与之结合的血小板膜蛋白质和糖分子。血小板表面存在诸多复杂的血型抗原,根据抗原的分布情况,主要分为两大类,一类为血小板与其他细胞或组织共有的抗原,即血小板相关抗原(platelet-associated antigen),又称血小板非特异性抗原或血小板共有抗原,包括红细胞血型相关抗原(如 ABO、P、P^K、I、i 和 Lewis 等),白细胞 HLA- I 类 A、B、C 抗原和 CD36 等抗原;另一类由血小板特有的抗原决定簇组成,为血小板特异性抗原或血小板同种抗原,即人类血小板抗原(human platelet antigen,HPA),主要包括 GP Ⅱb/ Ⅲa、GP Ⅰb/ Ⅴ/ Ⅸ、GP Ⅰa/ Ⅱa、CD109 等。血小板抗体主要通过输血、妊娠、骨髓移植或药物等免疫刺激产生,主要包括同种抗体、自身抗体和药物抗体,这些抗体作用于人体血小板,产生相应的血小板免疫性疾病。其中同种免疫性血小板疾病主要有血小板输注无效(platelet transfusion refractoriness,PTR)、胎儿 / 新生儿同种免疫性血小板减少症(alloimmune thrombocytopenia in fetal-neonatal,FNAIT)、输血后紫癜(post transfusion purpura,PTP)等;血小板自身抗体所致疾病主要为自身免疫性血小板减少症(autoimmune thrombocytopenia,AITP);药物诱导性血小板抗体导致的血小板减少症是药物治疗中出现的并发症。血小板抗原抗体的实验室检测为血小板免疫性疾病的临床诊断提供了重要依据。近 10 年来,随着基因检测技术的发展和抗体检测水平的不断提高,新的血小板特异性抗原越来越多的被发现,血小板基因库的建设在临床输血实践中的重要作用也因而备受关注。

练习题一

1. 简述血小板血型抗原分类。
2. 血小板抗体的产生途径及主要类别。

知识小结

1. 血小板抗原泛指存在于血小板膜的能刺激机体产生抗体,并与之结合的血小板膜蛋白质和糖分子。
2. 血小板抗原主要分为两大类,即血小板相关抗原(又称血小板非特异性抗原或血小板共有抗原)和人类血小板抗原(HPA)。
3. 血小板相关抗原包括红细胞血型相关抗原(如 ABO、P、P^k、I、i 和 Lewis 等)、白细胞 HLA-I 类 A、B、C 抗原和 CD36 等抗原。
4. 血小板抗体主要通过输血、妊娠、骨髓移植或药物等免疫刺激产生,主要包括同种抗体、自身抗体和药物抗体。
5. 血小板的免疫性疾病包括同种免疫性血小板疾病和血小板自身抗体所致疾病。

第二节　血小板生理

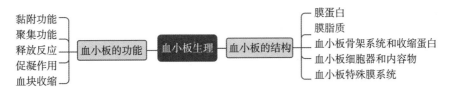

图 11-2　血小板生理学习导图

学习目标

1. 掌握血小板的结构
2. 掌握血小板的功能

血小板是一种无核细胞。其细胞膜和细胞质组成成分与其他造血细胞类似。正常血液循环中血小板在静息状态下呈双凸碟形,由细胞膜包裹着含少量颗粒的胞质。平均直径 2.4μm,平均容积为 7.2fL。

(一) 血小板的结构

循环中的正常血小板表面是平滑的,电镜下可看到一些小的凹陷,被称为开放管道系统(open

canalicular system，OCS)。血小板表面最主要的结构就是细胞膜及其组成成分膜蛋白和膜脂质。

1. 膜蛋白 糖蛋白(glycoprotein，GP)是主要的膜蛋白成分，包括 GP Ⅰa、GP Ⅰb、GP Ⅱa、GP Ⅱb、GP Ⅲa、GP Ⅳ、GP Ⅴ和 GP Ⅸ等(见表 11-1)。众多的糖蛋白也构成了特殊的血小板血型抗原系统，其中的 GP Ⅰa、GP Ⅰb、GP Ⅱb、GP Ⅲa 等已被确定为血小板特异抗原。血小板膜糖蛋白中数量最多的是 GP Ⅱb/Ⅲa 复合物，每个血小板表面可多达 80 000 个左右，但静息状态下可检测的血小板表面表达仅 500~1 000 个；GP Ⅰb/Ⅸ复合物的数量为第二位，在任何状态下的正常血小板都可表达 25 000 个左右；GP Ⅰa/Ⅱa 复合物数量也不少，每个血小板表面可表达 9 600 个左右。这些主要的糖蛋白有缺陷，都可造成血小板形态和功能的异常。

表 11-1 主要的血小板膜糖蛋白

名称	CD 名称	相对分子质量	特性
GP Ⅰa	CD49b	160 000	与 GP Ⅱa 形成复合物，是胶原的受体
GP Ⅰb	CD42C	165 000	与 GPIX 形成复合物，是 vWF 的受体，参与血小板黏附反应，缺乏或减少时血小板黏附功能减低，见于巨大血小板综合征
GP Ⅰc	CD49f	148 000	与 GP Ⅱa 形成复合物，是 Fn 的受体，也是层素受体
GP Ⅱa	CD29	130 000	与 GP Ⅰa 和 GP Ⅰc 形成复合物，是胶原和 Fn 的受体
GP Ⅱb 和 GP Ⅲa	CD41a	Ⅱb 为 147 000 Ⅲa 为 105 000	GPIIb 与Ⅲa 形成复合物，是纤维蛋白原(Fg)的受体，参与血小板聚集反应，缺乏或减少时血小板聚集功能减低，见于血小板无力症，也是 vWF 和 Fn 的受体，参与血小板黏附反应
GP Ⅳ	CD36	88 000	是 TSP 的受体
GP Ⅴ		82 000	是凝血酶的受体，缺乏或减少见于巨大血小板综合征
GP Ⅸ	CD42a	22 000	与 GP Ⅰb 形成复合物，同 GP Ⅰb

2. 膜脂质 磷脂占总脂质量的 75%~80%，胆固醇占 20%~25%，糖脂占 2%~5%。磷脂主要由鞘磷脂(SPH)和甘油磷脂组成。后者包括磷脂酰胆碱(PC)、磷脂酰乙醇胺(PE)、磷脂酰丝氨酸(PS)、磷脂酰肌醇(PI)以及少量溶血卵磷脂等。

3. 血小板骨架系统和收缩蛋白 骨架系统和收缩蛋白是指膜内侧的微管、微丝和膜下细丝。①微管：微管是一种非膜性管道结构，呈环形排列于血小板四周。构成微管的主要成分是微管蛋白，是由两种结构基本相同的单体(微管蛋白 A 和 B)聚合而成的二聚体。一定数量的二聚体排列成细丝状，围绕成微管。环形微管与细胞膜之间有膜下细丝相隔，是血小板骨架的主要组成部分。它们在血小板中的排列对维持血小板的形状有重要作用。②微丝：微丝是一种实心的细丝状结构，在静止状态下的血小板中一般看不到微丝。当血小板被激活时，细胞基质中出现大量微丝。微丝中主要含有肌动蛋白细丝，另外有少量短的肌球蛋白粗丝，两者比例为 100：1。肌动蛋白在血小板中以球形的肌动蛋白单体和纤维形肌动蛋白微丝两种形式存在。③膜下细丝：位于质膜下方的一种细丝，主要分布于质膜与环形微管之间的区域，其结构和作用与微丝相似。血小板的收缩实际上是肌动蛋白粗丝相互滑动、收缩蛋白收缩的结果，使血小板变性、伸展和形成伪足，血小板内容物移向血小板中央部位，参与血小板释放反应。

除了上述三个部分中提到的骨架蛋白外，还有外廓蛋白、凝溶蛋白和 P235 蛋白等。它们都参与了血小板骨架系统的构成，并在血小板变性、颗粒成分释放、伸展和血块收缩中起着重要作用。

4. 血小板细胞器和内容物 血小板有多种细胞器。最重要的是一些颗粒成分，如 α 颗粒、δ 颗粒(致密颗粒)和 γ 颗粒(溶酶体)。这三种颗粒中含有的大量蛋白或非蛋白类的活性物，与血小板胞质中的活性成分共同参与血小板的生理活动。①α 颗粒：每个血小板中有十几个 α 颗粒，它是血小板中可分泌的蛋白质的主要贮存部位。贮存了血小板第 4 因子（PF₄）、β 血小板球蛋白（β-TG）、凝血酶敏感蛋白（TSP）、纤维连接蛋白（Fn）、血小板源性生长因子（PDGF）等。PF₄ 与 β-TG 属于血小板特异的蛋白质。PF₄ 能与内皮细胞表面的硫酸乙酰肝素结合，减慢凝血酶的灭活过程而促进血栓形成。β-TG 对肝素的亲和活性与内皮细胞的结合力均较低。TSP 是 α 颗粒的主要糖蛋白，可通过依赖和非依赖性血小板纤维蛋白原受体系统促进血小板聚集，还可促进红细胞凝集与多形核白细胞趋化，并可调节纤溶与细胞增殖的作用。未活化的血小板膜表面很少有 Fn，当血小板被胶原或凝血酶刺激后，Fn 从 α 颗粒释放并结合到膜表面，介导了血小板对胶原的黏附反应。PDGF 在 α 颗粒中的含量较少，它的主要作用是在凝血酶的作用下，从血小板释放，在纳克水平即可刺激成纤维细胞与肌细胞的生长与分裂。此外，α 颗粒也分泌内皮细胞生长因子与表皮生长因子，促进相应细胞的分裂。②δ 颗粒（致密颗粒）：致密颗粒比 α 颗粒小，每个血小板中有 4~8 个致密颗粒。它含有较多的 Ca²⁺、ATP 与 ADP。血小板活化时从致密颗粒释放出大量的 ADP，是导致血小板聚集的一个重要途径。③γ 颗粒（溶酶体）：溶酶体在血小板中数目较少，外有界膜包围，含有组织蛋白酶 D、E、O 等，并含有十多种酸性水解酶，是细胞的消化装置。④其他：血小板中除了上述颗粒外，还有线粒体与糖原颗粒等。线粒体由内外两层膜折叠形成线粒体嵴，主要功能是进行生物氧化，产生 ATP，供应细胞活动所需要的能量。糖原颗粒是一种细颗粒状内含物，分布在细胞质中。血小板中还可见少量过氧化酶小体、内质网、小泡和高尔基膜囊结构等。

5. 血小板特殊膜系统　①开放管道系统（OCS）：血小板膜凹陷于血小板内部形成的管道系统，是血小板内与血浆中物质交换的通道。在释放反应中血小板贮存颗粒内容物经 OCS 排至细胞外。②致密管道系统（DTS）：散在分布于血小板胞质中，不与外界相通，DTS 是 Ca²⁺ 的贮存部位，其膜上的 Ca²⁺-Mg²⁺-ATP 酶（钙泵）能将血小板胞质中的 Ca²⁺ 转送至 DTS 内，Ca²⁺ 也可从 OCS 内释放至胞质中，从而调控着血小板的收缩活动和释放反应。

（二）血小板的功能

血小板是一个多功能的细胞，在止血血栓的病理生理过程中起着重要作用。主要功能包括黏附功能、聚集功能、释放反应、促凝作用、血块收缩。

1. 黏附功能　血小板黏附是指血小板黏附于血管内皮下组分或其他物质表面的能力。其中最主要的是血管受损时，血小板借助某些桥连物质，并通过自身表面表达的多种糖蛋白受体，与内皮下胶原、微纤维黏附。血小板的这种功能首先保证了血管受损时，血小板参与一期止血。随后可激活血小板，使血小板聚集、释放血小板内的活性物质，参与二期止血，并形成较牢固的止血栓子。

2. 聚集功能　血小板聚集是指血小板与血小板之间的黏附，是形成血小板血栓的基础，也是血小板进一步活化和参与二期止血、促进血液凝固的保证。血小板聚集是在血小板之间进行的，涉及血小板表面 GPⅡb/GPⅢa、血液中的 Fg 和 Ca²⁺，这三者缺一不可。通常血小板聚集发生在血小板活化后，血小板内活性物质释放时发生聚集；也能在体外活性物质诱导下发生聚集反应。

3. 释放反应　体内血小板活化或激活后，血小板 α 颗粒、γ 颗粒及溶酶体等贮存颗粒中的内容物通过 OCS 释放到血小板外的过程称为血小板释放反应。血小板释放的产物包括蛋白类、胺类、离子类等。其中最主要的是两种特异性蛋白类物质：β 血小板球蛋白和血小板第 4 因子。

4. 促凝作用　血小板活化后，其促凝作用主要在血小板磷脂中的血小板第 3 因子（PF3）表面完成。

5. 血块收缩　血小板参与止血的机制比较复杂。有研究推断血小板在纤维蛋白网架结构中心，血小板变形后的伪足可以搭在纤维蛋白上，由于肌动蛋白细丝和肌球蛋白粗丝的相互作用，伪足可向心性收缩，使纤维蛋白束弯曲，在挤出纤维蛋白网隙中血清的同时，也加固了血凝块，有利于止血和血栓形成。

知识小结

1. 血小板骨架系统和收缩蛋白是指膜内侧的微管、微丝和膜下细丝,外廓蛋白、凝溶蛋白和 P235 蛋白也参与了血小板骨架系统的构成,并在血小板变性、颗粒成分释放、伸展和血块收缩中起着重要作用。

2. 血小板有多种细胞器,最重要的颗粒成分有 α 颗粒、δ 颗粒(致密颗粒)和 γ 颗粒(溶酶体)。

3. 血小板是一个多功能的细胞,在止血血栓的病理生理过程中起着重要作用。主要功能包括黏附功能、聚集功能、释放反应、促凝作用、血块收缩。

练习题二

1. 血小板表面最主要的结构就是(   )及其组成成分(   )和(   )。

2. 血小板有多种细胞器。最重要的是一些颗粒成分(   )。

A. α 颗粒   B. δ 颗粒   C. 致密颗粒

D. γ 颗粒   E. 溶酶体

3. 血小板的功能包括(   )。

A. 凝血和止血   B. 黏附功能   C. 释放反应

D. 修复破损的血管   E. 抗感染

第三节　血小板上抗原

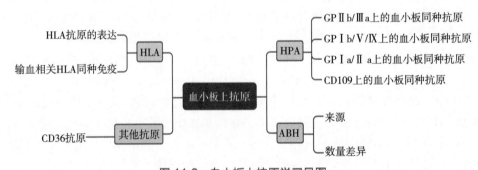

图 11-3　血小板上抗原学习导图

学习目标

1. 掌握 HPA 抗原在血小板膜糖蛋白复合物上的表达
2. 掌握 HPA 抗原的命名原则
3. 掌握血小板 A 抗原或 B 抗原的高表达者特点

一、HPA

人类血小板抗原(HPA)由血小板特有的抗原决定簇组成。大多分布在 GP Ⅱb、GP Ⅲa、GPIb、GPIa 以及 CD109 等血小板糖蛋白上,是血小板膜结构的组成部分。HPA 并非血小板特有,部分 HPA 也存在于内皮细胞、成纤维细胞、平滑肌细胞及白细胞等非血小板细胞上,但临床的重要性仍然与血小板最密切相关。HPA 具有多态性并与同种免疫有关,且分布存在种族差异性。

2003 年,国际输血协会(ISBT)和国际血栓和止血协会(ISTH)联合成立了血小板命名委员会(PNC),制订 HPA 命名原则和新抗原的认可标准,并对 HPA 进行认定和系统命名。HPA 抗原的命名原则以 HPA 为字头,不同的抗原系统按命名的先后顺序排列,并用数字编号,如 HPA-1、HPA-2、HPA-3 系统。在此基础上,每一系统中再分别用英文小写字母 a 和 b 表示对偶基因,高频率基因表达的抗原以 a 表示,低频率基因表达的抗原以 b 表示。对于仅鉴定到一种抗原,而未发现对偶抗原的,则使用标记"w"的方式给予暂时命名,如 HPA-6bw。目前发现的 35 个抗原中,12 个抗原为双等位基因表达,列为 HPA-1、HPA-2、HPA-3、HPA-4、HPA-5、HPA-15 六个系统。其余 23 个抗原因存在着同种抗体而被发现,但未找到对偶抗原,尚未达到系统标准。目前被 ISBT 正式命名的 HPA 抗原如表 11-2 所示。

表 11-2　人血小板抗原

HPA 系统	HPA 抗原	曾用名	糖蛋白	CD	氨基酸改变	基因频率*	临床意义**
HPA-1	HPA-1a	Zw^a,PI^{A1}	GP Ⅲa	CD61	Leu33Pro	0.994	FNAIT,PTP
	HPA-1b	Zw^b,PI^{A2}		CD61		0.006	FNAIT,PTP
HPA-2	HPA-2a	Ko^b	GPIbαa	CD42b	Thr145Met	0.951 5	FNAIT
	HPA-2b	Ko^a,Sib^a		CD42b		0.048 5	FNAIT
HPA-3	HPA-3a	Bak^a,Lek^a	GP Ⅱb	CD41	Ile847Ser	0.594 5	FNAIT
	HPA-3b	Bak^b		CD41		0.405 5	PTP
HPA-4	HPA-4a	Yuk^b,Pen^a	GP Ⅲa	CD61	Arg143Gln	0.995 5	FNAIT,PTP
	HPA-4b	Yuk^a,Pen^b		CD61		0.004 5	FNAIT,PTP
HPA-5	HPA-5a	Br^b,Zav^b	GP Ⅰa	CD49b	Glu505Lys	0.986	FNAIT,PTP
	HPA-5b	Br^a,Zav^a,Hc^a		CD42b		0.014	FNAIT,PTP
	HPA-6bw	Ca^a,Tu^a	GP Ⅲa	CD61	Arg489Gln	0.014 7	FNAIT
	HPA-7bw	Mo^a	GP Ⅲa	CD61	Pro407Ala	0	FNAIT
	HPA-8bw	Sr^a	GP Ⅲa	CD61	Arg636Cys	0	FNAIT
	HPA-9bw	Max^a	GP Ⅱb	CD41	Val837Met	0	FNAIT
	HPA-10bw	La^a	GP Ⅲa	CD61	Arg62Gln	0.000 5	FNAIT
	HPA-11bw	Gro^a	GP Ⅲa	CD61	Arg633His	0	FNAIT
	HPA-12bw	Iy^a	GP Ⅰbβ	CD42c	Gly15Glu	0	FNAIT
	HPA-13bw	Sit^a	GP Ⅰa	CD49b	Met799Thr	0	FNAIT
	HPA-14bw	Oe^a	GP Ⅲa	CD61	Lys611del	0	FNAIT

续表

HPA 系统	HPA 抗原	曾用名	糖蛋白	CD	氨基酸改变	基因频率[*]	临床意义[**]
HPA-15	HPA-15a	Gov[b]	CD109	CD109	Ser682Tyr	0.532	FNAIT,PTR
	HPA-15b	Gov[a]		CD109		0.468	FNAIT,PTP,PTR
	HPA-16bw	Duv[a]	GPⅢa	CD61	Thr140Ile	0	FNAIT
	HPA-17bw	Va[a]	GPⅢa	CD61	Thr195Met	0	FNAIT
	HPA-18bw	Cab[a]	GPIa	CD49b	Gln716His	0	FNAIT
	HPA-19bw	Sta	GPⅢa	CD61	Lys137Gln	0	FNAIT
	HPA-20bw	Kno	GPⅡb	CD41	Thr619Met	0	FNAIT
	HPA-21bw	Nos	GPⅢa	CD61	Glu628Lys	0	FNAIT
	HPA-22bw	Sey	GPⅡb	CD41	Lys164Thr	0	FNAIT
	HPA-23bw	Hug	GPⅢa	CD61	Arg622Trp	0	FNAIT
	HPA-24bw	Cab2[a+]	GPⅡb	CD41	Ser472Asn	0	FNAIT
	HPA-25bw	Swi[a]	GPIa	CD49b	Thr1087Met	0	FNAIT
	HPA-26bw	Seca	GPⅢa	CD61	Lys580Asn	0	FNAIT
	HPA-27bw	Cab3[a+]	GPⅡb	CD41	Leu841Met	0	FNAIT
	HPA-28bw	War	GPⅡb	CD41	Val740Leu	0	FNAIT
	HPA-29bw	Kha[b]	GPⅢa	CD61	Thr7Met	0	FNAIT

注:[*]为中国人群的基因频率;[**]FNAIT,胎儿/新生儿同种免疫性血小板减少症;PTP,输血后紫癜;PTR,血小板无效输注

（一）GPⅡb/Ⅲa 上的血小板同种抗原

GPⅡb/Ⅲa 是一种血小板表面钙离子依赖性的糖蛋白二聚体,由 α 和 β 两个亚单位非共价结合而成。编码 GPⅡb/Ⅲa 的基因位于第 17 号染色体。GPⅡb/Ⅲa 作为受体,可与纤维蛋白原、纤维结合蛋白、VW 因子、玻连蛋白及细胞外基质蛋白结合,从而引起血小板的黏附和聚集。每个血小板上含有 50 000~80 000 个 GPⅡb/Ⅲa 分子复合物。作为血小板膜上表达最多的糖蛋白复合体,GPⅡb/Ⅲa 具有较高的免疫原性。目前已知的 35 个 HPA 抗原中,有 25 个位于血小板膜 GPⅡb(8)/Ⅲa(17)上(见表 11-3),其中同种免疫产生的抗 HPA-1a 抗体是欧洲人引起 FNAIT 和 PTP 的主要原因。

（二）GPⅠb/Ⅴ/Ⅸ 上的血小板同种抗原

GPⅠb/Ⅴ/Ⅸ 复合物又称 CD42,是血小板 vWF 的受体。GPⅠb/Ⅴ/Ⅸ 复合物中 GPⅠb 是由 2 个 α 亚基(GPⅠbα)和 2 个 β 亚基(GPⅠbβ)组成。与 1 个 GPⅤ 和 2 个 GPⅨ 非共价连接,即 GPⅠb/Ⅴ/Ⅸ 复合物,包括四个跨膜多肽亚单位:GPⅠbα、GPⅠbβ、GPⅤ、GPⅨ。其中 *GPⅠbα* 基因位于第 17 号染色体、*GPⅠbβ* 基因位于第 22 号染色体、*GPⅤ* 和 *GPⅨ* 基因均位于第 3 号染色体。

每个血小板约表达 12 500 个 7 联 GPⅠb/Ⅴ/Ⅸ 复合物。血管损伤后,GPⅠb/Ⅴ/Ⅸ 复合物与 vWF 结合,促进血小板黏附到血管内皮,启动黏附血小板内的信号传导,随之产生一系列生物学作用。如基因突变导致 GPⅠb/Ⅴ/Ⅸ 复合物缺乏,会引起巨大血小板综合征(Bernard-Soulier syndrome, BSS),其临床表现主要为血小板数量减少、体积增大,出血时间延长。

（三）GPⅠa/Ⅱa 上的血小板同种抗原

GPⅠa/Ⅱa 由 α2 和 β1 单位构成,也称之为整合素 α2β1。它介导血小板与胶原相互作用,是血小板主要的胶原蛋白受体。*GPⅠa* 基因位于 5 号染色体,*GPⅡa* 基因位于 9 号染色体。每个血小板表达 3 000~5 000 个 GPⅠa/Ⅱa 复合物分子,HPA-5a/5b 位于 GPⅠa 上。在 FNAIT、PTP 和 PTR 患者

中,抗 HPA-1a 抗体是最常见的抗体,抗 HPA-5 抗体次之。

（四）CD109 上的血小板同种抗原

CD109 为糖基化磷脂酰连接的糖蛋白,属于含硫酯的 α2 巨球蛋白 / 补体 C3、C4、C5 超家族。CD109 由 6 号染色体基因编码,在内皮细胞、活化的血小板和 T 淋巴细胞、造血干细胞等多种细胞中表达。作为 TGF-β/Smads 信号通路的辅助受体之一,CD109 具有负性调控 TGF-β 信号的作用,在某些肿瘤和皮肤病的发生和发展中起着重要作用。平均每个血小板表面表达 2 000 个 CD109 分子。HPA-15 抗原位于血小板膜糖蛋白 CD109 上。

表 11-3 血小板膜糖蛋白与 HPA 抗原表达

名称	染色体定位	编码基因	HPA 抗原表达
GP Ⅲa	17	ITGB3	HPA-1a,HPA-1b,HPA-4a,HPA-4b,HPA-6bw,HPA-7bw,HPA-8bw,HPA-10bw,HPA-11bw,HPA-13bw,HPA-14bw,HPA-16bw,HPA-17bw,HPA-19bw,HPA-21bw,HPA-23bw,HPA-26bw,HPA-29bw
GP Ⅱb	17	ITGA2B	HPA-3a,HPA-3b,HPA-9bw,HPA-20bw,HPA-22bw,HPA-24bw,HPA-27bw,HPA-28bw
GP Ⅰa	5	ITGA2	HPA-5a,HPA-5b,HPA-18bw,HPA-25bw
GPIbα	17	GPIBA	HPA-2a,HPA-2b
GPIbβ	22	GPIBB	HPA-12bw
CD109	6	CD109	HPA-15a,HPA-15b

练习题三

简述 HPA 抗原的命名原则

二、ABH

血小板膜上的 ABH 抗原物质,源于血小板膜固有的 ABH 抗原和从血浆中吸收的 ABH 抗原两部分。大多数血小板 ABH 抗原主要存在于膜糖蛋白分子上,包括 GP Ⅱb、GP Ⅲa、GPV、GP Ⅳ、GP Ⅰa/GP Ⅱa、PECAM（血小板内皮细胞黏附分子）等,其中 GP Ⅱb 和 PECAM 上的抗原数量最多。

血小板上的大多数 B 抗原和 H 抗原是膜固有的,A_2 亚型个体 A 抗原表达远低于 A_1 亚型个体,在 A_2 亚型个体的血小板上常常检测不到 A 抗原。同时鉴于 A_2 亚型个体的这一特点,其血小板可给高效价 IgG 型抗 A 或抗 A,B 的 O 型患者输注。需要关注的是,约有 5%~10% 的人群血小板高表达 A 抗原或 B 抗原,称之为高表达者。其血清糖基转移酶活性增高,且具显性遗传性质。高表达者中,又分 I 型和 II 型。其中,II 型的抗原量和糖基转移酶活性均高于 I 型。

血小板 ABH 抗原数量存在多因素差异,这种差异性不但表现在人群个体间,也存在于同一个人的不同血小板上。与此同时,血小板 ABH 抗原数量也会因 ABO 血型的不同而不同。基于以上差异,可解释一些 ABO 非同型输注的血小板输注无效患者对相同 ABO 血型的不同献血者血小板反应不一致。总之,血小板的 ABO 同型输注是临床最佳选择。

练习题四

血小板 A 抗原或 B 抗原的高表达者有什么特点？

三、HLA

HLA 存在于人体所有的有核细胞表面,其中 HLA-Ⅰ 类抗原在巨核细胞生成阶段及血小板形成后持续表达,为血小板细胞膜固有蛋白,仅有少量从血浆吸附。除罕见情况外,血小板不表达 HLA-Ⅱ 类抗原。血小板主要表达 HLA-A、HLA-B 抗原,较少表达 HLA-C 抗原。

输血相关 HLA 同种免疫的发生与输注血液中白细胞含量、患者基础疾病及免疫抑制治疗等多因素有关。使用去白细胞血液成分,可大大降低输血导致的 HLA 同种免疫。目前,HLA 抗体常出现在多次妊娠女性中,妊娠 ≥4 次女性,超过 32% 可在血清中检测到 HLA 抗体。在实际工作中,进行血小板输注后的效果评估,如出现血小板输注无效,在排除其他影响因素后(如大量失血、严重的脾隔离症、败血症等),首先考虑为 HLA 抗体所致。对于已产生抗体的患者,应输注 HLA-A 和 HLA-B 抗原匹配的血小板。

练习题五

1. 哪些因素会导致输血相关 HLA 同种免疫发生? 何种血液成分可大幅降低输血导致的 HLA 同种免疫的发生?

2. 已产生 HLA 同种抗体的患者,再次输注血小板,以下最佳选择为:

A. ABO 同型血小板

B. ABO 同型去白细胞血小板

C. ABO 同型去白细胞且 HLA-A 和 HLA-B 抗原匹配的血小板

四、其他抗原

人的 CD36 分子由 7 号染色体基因编码,在血小板上位于 GP Ⅳ。CD36 分子为单链跨膜细胞表面蛋白,表达于多种细胞,如血小板、巨噬细胞、有核红细胞等,其在不同组织和细胞分化阶段的表达存在显著差异。作为一种清道夫受体,CD36 既参与脂质代谢,促进特异性脂质分子摄取,同时也在黏附负电荷的生物大分子、转导胞内信号,随之引发炎症、内吞等过程中发挥重要作用。CD36 可与多种配体结合,而其中诸多配体都与信号转导过程相关,这一特性使 CD36 在多种生理和病理过程中发挥作用。CD36 抗原缺失人群分为两型,Ⅰ 型为血小板和单核细胞均缺失该抗原,Ⅱ 型为仅血小板缺失该抗原。CD36 抗原的缺失在白种人群中极为少见,在亚洲人和非洲人的该抗原缺失频率高于白种人。一份对中国人群 5 313 例的研究显示,在汉族、壮族、布依族中 CD36 抗原的缺失频率分别为 1.3%、3.69% 和 3.05%。CD36 抗原缺失的个体输注含有 CD36 抗原的血小板后可能产生抗 CD36 抗体,可能引起 FNAIT、PTP、PTR。

其他血型抗原物质,如 Le^a、Le^b、I、i、P1、P^K、Cromer 也存在于血小板表面,但目前尚无研究显示,具有以上抗原相应抗体的患者,输入带有其抗原的血小板后会导致体内血小板存活率的明显降低。

练习题六

Ⅰ 型和 Ⅱ 型 CD36 抗原缺失人群分别有何特点?

知识小结

1. 人类血小板抗原(HPA)由血小板特有的抗原决定簇组成,大多分布在 GP Ⅱb、GP Ⅲa、

GPⅠb、GPⅠa 以及 CD109 等血小板糖蛋白上,是血小板膜结构的组成部分。

2. HPA 抗原的命名原则以 HPA 为字头,不同的抗原系统按命名的先后顺序排列,并用数字编号,每一系统中高频率基因表达的抗原以 a 表示,低频率基因表达的抗原以 b 表示。对于仅鉴定到一种抗原,而未发现对偶抗原的,则使用标记"w"的方式给予暂时命名。

3. GPⅡb/Ⅲa 是血小板膜上表达最多的糖蛋白复合体,具有较高的免疫原性,其中同种免疫产生的抗 HPA-1a 抗体是欧洲人引起 FNAIT 和 PTP 的主要原因。

4. GPⅠb/Ⅴ/Ⅸ复合物又称 CD42,是血小板 vWF 的受体。

5. GPⅠa/Ⅱa 由 α2 和 β1 单位构成,也称之为整合素 α2β1。它介导血小板与胶原相互作用,是血小板主要的胶原蛋白受体。

6. 约有 5%~10% 的人群,血小板高表达 A 抗原或 B 抗原,称之为高表达者。其血清糖基转移酶活性增高,且具显性遗传性质。

7. 输血相关 HLA 同种免疫的发生与输注血液中白细胞含量、患者基础疾病及免疫抑制治疗等多因素有关。

8. 使用去白细胞血液成分,可大大降低输血导致的 HLA 同种免疫。

9. CD36 抗原亚洲人和非洲人的缺失频率高于白种人群。

第四节　血小板抗原抗体检测技术

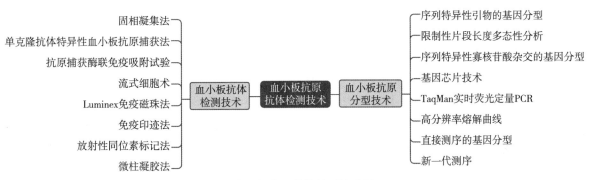

图 11-4　血小板抗原抗体检测技术学习导图

学习目标

1. 掌握血小板抗原基因分型技术
2. 掌握血小板抗体检测技术

一、血小板抗原分型技术

HPA 分型包括血清学分型和基因分型。HPA 血清学分型往往需要获取足够数量的新鲜被检血小板,还需要有针对每个不同 HPA 的特异抗血清,在实验室实际操作起来具有非常大的局限性。因而随着 PCR 技术的发展及 HPA 分子机制的阐明,HPA 基因分型技术逐渐取代了血清学分型技术,成为 HPA 抗原分型的金标准。由于目前所知的大部分 HPA 等位基因多态性皆为 SNP,故 HPA 的基因分型方法与单核苷酸多态性(single nucleotide polymorphism,SNP)检测方法类似,其区别主要在于 PCR 引物的设计以及 PCR 产物检测方法上的不同。这里主要介绍基因分型技术,常用的方法有以下几种:

1. 序列特异性引物(sequence-specific primer,SSP)的基因分型　序列特异性引物-PCR(PCR-SSP)于 1994 年首次被应用于 HPA 系统的基因分型。因其操作简便、快速、特异性和灵敏度高,非常适用于实验室小批量样品检测的开展。其原理是通过设计特异性引物,利用引物 3′ 端的特异性,直接 PCR 扩增相应的 HPA 片段,扩增产物进行凝胶电泳后,通过紫外线透射检测后根据 DNA 特异性条带的存在或缺失确定相应的基因型。对人类血小板抗原系统在同一扩增条件下同步扩增,扩增产物在同一琼脂糖凝胶中同步电泳,一次性即可获得受检者 HPA 系统的基因型,克服了以往不同 HPA 系统需在不同退火温度下分别扩增的限制。PCR-SSP 法虽有其独特的优势,但是可能错过新的等位基因或者部分已知等位基因无法区分。

2. 限制性片段长度多态性(restriction fragment length polymorphisms,RFLP)分析　限制性片段长度多态性(RFLP)分析是利用限制性内切酶的位点识别特异性,将不同基因型个体的 DNA 进行酶切后得到长度不一的片段,利用 PCR 扩增基因片段后,用特定的限制性内切酶水解,然后凝胶电泳分离被酶解的 DNA 片段。根据这些片段的分布格局确认相应的基因型。该法特点是 RFLP 是利用限制性内切酶酶解相应位点扩增产物,不需探针杂交,但被测的 HPA 基因需有合适的限制性酶切位点。PCR-RFLP 较 PCR-SSP 法增加了内切酶水解的步骤,酶解是否完全将直接影响到其结果的准确性。

3. 序列特异性寡核苷酸杂交的基因分型(sequence-specific oligonucleotide,SSO)　原理是用一对特异性引物扩增包含 HPA 等位基因多态性的一段 DNA,然后将 PCR 扩增产物点样固定于杂交膜上,用带标记的等位基因特异的寡核苷酸探针进行杂交。这 2 个探针仅有一个碱基的差别,如在 HPA-1 系统中,分别针对 HPA-1a 和 HPA-1b。杂交结果可以通过有色底物或荧光检测,来判断 HPA 特异性。PCR-SSO 具有特异性强的优点,但其产物需用不同的 DNA 标记的探针杂交,再通过相应的方法(同位素或酶),来显示杂交信号,整个过程较烦琐、费时,结果的准确性依赖 PCR 产物的质量和杂交的条件。杂交背景较强或杂交信号较弱时,结果均难以判断。

4. 基因芯片技术(DNA microarray)利用正向杂交的方法,制成针对 HPA 基因 SNP 位点的 DNA 芯片。用荧光标记的 HPA 型特异性探针分别与芯片进行杂交,软件分析样品的杂交结果,从而确定样品的 HPA 基因型。该技术的特点:一次性可同时检测大量样品,快速、准确。但操作复杂,成本较高,常用于新突变位点的检测。

5. TaqMan 实时荧光定量 PCR(real-time fluorogenic quantitative PCR)　TaqMan™ 技术是美国 Perkin Elmer 公司研制的一种实时 PCR 技术。它利用了 Taq 多聚酶的核酸酶活性,在 PCR 指数扩增期间,利用连续监测荧光信号的强弱来即时测定特异性产物的量,并据此推断目的基因的初始量。它广泛应用于定量检测 mRNA 表达水平。它具有易操作、高通量、敏感性高和特异性强的特点。

这一方法目前已成功运用于 HPA-1~6/10/15/21 基因定型。结合 Taqman 探针技术和扩增阻碍突变系统分析法设计特异性引物与探针。探针是由包括 5′ 端报告基因和 3′ 端淬灭基因的寡核苷酸构成。在 PCR 扩增过程中,当探针完整时,淬灭基因靠近报告基因,报告基因发出的荧光被其吸收,没有荧光信号。当 Taq 酶(5′-3′ 外切酶活性)结合模板延伸时会切断 3′ 端淬灭基因,解除荧光淬灭,此时会产生荧光信号,荧光定量 PCR 仪根据检测到的荧光信号自动绘制出实时扩增曲线,从而实现对目的基因进行分型分析。

6. 高分辨率熔解曲线技术(high resolution melting curve analysis,HRM)　近年来随着血小板供者 HPA 批量筛查及 HPA 基因频率分析的开展,高通量的基因检测方法也越来越多的被应用于 HPA

分型,如高分辨率熔解曲线技术(HRM)。其原理主要是根据 DNA 序列的长度,GC 含量以及碱基互补性差异,应用高分辨率的熔解曲线对样品进行分析,其极高的温度均一性和温度分辨率使分辨精度可以达到对单个碱基差异的区分。并利用特定的染料可以插入 DNA 双链中的特性,通过实时监测升温过程中双链 DNA 荧光染料与 PCR 扩增产物的结合情况记录高分辨率熔解曲线,从而有效区分不同 HPA 抗原的 SNP 位点。此外 HRM 是单纯基于核酸的物理性质进行分析,无需序列特异性探针,不受突变碱基位点和种类的局限,因而既可对已知突变进行分析,也可发现未知突变。且具有操作简单、分析时间短、高通量等特点,适合大批量样品的分析,现已被应用于 HPA 抗原的筛查及基因频率的分析。

7. 直接测序的基因分型(sequence based typing,SBT) 在实验室应用于 HPA 分型的高通量检测方法是序列分析法(PCR-SBT))。其原理是通过对 HPA 基因的相关区域 PCR 扩增后的 DNA 产物直接进行 Sanger 法测序(毛细管微电泳),测定核苷酸序列,从而直接得到基因型的一种高分辨分型方法,其具有直观、高分辨且能检测新的等位基因的特点,可进行大批量样品的分析。

8. 二代测序(next generation sequencing,NGS) 二代测序技术的原理应用的是后光学原理,直接检测氢离子,无须荧光检测。该技术使用了一种布满小孔的高密度半导体芯片,一个小孔就是一个测序反应池。4 种 dNTP 依次流过基因芯片,当 DNA 聚合酶把核苷酸聚合到延伸中的 DNA 链上时,会释放出一个氢离子,反应池中的 pH 发生改变,位于池下的离子感受器收到的 H^+ 信号,H^+ 信号再直接转化为数字信号,从而读出 DNA 序列。

二、血小板抗体检测技术

2020 年 2 月,中国医师协会输血科医师分会和中华医学会临床输血学分会形成血小板抗体检测专家共识,文中对血小板抗体检测列举了 8 种推荐方法,具体检测步骤以试剂说明书为准。血小板抗体检测应使用国家药品监督管理部门批准的试剂和相应的质控品,有条件参加室间质评,同时每次检测均应按照试剂盒说明书设置阳性和阴性对照。

1. 固相凝集法(solid-phase red cell adherence,SPRCA) 反应板中已包被抗人血小板单克隆抗体,血小板悬液经离心洗涤后可在反应孔底部形成血小板单层。加入血清或血浆,在孔中经过孵育后,若该血清或血浆中含有血小板抗体,则该抗体与反应孔中血小板单层结合,未结合的成分通过洗涤被去除。加入抗人 IgG 及人 IgG 致敏红细胞(指示细胞),经离心后指示细胞通过抗人 IgG 的桥连与血小板单层结合,因此阳性反应为指示细胞平铺在反应孔底部表面。而阴性反应为指示细胞在离心力的作用下聚集于反应孔底部中央。

2. 单克隆抗体特异性捕获血小板抗原试验(monoclonal antibody immobilization of platelet antigen assay,MAIPA) 将单克隆抗体特异性血小板抗原固定,然后用待检血清与之反应,以此来鉴定血小板特异性抗体,为临床上鉴别免疫性与非免疫性血小板减少提供了特异性诊断方法,可以定量测定血小板抗体。此方法敏感度高、特异性强。

3. 抗原捕获酶联免疫吸附试验(modified antigen capture ELISA,MACE) 取献血者或随机混合血小板,与待测患者血清混匀反应。血小板与抗体致敏,洗涤后加入血小板细胞裂解液,将裂解后的抗原抗体复合物分别加入包被有抗 GP Ⅰ b、GP Ⅱ b、GP Ⅲ a、GP Ⅸ、HLA 等小鼠抗人单克隆抗体的微孔内,复合物中的血小板膜蛋白与相应的抗体结合而被固定在微孔中。再加入酶标羊抗人 -IgG(该二抗仅与原复合物中的抗体结合,而不与包被在微孔中的抗体结合),经底物显色,终止反应后测 405nm 处吸光度 A,待测样本 A 值 ≥ 2 倍阴性对照 A 值为阳性。此法特异性较高,血小板无须氯喹或酸预处理就能区分血清中的 HLA 和 HPA 抗体,适用于确诊试验和区分血小板抗体类型。

4. 流式细胞术(flow cytometry,FCM) Rosenfeld 等于 1986 年发明了比显微镜更敏感的流式细胞计数免疫荧光技术,主要用于同种抗体与血小板的反应活性检测和血小板配型。若检测已致敏在血小板上的血小板相关抗体,则血小板经洗涤后直接加入荧光标记抗人 IgG 作为二抗,并上机检测。若检测血清中游离的血小板抗体,将待测血清与荧光标记的已知型别的血小板孵育后,用流式细胞仪进行检测。从而测定血小板抗体的特异性,是一种快速、可靠的检测方法,可用于大规模检测。其缺点在于不能确定抗体特异性。

5. Luminex 免疫磁珠法(Luminex bead arrays) 将待检血清与包被了特异性抗原的微珠加入到微孔板中,经过孵育,若血清中存在血小板抗体则可与微珠上的抗原结合,洗涤除去没有结合的抗体或其他杂质,再加入 PE 标记的二抗染,孵育后,通过 Luminex 平台获取血小板抗原抗体特异性结合微珠的荧光信号,再利用软件分析得到特异性抗体类型。目前该技术主要应用于科研。

6. 免疫印迹法(immunoblotting test,IBT) 将已知抗原的血小板溶解后电泳分离,转移到纤维素等膜上后与受检血清杂交,然后加入标记的抗 IgG 抗体,检测是否存在相应的血小板抗体。

7. 放射性同位素标记法(radioisotope labeling method,RILT) 使用放射性同位素标记的血小板膜蛋白,与受检血清结合,电泳分离后采用自身显影原理。血小板免疫荧光试验(platelet immunofluorescence test,PIFT)利用已知抗原特异性的血小板细胞谱与待测血清混合反应,通过孵育、洗涤,再与标记了异硫氰酸荧光素的抗球蛋白孵育,再次洗涤并在荧光显微镜下进行观察,最后根据血清与血小板细胞谱的反映情况,来鉴定血清中抗体的特异性。PIFT 法的优点在于:可以避免细胞碎片引起的非特异性反应;多特异性的抗球蛋白试剂可以识别 IgG、IgM、IgA 等多种抗体。其缺点在于对反应不灵敏,血小板至少要结合 1 000 个 IgG 分子才能得到阳性结果。该技术用于检测是否存在血小板抗体。

8. 微柱凝胶法(microcolumn gel immunoasay,MGI) 微柱凝胶血小板定型试验技术是建立在传统血小板检测和免疫微柱凝胶基础上的一项新技术。将血小板、待测血清和指示红细胞加到微柱反应腔中,经孵育和离心后,观察结果。如果血小板被抗体致敏,则形成血小板 - 血小板抗体 - 抗 lgG 指示红细胞四位一体的凝集网络,离心后指示红细胞复合物浮于凝胶表面或位于胶中为阳性;如指示红细胞离心后沉淀到柱底,则为阴性结果。该法操作简便、快速、敏感性强,结果易于观察。

知识小结

1. 血小板抗原基因分型技术主要包括 PCR-SSP、RFLP、SSO、基因芯片技术、TaqMan 实时荧光定量 PCR、高分辨率熔解曲线、SBT、NGS 等。

2. 血小板抗体检测技术主要包括固相凝集法、单克隆抗体特异性血小板抗原捕获法、抗原捕获酶联免疫吸附试验、流式细胞术、Luminex 免疫磁珠法、免疫印迹法、放射性同位素标记法、微柱凝胶法等。

练习题七

1. 血小板基因分型检测的方法有(　　)。

A. PCR-SSP 　　　　　　B. PCR-SSO 　　　　　　C. RFLP

D. PCR-SBT 　　　　　　E. NGS

2. 血小板抗体检测的方法有(　　)。

A. SPRCA 　　　　　　　B. MAIPA 　　　　　　　C. MGT

D. IBT 　　　　　　　　E. FCM

第五节　免疫性血小板疾病

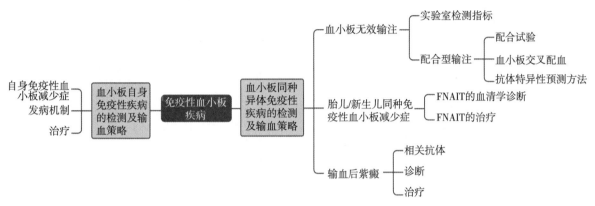

图 11-5　免疫性血小板疾病学习导图

学习目标

1. 掌握血小板输注疗效评价常用的实验室检测指标
2. 掌握引起血小板无效输注的因素
3. 掌握配合型输注血小板的方法
4. 掌握 FNAIT 的血清学诊断基本原理
5. 掌握 FNAIT 的治疗方法与输血策略

一、血小板同种异体免疫性疾病的检测及输血策略

(一) 血小板输注无效

血小板计数增值低于预期即为血小板输注无效(platelet transfusion refractoriness,PTR)。目前,PTR 尚无统一的标准,临床上一般认可的标准为 2 次连续血小板输注或者 2 周内 3 次输注血小板计数都没达到预期的结果,血小板计数也未见明显增高,有时甚至下降,临床出血等症状未见改善,则考虑发生了血小板输注无效。血小板输注疗效评价常用的实验室检测指标包括校正血小板计数增加值(corrected platelet count increment,CCI)和血小板回收率(percentage platelet recovery,PPR)。

CCI 值 = [输注后血小板计数 − 输注前血小板计数值(10^9/L)] × 10^{11} × 体表面积(m^2)/ 输入血小板总数(10^{11})。CCI 值的检测分为 1 小时 CCI 值和 24 小时 CCI 值。通过输注后 1 小时 CCI 值,可了解输入血小板量是否足够,并判断是否出现血小板输注无效;输注后 24 小时 CCI 值,可了解血小板寿命,决定血小板输注频率。目前普遍认为连续两次血小板输注后 1 小时 CCI<(5 000~7 500),可判断为血小板输注无效。

PPR 值 = [输注后血小板计数 − 输注前血小板计数值(10^9/L)] × 血容量 / 输入血小板总数(10^{11}) × 100%。如血小板输注 1 小时后 PPR <30%,或 24 小时后 PPR <20%,可判断为血小板输注无效。

血小板输注无效通常由免疫因素和非免疫因素导致,常见情况如表 11-4 所示。

表 11-4　引起血小板输注无效的因素

免疫因素	非免疫因素
HLA 抗体	DIC
ABO 血型不相容	发热
HPA 抗体	药物(如两性霉素、万古霉素)
自身抗体	感染、脓毒血症、败血症
免疫性血小板减少症	肝脾肿大,巨脾症
	出血
	血栓性微血管病(TTP、HUS、药物)
	血小板储存不佳
	移植物抗宿主病
	恶性肿瘤
	病毒感染

TTP:血栓性血小板减少性紫癜;HUS:溶血尿毒综合征

同种异体免疫引起的血小板输注无效必须采取配合型输注措施,临床选择配合型输注血小板主要有以下三类方法。

1. 配合试验　已知受血者 ABO、HLA、HPA 血型寻找与之配合血型的血小板供者。其中 HLA 抗体是引起血小板输注无效最常见的免疫原因。当患者体内存在 HLA 抗体时,常用的方法是输注与患者 HLA-A 和 HLA-B 抗原匹配的单采血小板,该方法有效且常被使用。但由于 HLA 抗原较多,供者与受者 HLA 抗原完全一致的概率极低,在血小板供者有限的情况下,应尽量选择匹配度最高的血小板进行输注。其中供者和受者 HLA 匹配程度如表 11-5 所示。

表 11-5　供者和受者 HLA 匹配程度表

匹配程度	匹配度说明	当受者表型为 A1,A3,B8,B27时,假定供者的表型
A	4 个抗原完全匹配	A1,A3,B8,B27
B1U	HLA 的 1 个抗原未知或空缺	A1,-,B8,B27
B1X	存在 1 个交叉反应组抗原	A1,A3,B8,B7
B2UX	存在 1 个 HLA 抗原空缺和一个交叉反应组抗原	A1,-,B8,B7
C	存在 1 个不配合抗原	A1,A3,B8,B35
D	存在 2 个或更多不配合抗原	A1,A32,B8,B35
R	随机选择供者	

在匹配度为 A、B1U、B2U 的情况下,血小板输注后效果最佳。对于在血小板上 HLA 表达较弱的抗原,如 B44、B45,其匹配度对血小板输注效果影响不大。

2. 血小板交叉配血　输注前采用患者血清与献血者血小板进行交叉配血,也是一种为同种免疫性血小板输注无效患者提供血小板有效输注的方法。固相红细胞黏附试验(solid-phase red cell adherence,SPRCA)是目前血小板交叉配血中最常用的方法。与 HLA 配合试验相比,交叉配血分析可以避免 HLA 不匹配;但相容的血小板同时能够反映人类血小板抗原抗体相容的情况,其实用性强、较为经济,使血小板的选择更加方便快捷。需要关注的是,尽管血小板特异性抗体引起的血小板输注无效概率较低,但当交叉配血总是不相合或 HLA 配合性输注失败时需引起重视,如确实存在特异性抗体,应选择已知 HPA 供者或在受者亲属中选择适合的供者。

3. 抗体特异性预测方法　　输注血小板前,检测患者的 HLA 抗体特异性,选择与抗体对应抗原缺失的血小板供者,即为抗体特异性预测方法(antibody specificity prediction,ASP)。使用传统 HLA 配型标准,通过 ASP 方法可以筛选出更多 HLA 匹配的血小板供者。

需要指出的是配合型血小板输注,为避免血小板被额外消耗或破坏,应排除发热、感染、肝脾肿大、DIC 等非免疫因素。对于非免疫因素引起的血小板输注无效患者,可采用缩短输注周期,适当增加输注量的方式取得较好的临床疗效,对血小板进行白细胞去除或紫外线照射,可有效的预防血小板同种免疫的发生。

（二）胎儿 / 新生儿同种免疫性血小板减少症

胎儿 / 新生儿同种免疫性血小板减少症(alloimmune thrombocytopenia in fetal-neonatal,FNAIT),是因胎儿从父亲遗传到与母亲不相容的血小板抗原,其致敏母体产生 IgG 类血小板抗体,该抗体通过胎盘进入胎儿体内,导致胎儿或新生儿免疫性血小板破坏或减少。

FNAIT 会导致胎儿 / 新生儿无症状血小板减少、严重的出血并发症,尤其是颅内出血,甚至死亡或永久性神经功能障碍等。FNAIT 为罕见病,所有的 HPA 抗体都可能导致 FNAIT。据统计,高加索人群 FNAIT 的发病率为 1/2 000~1/1 000,其中 80% 的 FNAIT 是由 HPA-1a 抗体引起的。研究显示,FNAIT 患儿的抗 HPA-1 抗体 IgG Fc 段的核心岩藻糖基化强度显著降低,且糖基化越弱,患儿血小板计数越低。基于人种基因差异,黄种人 HPA-1a 抗原频率极高,因此产生 HPA-1a 抗体的概率远低于高加索人群。由于人类血小板抗原所产生的血小板特异性抗体,是造成孕早期流产,胎儿出生后罹患 FNAIT 的重要原因,因此了解 HPA 的分布特点,明确 HPA 抗体阳性率,对降低 FNAIT 发病率具有重要意义。

FNAIT 的血清学诊断基本原理包括:①对母亲血小板特异性抗体检测,鉴别是否由血小板特异性抗体引起血小板减少;②父母血小板抗原的基因分型,证实母亲体内血小板特异性抗体产生的机制。

FNAIT 的治疗主要为静脉输注免疫球蛋白与配合血小板输注。首选与供者匹配,抗原阴性的血小板,当无法提供抗原阴性的血小板时,可输注母亲单采血小板,如前两者均无,可选择输注随机供者血小板,以此提高血小板计数,防止新生儿出血并发症。值得关注的是,一旦 FNAIT 诊断确立,母亲再次妊娠有同样的患病风险,产前静脉输注免疫球蛋白或免疫球蛋白联合类固醇治疗,已证明是改善胎儿血小板减少和预防颅内出血的一种有效治疗方法。

（三）输血后紫癜

输血后紫癜(post transfusion purpura,PTP)是血小板输注后产生的一种较为罕见的同种免疫不良反应。一般在输注含血小板的血液成分后 5~10 天出现症状,表现为急性、严重的血小板减少(< 10 000 血小板 /μL),有时以危及生命的出血为先兆。PTP 大部分患者为女性,且有输血或妊娠造成的 HPA 致敏史,也有研究表明,患有凝血功能障碍、心律失常、白血病和移植等潜在疾病的老年人群患病风险增加。PTP 是一种自限性疾病,血小板计数大约可在 20 天内恢复。

与 PTP 有关的抗体多为 HPA-1a 抗体,其他抗体也包括 HPA-1b、HPA-2b、HPA-3a、HPA-3b、HPA-4a、HPA-5a、HPA-5b、HPA-15b 和 CD36 抗体,与这些抗体对应的抗原大多在 GP Ⅱb/Ⅲa 上。需要指出的是,与红细胞抗体不同,PTP 自身抗原阴性的血小板与输入的抗原阳性的血小板会一起被破坏。这种患者自身血小板被破坏的机制尚未阐明,但已有研究发现,PTP 患者可出现一过性血小板自身抗体与同种抗体同时增高的现象。关于 PTP 患者自体血小板破坏,目前有三种理论占主导地位:①抗 HPA-1a 和 HPA-1a 抗原组成的免疫复合物非特异性地结合自体血小板,导致血小板被网状内皮系统中的巨噬细胞清除;②输血后可溶性 HPA-1a 包裹在患者自身血小板上,使其与 HPA-1a 抗体结合并被清除;③血小板特异性自身抗体与一种或多种同种抗体一起产生,是导致自体血小板破坏的原因。

由于 PTP 的临床症状与其他血小板减少综合征,如特发性血小板减少性紫癜(ITP)、药物性血小板减少症(DITP)、血栓性血小板减少性紫癜(TTP)及肝素诱导的血小板减少症(HIT)等有大量重叠,使其诊断具有挑战性,真实发病率难以确定。当患者输注含有血小板的血液成分后 5~10 天,出现严重的血小板减少(通常 <10 000 血小板 /μL),应引起怀疑,通过检测血清中血小板抗体、结合血小板抗

原定型与基因分型,为诊断 PTP 提供依据。需要关注的是,在 PTP 患者的血清学检查中,血小板自身抗体含量很低,常检测不到,可能的机制是血小板自身抗体在破坏自体血小板的过程中被机体清除。

静脉注射免疫球蛋白(IVIG)是目前 PTP 的首选治疗方法,患者通常在 2 天内对 IVIG 治疗有良好反应,并在数天内成功提高血小板计数。对于复杂病例和 IVIG 难治性病例,可采用全血或血浆置换治疗。如不予治疗,血小板减少症状通常会在 20 内消失。PTP 患者血小板输注很少能有效增加血小板计数,但对危及生命的出血患者,应当考虑使用。患者恢复后,宜输注抗原阴性献血者的血小板,使用去白细胞的血液成分有助于降低 PTP 发生的风险。

练习题八

1. 血小板输注疗效评价常用的实验室检测指标有哪些?
2. 引起血小板输注无效的免疫因素和非免疫因素有哪些?
3. 同种异体免疫引起的血小板输注无效,临床选择配合型输注血小板主要有(　　　)、(　　　)、(　　　)三类方法。
4. 简述 FNAIT 治疗原则。

二、血小板自身免疫性疾病的检测及输血策略

由于机体免疫系统失调,机体产生针对自身血小板相关抗原的抗体,导致血小板的破坏,引起自身免疫性血小板减少,即自身免疫性血小板减少症(autoimmune thrombocytopenia, AITP)。作为自身免疫性疾病,ITP 可为原发性疾病,也可由其他疾病引起。在成人中的患病率约为 10/100 000,年发病率为(1.6~3.9)/100 000。ITP 分为急性 ITP 和慢性 ITP。急性 ITP 多见于儿童,通常发生于病毒感染后,且发病 2~6 个月内多数病例可自愈。慢性 ITP 多见于成年人,可能为特发,也可能与恶性肿瘤、自身免疫性疾病相关。其发病率呈两个高峰,一个在 20~30 岁之间,以女性居多;另一个为 60 岁以后,病例数的性别分布较为均等。

在 ITP 中,血小板特异性抗体是引起循环中血小板破坏和清除最主要的免疫因素。其中抗 GP Ⅱb/Ⅲa 占 70%~80%,抗 GP Ⅰbα 占 20%~40%,一些患者二者兼具或有针对其他血小板表面糖蛋白产生的抗体。ITP 病理生理学复杂,发病机制尚不明确。目前普遍认为抗体包被的血小板通过激活 Fcγ 受体被脾脏、肝脏或两者中的巨噬细胞过早破坏和清除,与此同时,自身抗体可导致补体介导或去唾液酸化诱导的血小板破坏,并抑制巨核细胞产生血小板。需要关注的是,在 ITP 中可观察到 T 细胞的异常,如辅助 T 细胞(Th)中 Th1 和 Th17 表型比例增加,调节性 T 细胞数量或功能降低,细胞毒性 T 细胞增加。亦有研究表明,细胞毒性 T 细胞可直接破坏或抑制血小板的产生。目前 ITP 没有诊断性检测,由于仅有 50%~60% 的 ITP 患者可以检测到抗血小板抗体,因此不建议在诊断检查中进行血小板抗体检测。

ITP 很难自行缓解,通常需要通过治疗提高血小板计数。一线治疗药物包括糖皮质激素和 IVIG 以及脾切除,主要通过抑制自身抗体产生、封闭网状内皮系统 Fcγ 受体和去除血小板的破坏场所来达到治疗目的。如患者有较为严重的活动性出血,紧急治疗措施包括停用抗凝剂和抗血小板药物,进行血小板输注,使用糖皮质激素和/或 IVIG 进行治疗。血小板的输注有助于治疗出血,但其效果短暂,仅为几个小时,因此患者可能需要反复输注。需要注意的是,血小板输注不应单独使用,需要与 IVIG 和糖皮质激素联合使用。IVIG 适用于严重的活动性出血患者和血小板计数极低(<10 000/mm³)的患者;且 IVIG 联合使用糖皮质激素比单独使用 IVIG 治疗效果更为持久。在 80% 的患者中,IVIG 可在 1~4 天内提高血小板计数,但效果仅持续 1~2 周。有研究显示以上治疗仍有约 15%~25% 的患者无效。对糖皮质激素无初始反应或停用糖皮质激素后血小板计数复发性下降的 ITP 患者,可选择血小板生成素受体激动剂和免疫调节剂进行药物治疗。

练习题九

简述血小板自身免疫性疾病的输血治疗策略。

知识小结

1. 血小板输注疗效评价常用的实验室检测指标包括校正血小板计数增加值（CCI）和血小板回收率（PPR）。

2. 通过输注后 1 小时 CCI 值，可了解输入血小板量是否足够，并判断是否出现血小板输注无效。

3. 通过输注后 24 小时 CCI 值，可了解血小板寿命，决定血小板输注频率。

4. 目前普遍认为连续两次血小板输注后 1 小时 CCI<（5 000~7 500），可判断为血小板输注无效。

5. 如血小板输注 1 小时后 PPR <30%，或 24 小时后 PPR <20%，可判断为血小板输注无效。

6. 血小板输注无效通常由免疫因素和非免疫因素导致。

7. 血小板输注无效的免疫因素有：HLA 抗体、ABO 血型不相容、HPA 抗体、自身抗体、免疫性血小板减少症。

8. 血小板输注无效的非免疫因素有：DIC、发热、药物、感染、脓毒血症、败血症、肝脾肿大，巨脾症、出血、血栓性微血管病、血小板储存不佳、移植物抗宿主病、恶性肿瘤、病毒感染等。

9. 配合型输注血小板的三类方法包括配合试验、血小板交叉配血、抗体特异性预测方法。

10. FNAIT 的血清学诊断基本原理包括：①对母亲血小板特异性抗体检测，鉴别是否由血小板特异性抗体引起血小板减少；②父母血小板抗原的基因分型，证实母亲体内血小板特异性抗体产生的机制。

11. FNAIT 的治疗主要为静脉输注免疫球蛋白与配合血小板输注。

12. 静脉注射免疫球蛋白（IVIG）是目前 PTP 的首选治疗方法。

13. 对于复杂病例和 IVIG 难治性的 PTP 病例，可采用全血或血浆置换治疗。

第六节　药物诱导的血小板抗体及疾病

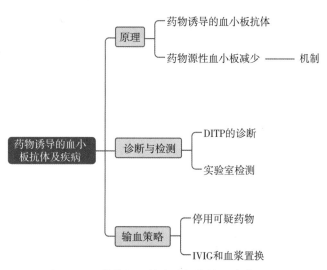

图 11-6　药物诱导的血小板抗体及疾病导图

学习目标

1. 掌握与 DITP 致病机制相关的抗体类型
2. 掌握 DITP 的临床主要诊断要点
3. 掌握肝素诱导的血小板减少症（HIT）与其他 DITP 的主要区别
4. 掌握 DITP 诊断实验室检测分析满足的标准
5. 掌握 DITP 中常见药物标准化检测注意事项
6. 掌握 DITP 的输血策略

一、原理

药物诱导的血小板抗体导致的血小板减少症是药物治疗中出现的并发症，常见药物有青霉素、奎宁、奎尼丁、磺胺类药物、万古霉素、哌拉西林、利福平、阿昔单抗、卡马西平、头孢曲松、依替巴肽、肝素、布洛芬等。药物诱导的血小板抗体可分为药物依赖性和非药物依赖性。需要关注的是非药物依赖性抗体虽然由药物刺激产生，但其与血小板之间的反应不需要药物的持续存在，且使用血清学方法无法将此类抗体与其他血小板自身抗体进行区分。

药物源性血小板减少的机制：一方面是许多药物及药物成分可通过抑制血小板的产生或促进血小板在外周血中的破坏或清除导致血小板减少；另一方面，以吞噬细胞清除血小板的数目增加为特征，通常由药物诱导的血小板抗体免疫机制介导，导致血小板直接破坏，称之为药物免疫性血小板减少症（drug-induced immune thrombocytopenia，DITP）。在实际工作中，其诊断和治疗更具挑战性。与DITP 致病机制相关的抗体类型包括以下六种：①半抗原型药物依赖性抗体；②奎宁类药物依赖性抗体；③非班类药物依赖性抗体；④药物特异性抗体；⑤自身抗体型；⑥免疫复合物型。具体致病机制如表 11-6 所示。

表 11-6　不同抗体类型 DITP 的致病机制

抗体类型	致病机制	列举药物
半抗原型药物依赖性抗体	药物结合血小板膜，促进抗原抗体反应	青霉素及其衍生物，头孢菌素类抗生素
奎宁类药物依赖性抗体	药物与抗体 Fab 和 / 或血小板膜糖蛋白（GP）结合，从而增强抗体亲和力并与血小板 GP 结合	奎宁、抗生素（万古霉素、利福平、磺胺甲噁唑）、抗惊厥药物
非班类药物依赖性抗体	非班类药物与血小板 GP Ⅱb/ Ⅲa 反应，引起构象改变，可被机体中自然存在的抗体或使用药物后产生的抗体识别	依替巴肽、替罗非班
药物特异性抗体	药物与自身抗体可以特异性识别，抗体的 Fab 段可以和血小板 GP Ⅲa 特异性识别，形成药物抗体血小板免疫反应体系	阿昔单抗
自身抗体型	药物诱导机体产生自身反应性抗血小板抗体	金盐类药物、普鲁卡因胺、左旋多巴
免疫复合物型	药物与血小板因子 4（PF4）结合形成抗原结构，药物 -PF4 抗体通过血小板表面的 Fc 受体与血小板相结合形成免疫复合物	肝素、鱼精蛋白

练习题十

与 DITP 致病机制相关的抗体类型包括(　　)、(　　)、(　　)、(　　)、(　　)、(　　)六种。

二、诊断与检测

DITP 常导致血小板减少,并可能伴有严重出血,大多数有症状的患者会出现黏膜出血(紫癜或鼻出血),而颅内或肺内出血则较为少见。DITP 血小板减少通常发生在药物接触后 1 周左右,但在某些情况下,例如之前偶尔或反复使用过的药物,再次服用后几小时内即可出现血小板减少症状。DITP 的诊断较为困难,在临床的主要诊断要点包括:①在药物治疗过程中发生血小板减少;②排除其他原因导致的血小板减少;③停药后血小板恢复;④停药后再次使用同一药物,血小板数量又减少。

需要关注的是在使用包括肝素在内的多种药物治疗的患者中,由于肝素诱导的血小板减少症(heparin-induced thrombocytopenia,HIT)与血栓形成的高风险相关,治疗方法与其他 DITP 有所不同,所以区分 HIT 与其他 DITP 很重要,两者主要区别如表 11-7 所示。

表 11-7　HIT 与其他 DITP 的主要区别

	HIT	其他 DITP
频率	频繁	少见
服药后发生的时间	多数为 5~10 天	几小时到几天
血小板减少的程度	中度:在大多数情况下,最低值接近 $50 \times 10^9/L$	严重:大多数情况下最低值 $<10 \sim 20 \times 10^9/L$
临床表现	血栓形成占 30%~50%;DIC 患者出血<10%	出血
诊断	有较为完善的诊断方法一线检测:免疫测定确认试验:功能测定	诊断较为困难可进行免疫分析或基于流式细胞术的分析,但其限于专业实验室且检测方法的敏感性未知

为了确认 DITP 诊断,实验室检测分析必须满足以下四个标准:①体外观察的反应中需要有药物或其代谢物之一;②证明有特异性免疫球蛋白结合;③血小板是其结合的靶点;④至少有两个实验室独立的获得相同的生物学结果以支持诊断。目前,DITP 的实验室检测缺乏标准化,在现有的检测技术中,推荐使用流式细胞术和酶免疫分析法,其中流式细胞术使用荧光标记的抗球蛋白,具有更高的灵敏度,能够产生定量结果,同时还具有同时识别不同抗体类别的优势。

ISTH 对 DITP 中最常见药物(如奎宁、万古霉素、甲氧苄啶、磺胺甲噁唑、哌拉西林等)进行了标准化检测的建议,在建议中需重点关注以下四点:①标本的采集:血小板减少急性发作期采集最佳,或至少在急性事件后 3 周内收集样本,应使用血清或柠檬酸抗凝标本,避免使用 EDTA 抗凝标本;②药物的配制:根据溶解度,将待测药物溶解在适当的溶液中(例如甲氧苄啶、磺胺甲噁唑须在中性 pH 的水溶液中溶解),建议药物浓度为 1mg/mL,疑似药物按治疗浓度检测。需要注意的是,如使用过高的药物浓度可能会导致假阳性结果;③质控要求:检测过程中需有阴、阳性对照:理想的阴性对照为接受待测药物治疗且未发生血小板减少症的患者的血清/血浆样本,也可以为健康供者血清/血浆样本。

理想的阳性对照是存在待测药物的药物依赖性血小板抗体的患者的血清/血浆样本,但在实践中可行性较低,可以选择对另一种药物具有药物依赖性血小板抗体患者的血清/血浆样本或含有 HPA-1a 抗体的血清/血浆样本;④实验体系:应包括洗涤血小板+患者血清/血浆+药物;洗涤血小板+患者血清/血浆;阴性对照(洗涤血小板+正常血清/血浆+药物;洗涤血小板+正常血清/血浆);阳性对照(洗涤血小板+含有药物依赖性血小板抗体或 HPA-1a 抗体的血清/血浆+药物;洗涤血小板+含有药物依赖性血小板抗体或 HPA-1a 抗体的血清/血浆)。

练习题十一

确认 DITP 诊断时实验室检测分析必须满足的四个标准是什么?

三、输血策略

立即停用可疑药物是治疗 DITP 的第一步,对于接受多种药物治疗的患者,应将过去 5~10 天内开始使用的药物停止使用并更换。出血症状通常在 1~2 天内消失,血小板计数在 4~8 天内恢复正常。需要注意的是检测药物抗体的血清样本应在采取治疗措施之前采集,如患者接受 IVIG 治疗,应在注射 IVIG 之前或至少 48 小时后采集血液样本。与其他血小板减少症一样,血小板输注适用于危及生命的出血患者。值得关注的是,DITP 只要药物或其代谢物存在于血浆中,输注血小板可能无法达到预期效果。对于严重血小板减少且出血的患者、出血风险高的患者可使用大剂量 IVIG(1g/kg 体重),加速血小板恢复。此外,虽然 IVIG 和血浆置换(PEX)已用于急性 ITP 和出血患者,但鲜有数据支持其疗效。由于药物性血小板抗体可保留至少 1 个月,有的甚至可以持续多年,因此应建议确诊患者应避免在未来接触该药物。

练习题十二

简述药物抗体的标本采集注意事项。

知识小结

1. 在 ITP 中血小板特异性抗体是引起循环中血小板破坏和清除最主要的免疫因素。

2. 与 DITP 致病机制相关的抗体类型包括:半抗原型药物依赖性抗体、奎宁类药物依赖性抗体、非班类药物依赖性抗体、药物特异性抗体、自身抗体型、免疫复合物型。

3. DITP 的诊断较为困难,在临床的主要诊断要点包括:①在药物治疗过程中发生血小板减少;②排除其他原因导致的血小板减少;③停药后血小板恢复;④停药后再次使用同一药物,血小板数量又减少。

4. HIT 与血栓形成的高风险相关。

5. DITP 中药物标准化检测标本的采集应在血小板减少急性发作期最佳。

6. DITP 中药物标准化检测建议药物浓度为 1mg/mL。

7. 治疗 DITP 的第一步是立即停用可疑药物。

8. DITP 只要药物或其代谢物存在于血浆中,输注血小板可能无法达到预期效果。

第七节　血小板捐献者基因库的建设

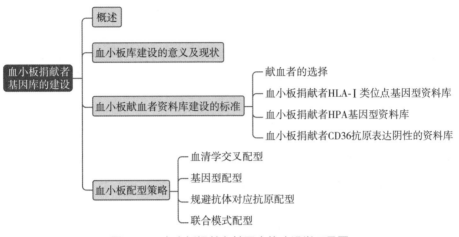

图 11-7　血小板捐献者基因库的建设学习导图

学习目标

1. 掌握血小板输注无效的发生原因
2. 掌握解决免疫性血小板输注无效的常见方法
3. 掌握血小板输注无效的免疫性因素
4. 掌握血小板献血者资料库献血者选择标准
5. 掌握血小板配型策略

一、概述

目前,血小板输注已成为血小板数量减少或功能障碍患者的常规治疗手段。血小板输注的临床应用中,不同患者的治疗效果存在较大差异,其原因可能是免疫因素或其他非免疫因素,导致输入患者体内的血小板被破坏或消耗,从而造成输注效果不佳或无效,即血小板输注无效(PTR)。PTR 发生的原因分为免疫和非免疫性两种因素。非免疫性 PTR 通常可通过对原发性疾病或症状的治疗得到改善;个体间血小板上抗原的表达存在差异,患者输注血小板(成分)制剂后可因抗原刺激产生相应的抗体,从而引起免疫性的 PTR(immune platelet transfusion refractoriness,IPTR)。而解决免疫性 PTR 常见的方法有血小板随机交叉配合试验、选择缺乏患者体内抗体对应抗原的供者、供受者基因型配合等。当随机交叉配合试验难以找到供者或者输注效果不佳时,往往需要供受者血型基因型配合,而欲使供受者血型基因型配合首先需要建立有一定规模的血小板捐献者血型资料库。建立血小板捐献者血型资料库(包含 HLA、HPA 系统基因型资料库和 CD36 抗原阴性献血者资料库),进而提供经配合的血小板制剂,提升血小板输注效果。预防多次输注血小板引起的潜在免疫刺激、治疗免疫因素引起的血小板输注无效、治疗新生儿同种免疫性血小板减少性紫癜。

二、血小板库建设的意义及现状

IPTR 通常可检出 HLA 抗体、HPA 抗体、CD36 抗体、血小板自身抗体和药物相关的血小板抗体等。但 PTR 最主要的免疫性因素是 HLA-Ⅰ类抗体，HLA 抗体可通过 FcγRⅡa 依赖的信号途径直接活化血小板，或者通过激活补体途径形成膜攻击复合物活化血小板，导致血小板在单核-吞噬细胞系统中被快速清除，从而引起发生 IPTR。针对受（患）者存在抗 HLA 的情形，选择供受者 HLA 基因型配合的血小板输注可有效解决 PTR 问题，这可以不仅提高患者输注后血小板纠正值，而且延长下次输注的时间间隔；当患者抗 HPA 引起 PTR 时，则可通过选择缺乏抗体对应抗原的供者，以解决 PTR 问题；对存在抗 CD36 的患者，则需要选择 CD36 抗原阴性的供者，以避免免疫反应。大多数 IPTR 可以通过血小板配型选择相容性血小板，减少抗原的免疫刺激以及规避患者体内存在的 HLA、HPA、CD36 等抗体的方法，实现安全有效输注。

血小板上的 HLA、HPA 基因系统分布具有多态性，血小板上只表达 HLA-Ⅰ类基因，包括 *HLA-A*，*HLA-B*，*HLA-C* 位点。HLA 是 1 个具有高度遗传多态性的系统，虽然 HLA-A，-B 位点存在一定连锁，但其可能的基因型组合数目仍非常庞大。因此在实际工作中，应事先建立 1 个具有一定数量的 HLA-Ⅰ类位点数据库；HPA 基因型和等位基因在人群中的分布具有多态性，HPA 低频抗原的罕见性，提供 HPA 配型相合唯有提前建立有相应的 HPA 数据库；人群中部分个体缺失 CD36 抗原，按照细胞缺失表达情况可分为血小板和单核细胞均缺失（Ⅰ型）和血小板缺失而单核细胞表达（Ⅱ型），故亦须建立有 CD36 抗原阴性数据库，才可能为临床及时提供 CD36 抗原阴性的供者。大多数 PTR 患者的血小板计数常明显低下，需要短时间内提供合适的配合血小板输注；要满足这类需求，同样只有提前建设有相应数据库，才可能在合适的时间内保障相应的血小板输注需求。目前我国多家血液中心和市级血站都建立了已知 HPA 和 HLA 基因型的血小板供者库，为临床 PTR 和 FNAIT 患者提供血小板配合性输注。2021 年 10 月由中国输血协会人类组织抗原专业委员会牵头，全国 29 家省级血液中心、市级中心血站成立中国首个血小板基因数据库协作组，解决因单一省（市）血小板数据库供者不足，配合血小板制备流程周期偏长等问题，为推行血小板精准配型输注提供全国范围内的有力支撑。

三、血小板献血者资料库建设的标准

中国输血协会人类白细胞抗原专业委员会对一般血站和中国造血干细胞捐献者资料库血小板配合性输注的献血者资料库建库发布了《血小板配合性输注的献血者资料库建设规范》（T/CSBT 010-2021），规定了用于供受者配合性输注的血小板献血者资料库的建设和应用的要求，覆盖献血者选择、标本管理、检测位点和检测方法、资料库信息管理系统、信息数据格式和共享、资料库应用等要素。

1. 献血者的选择　遵循献血者知情同意原则，知情同意书模板应经伦理审查通过。主要是避免入库后献血者的流失，宜选择已捐献 3 次及以上单采血小板的献血者，年龄在 18~55 周岁（既往无献血反应，多次血小板捐献史者，年龄可延长至 60 周岁）。常住地相对固定，这有利于资料库的实际应用效率。献血者健康检查的其他条件应符合 GB 18467—2011《献血者健康检查要求》的规定。

2. 血小板捐献者 HLA-Ⅰ类位点基因型资料库　由于 HLA 抗原有着丰富的遗传多态性，供者与受者 HLA 抗原完全一致的概率极低。HLA 抗原配合模式采用交叉抗原模式和表位模式。HLA 某一特异性抗体不只与相对应的抗原发生反应，同一交叉反应组内的抗原可与某个特异性抗体存在不同程度的交叉反应，因此采用 HLA 交叉反应组（cross reactive epitope group，CREG）相同策略。目前 HLA-Ⅰ类抗原根据血清学的表现分成 9 个组（1C、2C、4C、5C、6C、7C、8C、10C 和 12C），研究发现在 CREG 水平上的 HLA 配型可明显地改善 PTR。

由于 HLA 人群分布存在差异，在建设血小板捐献者 HLA-Ⅰ类基因型资料库中应依据地域人群的分布特点统筹综合考虑。还应注意到供者库所需的数量与捐献者的间隔期、患者需要输注的次数、

HLA 分布特性有关,它们会影响实际配合的效果;而且交叉抗原模式和表位模式需要的资料库规模也存在差异。

3. 血小板捐献者 HPA 基因型资料库　　HPA 系统抗原的分布具有人种和地域的差异。近年来国内部分血站建立了献血者 HPA 基因型资料库,理论上说 29 个 HPA 系统都检测最为可靠,但是从实际应用和检测功效上分析,不同人群的 HPA 检测范围可能存在差异。从我国 HPA 遗传多态性数据上分析,应至少检测 HPA-1~-6w、-15、-21w 系统或抗原和注重 HPA-bb 纯合子的筛选。这样可以解决国内绝大多数抗 HPA 引起的 PTR。

4. 血小板捐献者 CD36 抗原表达阴性的资料库　　不同地区个体 CD36 抗原表达阴性的频率存在差异。从国内现有数据来看,广东和广西人群中 CD36 抗原缺失比例相对较高。对于抗 CD36 引起的 PTR,需要选择 CD36 抗原阴性的献血者才能改善血小板输注效果。目前已有部分血站通过筛选 CD36 抗原,获取了 CD36 抗原表达阴性的献血者资料,可在需要时提供 CD36 抗原阴性的血小板制剂。

四、血小板配型策略

血小板输注是预防和治疗因各种原因所导致血小板减少或功能异常而引发出血性疾病的重要手段之一。但部分血小板数量减少患者在连续 2 次及以上接受足够剂量血小板输注后,出现临床出血症状未见改善、血小板计数未见明显增高等 PTR 情况。对于已产生血小板抗体且发生同种免疫的患者来说,使用随机血小板风险就会直线上升,需通过配型后提供相合的血小板。

血小板配型是指通过血清学实验和 / 或基因分型以及有关技术策略为患者选择相容性血小板的方法,可分为血清学交叉配型、基因型配型、规避抗体对应抗原配型及联合模式配型等。其中针对 HLA 位点的基因型配型可进一步分为 HLA 抗原交叉反应组配型和 HLA 抗原表位配型,在实际工作中血小板血清学交叉配型、规避抗体对应抗原配型可与基因型配型联合使用。

1. 血清学交叉配型　　患者需要长期依赖血小板输注、潜在 PTR 或者临床紧急输注等情形采用血清学方法对供者血小板、患者血清进行交叉反应,评估患者血清与供者血小板是否存在抗原抗体反应。当检测结果为阴性,可判定为相容性血小板。

2. 基因型配型　　患者存在多次输注或者 IPTR、同种免疫性血小板减少性紫癜的治疗、抗体特性不明、血小板血清学交叉配型难以找到合适供者等情形下,通过检测供患者双方的 HLA 或者 HPA 基因型,并根据双方基因型进行匹配选择的方法。针对 HLA 基因位点,可根据 HLA 高分辨基因分型结果直接进行等位基因的配合,也可转化为抗原或者表位进行配合筛选。

3. 规避抗体对应抗原配型　　已明确鉴定出引起 PTR 或者同种免疫性血小板减少性紫癜疾病的抗体的特性等情形,根据患者体内的特异性抗体鉴定结果,选择抗体对应抗原阴性的供者血小板的方法。

4. 联合模式配型　　患者存在多种 HLA 抗体,联合使用血小板血清学交叉配型、基因型配型和规避抗体对应抗原配型方法选择相容性血小板。

目前国内大多数实验室常规采用随机血小板交叉配合技术进行供者筛选,但是随机血小板交叉配合只能反映患者当次配合的情形,不能有效预防新的抗体产生,而且存在多种抗体等特定条件下随机交叉配型很难找到合适的供者。提供配合血小板最理想的状态对每 1 位血小板供者的 ABO、HLA-Ⅰ类、HPA 和 CD36 进行分型检测,建立资料完整的血小板供者库,当患者需要输注配合的血小板时,先对患者的 ABO、HLA、HPA 及 CD36 分型,根据相容性配型原则在血小板供者库中寻找出适合的供者,从根本上解决血小板同种免疫的问题,尤其是对需要多次输注血小板的患者,只需 1 次分型检测即可从血小板供者资料库中筛选出多名供者,满足今后一段时间内多次血小板输注的需求。

各种配型策略均有其长处与不足,不同实验室应根据自身实际情况,如仪器配备、技术条件、资金投入、血小板供者人数、患者承受检测费用的能力以及所要解决的问题等,综合考虑来选择适合本实验室的血小板配型策略。

知识小结

1. PTR 发生的原因分为免疫和非免疫性两种因素。非免疫性 PTR 通常可通过对原发性疾病或症状的治疗得到改善；解决免疫性 PTR 常见的方法有血小板随机交叉配合试验、选择缺乏患者体内抗体对应抗原的供者、供受者基因型配合等。

2. 当随机交叉配合试验难以找到供者或者输注效果不佳时，往往需要供受者血型基因型配合，而欲使供受者血型基因型配合首先需要建立有一定规模的血小板捐献者血型资料库。建立血小板捐献者血型资料库包含 HLA、HPA 系统基因型资料库和 CD36 抗原阴性献血者资料库。

3. 血小板献血者资料库的建设要求覆盖献血者选择、标本管理、检测位点和检测方法、资料库信息管理系统、信息数据格式和共享、资料库应用等要素。

4. 血小板配型是指通过血清学实验和 / 或基因分型以及有关技术策略为患者选择相容性血小板的方法，可分为血清学交叉配型、基因型配型、规避抗体对应抗原配型及联合模式配型等。

练习题十三

1. 引起血小板输注无效的免疫因素有（　　　）。

A. 脾功能亢进　　　　　　　B. 血小板质量问题　　　C. HLA 抗体

D. DIC　　　　　　　　　　　E. 血小板抗体

2. 免疫性血小板输注无效通常可检出（　　　）血小板相关抗体。

A. HLA 抗体　　　　　　　　B. HPA 抗体　　　　　　　C. 血小板自身抗体

D. 药物相关性抗体　　　　　E. 血型抗体

3. 建立资料完整的血小板供者库，需要对献血者进行（　　　）分型检测。

A. ABO　　　　　　　　　　　B. Rh　　　　　　　　　　　C. HLA-I

D. HPA　　　　　　　　　　　E. CD36

参 考 文 献

1. 刘达庄. 免疫血液学. 上海: 上海科学技术出版社, 2002.

2. Immuno polymorphism database. All HPA genetic information [DB]. Hinxton, UK: European Bioinformatics Institute, 2019.

3. 杨成民, 刘进, 赵桐茂. 中华输血学. 北京: 人民卫生出版社, 2022.

4. 李丽兰, 卢芳, 申卫东, 吴国光. HPA-1-28w 基因分型检测技术体系的建立和广西瑶族、汉族人群 HPA-1-28w 基因多态性研究. 中国输血杂志, 2017, 30 (3): 289-296.

5. Cohn CS, Delaney M, Johnson ST, et al. AABB 技术手册 (第 20 版). 桂嵘, 陈秉宇, 黄远帅, 等, 译.. 长沙: 中南大学出版社, 2022.

6. 中国医师协会输血科医师分会, 中华医学会临床输血学分会. 血小板抗体检测专家共识. 临床输血与检验, 2020, 22 (1): 1-5.

7. Palmer T. Naitbabies-A patient organisation for families affected by foetal and neonatal alloimmune thrombocytopenia-FNAIT. Transfus Apher Sci, 2020, 59 (1): 102713.

8. CURTIS BR. Recent progress in understanding the pathogenesis of fetal and neonatal alloimmune thrombocytopenia. Br J

Haematol, 2015, 171 (5): 671-682.

9. Padmanabhan A, Connelly-Smith L, Aqui N, et al. Guidelines on the Use of Therapeutic Apheresis in Clinical Practice-Evidence-Based Approach from the Writing Committee of the American Society for Apheresis: The Eighth Special Issue. J Clin Apher, 2019, 34 (3): 171-354.

10. Hawkins J, Aster RH, Curtis BR. Post-Transfusion Purpura: Current Perspectives. J Blood Med, 2019, 10: 405-415.

11. Cooper N, Ghanima W. Immune Thrombocytopenia. N Engl J Med, 2019, 381 (10): 945-955.

12. 马静瑶, 陈振萍, 谷昊, 等. 去唾液酸化对免疫性血小板减少症影响的研究进展. 中国实验血液学杂志, 2018, 26 (3): 928-932

13. Audia S, Mahévas M, Samson M, et al. Pathogenesis of immune thrombocytopenia. Autoimmun Rev, 2017, 16 (6): 620-632.

14. 仲晓玲, 吴文静. 免疫性血小板减少症患者外周血 Th17/Treg 相关因子的表达及意义. 川北医学院学报, 2022, 37 (3): 317-319.

15. Vayne C, Guéry EA, Rollin J, et al. Pathophysiology and Diagnosis of Drug-Induced Immune Thrombocytopenia. J Clin Med, 2020, 9 (7): 2212.

16. Marini I, Uzun G, Jamal K, et al. Treatment of drug-induced immune thrombocytopenias. Haematologica, 2022, 107 (6): 1264-1277.

17. VanDruff TA. Management of Select Thrombocytopenias. AACN Adv Crit Care, 2019, 30 (2): 165-180.

18. Bakchoul T, Marini I. Drug-associated thrombocytopenia. Hematology Am Soc Hematol Educ Program, 2018, 2018 (1): 576-583.

19. Vayne C, Guéry EA, Rollin J, et al. Pathophysiology and Diagnosis of Drug-Induced Immune Thrombocytopenia. J Clin Med, 2020, 9 (7): 2212.

20. Greinacher A. Clinical Practice. Heparin Induced Thrombocytopenia. N Engl J Med, 2015, 373: 252-261.

21. Arnold DM, Curtis BR, Bakchoul T. Platelet Immunology Scientific Subcommittee of the International Society on Thrombosis and Hemostasis. Recommendations for standardization of laboratory testing for drug-induced immune thrombocytopenia: communication from the SSC of the ISTH. J Thromb Haemost, 2015, 13 (4): 676-678.

22. Warkentin TE. Thrombocytopenia caused by platelet destruction, hypersplenism, or hemodilution. In: Hoffman R, Benz EJ, Silberstein LE, et al, eds. Hematology: Basic Principles and Practice. 7th ed. Philadelphia, PA: Saunders, 2018, 1955-1972.

23. Marini I, Uzun G, Jamal K, et al. Treatment of drug-induced immune thrombocytopenias. Haematologica, 2022, 107 (6): 1264-1277.

24. 朱发明, 毛伟, 张志欣. 血小板捐献者血型资料数据库的建设与应用展望. 中国输血杂志, 2019, 32 (5): 413-416.

25. 中国输血协会人类组织抗原专业委员会, 中国输血协会免疫血液学专业委员会. 免疫性血小板输注无效的判定及临床实践专家共识. 临床输血与检验, 2022, 34 (3): 273-278.

26. Rijkers M, Schmidt D, Lu N, et al. Anti-HLA antibodies with complementary and synergistic interaction geometries promote classical complement activation on platelets. Haematologica, 2019, 104 (2): 403-416.

27. 中国输血协会人类组织抗原专业委员会, 浙江省血液中心. 血小板配型及相容性输注的专家共识. 浙江医学, 2021, 44 (13): 1367-1371.

28. Marsh JC, Stanworth SJ, Pankhurst LA, et al. An epitope-based approach of HLA-matched platelets for transfusion: a noninferiority crossover randomized trial. Blood, 2021, 137 (3): 310-322.

29. 马开荣, 洪小珍, 陈舒, 等. 血站单采血小板献血者 HLA 和 HPA 基因型数据库的调查和分析. 中国输血杂志, 2019, 32 (5): 420-422.

第十二章 人类白细胞抗原抗体

学习目标

1. 熟悉 HLA、MHC、MLR、SSO、SSP、SBT 等概念的定义
2. 了解 HLA 基因的现有的命名方法
3. 熟悉 HLA I 类和 HLA II 类基因产物的特点、重要性和临床意义
4. 熟悉 HLA 抗体的特点
5. 了解 HLA 抗原和等位基因的检测技术
6. 了解 HLA 抗体的检测技术
7. 了解评估组织相容性的交叉配型技术
8. 熟悉 HLA 分型在亲子鉴定、疾病相关性、血小板输注、TRALI 和移植方面的作用
9. 了解中华骨髓库的建库工作体系和现状
10. 熟悉在中华骨髓库找到相合无关供者的概率和主要流程
11. 熟悉中国血小板基因数据库的建库背景和发展现状
12. 掌握血小板配型及相容性输注的概念

第一节 概 述

一、基本概念

组织相容性(histocompatibility)是指在不同个体间进行组织或器官移植时,受者与供者双方接受的程度,如移植物能被受者"相容",则不被排斥而在宿主体内存活,移植即成功;反之,如不能相容,则发生移植排斥反应或移植物抗宿主反应,器官移植即失败。组织移植成功与否,是由供者与受者细胞表面抗原的特异性决定的。供者与受者抗原特异性若相同,则组织移植物不被排斥,若不相同则被排斥。因此,代表个体特异性的组织抗原被称为组织相容性抗原。

各种生物都具有复杂的组织相容性抗原,统称为组织相容性系统。其中能引起快而强的排斥应答的抗原系统称为主要组织相容性系统(major histocompatibility system,MHS),对排斥应答起着决定性作用;而引起慢而弱的排斥应答的抗原系统称为次要组织相容性系统(minor histocompatibility system,mHS),对排斥应答不起决定性的作用。此两系统均受遗传支配,编码 MHS 的基因群称主要组织相容性复合体(major histocompatibility complex,MHC),编码 mHS 的基因群称次要组织相容性复合体(minor histocompatibility complex,mHC)。故 MHC 是指某一染色体上的一群紧密连锁的基因群,它们所编码的抗原,决定着机体组织相容性,且与免疫应答和免疫调节相关。脊椎动物中,从鱼到人类都存在结构与功能相似的 MHC 遗传区域,如小鼠的 MHC 是 H-2,猪的 MHC 是 SLA,人的

MHC 是 HLA。

人类白细胞抗原(human leucocyte antigen,HLA)是目前所知人类基因多态性最为丰富的遗传系统,拥有极大数量的等位基因,赋予种群巨大潜力以适应多变的内外环境。自 1952 年法国人 Jean Dausset 发现第一个 HLA 抗原至今,HLA 区域里至少已检出 *A*、*B*、*C*、*D* 和 *DR* 等几个遗传座位,存在新的座位的证据正在不断增加,该区域还控制人类的某些补体组分、红细胞酶型以及红细胞血型抗原,估计这个区域的各种遗传座位有数百个之多。使用血清学和细胞培养方法,已检出 90 多种 HLA 等位基因,各种可能的 HLA 表现型数可达上亿种。可以说,除了同卵双生子之外,在地球上找不到 HLA 完全相同的两个人。对 HLA 研究涉及的范围已远超出移植配型,成为免疫学、遗传学及人类学基础理论研究的一个重要组成部分,并将为许多疾病特别是自身免疫性疾病、肿瘤、感染性疾病的防治与诊断提供帮助。

二、历史

主要组织相容性抗原的研究历史可以追溯到 19 世纪初的英国,奥地利科学家 Landsteiner K 于 1900 年发现了人 ABO 血型系统,由此 Landsteiner K 获得了 1930 年的诺贝尔生理学或医学奖。ABO 血型的发现引起了科学家们寻找各种红细胞血型抗原的热潮。1939 年 Gorer RA 在鉴定近交系小鼠血型抗原时发现四组血型抗原,后证实第 Ⅱ 组抗原与肿瘤及移植物的排斥密切相关,遂将其命名为 H-2 即 histocompatibility-2。因而现今,H-2 代表了小鼠的 MHC 复合体。

三、免疫学功能

1. 参与加工、处理和提呈抗原 抗原的加工、处理与提呈是 MHC 分子最重要的功能,也是激活机体免疫应答的关键步骤。抗原的加工、处理是指内源性、外源性抗原在抗原提呈细胞(antigen presenting cell,APC)内被加工、处理形成抗原肽段;抗原的提呈是指抗原肽段与 MHC Ⅰ/Ⅱ类分子的抗原结合槽结合形成抗原肽 -MHC Ⅰ/Ⅱ类分子复合物,继而转运并表达于 APC 表面,供 CD8+/CD4+T 细胞识别,从而启动免疫应答。

2. 参与 T 细胞的限制性识别 MHC 分子对 T 细胞与 APC(或靶细胞)的相互作用起限制性作用,T 细胞受体(T cell receptors,TCR)识别 APC(或靶细胞)提呈抗原肽的同时,还必须同时识别与抗原肽结合的 MHC 分子,CD8+ T 细胞受 MHC Ⅰ类分子限制,而 CD4+T 细胞受 MHC Ⅱ类分子限制,这就是所谓的 MHC 限制性。

3. 参与 T 细胞的分化、发育 MHC 分子是指参与 T 细胞分化、发育过程中"阳性选择"与"阴性选择"的关键分子。所谓"阳性选择"是指胸腺皮质的双阳性 T 细胞中,凡与胸腺上皮细胞表面 MHC Ⅰ/Ⅱ类分子结合者,分别分化为 CD8/CD4 单阳性 T 细胞,反之则发生凋亡而被清除。所谓"阴性选择"是指进入胸腺髓质的单阳性 T 细胞中,凡是与胸腺巨噬细胞表面自身抗原肽 -MHC 分子复合物结合者都发生凋亡,使自身反应性 T 细胞被清除。机体通过 T 细胞分化、发育过程中的阴性选择形成了中枢性免疫耐受。

4. 参与调节 NK 细胞活性 NK 细胞表面表达 MHC-Ⅰ类分子特异的抑制性受体,当 NK 细胞的抑制性受体与 MHC-Ⅰ类分子结合时,抑制性信号启动,NK 细胞活性被抑制,从而保护正常表达 HLA-Ⅰ类分子的自身细胞。转化的肿瘤细胞或病毒感染细胞往往表面 MHC-Ⅰ类分子表达减少或表达缺失,则 NK 细胞的抑制性信号消失,导致 NK 细胞被激活并发挥杀伤作用。

5. 参与免疫应答的遗传控制 机体控制免疫应答的基因称为 *Ir* 基因,一般认为 *Ir* 基因位于 HLA-Ⅱ类基因区内。人群中不同个体对抗原物质是否产生免疫应答以及应答的强弱是存在差异的,这种差异与 MHC 高度多态性有关。其机制包括:不同个体携带的 MHC 型别不同,各 MHC 分子的抗原肽结合槽,抗原肽结合的锚着位、锚着残基和亲和力亦不同等。

HLA 分子参与机体识别"自我"与"非我"、抗原诱导免疫应答和维持细胞及体液免疫平衡,在抗原提呈和启动免疫应答反应中具有重要作用。在实体器官移植的生存影响因素中,HLA 系统的重要性通常被视为仅次于 ABO 血型抗原系统。在造血干细胞移植(hematopoietic stem cell transplantation, HSCT)中,HLA 系统被认为是与移植排斥和移植物抗宿主病(graft-versus-host disease,GVHD)有关的最重要因素。HLA 抗体在输血不良反应,如血小板输注无效、发热性非溶血性输血反应(febrile non-hemolytic transfusion reactions,FNHTRs)、输血相关急性肺损伤(transfusion-related acute lung injury,TRALI)和输血相关移植物抗宿主病(transfusion associated GVHD,TA-GVHD)中同样具有重要作用。

练习题一

1. 对人类而言,HLA 抗原属于(　　　)

A. 异种抗原　　　　　　　　　　　B. 改变的自身抗原

C. 同种异型抗原　　　　　　　　　D. 隐蔽抗原

E. 异嗜性抗原

2. HLA 分子所不具备的功能是(　　　)

A. 诱导移植排斥反应

B. 参与调理吞噬

C. 参与抗原提呈

D. 参与胸腺 T 淋巴细胞分化发育

E. 参与自身免疫耐受的形成

3. HLA Ⅰ类分子主要向_____细胞呈递_____抗原,HLA Ⅱ类分子向_____细胞呈递_____抗原;_____是 HLA 的主要生物学功能。

4. T 淋巴细胞上的 TCR 在识别 HLA 分子所提呈的抗原肽时,不仅识别_____,还要识别_____,称为"MHC 限制"。

5. HLA 抗原和抗体与_____、_____、_____和_____等输血不良反应密切相关。

第二节　人类白细胞抗原系统

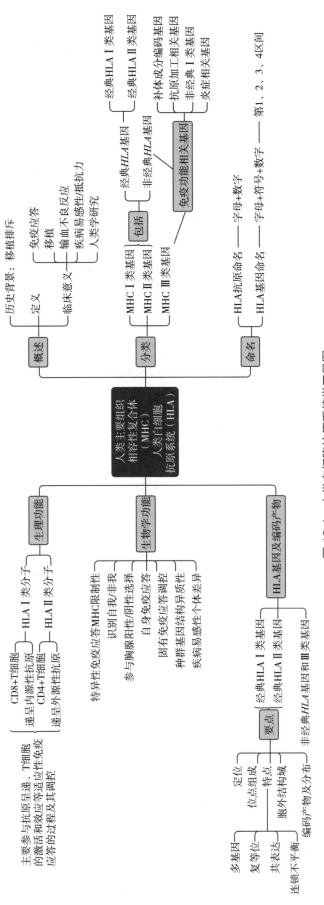

图 12-1　人类白细胞抗原系统学习导图

HLA 作为基因研究时,代表一组密切连锁的基因群,称 HLA 基因复合体,简称 HLA 复合体,意即 MHC。若作为抗原研究时,则是指这群基因复合体编码产生的抗原,称为 HLA 系统,或简称 HLA。

一、HLA 概述

HLA 复合体定位于第 6 号染色体短臂 21.3 区域,长 3 600kb。1999 年已经完成经典 HLA 区域的全部序列分析及基因定位。在 3.6Mb 区域内共确认了 224 个基因位点,其中 128 个为功能性基因,有产物表达,96 个为假基因。已知共有 6 个座位,即 *HLA-A*、*HLA-B*、*HLA-C*、*HLA-DR*、*HLA-DQ*、*HLA-DP*。与 *HLA-DR*、*HLA-DQ* 和 *HLA-DP* 有密切关系的还有 *HLA-D* 座位,故也称 7 个座位。HLA 基因的结构示意图如图 12-2 所示。

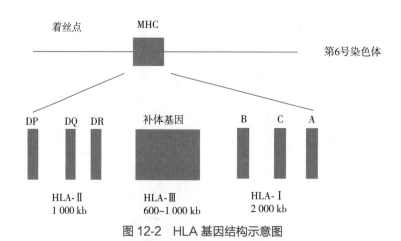

图 12-2 HLA 基因结构示意图

HLA 是具有高度多态性的同种异体抗原,其化学本质为糖蛋白,由一条 α 重链(被糖基化的)和一条 β 轻链非共价结合而成。其肽链的氨基端向外(约占整个分子的 3/4),羧基端穿入细胞质,中间疏水部分在胞膜中。HLA 复合体结构十分复杂,表现为多基因性和多态性。通常情况下,将 HLA 复合体分为三个区域,即 HLA-I 类基因区、HLA-II 类基因区、HLA-III 类基因区(表 12-1)。

表 12-1 HLA 复合体的结构及基因产物

基因类型	基因座	基因产物(MHC 分子)
I 类基因	*HLA-A*	HLA-A 分子 α 链
	HLA-B	HLA-B 分子 α 链
	HLA-C	HLA-C 分子 α 链
II 类基因	*HLA-DP*	HLA-DP 分子 α、β 肽链
	HLA-DQ	HLA-DQ 分子 α、β 肽链
	HLA-DR	HLA-DR 分子 α、β 肽链
III类基因	补体等位基因座	补体 C4、C2、Bf 等分子

1. HLA-I 类基因及其编码产物

(1)经典的 HLA-I 类基因:位于 HLA-I 类基因区的 *HLA-A*、*HLA-B* 及 *HLA-C* 属经典的 HLA-I 类基因,又称 *HLA-I a* 基因。经典的 HLA-I 类基因编码相应的 HLA-I 类抗原的重链。I 类抗原(HLA-A、HLA-B 和 HLA-C)的分子量约为 57kDa,由 6 号染色体短臂上基因编码的糖蛋白重链(45kDa)和 15 号染色体上基因编码的轻链 β2 微球蛋白分子(12kDa)经非共价键连接成的异二聚体,属免疫球蛋白超家族。α 链由 *HLA-A*、*HLA-B*、*HLA-C* 基因编码,分子质量约 45kDa,β 链编码基因位于第 15 号染色体,为 β2 微球蛋白(β2m),分子质量约为 12kDa。细胞膜上 HLA I 类分子表达需要 α 链和 β 链同时存在。重链穿插于细胞膜中,而 β2 微球蛋白不通过细胞膜,更确切地说,β2 微球蛋白与重链通过后者的非可变(α3)域相连(非共价键)。HLA-I 类分子的 α 链可以区分为 3 个区即胞外区、跨膜区和胞内区。重链的胞外部分由 3 个氨基酸结构域(α1、α2 和 α3)构成,其中最外层的 α1 和 α2 结构域包含了大部分多态区域,并赋予 HLA 的血清学特异性,跨膜区由 α 链从 α3 结构域延伸出一个短的连接区形成一个 α 螺旋,穿过质膜的双脂层疏水区,使 HLA-I 类分子锚定在膜上。胞内区的 HLA-I 类分子 α 链最靠羧基端的 30 个氨基酸残基存在于胞质中,与细胞内外信号传递有关。

编码产物的组织分布极为广泛,分布于所有有核细胞、树突状细胞和血小板上,并具有高度多态性,其中 *HLA-B* 是 HLA 复合体中等位基因数最多的一个基因座位。

(2)非经典的 HLA-I 类基因: *HLA-E*、*HLA-F* 及 *HLA-G* 三个位点基因为非经典的 HLA-I 类基因,又称 *HLA-Ib* 基因。

2. HLA-II 类基因及其编码产物　HLA-II 类基因位于 HLA 复合体近着丝点一端,包括数十个基因座位。从中心侧开始依次为 *DP*、*DMA*、*DMB*、*TAP1*、*LMP7*、*TAP2*、*DQ* 及 *DR* 基因亚区域。其中 *DR*、*DQ*、*DP* 为经典的 HLA-II 类基因,而 *LMP*、*TAP* 和 *DM* 称为非经典的 HLA-II 类基因。编码产物均为双肽链(α、β)分子。某些 HLA-II 类基因可有 2 个或 2 个以上的 β 链功能基因,但一般只有一个 α 链功能基因。

HLA-II 类抗原的空间结构与 HLA-I 类分子类似,II 类抗原(HLA-DR、HLA-DQ 和 HLA-DP)的分子量约为 63kDa,由 α 链和 β 链通过给共价键连接组成,这两种链均跨膜,两条多肽链的 2/3 以上在胞外。每条链的胞外部分均有两个氨基酸域,最外层的域中包含 II 类等位基因的可变区。II 类抗原的表达分布不及 I 类抗原广泛,主要表达于 B 淋巴细胞、单核细胞、巨噬细胞、树突细胞、肠道上皮细胞和早期造血细胞上。一些内皮细胞上同样有 II 类抗原的组分表达,特别是微脉管系统中的内皮细胞。然而,一般来说,尽管 II 类抗原的表达很容易被诱导(例如,免疫活化中的 γ- 干扰素诱导),但内皮,尤其大血管内皮,并无 II 类抗原的表达。静息性 T 淋巴细胞一般情况下不表达 II 类抗原,但活化时可以表达。

3. HLA-III 类基因及其编码产物　HLA-III 类基因位于 HLA 基因复合体的中段,长度为 1 000kb,包括与免疫系统有关的基因 *C4B*、*C4A*、*C2*、*Bf*、肿瘤坏死因子(*TNFA*、*TNFB*)和热休克蛋白 70 (*HSP70*),分别编码 C4、C2、B 因子、TNF-α、TNF-β 和 HSP70 分子。

练习题二

1. HLA 系统由_____号染色体短臂上_____中的一群紧密连锁的基因座位组成,长为_____。

2. HLA I 类分子由一条_____和一条_____通过共价键连接组成,胞外部分的_____和_____结构域形成 I 类分子的_____,决定其血清学特异性;HLA II 类分子由一条_____和一条_____组成,胞外部分的_____和_____结构域形成 II 类分子的抗原结合槽。

3. 经典的 HLA I 类分子包括_____、_____、_____,分布在_____;经典的 HLA II 类分子包括_____、_____、_____,主要表达于_____等。

二、HLA 的命名

由于白细胞抗原极为复杂,抗原的种类与人种及地理的差异,单个实验室都难以进行全面研究,因此需要进行国际间协作,以统一技术、交换血清、统一新发现的抗原的命名,并进行学术交流才能使该研究向纵深发展。1967 年成立了一个由世界卫生组织主办并经国际免疫学会联合会备案的命名委员会,负责对白细胞抗原进行统一命名。1980 年第八届国际组织相容性讨论会确定了 *HLA-A*、*HLA-B*、*HLA-C*、*HLA-D* 和 *HLA-DR* 5 个位点 92 个抗原。之后,世界卫生组织(World Health Organization,WHO)HLA 命名委员会制定了 HLA 系统的命名方法,这个命名系统定期更新,以纳入新发现的 HLA 等位基因。截至 2022 年 5 月,共计有 33 490 个 HLA 等位基因和 655 个非 HLA 等位基因被世界卫生组织(WHO)HLA 命名委员会证实命名(https://hla.alleles.org/alleles/)。

HLA 抗原和等位基因因检测方法的不同而有相应的命名系统。

1. 用血清学及细胞学技术检测的抗原特异性　HLA 抗原的检出最初采用 Dausset 倡导的白细胞凝集反应,后由 van Rood 和 Terasaki 等建立了血清学分型技术,即补体依赖的微量淋巴细胞毒试验。其通用的标准方法称为 NIH 二步法。HLA-A、HLA-B、HLA-C 抗原及 HLA-DR、HLA-DQ 抗原用血清学方法分别检出的抗原特异性覆盖面较广,称为宽特异性。

HLA-Dw 与 HLA-DP 特异性可分别通过纯合分型细胞(HTC)及预致敏淋巴细胞(PLT)方法检测。但因分型所需标准细胞来源困难及细胞表面表达抗原的复杂性,细胞学方法已不再用于常规分型。

2. 用分子生物学方法检测的等位基因　20 世纪 80 年代后期,分子生物学引入 HLA 领域,发展了各种 DNA 分型技术,称为基于 PCR 的 HLA 基因分型(PCR-based HLA genotyping)。常用的有 PCR-RFLP(PCR 扩增产物的限制性片段长度多态性分析)、PCR-SSO(PCR 产物的序列特异寡核苷酸探针杂交)、PCR-SSP(序列特异性引物的 PCR 扩增)和 PCR-SBT(PCR 产物直接测序)等。进行等位基因分型后,发现原先属于同一个血清学特异性的抗原往往可被数个甚至数十个不同的等位基因所编码,表明同一个特异性的 HLA 抗原实际上由多个亚型组成。命名 1 个新的等位基因至少需要检测 HLA Ⅰ类分子的第 2、3 外显子和 HLA-Ⅱ类分子的第 2 外显子的核苷酸序列。这些外显子编码赋予 HLA 抗原特异性和 HLA 分子大部分生物学功能的多种氨基酸。

命名法规定 HLA 系统由字母 + 数字表示(例如 HLA-A1 和 HLA-B8)(图 12-3)。

(1)遗传区域位点以 *HLA-A*、*HLA-B*、*HLA-C*、*HLA-DR*、*HLA-DQ* 及 *HLA-DP* 等表示,*HLA-A*、*HLA-B*、*HLA-C*、*HLA-DR*、*HLA-DQ* 及 *HLA-DP* 基因位点的产物分别命名为 HLA-A、HLA-B、HLA-C、HLA-DR、HLA-DQ 及 HLA-DP 抗原。

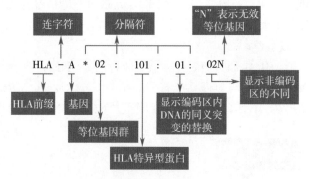

图 12-3　HLA 命名方式

(2)HLA 的等位基因用阿拉伯数字加以区别。第一位数字的左上方冠以"*"号,数字部分中第 1 个冒号前的数字用来指定该等位基因所属的等位基因家族,尽可能与 HLA 血清学家族相对应;第 1、2 个冒号间的数字用来表示等位基因编码区的差异;第 2、3 个冒号间的数字表示等位基因同义密码子的差异;第 3、4 个冒号的数字表示等位基因内含子或 5′、3′ 区域内的差异。

(3)等位基因加 N 表示该基因为无效基因或不表达基因。

(4)在 *HLA-C* 等位基因命名中删除 *HLA-Cw* 中的 w 符号,但写出 HLA-C 抗原名称时仍需保留 w 符号

(5)* 号后数字一般为 4~6 位,也可多达 8 位,如 *A*02: 07,A*02: 101,A*02: 97: 01,A*68: 02: 01: 02*。第 1、2 两位数字是用来指定该等位基因所属的等位基因家族并尽可能对应相应的血清学分型,两位数后用一个冒号,再写出等位基因的名称。第 3、4 位数字是用来区别等位基因编码的变异,第 5、6 位数字是用来区别同义突变的等位基因,第 7、8 两位数字是用来区别等位基因内含子。

（6）HLA 后面接着写出该基因的座位名称，中间用半线连接，如 *HLA-DRB1*。

（7）大写字母表明特异性的基因座或区域（*A*、*B*、*C*、*D* 等）。D 区（Ⅱ类基因）所有基因前缀为 D，且其后的第二个大写字母表示亚区（*DR*、*DQ*、*DP*、*DO*、*DN* 等）。

（8）后面表示编码Ⅱ类分子的 α 和 β 链基因（如 *DRA1*、*DRA2*、*DRB1*、*DRB2*）。

（9）用一个两位数字定义等位基因家族或血清学反应性（如 A2 的反应性表示为 *HLA-A*02*）。

（10）在等位基因家族后，用冒号"："分隔，用两位数字表示特异性等位基因。例如：血清学定义的 HLA-B27 特异性是由 43 个不同的等位基因组成，这些等位基因表示为 *HLA-B*27：01*——*HLA-B*27：36*。数字 0 被强制性定义等位基因的一部分。

（11）用"："分隔的两位数字跟临床关联不大但传递重要的科学信息。等位基因发生同义核苷酸突变时，编码的序列用第 5 位及第 6 位数字表示（如非编码区的沉默替换）。

此外，对基因的表达状态则分别用字母 L、S、C、A、Q 表示。L（low）为细胞表面低表达；S（soluble）为可溶性分子；C（cytosal）表示基因产物存在于胞质；A（aberrant）指异常表达；Q（question）表示有疑问而不能断定。

练习题三

1. HLA 抗原由_____和_____构成，对于 HLA-A 和 B 抗原命名中的数字是依据它们的_____确定的。

2. 命名一个新的等位基因至少需要检测_____的核苷酸序列，_____是决定 HLA 抗原特异性的关键部位。

第三节　HLA 检测技术

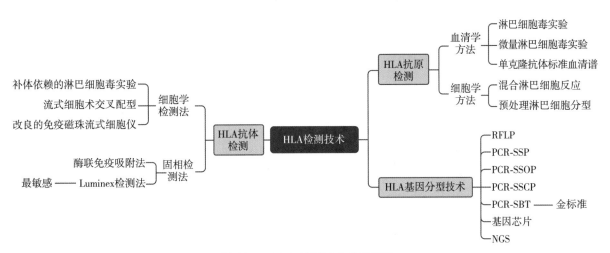

图 12-4　HLA 检测技术学习导图

HLA 分型被广泛用于实体器官和造血干细胞移植供受者组织相容性配型、造血干细胞捐献者资料库建设、疾病相关性研究、药物个性化选择、群体遗传多态性、人类学和法医学等多个领域。

HLA 分型过去主要采用血清学和细胞学的方法检测。随着 PCR 技术，基因芯片技术等分子生物学技术的发展，已建立了从 DNA 水平上进行分型的 HLA 基因分型技术。HLA 分型方法已经从传统血清学发展到现代分子生物学,从细胞水平的检测提高到基因水平,其应用也日益受到临床各学科的重视。

一、HLA 抗原检测

1. 血清学方法　血清学分型检测的原理是当淋巴细胞表面有 HLA 抗原时,特异性抗体(IgG 或者 IgM)与淋巴细胞膜上相应的 HLA 抗原结合,激活补体,改变细胞膜的通透性,造成细胞死亡,染色剂容易进入细胞。如果淋巴细胞膜上无相应的 HLA 抗原,则不会改变细胞膜的通透性,细胞存活,染色剂不进入细胞。因此,根据染色剂结果反映淋巴细胞上的 HLA 抗原情况。该方法 1956 年由 Gorer 提出,1964 年由 Terasaki 等人进行改良,发明了 HLA 微量淋巴细胞毒试验方法及相应的组织配型板,并于 1970 年被美国国立卫生研究院确定为国际通用标准技术。1994 年美国加州大学组织配型中心建立了单克隆抗体技术用于标准血清的筛选,大大提高了标准抗体的特异性,简化了抗血清筛选的程序。应用血清学方法能检出的抗原称为 SD 抗原(serologically defined antigen,SD)包括 HLA-A、HLA-B、HLA-C、HLA-DR、HLA-DQ。血清学分型方法具有便捷、经济、有效等优点,但血清学分型需要有活力的 T 淋巴细胞和 B 淋巴细胞,以及特异性明确的 HLA 分型标准血清,此外 HLA 抗血清本身的交叉反应、弱反应性等特性,造成了 HLA 血清学分型方法错误率较高,许多被血清学确定为空白的 HLA 型别在后续的验证实验中均有特异性等位基因存在。

2. 细胞学方法

(1)纯合子分型细胞(homozygous typing cell,HTC)分型:20 世纪 60 年代初,在实验中发现两个无关个体的淋巴细胞在体外适宜的环境中混合培养,可以相互刺激,使细胞活化并向母细胞转化,产生分裂增殖现象,即混合淋巴细胞反应(mixed lymphocyte reaction,MLR)。这主要是由于两个个体的 HLA-D 抗原不同引起的,根据这一性质,挑选只带有某一种 D 抗原的淋巴细胞,即纯合子分型细胞(HTC),使用这种细胞和受检细胞培养,如果两者不反应,说明受检细胞和 HTC 有相同的 D 抗原,若两者发生反应,说明受检细胞和 HTC 有不同的 D 抗原,由此达到分型的目的称为阴性分型。

(2)预处理淋巴细胞分型(pretreatment lymphocyte typing,PLT):首先制备预处理淋巴细胞,做分型时将预处理淋巴细胞与受检细胞混合培养,如受检细胞含有预处理淋巴细胞预致敏的抗原,预处理淋巴细胞将很快增殖,反之则无反应,又称为阳性分型。

二、HLA 等位基因分型

目前,HLA 等位基因分型主要采用的技术主要包括 DNA- 限制性片段长度多态性分析(DNA-restriction fragment length polymorphism,DNA-RFLP)、聚合酶链反应核苷酸特异性引物(polymerase chain reaction-sequence specific primer,PCR-SSP)、聚合酶链反应序列特异性寡核苷酸探针(polymerase chain reaction-sequence specific oligonucleotide probes,PCR-SSOP)、聚合酶链反应单链构象多态性(polymerase chain reaction-single strand conformational polymorphism,PCR-SSCP)、核苷酸序列测定(sequence based typing,SBT)、基因芯片、二代测序(next-generation sequencing,NGS)等技术。按照区分等位基因的能力,可分为低分辨、中分辨和高分辨技术。大多数实验室临床标本的常规分型检测仍采用 PCR-SSP、PCR-SSO、PCR-SBT 等技术,造血干细胞捐献者资料库的建库已逐步使用 NGS 技术。

1. DNA- 限制性片段长度多态性分析(DNA-RFLP)　1989 年,Wake 等首先将 DNA-RFLP 分析应用于 HLA Ⅱ类基因定型,是 HLA 基因分型的开端。初期的 DNA-RFLP 使用 cDNA 全长探针与经限制性内切酶消化的基因组 DNA 酶解片段杂交,由于 HLA 各等位基因间核苷酸序列的同源性,全长探针杂交会显示出许多杂交片段,电泳结果较难分析。20 世纪 90 年代 PCR 技术的日益成熟和 HLA 复合体各等位基因核苷酸顺序的阐明,DNA-RFLP 技术相应建立,该方法得到普遍推广,其原理是 HLA 特异等位基因内部存在多个核酸内切酶位点,由于不同的 HLA 特异等位基因之间存在着核苷酸的差异,当用相同的限制性核酸内切酶去消化这些特异性等位基因的差异位点时,会得到不同长度,不同数目的 DNA 片段,电泳溴化乙淀染色后借助 HLA 分型程序或手工查表即可确定 HLA 基因性别。

DNA-RFLP 方法准确性好,但选择哪种核酸内切酶来消化和区分所有等位基因是该技术的关键为题,如果等位基因 PCR 扩增片段中只有 1~2 个核苷酸差别时,可能找不到能对它们加以区分的特异性的限制性核酸内切酶,需做 PCR-SSCP 补充实验。同时由于实验条件等原因,存在扩增产物不被内切酶消化切割的可能。DNA-RFLP 由于其技术复杂与 HLA 本身高度多态性,其限制性片段格局表现异常复杂,使其在 HLA 研究领域内的应用受到一定程度的限制。

2. 聚合酶链反应核苷酸特异性引物(PCR-SSP) PCR-SSP 是根据不同的等位基因设计特异性引物进行体外扩增。1992 年 Olerup 根据 *HLA* 基因序列设计合成出一套针对 *HLA-DRB1*、*DRB3*、*DRB4* 的特异性引物,能检出 *DR1-DR18* 间所有纯合子和杂合子。PCR-SSP 是根据 HLA 各型别核苷酸系列差异性,设计出针对某一特定等位基因或某一组等位基因的特异性引物,其基本原理是 3′ 错配原则,即设计一对引物,一条是序列在许多等位基因中都保守的引物,另一条序列 3′ 端碱基正好在特定的等位基因的序列特异性位点上。在进行扩增反应时,若此碱基对形成错配,链延伸反应就会因 3′,5′ 磷酸二酯键形成的障碍而受阻,因此只有模板链是特定的等位基因,才会检测出特异性的扩增条带。扩增产物仅需常规琼脂糖电泳,根据特异产物存在与否即可直接对 HLA 基因进行分型。PCR-SSP 方法简单易行,分辨率可从低到高、成本低,缺点是由于涉及用多对引物检测,实验成本高,不易自动化,不能检测新的等位基因和试剂盒需不断升级等。

3. 寡核苷酸探针(PCR-SSOP) 是 PCR 技术和分子杂交技术结合的产物,其原理是用特异性引物对 DNA 扩增,再用 PCR 扩增产物与已知 SSO 作特异性杂交,通过分析杂交结果得出样本 HLA 基因性别。最先出现的 SSOP 技术是正向 SSOP 的方法,即将 PCR 产物某一 DNA 片段固定在膜上,然后与针对各种等位基因设计核苷酸探针杂交,在按个控制杂交和洗膜条件下,最终通过放射自显影或化学显影而判断是否同探针具有同源序列。由于不同的 HLA 特异性需要不同的探针,不同的探针所需要的杂交条件和洗膜条件不同,因此正向 SSOP 操作烦琐,受技术、设备、环境和人为影响,使其不能常规应用于实验室。在此基础上又发展起来一种反向杂交法,将各种不同的探针预先固定于同一张膜上,再将 PCR 产物标记,以 PCR 产物反过来与探针杂交,这样一次再即可完成多个等位基因分析。

应用于 HLA 检测的是反向 SSO,它将单个独立的探针偶联在固相载体上形成矩阵(例如,每个探针都可连接一种不同的微珠),通过 PCR 扩增目标基因座的 DNA,再根据 DNA 与不同探针的结合情况来确定其 HLA 分型。这种检测方法灵敏度高,特异性强,而且具有自动化即高通量的特点,因此被很多实验室采用,该方法被第 13 届国际组织不相容工作专题会议定为使用的标准方法之一。

4. PCR-单链构象多态性(SSCP) PCR-SSCP 是 1989 年日本 Orita 等人建立的一种检测点突变的新技术。用变性剂解开 DNA 双链,由于各等位基因间核苷酸序列不同,二级结构产生差异,这种差异呈现出不同的电泳迁移率而可以用分子筛凝胶分析结果。因此它能检出目的基因任何部位发生的单个碱基至数个碱基的突变,具有较高的分辨率,同时也易于检出未知的基因型,但是影响 PCR-SSCP 识别力的因素很多,且用于该方法的 DNA 片段大小限制在 200~400bp 之间,而 HLA Ⅰ 类等位基因的分析包括外显子 2、3 和中间的内含子,序列长度超过 800bp,故 PCR-SSCP 技术用于 Ⅰ 类等位基因供受者交叉配型,需与标准品比较,才能得出等位基因型别。

PCR-SSCP 方法适合样本量小的标本和应用 PCR-SSO、PCR-SSP、PCR-RFLP 难以区分型别的鉴定,或可作为检测是纯合子还是基因缺失的补充实验。但是此方法仅能探知基因变异的存在,检出未知的基因型,而无法确定变异的确切位置及突变类型。

5. 核苷酸序列测定(PCR-SBT)　目前基于碱基序列测定分型技术主要基于两种原理,一种为 Allan Maxam 和 Walter Gilbert 所建立的化学裂解法。基本原理是基于某些化学试剂可以使 DNA 链在 1 个碱基或 2 个碱基处发生专一性断裂的特性,精确地控制反应强度,使一个断裂点仅存在于少数分子中,不同分子在不同位点断裂,从而获得一系列大小不同的 DNA 片段。将这些片段经聚丙烯酰胺凝胶电泳分离,在分析前,用同位素标记 DNA 的 5′ 末端,经放射自显影就可以在 X 线胶片上读出 DNA 链的序列。另一种为 Frederick Sanger 建立的 DNA 链末端合成终止法,广泛应用于 HLA 测序分型的是 Sanger 的双脱氧链终止法。以 DNA 单链为模板,在特定条件下,用特异的引物在测序级 DNA 聚合酶的作用下,根据碱基互补配对原则,不断将 4 种脱氧核糖核苷酸(dNTP)加到引物的 3′- 羟基末端并使引物链得到延伸。这种链的延伸是通过引物的 3′- 羟基和脱氧核糖核苷酸底物的 5′- 磷酸基团形成磷酸二酯键来完成的。如果这种反应体系中加入双脱氧核糖核苷酸(ddNTP),这种 2′3′ddNTP 的 5′- 磷酸基团是正常的(4 种不同的荧光标记),而 3′ 位置缺少羟基,因此在 DNA 聚合酶作用下,仍然可以通过 5′- 磷酸基团与引物链的 3′- 羟基反应掺入到引物链中,但是由于 ddNTP 没有 3′- 羟基,不能继续与下一个 5′- 磷酸基团形成磷酸二酯键而导致引物链延伸的终止。这样,在测序反应体系中,DNA 引物链不断合成与偶然终止,产生一系列有共同的起始点,但终止位置不同的长短不等的核苷酸链,然后将这些反应产物进行毛细管电泳,即可得测序图谱。

HLA 基因的多态性 HLA Ⅰ类基因主要集中在第 2 和 3 外显子,Ⅱ类基因主要集中在第 2 外显子,因此常规 HLA 测序分型也相应针对 HLAI 类和Ⅱ类多态性的外显子进行,由于不同于一般基因组的全长测序,因此直接测序分型又称为序列分析基础上的 HLA 分型。测序方法的优势是直接获得 DNA 序列,可以鉴定所有存在的多态性,是最直观、最准确的方法,PCR-SBT 被公认为是 HLA 分型的“金标准”。

6. 基因芯片　是指将许多特定的寡核苷酸片段或基因片段作为探针,有规律的排列固定于支持物上,然后与待测标记过的样本基因做特异性杂交,通过激光共聚焦荧光检测系统对芯片扫描,并配以计算机系统检测每个探针上的荧光信号,从而获得大量信息。基因芯片在几平方毫米的面积上可以固定几百个分型探针,只需要一张芯片、一次 PCR、一次杂交,就可以对一个或多个样本进行 *HLA-A*、*HLA-B*、*HLA-DR*、*HLA-DQ* 等位点的基因分型,即具有高通量和平行化的特点。如何提高芯片的稳定性和固定率是芯片研究者必须攻克的难题。

7. 二代测序技术(NGS)　NGS 在单次反应中对几千到几百万条 DNA 模板测序,NGS 是 DNA 单链测序,改善了 Sanger 法 SBT 技术中分型结果存在的模棱两可的情况,这项技术已经应用于 HLA 分型,用的平台包括 GS 454 FLX、IonTorrent PGM、Illumina MiSeq/HiSeq 和 PacificBiosciences SMRT 等。

NGS 技术包括合成测序和杂交与连接测序两种模式。合成测序有三种方法:焦磷酸测序、离子半导体测序和荧光标记的可逆核苷酸化学终止法。核苷酸序列的检测可通过双脱氧核苷酸掺入释放的质子、氢离子浓度改变或染料终止子掺入的引起的激光信号改变等来实现。

NGS 技术在 HLA 分型中实验基本流程,包括模板制备、文库构建、单分子富集、测序反应、数据分析。NGS 利用标签技术实现不同位点、多个标本的混合测定,其关键在于如何系统建立好 HLA 位点的 DNA 文库,而后续的片段扩增和测序步骤取决于所用的技术平台,不同平台的原理和操作过程存在差异。NGS 技术在 HLA 分型中具有高通量和高准确性,而且试剂成本明显降低,但应注意到在 NGS 检测过程中可能存在 HLA 等位基因扩增不平衡和丢失现象,以及不同分型软件的生物信息学分析可能得到不确定或错误的分型结果。

应用 NGS 技术进行 HLA 基因分型检测,具有分辨率高、模棱两可组合少的特点,也涌现出大量的新等位基因和罕见等位基因,极大丰富了人类 HLA 数据库及其多态性。其高通量、高自动化、高效率和低成本更适合进行大规模中华骨髓库的入库建设。通过 NGS 深度测序,大量新 SNP 位点被发现,也为 HLA 基因结构和分子功能研究提供了前所未有的便利,促使 HLA 相关研究和应用跨入全新的发展阶段。

总之,DNA 水平上的分型方法可分为两类:一类是依靠基因的全序列或部分序列的核苷酸特征来鉴别;另一类是依靠核苷酸序列的间接特性比较分子构象来区分不同的等位基因。每一种 HLA 分型检测方法都有其各自的优缺点,不能相互替代,这也是由 HLA 基因高度的多态性和复杂性所决定的。HLA 基因多态性的产生除了进化过程中点突变积累引起外,更多的是由于基因转化或基因重组引起的。在 HLA 测序分型的实际运用中,必将是各种 HLA 测序分型方法的相互补充和发展,共同推动这一技术进步,高通量、高自动化、高集成性的检测方法将是未来 HLA 分型方法发展的趋势。

三、HLA 抗体检测

　　HLA 抗体检测在临床上有重要的意义,预先存在的针对供受者组织的抗体可引发显著的移植或输血并发症。受者体内存在的针对供者淋巴细胞毒的 HLA 抗体与急性移植排斥反应及血小板输注无效相关,而供者血浆中存在的针对受者的白细胞抗体与输血相关急性肺损伤相关。因此,临床上对移植患者都会在移植前及移植后对 HLA Ⅰ及Ⅱ类分子的抗体进行筛查并检测抗体的特异性。

　　目前用于 HLA 抗体检测的方法有多种,可分为两大类:淋巴细胞毒方法和非淋巴细胞毒方法。常见的方法为淋巴细胞毒方法、流式细胞仪方法、ELISA 方法、Luminex 检测技术。交叉配合试验包括血清学及细胞学试验。血清学交叉配合试验包括细胞毒试验及流式细胞计数检测。ELISA 试验还处在研究中。HLA 抗体的检测及鉴定类似于红细胞抗体,通过与一系列已知 HLA 表型的细胞及可溶性抗原进行反应来检测血清中未知的抗体。如果要检测所有的 HLA 抗体,就需要有一大群的靶抗原。群体反应性抗体(panel reactive antibody,PRA)初筛实验需要至少 30 种靶抗原,而确证试验至少需要 60 种。

　　1. 微量淋巴细胞毒试验(CDC)　微量淋巴细胞毒试验用于筛查。当寻找同种抗血清作为分型试剂时,就要用到分型方法进行筛选,标准的 CDC 试验是最常用的方法。当筛查受者血液标本时,可应用一个更敏感的技术——Amos-modified,它需要延长孵育时间,或加入抗球蛋白。Amos-modified 的技术是在最初细胞血清孵育之后加一个清洗步骤。这一步可去除抗补体的活性:血清中聚集的免疫球蛋白可活化补体,使其不能结合在细胞膜上。标准的 CDC 试验很少能 100% 检测出与抗原结合的特异性交叉反应性抗体。

　　血清与细胞孵育后加入抗球蛋白试剂,可提高 CDC 检测的敏感性。加入羊抗球蛋白的 κ 链,补体结合及细胞损伤的可能性加大,特别是在 HLA 抗体量低于标准方法的最低检测限时。抗球蛋白试验,类似于检测 HLA 同种抗体的补体非依赖检测技术。也类似于检测红细胞抗原抗体的 Coombs 试验。如果需要检测Ⅱ类分子(DR 和 DQ)的抗体,就需要使用分离或标记的已知表型的 B 淋巴细胞悬液。新鲜的淋巴细胞或冻存的淋巴细胞可用于血清筛查。冷冻在培养皿中的淋巴细胞具有制备迅速的优势,可在短短几小时内对血清进行筛选。

　　淋巴细胞毒性实验存在一些缺点,首先,有活性的 T 和 B 淋巴细胞对于抗体存在的准确评估必不可少。许多实验室使用冰冻细胞来维持抗原的一致性和特异性,冰冻过程使得细胞变脆弱,容易发生裂解,导致假阳性结果。其次,由于 HLA 抗原频率在不同种族的分布变化很大,需要保存能反应患者群体种族组成的可靠性和一致性高的抗原。第 3 个缺点是该实验需要活化的补体,导致不能通过该实验检测非补体固定抗体。该实验不能区分 HLA 特异性及非 HLA 特异性抗体,IgG 及 IgM 抗体。有 3 个技术可替代淋巴细胞毒试验,包括 ELISA、流式细胞术和 Luminex 技术,可以克服了标准淋巴细胞毒试验的许多不足。

　　2. 酶联免疫吸附法　ELISA 试验使用纯化的 HLA 抗原代替淋巴细胞作为可能存在于患者血清中抗体结合的靶点。这样增加了试验的特异性,有利于区分非 HLA 反应的假阳性,鉴别Ⅰ类及Ⅱ类分子。另外,通过使用合适的二抗可区分 IgG 及 IgM 抗体。ELISA 可作为筛选试验用于检测抗 HLA 抗体及区分抗体的特异性,结果包括阴性和阳性。该试验采用了一组纯化的抗原以保证 PRA 和 HLA 抗体的特异性。

　　纯化的 HLA Ⅰ类及Ⅱ类抗原来自于转染的细胞系或已知的 HLA 表型的血小板。无论混合或特异的纯化 HLA 抗原,都可直接结合于微量滴定板的微孔。与血清样本中的任意抗原反应的抗体可通过与碱性磷酸酶标记的二抗体结合而检测出。通过加入适当的酶底物后用分光光度法可实现定量检测。

3. 流式细胞术　流式细胞术交叉配型(FCXM)是一种比 CDC 敏感性更高的检测方式。FCXM 于 1993 年用于 HLA 抗体检测,其灵敏度较高,能检测出较低水平的激活或不激活补体的 HLA 抗体,但特异性不强,重复性较差,很快就被改良的免疫磁珠流式细胞仪方法(Flow PRATM beads)所替代。Flow PRATM beads 原理为使用单克隆抗体从 EB 病毒转染的细胞株中纯化 HLA 抗原,并将这些纯化的 HLA 抗原包被免疫磁珠(分 HLA Ⅰ类和 HLA Ⅱ类磁珠),随后与受者血清进行孵育,使包被有不同 HLA 抗原的免疫磁珠与受血者血清中的相对应 HLA 抗体结合,再结合荧光交联 Fab 段的羊抗人 IgG 二抗,最后应用流式细胞仪分析受者血清中 HLA 抗体的强度和特异性。Flow PRATM beads 与 CDC 检测方法都是建立在活细胞基础的检测方法,但 Flow PRATM beads 不要求淋巴细胞分离,检测更快速,实验灵敏度较高,故存在一定的假阳性。

4. 多重免疫分析(Luminex)　Luminex 技术是 20 世纪 90 年代中期发展起来的,是集流式细胞术、激光技术、数字信号处理技术及传统化学技术为一体的新型生物分子检测技术。Luminex 检测原理是在不同荧光编码的微球上进行抗原 - 抗体、酶 - 底物、配体 - 受体结合反应及核酸杂交反应。Luminex 仪通过发射红色激光识别包被抗原的微球区分抗原的特异性,通过绿色激光检测与抗原抗体结合的藻红蛋白标记的人 IgG 抗体的强度,并以平均荧光强度(mean fluorescence intensity,MFI)值的高低作为判断抗体强弱的依据。针对 HLA 特异性抗体检测(single antigen beads,SAB),每个微珠上只包被一种重组来源的 HLA-Ⅰ 和 HLA-Ⅱ 类分子,即单抗原微珠法。可进一步区分抗体所针对的不同 HLA 位点和抗体的相对水平(图 12-5)。Luminex 方法是目前公认的检测 HLA 抗体最敏感的方法,它具有通量高、灵敏度高、特异性好,简便和快速检测等优点。

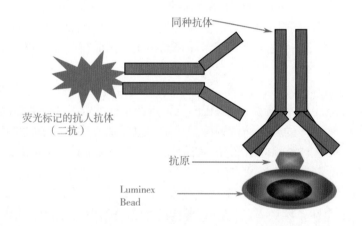

图 12-5　Luminex 平台抗体检测原理图

5. 群体反应性抗体　在单一抗原检测发展前,HLA 抗体的检测存在很多问题。因此,有必要进行总的血清反应性检测来作为免疫组织相容性的预测,这就是群体反应性抗体(panel reactive antibody,PRA),它表示血清与群体细胞结合的百分比。尽管需要考虑 HLA 总的致敏程度,单个抗原免疫分析法的出现使 HLA 特异性抗体的检测成为可能。因此,PRA 百分比由与血清反应阳性的混合磁珠的百分比表示。然而,单一抗原的筛查并不能反映真实的 PRA,其假阴性率高。如果单个供者抗体筛查结果有效,还需要根据人群中存在的抗原频率进行校正。美国器官共享网站利用一种基于频率表的算法,在录入特异性抗原时,就可以计算出所列患者的 PRAs。

四、HLA 交叉配型技术

淋巴细胞毒试验用于相容性检测已近 50 年,被称为淋巴细胞交叉配型。交叉配型指用潜在接受者的血清与候选捐献者的淋巴细胞(未分群或分化为 T 和 B 淋巴细胞)进行共孵育。微量淋巴细胞毒试验的改良包括延长孵育期、增加洗涤步骤和使用抗球蛋白试剂。流式细胞术则是一种比抗球蛋白增强的交叉配型敏感性更高的检测方式，已经在很大程度上取代了细胞毒交叉配型。

　　三种新的检测 HLA 抗体的方法，即 ELISA、流式细胞术和 Luminex，是为了克服传统淋巴细胞毒性试验固有的缺点而开发的。这三种检测方法都比淋巴细胞毒性更敏感，可以分为 HLA 抗体和非 HLA 抗体。此外，这些检测可以区分 IgG 和 IgM 抗体，使它们成为检测患者血清中 HLA 抗体的首选。然而，这些敏感检测检测到的抗体与移植物存活之间的临床相关性尚未建立。因此，由新方法确定的 HLA 抗体特异性仅用作初筛检测，而不是作为临床决策的唯一依据。移植前需要与特定供体目标进行最后的交叉配型，因为这两种试验中所使用的靶细胞并不能覆盖所有的 HLA 抗原。

练习题四

1. HLA 主要的抗体属于哪种类型？（　　　）
A. IgD　　　　　　　　B. IgE　　　　　　　　C. IgG　　　　　　　　D. IgM
2. 下列哪种检测不用于 HLA 抗体检测？（　　　）
A. 多重免疫分析　　　B. 分子检测　　　　　C. 细胞毒性实验　　　D. ELISA
3. HLA 基因分型主要有哪几种技术方法？各自有什么优缺点？
4. 核苷酸序列测定分型技术主要基于哪两种原理？
5. HLA 抗体检测主要经历了几种方法？并简述检测原理。
6. 目前公认的检测 HLA 抗体最敏感的方法是什么？

第四节　　HLA 检测的临床应用

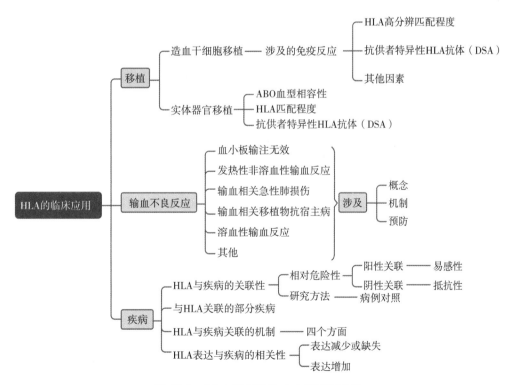

图 12-6　HLA 检测的临床应用学习导图

HLA 抗原在移植中的潜在临床应用推动了 HLA 抗原鉴定技术的发展。HLA 在移植中仍具有重要的临床意义。但近年来在人类遗传学及疾病关联性方面的应用引起了广泛关注,HLA 与疾病的关联性比任何已知的基因标志物都强。

一、HLA 与移植

在同种异体造血干细胞移植或器官移植中,都可能发生宿主对移植物的排斥反应和移植物抗宿主病(graft versus host disease,GVHD)。发生植入失败和 GVHD 的危险程度和严重程度与供受者之间的 HLA 匹配程度密切相关。通过 HLA 配型选择合适的捐献者,能够减少植入失败、急性移植排斥和 GVHD 的发生,提高移植物存活期,避免接受者因致敏产生的强烈的移植后相关毒性反应,减少患者对免疫抑制剂药物的依赖。

1. 造血干细胞移植(HSCT) 在恶性血液病及免疫性疾病的治疗中有极其重要的地位。造血干细胞来源于骨髓、外周血及脐带血,含有大量免疫细胞,如成熟的 T 细胞等,可引起严重的免疫排斥反应。因此,造血干细胞移植对供、受者之间 HLA 匹配程度的要求在所有器官移植中最为严格。人们很早就认识到 HLA 系统是影响 HSCT 成功与否的关键。移植需要捐献者与接受者之间的 HLA 具有相似性和相容性,这也有助于减少 GVHD 的发生的风险。

HSCT 涉及的免疫反应主要体现在两方面,一方面移植物遭受受者免疫系统破坏,产生排斥反应;另一方面来自供者的造血干细胞移植物中所含的免疫活性细胞对受者细胞的攻击,产生的 GVHD 并可能导致受者死亡。因此,在 HSCT 中,无论采取哪种移植方式,均要求对移植供受者进行 *HLA-A*,*HLA-B*,*HLA-C*,*HLA-DRB1*,*HLA-DQB1* 5 个座位 10 个等位基因进行高分辨基因分型,如果有 1 个等位基因错配则称 HLA 9/10 相合。HLA 中分辨基因分型可用于家系单体型完整的亲缘 HLA 全相合移植或部分脐血移植、器官移植。供受者间不同 HLA 位点高分辨水平的相合程度对 allo-HSCT 疗效的影响已有众多研究所证实,由此确立的 *HLA-A*,*HLA-B*,*HLA-C*,*HLA-DRB1*,*HLA-DQB1* 首选 8/8 或 9/10 以上相合的高分辨配型策略,使得近 10 年来的 allo-HSCT 取得了巨大的成功。随着回顾性研究的深入和移植技术的不断进步,围绕 HLA 配型的供者选择策略也有所更新。

尽管处于免疫抑制状态下,不同程度的排斥反应或 GVHD 的发生在同种异基因干细胞移植的接受者中普遍存在。HLA 分型的目的是使预期的捐献者与接受者在 *HLA-A*、*HLA-B*、*HLA-C* 和 *HLA-DRB1* 位点完全匹配,一些移植项目也对 HLA-DP 等位基因进行分型时。对于 allo-HSCT 患者而言,首选的移植供者是 HLA 全相合同胞供者,在缺乏全相合同胞供者时,首选 *HLA-A*,*HLA-B*,*HLA-C*,*HLA-DRB1*,*HLA-DQB1* 10/10 相合的非血缘无关供者。最近一项纳入 13 个研究中心包括 13 446 例移植患者的分析表明,接受 *HLA-A*,*HLA-B*,*HLA-C*,*HLA-DRB1*,*HLA-DQB1* 10/10 位点相合无关供者移植的受者总体生存率显著优于接受 9/10 相合的受者($HR=1.27$,$95\%CI$ 1.12~1.45,$P<0.001$),在 *HLA-A*、*HLA-B* 或 *HLA-C* 位点上的错配受者比相合者具有更差的总体存活率。当难以获得相配合的造血干细胞捐献者,可考虑给高风险恶性血液病患者实施单体型干细胞移植。由于 HLA 基因在世界范围内的广泛多样性,寻找合适的匹配往往从患者的家庭中开始,特别是兄弟姐妹捐赠者。因为 HLA 等位基因以单倍型的形式从父母双方遗传,有可能产生完整的。每个同胞的 HLA 匹配率是 25%,而"单倍相同"(单一单倍型相同)的可能性是 50%。低分辨率类型通常足以识别潜在的匹配。

高分辨率(等位基因水平)HLA 分型的出现为这一过程引入了一个新的特异性水平。除了直接 DNA 测序,其他的分子分型选择包括序列特异性聚合酶链反应(SSP-PCR)和序列特异性寡核苷酸探针(SSOP)。分子分型方法在 HLA 分型中具有更高的分辨率,并能提供氨基酸水平差异等特异性信息。截至 2017 年 10 月,大多数(约 85%)的美国组织相容性协会和免疫遗传学(ASHI)认可的 HLA 实验室使用 Sanger 测序实现造血细胞移植(HCT)的高分辨率 HLA 分型。

由于寻找匹配良好的亲缘(约 33% 患者)和非亲缘(<50%)供者进行 HSCT 越来越困难,近 15 年来脐带血移植(UCBT)越来越多。脐血干细胞的 HLA 抗原免疫原性尚未成熟,比较容易跨越 HLA

障碍,因此脐血移植对 HLA 匹配程度可以降低。允许 HLA-A 和 HLA-B 位点 1~2 个抗原错配,但要求 DRB1 位点等位基因必须相合,且避免使用 3~4 个抗原错配的脐血。UCBT 的最大局限因素是 1 单位的 UCB 中只有很少的造血干细胞及祖细胞。进行非亲缘 UCBT 后,UCB 剂量成为移植后存活的重要影响因素。

目前,HLA 相合同胞供者移植、无关供者移植、脐血移植以及单体型相合移植等使得供者来源呈现多样化,某些患者可能面临多个备选供者,围绕 HLA 配型、DSA、供者年龄性别、非遗传性母系 HLA 抗原(non-inherited maternal antigen,NIMA)不合、杀伤免疫球蛋白样受体(killer immunoglobulin like receptor,KIR)等选择最佳供者已经是 HSCT 个体化分层治疗、改善移植预后的重要环节之一。

2. 实体器官移植　目前是医学上重要的治疗手段之一。人体实体器官组织已能成功移植的有肾、心、骨髓、肝、肺、胰腺等。目前大脑移植也有突破。

器官移植存活率的高低与供、受者之间的组织配型有重要的关联。即供、受者的 ABO 血型应尽量相合,HLA 组织配型应尽可能相近,故术前必须选择合适的供者,可降低宿主排斥移植物及移植物抗宿主应答发生的频率和强度,有利于延长移植物的存活时间。

HLA 检测是实体器官移植前不可或缺的一部分。在肾、肝等实体器官移植中,HLA 配型可带来多种好处,反之,配型不匹配则会导致更糟糕的结果。然而,在寻找匹配的捐献者的过程中也存在权衡,比如延长等待时间和潜在的疾病进展。免疫抑制方案的不断改进也有助于提高对某些不匹配的耐受性。近年来,用于实体器官移植的 HLA 匹配方法经历了多轮改进。

肾移植用于治疗终末期的肾脏疾病。对于慢性肾衰竭的患者来说,肾移植要优于透析治疗,因为移植从经济上更划算,且通过移植患者可恢复相对健康的状态。当捐献者肾来源于 HLA、ABO 相合的兄弟姐妹时,移植物存活率最高,但这样的捐献者很少。美国于 2014 年引入肾脏分配制度(kidney allocation system,KAS),旨在提高已故捐献者肾脏分配的公平性和效率。高敏感患者通常需要延长等待合适器官的时间,他们被优先获得器官。

传统上,实体器官移植中的 HLA 匹配主要集中在 *HLA-A*、*HLA-B* 和 *HLA-DR* 位点,这些位点的匹配与更好的总体生存率相关。这些益处在高致敏性患者(高 cPRA)中表现得更明显。免疫抑制的进展使得实体器官移植对 HLA 匹配的重视程度降低。然而,HLA 匹配还是有好处的,*HLA-DR* 已被证明在实体器官移植中对移植物结果有最强的贡献。器官共享联合网络(UNOS)要求美国 HLA 实验室报告 *HLA-A*,*HLA-B*,*HLA-C*,*HLA-Bw4*,*HLA-Bw6*,*HLA-DRB1*,*HLA-DRB3/4/5*,*HLA-DQA1*,*HLA-DQB1*,*HLA-DPB1*。

大多数 HLA 实验室使用实时 PCR 或序列特异性寡核苷酸(SSO)来实现固体器官移植的低分辨率 HLA 分型。这两种技术的速度、准确性和便利性使它们成为已故捐献者 HLA 分型的极佳选择。

对于肝脏、心脏、肺、心肺联合移植来说,ABO 血型相容性仍然是选择捐献者时需要考虑的主要免疫性因素,必须在移植前对 ABO 血型相容性进行确定。有研究表明,ABO 血型同种抗体滴度较低的小儿心脏或肝脏移植接受者成功接受了 ABO 不相容器官。建议对潜在的非肾器官移植接受者进行 HLA 抗体筛查和鉴定,以克服器官移植存在的问题。此外,在非紧急情况下,当接受者被证实已经存在 HLA 抗体的情况下,应在移植前进行交叉配型试验。尽管一定程度的 HLA 相容性与心脏、肺、小肠和肝脏移植后移植物的存活率相关,由于捐献者的相对稀缺,这些移植通常并不进行 HLA 的预配型。胰腺移植一般遵循与肾移植相同的原则。

HLA 配型在肝移植的作用尚存争议。原位肝移植用于治疗终末期肝脏疾病患者,捐献者-接受者配型或受者的预致敏状态在过去一直被忽略,因为肝脏具有独特的再生能力,可作为抗 HLA 抗体的储存池,即使被抗体破坏,其也可以再生。临床上已经实施的肝移植手术大多 HLA 配型不完全相合,目前尚未观察到 HLA 配型与排斥反应及肝移植存活率的相关性。肝移植时 HLA 配型与排斥反应没有相关关系可能与肝脏具有免疫特惠器官的性质有关。胸腔器官移植包括心脏移植、肺脏移植及心肺联合移植。大多数属于紧急移植手术,因为器官能承受的缺血时间极短(心脏 3 个小时,而肾脏 72 小时),因此术前 HLA 配型及预交叉配型不可行。总的缺血时间是指无血液流经器官的总时间。HLA 移植前最重要的实验就是 HLA 抗体筛查。若受者无 HLA 抗体,不需要 HLA 配型即可进行移植。若受者存在 HLA 抗体,则需要在移植前进行交叉配型或检测供者的 HLA 表型。初步观察显示 *HLA-A*、*HLA-B* 及 *HLA-DR* 位点匹配可减少心、肺移植免疫排斥反应的发生,并提高心、肺移植的存活率。和心脏一样,肺部承受的缺血时间短,预期的组织相容性检测不现实。然而,活体肺移植中,HLA 配型在改善移植后的状况和移植物存活率中起重要作用。虚拟交叉配型对那些等待肺移植的致敏患者也起重要作用。

糖尿病是胰腺移植的主要适应证。胰腺移植通常跟肾移植同时进行(81%),肾移植后再进行胰腺移植占 12%,单独胰腺移植占 5%。其中一家最大的胰腺移植中心报道称 HLA 配型对移植物的存活起重要作用,特别是在肾移植后或单独的胰腺移植时。因为胰腺移植后心脏并发症的风险增加,胰岛细胞移植成为热点。尽管胰岛细胞移植技术简单,但也存在由于胰岛细胞不足需要持续移植的困难。为了克服这一困难,当细胞数少时,需要移植两个供者的胰岛细胞。目前为止,HLA 配型的效果尚未研究,但数据可用于以后的分析。

二、HLA 与输血

HLA 抗原具有高度的免疫原性,人类可以通过妊娠、输血及移植等途径产生 HLA 抗体。HLA 抗原与 HLA 抗体作用可以引起多种输血反应,包括 FNHTR、TRALI、血小板输注无效和 TA-GVHD。

1. FNHTRs   HLA、粒细胞和血小板特异性抗体是引起 FNHTRs 的致病因素。受血者的抗体与血液成分中的抗原反应,诱导细胞因子(如 IL-1)的释放,从而引起发热反应。如果进行血清学检查,可能需要使用多种试验技术和来自许多不同的献血者的靶细胞。储存的细胞血液成分中的细胞因子,特别是非白细胞去除成分,也是导致 FNHTRs 的原因之一。

2. TRALI   是一种潜在的由于输注含血浆的血液成分而发生的致死性输血反应,是由输血诱发的急性非心源性肺水肿,与输血有明确的关系。TRALI 表现为输血后急性发作的(6 小时内)发热、低氧血症和肺水肿。据估计,TRALI 在输血后的患者中发生率为 0.02%~0.16%。治疗为对症支持治疗,包括辅助供氧及必要的呼吸道支持。大部分患者可在 96 小时内缓解,少数会死亡。

TRALI 发生的致病机制是由于献血者血液中存在针对受血者特定抗原产生反应的 HLA 或中性粒细胞抗体,有研究表明 2%(男性献血者)~17%(女性献血者)的血液成分中可能含有 HLA 抗体。如果存在 HLA 抗体,其可与受血者粒细胞结合并固定补体进行反应,导致严重的毛细管渗漏和肺水肿。受血者体内的 HLA 抗体也可以和输入的来自献血者的白细胞发生反向 TRALI 反应,但这种情况极为罕见。发生 TRALI 的血液成分中有 50%~89% 存在 HLA Ⅰ类分子和Ⅱ类分子的抗体。另外 72% 的血液成分中存在针对中性粒细胞特异性抗原 HNA-1a、HNA-1b、HNA-2a 和 HNA-3a 的抗体。目前的 TRALI 模型表明这些同种抗体活化了肺部的中性粒细胞,随后释放的细胞因子和趋化因子引起了肺水肿。在少数病例中,TRALI 是由受者体内存在的针对供者粒细胞的同种抗体介导的。然而,15% 的病例中并未发现致病性抗体。

3. 血小板输注无效(platelet transfusion refractoriness,PTR)   HLA Ⅰ类抗原在血小板上表达多样,HLA 的同种免疫导致对随机献血者血小板输注无效。输注无效导致输入足量的血小板后 1 小时循环血小板计数不上升。输注无效与淋巴细胞毒性的 HLA 抗体相关。

考虑到 HLA 系统的高度多态性,为同种免疫的患者寻找足够数量的 HLA 分型献血者以提供 HLA 相匹配的血小板并不现实。Duquesnoy 和其同事研究表明,为血小板输注无效的患者提供存在交叉反应抗原不配合血小板仍可起到止血作用。例如,一个 HLA-A1,B7; HLA-A11,B22 的受者可受益于来自于 A1,B7; A3,B27 献血者的血小板,因为 A3 和 A11,B27 和 B22 存在交叉反应。表 12-2 列出了存在交叉反应的组和其各自的特异性。通过这些观察发现,足以支持能够获得 HLA 配合血小板的献血者库的人数可从 8 000~10 000 降至 2 000~5 000。

表 12-2 主要的 CREG

主要的 CREG	相关血清学等位基因
A1 CREG	A1,36,3,9(23,34),10(25,26,34,66),11,19(29,30,31,32,33),28(68,69),43,74,80
A2 CREG	A2,9(23,24),28(68,69),B17
B5 CREG	B5(51,52),15(62,63,75,76,77),17(57,58),18,35,12(49,50),53,70(71,72),78,37
B7 CREG	B7,42,22(54,55,56),27,40(60,61),13,41,46,47,48,81,37,73
B8 CREG	B8,14(64,65),16(38,39),18,59,67
B12 CREG	B12(44,45),21(49,50),13,40(60,61),41,48,82
4c CREG	A9(23,24),A25,A32,Bw4
6c CREG	Bw6,Cw1,Cw3,Cw7

血小板存活状况良好和 HLA 匹配并无绝对关系。例如:尽管 HLA 完美匹配,但输注效果有时并不好。输注效果差可能是由于非 HLA 抗原如血小板特异性抗原致敏。相反,有时 HLA 完全不匹配仍可获得良好的输注效果。好的输注疗效可能由于:

* 一种有限的同种免疫模式——特异抗体对比非特异性抗体

* 血小板表面 HLA 抗原表达具有可变性

白细胞的免疫原性大于血小板,血小板中污染的白细胞上的 HLA 抗原可引起输注无效。Brand 和 Herzig 的研究可证明以上观点,在输注血小板前,去除污染的白细胞后,受者针对随机献血者血小板的同种免疫概率下降。

4. 嵌合现象和输血相关移植物抗宿主病 嵌合是指 1 个个体内存在两种细胞群体,例如输血或移植后的供者细胞和受者细胞。输血后持续嵌合现象可能导致受血者 TA-GVHD 的发生,TA-GVHD 的发生取决于以下因素:①受血者免疫力低下的程度;②血液成分中淋巴细胞的数量和活性;③献血者和受血者间 HLA 相同等位基因的数目。亲缘关系之间输注新鲜血液成分导致 TA-GVHD 的发生充分说明了 HLA 系统的作用。

为了避免这种情况发生,建议所有来自有亲缘关系的细胞成分在输注前进行辐照。辐照会破坏血液成分中残留淋巴细胞的核酸,使其无法分裂,从而无法攻击宿主。其他特定的献血者成分,例如 HLA 配合型血小板,也会有较高的发生 TA-GVHD 的风险,应当进行辐照。TA-GVHD 极少发生在输注无亲缘关系献血者血液的受血者,通常发生在具有相同的常见 HLA 单体型的人群中。

嵌合现象的提出是基于一些器官移植接受者体内同时存在免疫耐受现象和 HLA 致敏现象。有人推测硬皮病是一种由嵌合细胞引起的 GVHD,这种嵌合细胞来自孕期通过胎盘的胚胎细胞。此外,实体器官移植物捐献者淋巴细胞的存在可引起接受者致死性 GVHD。尽管除了 HLA 相同的移植之外,所有的移植都可通过分子分型来检测捐献者淋巴细胞的 HLA,按目前的标准,对骨髓移植的监测要求使用不同的方法进行嵌合情况检测,移植后嵌合情况的检测包括明确接受者和捐献者的遗传背景,然后评估移植后接受者体内细胞混合的程度。常用的技术是 DNA 分析扩增的短串联重复序列(short tandem repeat,STR),产物通过毛细管电泳进行分离,然后根据 DNA 片段大小进行评估。

HLA 不相容性很少与存在针对 HLA 的抗体的患者的红细胞存活时间缩短相关,这些 HLA 有 Bga(B7)、Bgb(B17-B57 或 B58)和 Bgc(A28-A68 或 A69)。红细胞上这些抗原表达虽然较弱,但仍存在,传统的输血前检测可能无法检测到这种不相容性。

练习题五

1. 人类 MHC 基因定位于(   )

A. 第 2 号染色体   B. 第 6 号染色体   C. 第 9 号染色体

D. 第 17 号染色体   E. 第 22 号染色体

2. HLA 分子多态性的主要原因是（   ）

A. 连锁不平衡   B. HLA 基因是复等位基因

C. HLA 分子可以裂解   D. HLA 基因高度易变

E. HLA 基因发生有效重组机会较多

3. HLA Ⅱ 类基因包括（   ）

A. HLA-A 座位

B. HLA-A、B、C 座位

C. HLA-DR、DQ、DP 三个亚区

D. HLA-DR 亚区

E. HLA-DQ 亚区

4. 不表达 HLA Ⅰ 类抗原的细胞是（   ）

A. 淋巴细胞   B. 成熟红细胞   C. 血小板

D. 网织红细胞   E. 肝细胞

三、HLA 与疾病相关性

1973 年在对 HLA 定型的工作中发现，患强直性脊柱炎的白人 90% 以上都有 B27 抗原，推测两者有一定的关联，自此引起医学界的极大关注。

在某些条件下，HLA 表型与临床疾病，尤其是与自身免疫性疾病的发生和抵抗之间存在关联（表 12-3）。HLA 相关疾病易感性是已知或怀疑疾病易感性是可遗传的，临床症状表现为急性加重和缓解，通常有自身免疫失调的特征。

表 12-3 与 HLA 呈阳性关联的部分疾病

疾病类型	疾病名称	HLA	相对危险性
风湿类疾病	强直性脊柱炎	B27	87.4
	系统性红斑狼疮	DR3	5.8
		A*29	2.70
		B*51	1.81
		DRB1*15	1.45
		DQB1*06	1.67
	多发性硬化	DR2	4.1
		DRB1*1502	6.3
		DPB1*0901	3.21
		DPB1*1301	3.04
	类风湿性关节炎	DRB1*0401	8.8
		DRB1*0405	5.88
		DQA1*03	5.2
		DQB1*04	3.5
	白塞病	B51	1.87
	天疱疮	DR4	14.4

续表

疾病类型	疾病名称	HLA	相对危险性
内分泌类疾病	自身免疫性甲状腺病	B*46 Cw*01	5.46 2.20
	格雷夫斯病（Graves disease）	DRB1*0301 DRB1*0802 DRB1*0803 DRB1*1602	2.88 2.41 2.27 22.34
	胰岛素依赖型糖尿病	DR3/4	3.3-6.4
过敏性疾病	银屑病（牛皮癣）	C*0602 B*37 DRB1*10	36.0 30.3 26.4
	特发性皮炎	A*24	2.14
	哮喘	DRB1*1501-DQB1*0602-DPB1*0501	7.24
感染类疾病	慢性乙型肝炎感染	A*33 DRB1*03 DRB1*07 A33-B44-DR7	1.59 3.10 2.09 7.31
	慢性丙型肝炎感染	A3 B35 B46 DRB1*0803-DQB1*0601	3.5 2.0 2.5 2.5
	结核分枝杆菌感染	DRB1*0803	1.97
	利什曼原虫感染	DRB1*13 B*35 B*44 B*27	1.66 1.67 1.67 7.11
	弥漫性支气管炎	A*11	3.9
	急性前葡萄腺炎	B27	10.4
	亚急性甲状腺炎	B35	13.7
	疱疹性皮炎	DR3	15.4
	纤维多动脉炎	DRB1*0901-DQB1*0303	2.35
血液系统疾病	恶性贫血	DR5	5.4
	髓系白血病	A*0301-B*5001-DRB1*0701 A*1101-B*4006-DRB1*0901	59.66 42.91
	非霍奇金淋巴瘤	B51 DRB1*09 DQB1*03 B51-DRB1*09-DQB1*03	1.86 2.7 2.3 3.61

续表

疾病类型	疾病名称	HLA	相对危险性
其他	鼻咽癌	B*46	14.17
	慢性疲劳综合征	DQB1*06	1.73
	白癜风	A*02	2.68
		DRB1*07	2.69
		A*32	22.43
	子宫内膜异位症	B*07	2.7
		Cw*07：02	2.1
		DRB1*01：01	2.3
	阵发性睡眠性血红蛋白尿	A*2501-Cw*1203-B*1801	6.64
		DRB1*1501-DQB1*0602	7.09
		DRB1*0401-DQB1*0301	6.76
	混合性结缔组织病	DRB1*15：01	6.06
		DRB1*04	3.69
		DRB1*09：01	8.12
	克罗恩病	A*02：01	1.64
		A*02：07	2.31
		Cw*14：02	2.18
		B*51：01	1.70
	乳糜泻	DR3	10.3
	特发性艾迪生病	DR3	6.3

HLA 与疾病相关的确切原因尚不清楚。毫无疑问,HLA 复合体内或附近编码的遗传因子对多种疾病具有易感性。在许多情况下,该易感性在某种程度上可能与免疫应答的改变有关。此外,这些疾病可能是多种基因相互作用和环境因素共同作用的结果。在某些情况下,已被证明存在针对某种特定表位的 T 细胞可引起疾病。尽管 HLA 和疾病相关性的研究对于了解疾病的易感性和表现十分重要,但 HLA 的临床诊断价值并不大。

研究 HLA 与疾病的关联,实质上是研究疾病发生发展的遗传倾向,因此必须首先明确关联和连锁两个基本概念。关联(association)是指两个遗传学性状在群体中同时呈非随机性分布。若无关联则呈随机性分布。连锁(linkage)是指在一条染色体上,不同座位的基因结合在一起遗传的频率不同于按分离率所期望的频率。基因的连锁表示它们处在同一染色体上,而且其座位是很靠近的。家系分析表明双亲的 HLA 各座位的基因总是以特定的单倍型为单位一起遗传给后代而很少发生交换,若患者的单倍型呈现非随机性分布,及连锁不平衡,说明此病与 HLA 有连锁。关联和连锁是两个不同的概念,与 HLA 有关联的疾病不一定有连锁,反之,与 HLA 有连锁的疾病在群体中不一定查出有明显的关联。

HLA 与疾病的关联可通过群体调查研究,测定群体中患某种疾病人群及正常人群对照的 HLA 抗原型别,并计算出相对危险度(relative risk,RR)(a 为带有此抗原的患者数,b 为不带此抗原的正常对照组人数)。

$$相对危险度(RR) = a \times d/b \times c$$

RR 表示带有某种抗原的人与无此种抗原的人在患某种疾病的危险性上的比值。如经计算RR>1,表示此抗原与某疾病有关联,如带有 B27 抗原的人患强直性脊柱炎的 RR 为 90.1,即表示两者有关联。由于在群体中 HLA 抗原分布还与民族、人种、地理环境等因素有关,调查结果必须经统计学处理后才具有参考价值。通过家系调查研究疾病与一定的单倍型在家庭各成员间一起传递的情况，以研究此病与 HLA 是否有连锁。如对一个胰岛素依赖型糖尿病与 HLA 连锁的家庭为例，测出在这个家庭中凡是患病者均有 *HLA-A3*、*Cw5*、*B18*、*DR3* 的单倍型，呈现出单倍型的非随机分布。值得注意的是，在观察另一些患此病的家庭时发现，单倍型的抗原种类并不与此完全相同，提示不是抗原本身而是某个与此病有关的基因与这条单倍型连锁。这个例子说明此病既有连锁又有 DR3 关联。所以在群体调查中发现有关联时最好再进行家系研究以确定是否有连锁。

在研究 HLA 与疾病的关系时，还发现多数跟 HLA 相关的疾病与机体的免疫功能异常有关，例如一些自身免疫病。最近的研究观察到 I 型糖尿病患者的 β 细胞表面及突眼性甲状腺肿患者的甲状腺细胞表面的 II 类抗原的表达量与正常人的有差异。目前国际上对 HLA 与疾病关联的研究工作，已从用血清学鉴定抗原深入到研究 DNA 分子水平，利用分子遗传学的技术直接研究疾病的基因。

关于 HLA 与疾病关联的机制已提出一些学说，但还缺乏直接的证据，现举数例如下，以便说明。①分子模拟学说：假设 HLA 抗原与某些传染因子例如细菌抗原的结构相似，因此机体在受这种病原感染时，不能识别而出现耐受性，不产生免疫应答，致使该病原在体内造成损害。此学说的提出是因为发现 B27 抗原与克雷伯菌有交叉反应。②非免疫性竞争结合学说：此学说认为 HLA 抗原与某些激素的细胞膜受体的分子结合部位相似，因而 HLA 抗原和膜受体之间非免疫性竞争结合（non-immunologic competitive binding）激素，虽然激素与其相应受体间有较强的亲和力，但 HLA 抗原分子在体内分布广泛，故仍有一定的竞争力。③受体学说：此学说认为细胞表面某种型别的 HLA 分子可能是某些微生物的受体，故对该病原有特异的亲和力。④连锁不平衡学说：此学说认为 HLA 并非为直接引起疾病的原因，而是有某种疾病基因与 HLA 基因处于连锁不平衡状态，真正起作用的是该疾病的易感基因。总之，对于关联的机制目前尚未清楚。一般认为难以用单一的因素进行解释，不同的病种可能有不同的机制。

对 HLA 与疾病关联的研究在临床医学及预防医学上具有重大的意义，可以辅助诊断、阐明疾病与遗传因素的关系、根据 HLA 对某些难以区分的疾病划分亚类，还可根据 HLA 预测疾病，提出针对性的预防措施和疾病预后的推测。虽然目前获得的肯定性资料尚不够充分，但对这个领域的探讨仍是非常重要而有意义的。

练习题六

1. 与强直性脊柱炎密切相关的 HLA 分子是（　　）

A. HLA-A5 分子　　　　　　B. HLA-B8 分子　　　　　C. HLA-B7 分子

D. HLA-B27 分子　　　　　E. HLA-DR3 分子

2. 根据 HLA 单体型遗传特征，同胞兄弟姐妹之间有一个单体型相同的概率为（　　）

A. 10%　　　　　　　　　B. 25%　　　　　　　　　C. 50%

D. 75%　　　　　　　　　E. 100%

3. 进行器官移植时优先考虑的候选供者是（　　）

A. 患者的父母　　　　　　B. 患者的妻子　　　　　　C. 患者的子女

D. 患者的表兄弟姐妹　　　E. 患者的同胞兄弟姐妹

4. 相对危险性（RR）的含义是（　　）

A. 表示携带某种 HLA 抗原的个体与无此种抗原的个体患某种疾病危险性的比较

B. 表示人群中某种疾病的发病率

C. 表示用于确定某种疾病的病因

D. 表示某种疾病的预后

E. 以上都不对

5. 什么是 HLA 和疾病关联？如何判别关联方式及关联程度？

6. 请把下列 HLA 基因与相关联的疾病连线：

类风湿性关节炎	A3
乳糜泻	DR3
强直性脊柱炎	DQB1*04
HCV	B*27

第五节　中华骨髓库

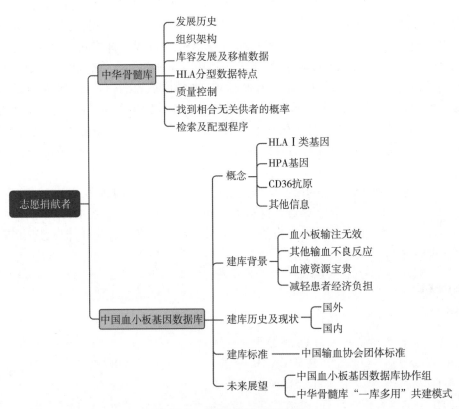

图 12-7　中华骨髓库学习导图

一、中华骨髓库简介

中国造血干细胞捐献者资料库（China Marrow Donor Program，CMDP）简称中华骨髓库。前身是 1992 年经卫生部批准建立的中国非血缘关系骨髓移植供者资料检索库。2001 年，在政府有关部门的支持下，中国红十字会重新启动了建设资料库的工作。2001 年 12 月，受原卫生部委托，经中央编办批准，直属于中国红十字会总会的中国造血干细胞捐献者资料库管理中心（中华骨髓库）正式成立，统一管理和规范开展志愿捐献者的宣传、组织、动员，以及 HLA（人类白细胞抗原）基因分型，为患者检索配型相合的捐献者及移植相关服务等。

中华骨髓库受中国红十字会总会领导，包括国家级管理中心、31 家省级管理中心、23 家 HLA 组织配型实验室（主要下设在省市血液中心或中心血站）、6 家 HLA 高分辨分型确认实验室（北京市红十字血液中心、苏州市中心血站 / 苏州大学附属第一医院、深圳市血液中心、浙江省血液中心、陕西省血液中心、黑龙江省血液中心）、1 家 HLA 质量控制实验室以及入库志愿者随访质控中心、7 家公共脐血库及 130 余家移植 / 采集医院开展合作，共同构成全国工作网络。下设在全国各省市血液中心或中心血站的 HLA 实验室，主要负责每年度入库数据的分型检测和数据上传，并参加质控抽检活动。

中华骨髓库在专家委员会指导及省级管理中心、地市级工作站、捐献造血干细胞志愿服务总队及省级大队等的协作下，参与世界骨髓库交流，共同为血液病患者提供服务。截止 2022 年 5 月 31 日，中华骨髓库库容已达 3 111 184 人，已累计为 13 325 名患者提供了造血干细胞，患者申请查询人数总计达 104 396 人。这其中包含向国（境）外 28 个国家和地区提供造血干细胞 371 例，已为来自美国、韩国、新加坡、加拿大、澳大利亚、英国、意大利、荷兰、日本、泰国、丹麦、德国、比利时、伊朗、新西兰、瑞士、阿富汗、印度、法国、马来西亚、阿根廷、希腊、巴基斯坦、以色列等国家，以及我国台湾地区、我国香港特别行政区提供造血干细胞。

中华骨髓库历经 20 年的开创性工作，正跻身于世界一流骨髓库的行列，截至 2018 年底已向世界骨髓库上传数据 96 万多人份，成为世界第 4 大骨髓库，移植量世界排名第 3。

目前，中华骨髓库每年入库的 HLA 数据要求至少检测 *HLA-A*,*HLA-B*,*HLA-C*,*HLA-DRB1*,*HLA-DQB1* 5 个座位，每个座位等位基因高分辨分型结果均需达到一定比例，高分数据已>95%，高分入库比例逐年提高，随机 2% 质控抽样分析显示整体偏差<0.5%，HLA 基因分型能力水平得到国际同行的广泛认可。近年来，HLA 研究取得一系列进展，国内 HLA 组织配型实验室通过标准化、信息化建设和管理和质量控制，检测能力显著提升，已成熟应用 PCR-SBT、Luminex FLEXMAP 3D 等技术进行 HLA 基因分型，并且建立了不断更新的中国人群《常见及确认的 HLA 等位基因表》。基于二代测序技术（NGS）的 HLA 检测平台也开始在国内组织配型实验室建立和应用。此外，大多数实验室参加了国内临床检验中心组织的室间质量评价，还有部分实验室参加了美国加州大学洛杉矶分校（University of California at Los Angeles，UCLA）和亚太地区组织相容性和免疫遗传协会（Asia-Pacific Histocompatibilty and Immunogenetics Association，APHIA）组织的质量评价，有效保障了分型结果的准确性。

找到全相合无关供者所需的时间和成功率一方面取决于志愿者资料库库容和吸纳的人群地域 HLA 多态性程度，另一方面与患者携带的 HLA 基因表型和单体型频率有关，携带常见型 HLA 基因型和单体型的患者找到相合无关供者的概率为 1/400~1/10 000，可能在数周内就能找到相合供者；而携带罕见 HLA 基因型和单体型找到相合无关供者的概率为几万至几十万分之一，甚至百万分之一以上，需要寻找数月或更长时间。当患者在中华骨髓库检索到匹配无关供者后，经志愿者同意后进入由 HLA 高分辨分型确认实验室完成的 HLA 确认分型（confirm typing，CT）实验程序，由 6 家中华骨髓库 HLA 高分辨分型确认实验室进一步最终确认潜在供受者间 HLA 匹配程度，确认位点至少包括 *HLA-A*,*HLA-B*,*HLA-C*,*HLA-DRB1*,*HLA-DQB1*，根据临床需求还可提供 *HLA-DPB1* 位点配型结果，为下一步实施移植做好准备。

二、中国血小板基因数据库

血小板输注是白血病、再生障碍性贫血等血液病以及实体肿瘤放化疗等引起的血小板减少或功能异常的重要治疗方法。人血小板上存在红细胞血型抗原、HLA、HPA 和 CD36 抗原等。个体间血小板上抗原表达存在差异，患者输注血小板制剂后可因抗原刺激产生相应的抗体，从而引起免疫性血小板输注无效（PTR）。通常情况下，血小板输注无效是指患者在连续两次接受足够剂量的血小板输注后，仍处于无反应状态，临床出血表现未见改善、血小板计数未见明显增高等。

根据美国 AABB 手册的描述，多次输血患者产生 PTR 的比例 20%~70%，总体无效输注 8.3%~25.2%，造成极大不良后果，一方面患者不能及时纠正血小板低下状态，达不到治疗效果；另一方面浪费宝贵的血小板资源，人为造成资源的更加紧缺；此外会增加患者经济负担。研究显示免疫性 PTR 中约 70%~85% 由 HLA Ⅰ类抗体引起，而由 HPA 抗体或 CD36 抗体引起的 PTR 约为 15%~30%，部分是 HLA Ⅰ类抗体、HPA 抗体或 CD36 抗体联合引起。目前国内的大部分血小板输注处于较粗放的随机输注阶段，针对血小板输注无效，目前部分血站提供配型血小板成分，主要配合方式有血小板血清学交叉配合试验，血清学配合的方式只能反映出本次输注血小板的配合性，却并不能避免本次输注血小板抗原对机体的免疫刺激作用，当出现较高多种抗体，往往试验时供者全部显示阳性反应，出现筛查多份仍然找不到相合供者。

解决免疫性 PTR 的有效途径是输注与患者血小板抗原相同或相容的血小板成分。血小板配型及相容性输注是指通过血清学试验和 / 或基因分型以及有关技术策略为患者选择相容性血小板的方法，可分为血清学交叉配型、基因型配型、规避抗体对应抗原配型及联合模式配型等，其中针对 HLA 位点的基因型配型可进一步分为 HLA 交叉反应抗原组配型和 HLA 抗原表位配型。由于在随机血小板捐献者中很难找到血型抗原相同或相容的血小板供者，因此建立血小板基因数据库和推进血小板基因配合型输注是为血小板输注无效患者找到血小板合适供者的最佳策略。近期发布的中国输血协会团体标准《血小板配合性输注的献血者资料库建设规范》已阐明了建库标准。目前国内外已建立了一定规模的血小板基因供者库，以提供 HLA、HPA 配合的血小板。美国在 20 世纪 70 年代就开始采用血清学技术对重复献血者进行 *HLA-A*，*HLA-B* 位点的血清学分型，目前已采用分子诊断技术；其建立的血小板库较为分散，分布在血站和医院，已成功应用于临床。2015 年韩国红十字会建立了 1 029 人的单采血小板供者库，取得很好的应用效果，将进一步扩大库容。日本红十字拥有 20 000 人已知 HLA 分型的血小板供者库，能够为日本地区接近 100% 的患者提供 HLA 配型血小板。

国内血站早在 20 世纪 90 年代期曾采用血清学技术建立血小板库，但未能形成规模。2009 年后血站陆续建立血小板库，开发了供者管理、咨询、检索等功能的软件。根据中国输血协会人类组织抗原专业委员会 2018 年所做的调查，全国 24 个血站中已有 18 家建立血小板献血者基因型数据库，截至 2017 年底共有 25 240 人；但整体上规模偏少，单个库的数量范围为 200~4 000 人。随着临床需求的日益增长和血小板配合性精准输注的不断推进，近年来全国血小板基因数据库发展迅速，2022 年 5 月已扩充至近 6 万库容。由于 HLA 具有高度遗传多态性，血小板基因供者库的库容规模仍需进一步扩充。有关血小板配型及相容性输注的专家共识阐明了患者体内抗体存在的不同情况下，对应的血小板配合性输注策略和配型方法，不同配型策略以及联合模式配型能够对现有数量的血小板供者库进行很好的再利用。

2021 年 10 月，经中国输血协会人类白细胞抗原专业委员会提议，浙江省血液中心牵头，在全国范围内 29 家省级血液中心、市级中心血站组共同组建成立中国血小板基因数据库协作组，建立血小板基因数据库和已知分型结果实物动态库共用共享的新模式，探索建立异地搜寻配合调配的联动机制。此外，若依托中华骨髓库现有资源和能力，动员造血干细胞志愿捐献者加入血小板捐献者资料库，通过中华骨髓库与中国血小板基因数据库的共建模式实现中华骨髓库"一库多用"的持续健康发展的战略思路，上述发展模式将有效扩大现有供者选择范围，从而降低建库成本和资源需求，实现资源共享和社会效益最大化。

练习题七

1. 在中华骨髓库中找到相合无关供者的概率取决于什么？
2. 解决免疫性血小板输注无效的最佳策略是什么？
3. 血小板血清学交叉配合试验的缺点是什么？
4. 中国血小板基因数据库是什么？

知识小结

1. HLA 基因区是一系列位于 6 号染色体短臂上紧密相连的基因,决定了主要组织相容性的因子,即负责识别和清除外来组织的表面抗原和受体。

2. HLA Ⅰ类基因编码经典移植分子的 *HLA-A*、*HLA-B* 和 *HLA-C*;Ⅱ类基因区域编码 *HLA-DR*、*HLA-DP* 和 *HLA-DQ*;Ⅲ类基因编码基因的 *C2*、*C4*、*BF*(补体因子)、21- 羟化酶和肿瘤坏死因子。

3. HLA 基因通常以单体型的方式遗传。每个个体都从其双亲遗传了 1 套 HLA 基因,被分别称为母系单体型和父系单体型。母系单体型和父系单体型都可称为基因型,HLA 基因编码的细胞表面蛋白称作表型。

4. HLA 同种抗体主要是 IgG,可分为特有抗体(结合一种 HLA 基因产物的一个表位)和公共抗体(结合至少一种基因共有的表位),或者交叉反应抗体(结合结构相似的 HLA 表位)。

5. 组织相容性检测包括抗原和等位基因的分型技术。HLA 抗体的检测和鉴定是将受者的血清与一群细胞或抗原进行反应。交叉配型是将供者细胞和受者血清反应以检测相容性。单抗原筛选技术的特异性和敏感性改善了移植前的组织相容性检测和器官分配法则,这些可改善临床结果。

6. 移植免疫学专家采用的一般策略包括使用免疫抑制剂、减少移植物的异质性和诱导耐受。

7. 固相检测技术(如流式细胞术和流式微阵列)已经成为检测和鉴定 HLA 抗体的金标准。

8. 中华骨髓库全称是中国造血干细胞捐献者资料库(CMDP)。截至 2022 年 4 月,中华骨髓库库容已达 3 111 184 人,已累计为 13 165 名患者提供了造血干细胞,其中包括向国(境)外 28 个国家和地区提供造血干细胞 371 例。

9. 中华骨髓库入库 HLA 数据要求至少检测 *HLA-A*、*HLA-B*、*HLA-C*、*HLA-DRB1*、*HLA-DQB1* 5 个座位,高分辨分型数据已 >95%。

参 考 文 献

1. Dausset J. Iso-leuko-antibodies. Acta Haemetol, 1958, 20 (1-4): 156-166.

2. Kissmeyer-Nielsen F, Thorsby E. Human transplantation antigens. Appendix: current methods in histocompatibility testing. Transplant Rev, 1969, 4: 1-76.

3. Marsh SGE, Albert ED, Bodmer WF, et al. Nomenclature for factors of the HLA system, 2010. Tissue Antigens, 2010, 75: 291-455.

4. Robinson J, Barker DJ, Georgiou X, et al. IPD-IMGT/HLA Database. Nucleic Acids Res, 2020, 8 (D1): D948-D955.

5. 谭建明, 周永昌, 唐孝达. 组织配型技术与临床应用. 北京: 人民卫生出版社, 2002, 363-366.

6. Olerup O, Zetterquist H. HLA-DR typing by PCR amplification with sequence-specific primers (PCR-SSP) in 2 hours: An altenative to serological DR in clinical practice including donor-recipient matching in cadaveric transplantation. Tissue Antigens, 1992, 39: 225-235.

7. Blasczyk R. HLA diagnostic sequencing-conception, application and automation. J Lab Med, 2003, 27: 359-368.

8. Ganguly A, Prockop DJ. Detection of mismatched based in double stranded DNA by gel electrophoresis. Electrophoresis, 1995, 16: 1830-1835.

9. Osoegawa K, Vayntrub TA, Wenda S, et al. Quality control project of NGS HLA genotyping for the 17th International HLA and Immunogenetics Workshop. Hum Immunol, 2019, 80: 228-236.

10. Pelletier RP, Adams PW, Hennessy PK, et al. Comparison of crossmatch results obtained by ELISA, flow cytometry and conventional methodologies. Hum Immunol, 1999, 60 (9): 855-861.

11. Worthington JE, Martin S, Al-Husseini DM, et al. Posttransplantation production of donor HLA-specific antibodies as predictor of renal transplant outcome. Transplantation, 2003, 75 (7): 1034-1040.

12. Tait BD, Hudson F, Cantwell L, et al. Luminex technology for HLA antibody detection in organ transplantation. Nephrology (Carlton), 2009, 14 (2): 247-254.

13. Thomas ED. Bone marrow transplantation: A review. Semin Hematol, 1999, 36: 95-103.

14. Petersdorf EW, Anasetti C, Martin PJ, et al. Limits of HLA mismatching in unrelated hematopoietic cell transplantation. Blood, 2004, 104 (9): 2976-2980.

15. Gooley TA, Chien JW, Pergam SA, et al. Reduced mortality after allogeneic hematopoietic-cell transplantation. N Engl J Med, 2010, 363 (22): 2091-2101.

16. Fernandez-Viña MA, Wang T, Lee SJ, et al. Identification of a permissible HLA mismatch in hematopoietic stem cell transplantation. Blood, 2014, 123 (8): 1270-1278.

17. Kekre N, Mak KS, Stopsack KH, et al. Impact of HLA-mismatch in unrelated donor hematopoietic stem cell transplantation: a meta-analysis. Am J Hematol, 2016, 91 (6): 551-555.

18. Davenport RD, Kunkel SL. Cytokine roles in hemolytic and nonhemolytic transfusion reactions. Transfus Med Rev, 1994, 8: 157-168.

19. Toy P, Popovsky MA, Abraham E, et al. Transfusion-related acute lung injury: Definition and review. Crit Care Med, 2005, 33 (4): 721-726.

20. Popovski MA, Moore SB. Diagnostic and pathogenic considerations in transfusion-related acute lung injury. Transfusion, 1985, 25: 573.

21. Silliman C C, Boshkov LK, Mehdizadehkashi Z, et al. Transfusion-related acute lung injury: Epidemiology and a prospective analysis of etiologic factors. Blood, 2003, 101 (2): 454-462.

22. Triulzi DJ, Kleinman S, Kakaiya RM, et al. The effect of previous pregnancy and transfusion on HLA alloimmunization in blood donors: Implications for a transfusion-related acute lung injury risk reduction strategy. Transfusion, 2009, 49: 1825-1835.

23. Kopko PM, Popovsky MA, MacKenzie MR, et al. HLA class II antibodies in transfusion-related acute lung injury. Transfusion, 2001, 41 (10): 1244-1248.

24. Eder AF, Herron R, Strupp A, et al. Transfusion-related acute lung injury surveillance (2003–2005) and the potential impact of the selective use of plasma from male donors in the American Red Cross. Transfusion, 2007, 47 (4): 599-607.

25. Brand A, van Leeuwen A and Eernisse JG. Platelet immunology with special regard to platelet transfusion therapy. Excerpta Medica International Congress, 1978, 415: 639.

26. Herzig RH, Herzig GP and Biell MI. Correction of poor platelet transfusion responses with leukocyte-poor HLAmatched platelet concentrates. Blood, 1975, 46: 743.

27. Artlett CM, Smith JB, Jimenez SA. Identification of fetal DNA and cells in skin lesions from women with systemic sclerosis. N Engl J Med, 1998, 338: 1186-1191.

28. Pollack MS, Speeg KV, Callander NS, et al. Severe, late-onset graft-versus-host disease in a liver transplant recipient documented by chimerism analysis. Hum Immunol, 2005, 66: 28-31.

29. stem cell transplantation (HSCT): Technical recommendations for the use of short tandem repeat (STR) based techniques, on behalf of the United Kingdom National External Quality Assessment Service for Leucocyte Immunophenotyping Chimerism Working Group. Br J Haematol, 2015, 168: 26-37.

30. Thorsby E. Invited anniversary review: HLA associated diseases. Hum Immunol, 1997, 53: 1-11.

31. Pile KD. Broadsheet number 51: HLA and disease associations. Pathology, 1999, 31: 202-212.

32. Price P, Witt C, Allcock R, et al. The genetic basis for the association of the 8. 1 ancestral haplotype (A1, B8, DR3) with multiple immunopathological diseases. Immunol Rev, 1999, 167: 257-274.

33. Holoshitz J. The quest for better understanding of HLA-disease association: Scenes from a road less travelled by. Discov Med, 2013, 16: 93-101.

34. 黑爱莲, 周晓阳, 蔡剑平. 2009-2014 年全国 HLA 低分辨基因分型检测室间质量评价结果分析. 中国输血杂志, 2015, 28 (10): 1189-1193.

35. 齐珺, 刘孟黎, 王小芳等. 基于 UCLA DNA 交换室间质评的 HLA 分型策略探讨. 中国输血杂志, 2015, 28 (10): 1197-1201.

36. Xu X, Xu F, Ying Y, et al. ABO antigen levels on platelets of normal and variant ABO blood group individuals. Platelets, 2019, 30 (7): 854-860.

37. Juskewitch JE, Norgan AP, De Goey SR, et al. How do I...manage the platelet transfusion-refractory patient？Transfusion, 2017, 57 (12): 2828-2835.

38. Cohn CS, Delaney M, Johnson ST, et al. AABB 技术手册 (第 20 版). 桂嵘, 陈秉宇, 黄远帅, 等, 译. 长沙: 中南大学出版社, 2022.

39. Bub CB, Gonçalez AC, Barjas-Castro ML, et al. The use of a potential novel tool in virtual crossmatching for platelet transfusion in platelet refractoriness. Vox Sang, 2016, 110: 70-78.

40. Marsh JC, Stanworth SJ, Pankhurst LA, Kallon D, et al. An epitope-based approach of HLA-matched platelets for transfusion: a noninferiority crossover randomized trial. Blood, 2021, 137 (3): 310-322.

41. Seike K, Fujii N, Asano N, et al. Efficacy of HLA virtual cross-matched platelet transfusions for platelet transfusion refractoriness in hematopoietic stem cell transplantation. Transfusion, 2020, 60 (3): 473-478.

42. 马开荣, 洪小珍, 陈舒, 等. 血站单采血小板献血者 HLA 和 HPA 基因型数据库的调查和分析. 中国输血杂志, 2019, 32 (5): 420-422.

第三篇

临床输血治疗技术篇

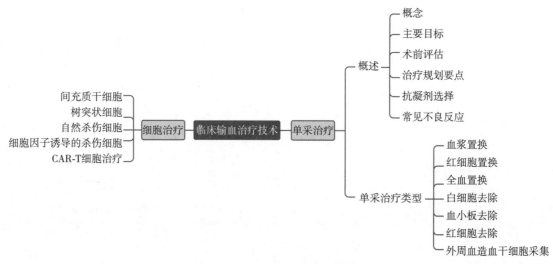

图 13-1　临床输血治疗技术学习导图

学习目标

1. 掌握治疗性单采的概念和主要目标、以及术前评估和治疗规划要点
2. 掌握治疗性单采的抗凝剂选择
3. 掌握治疗性单采的常见不良反应与处理
4. 掌握治疗性单采的各种类型
5. 掌握血浆置换的适应证与常用病种
6. 掌握红细胞置换的适应证与常用病种
7. 掌握白细胞去除的适用标准与适应证
8. 掌握外周血造血干细胞采集的采集要点与质量控制
9. 掌握治疗性血小板单采术的适用标准
10. 掌握 CAR-T 细胞治疗的原理与应用

第一节　单采治疗理论基础

　　治疗性单采（therapeutic apheresis，TA）是一种血液离体治疗方法。可用于治疗和处理多种疾病。通过进行血液离体操作，去除或收集某种特定血液成分后，将其余血液成分回输患者。

　　治疗性单采的主要目标是：①从患者血液中清除病理性细胞或体液成分；②补充血液中缺乏的物

质(通常在去除病理成分的情况下进行);③调节细胞功能(如通过进一步体外操作后回输细胞成分,光分离置换法使用紫外线照射即该原理);④收集患者各种自体正常细胞群,用以进一步操作和治疗(如干细胞、树突细胞和嵌合抗原受体 T 细胞的细胞疗法)。

血液成分分离机是治疗性单采的主要工具。目前,市面上存在两种离心式血液成分分离机。①连续式离心设备:含有一个旋转管路设计,血液成分在该管路的流动过程中根据密度不同得到分离,可分离血浆、血小板、白细胞和红细胞。这种血液成分分离机将目标成分分离至收集袋中,剩余血液成分与置换液混合后回输给患者。该设备可控制血液离心速度,回输血液、抗凝剂和置换液的输注流速,从而达到最佳分离效果,整个过程为连续式血液分离。②间歇式离心设备:循环处理较小容量的血液,每一循环包括采集和分离这两个独立的过程。然后重新注入或转移血液成分,通常需要多个循环才能达到治疗目标。一个循环中采集的全血量旨在达到特定的红细胞阈值,与连续式设备相比,会导致更大的离体容量。

膜滤式血液成分分离机只能用于血浆置换术,不能用于治疗性血细胞单采术,故又称为膜滤式血浆分离机。使用通透性和生物相容性都比较好的高分子材料制成的膜滤器代替离心容器,当血液流入此膜滤器时,在一定的膜压力下,只允许血浆从膜中透过,由导管排出,而血细胞成分被阻挡于膜滤器内,从另一导管排出,与置换液混合后回输给患者。膜滤式血浆分离机的优点是分离血浆的速度快,操作简便;分离和去除的血浆纯度高,血小板不易混入;价格相对低廉。缺点是膜压的变化可能会引起轻度溶血;进入患者体内的抗凝剂相对较多;膜滤器为一次性耗材,价格较贵;不能有选择地去除血浆中致病物质,而是直接把血浆去除。

吸附柱式血液成分分离机也只能用于血浆置换术。把经过膜滤式血浆分离机分离出来的血浆,再通过一个吸附柱,血浆流经此柱时,病理性血浆成分就被吸附在柱内,正常血浆成分回输给患者。优点是不必把全部血浆去除,也不必使用置换液,避免了因使用置换液而引起的副作用。缺点是进行血浆置换术的成本较高,还有一些技术上的问题有待改进,目前尚未在临床上普遍推广使用。

一、患者评估和管理

单采治疗开始前,应对患者进行评估。患者病历中宜记录治疗指征、程序类型、置换液选择、血管通路、治疗频率和次数,以及治疗目标或治疗终点等。在首次评估过程中,医生应向患者解释治疗的性质、预期效果、可能的风险和替代方案,且患者应当签署知情同意书。单采治疗室必须具备处理,如过敏、代谢性碱中毒、空气栓塞和低血压反应等不良反应的能力,必须具备相关设备和药物,以及有能力处理相关不良反应的医务人员。针对单采治疗的患者评估应注意可能影响患者耐受单采治疗的临床情况、所服药物等。评估患者时需考虑以下要点:

1. 输血史 / 单采治疗史 既往关于输血 / 单采治疗及其过程中出现不良反应的记录,以及这些治疗的疗效和对特殊血液成分的需求;

2. 一般情况 患者精神状态以及同意和配合治疗的能力;

3. 心肺功能 充足的通气和氧合能力,能否耐受高血容量或血容量不足,有无心律失常;

4. 肾脏和代谢状态 体液是否平衡,有无碱中毒、电解质异常(如低钙血症、低钾血症和低镁血症等);

5. 血液学状态 有无具有临床意义的贫血、血小板减少、凝血功能障碍、出血或血栓形成;

6. 用药 最近使用静脉注射免疫球蛋白和抗体生物制剂、血管紧张素转换酶抑制剂、具有高白蛋白结合特性的药物及抗凝剂的情况。

根据治疗性单采适应证、治疗程序类型和频率、治疗持续时长以及患者临床情况选择适当的实验室检测项目。一般情况下,在治疗开始前应进行各项必要的检测,如全血细胞计数、血型检测和意外抗体筛查、凝血功能检查及电解质评估等。在第一次治疗前应完善其他诊断性检查,如传染病和相关特定疾病标志物等。在重复使用白蛋白进行置换时,需要适当监测凝血功能。表 13-1 列出了治疗性单采术的术前综合评估和治疗规划要点。

表 13-1 治疗性单采术的术前综合评估和治疗规划要点[*]

临床诊断 / 主诉 / 临床目标 / 转诊原因
现病史
患者既往史 / 家族史,包括既往的治疗性单采和血液治疗(如输血和 IVIG 输注)
系统回顾和药物史
相关体格检查,包括血管通路评估
治疗性单采指征 / 基本原理 / 结果目标
单采设备的选择
目标容量 / 持续时间 / 频率
• 每个程序
• 用于整个系列
必要的血管通路装置
置换液的选择
生理变化 / 不良反应 / 临床结果监测
协调治疗前 / 治疗中 / 治疗后和整个治疗过程中的实验室检测,药物 / 血液管理
根据需要使用辅助设备
• 血液加温器
• 胎儿监护仪
• 通气支持装置
• 独立静脉通道输入钙剂
患者宣教材料和出院医嘱
多次治疗 / 同时使用免疫抑制疗法的必要性
凝血功能障碍 / 抗凝药物的使用

注: IVIG 即静脉注射免疫球蛋白

二、血管通路和抗凝剂选择

单采治疗需要良好血管通路以达到足够的管路内血液流速。外周静脉条件不适合,或需要进行多次单采治疗的患者,则需要进行中心静脉置管,首选类似血液透析中使用的双腔导管。单腔导管可用于间断式程序。

枸橼酸 - 枸橼酸钠 - 葡萄糖 A(ACD-A)是最常用的抗凝剂,有时也可联合使用肝素。脂质单采中必须使用肝素抗凝。肝素抗凝对于容易发生低钙血症的血浆置换患者效果更好,如儿童、严重代谢性碱中毒、肝衰竭或肾功能衰竭患者。虽然监测离子钙有助于特定患者血液指标的判定,但枸橼酸盐抗凝通常不需要进行凝血监测。因为枸橼酸盐通过肝脏代谢,肝功能正常的患者,进入血液中的枸橼酸盐会迅速代谢,很少引起全身抗凝反应。

三、不良反应

治疗性单采不良反应发生率约 4%~6%,多数为轻度反应。回输含枸橼酸盐的血液出现低钙血症,是血浆置换最常见的不良反应。口周和手指感觉异常是低钙最常见的症状,也可出现恶心或其他消化道症状。手足抽搐、心律失常等虽然非常罕见,但应慎重监测已有低钙血症或心电图显示 QT 间期显著延长的患者。补充钙剂可以缓解枸橼酸盐毒性症状。枸橼酸盐还能够螯合镁离子,有时也可发生低镁血症。枸橼酸代谢可导致轻度代谢性碱中毒,可加剧低钙血症,并引起低钾血症。

过敏反应是血浆置换过程中常见的不良反应,输注白蛋白也可能发生。大多数反应为轻度,临床表现为荨麻疹或皮肤潮红,较严重反应包括气道反应、呼吸困难、哮喘和喘鸣。大多数过敏反应对静脉注射苯海拉明反应良好。血浆置换前无须常规使用抗组胺药或类固醇,但可预防性用于反复或之前发生过严重过敏反应的患者。

血浆置换过程中或置换后出现呼吸困难可有许多原因,如肺水肿、肺栓塞、空气栓塞、白细胞瘀滞等。如使用血浆作为置换液,可出现输血反应,如输血相关急性肺损伤、过敏反应或输血相关循环超负荷。中心静脉置管引起血管损伤造成胸腔积血或心包积血比较罕见,但可致命。由容量超负荷或心力衰竭引起的肺水肿通常伴有呼吸困难、舒张压升高和特征性胸部影像学表现。当患者对用于一次性塑料分离装置消毒的环氧乙烷气体过敏时,主要出现眼部反应,如眶周水肿、结膜肿胀和流泪。

血液分离过程中的低血压可能是枸橼酸盐中毒、血容量不足、血管迷走神经反应、过敏、药物或输血反应的征兆。当仅用盐溶液预冲单采管路时,体型较小的患者在治疗早期会发生血容量不足。血管迷走神经反应的特征是心动过缓和低血压,该反应通常经过大剂量输液和将患者置于屈氏体位而得到有效缓解。

当血浆或红细胞置换期间发生低血压时,应考虑急性溶血、细菌污染或过敏反应等潜在输血反应。低血压在儿童、老年人、神经疾病患者、贫血患者以及使用体外容量较大的间断式单采设备治疗的患者中更为常见。连续式单采设备通常体外容量不大,但如发生操作失误或设备故障导致回输液转移至废液袋时,可导致患者血容量不足。

不以血浆为置换液的密集治疗性血浆置换术(therapeutic plasma exchange,TPE)会引起凝血因子的消耗。1倍血浆体积的血浆置换通常会使凝血因子水平降低25%~50%,纤维蛋白原水平减少约66%。如患者肝合成功能正常,凝血因子水平通常在1~2天内恢复至接近正常水平。因此,许多患者可在1周或2周内耐受隔日1次的TPE,而不会发生血浆置换引起的显著凝血功能障碍。

凝血因子消耗导致的出血比较罕见,对于有此风险的患者,可在治疗程序即将结束时使用血浆作为置换液;血浆置换还可引起血小板减少;密集TPE可引起低丙种球蛋白血症,可影响后续血清学检测准确性;血清IgG和IgM水平在TPE 48小时后恢复至血浆置换前的40%~50%。

TPE可去除白蛋白结合的药物。单采治疗后除非进行药物剂量调整,否则血药浓度可能达不到治疗需要水平。生物制剂,如IVIG、抗胸腺细胞球蛋白和单克隆抗体血管内半衰期较长,血浆置换很容易将其去除。因此,药物尽量在TPE治疗结束后使用,以避免损害其疗效。单采过程中常见的不良反应发生频率如表13-2所示。

表13-2　单采过程中不良反应的发生频率

不良反应	频率/%
感觉异常	1.95
通路/设备	1.56
低血压	0.77
荨麻疹	0.63
恶心	0.23
寒战	0.11
皮肤潮红	0.09
呼吸困难	0.03
眩晕	0.022
心律不齐	0.01

续表

不良反应	频率/%
腹痛	0.008
过敏反应	0.02
其他(包括癫痫、背痛、高血压等)	0.39
合计	5.82

四、适应证

美国单采学会(ASFA)已发布基于大规模统计数据的临床指南,对治疗适应证进行了分类。

Ⅰ类:不管是作为单独治疗还是和其他治疗方法结合,单采治疗作为一线治疗方案的疾病;

Ⅱ类:不管是作为单独治疗还是和其他治疗方法结合,单采治疗作为二线治疗方案的疾病;

Ⅲ类:单采治疗最佳作用尚未确定,选择应该个体化;

Ⅳ类:有证据证明或提示单采是无效的或是有害的疾病(具体疾病分类略)。

治疗性单采的类型及适应证见表 13-3。

表 13-3　治疗性单采的类型

程序	去除的血液成分	标准适应证	置换液*
治疗性血浆置换	血浆	去除异常的血浆蛋白(如自身抗体)	白蛋白或血浆
红细胞置换	红细胞	镰状细胞疾病相关的并发症	红细胞
白细胞去除	白膜层	白血病产生白细胞瘀滞时	根据需要
血小板去除	富血小板血浆	血小板增多症	根据需要
红细胞去除	红细胞	红细胞增多症	无
体外光分离置换	白膜层(回输)	慢性移植物抗宿主病	无
选择性吸附	特定血浆蛋白	高胆固醇血症	无
改善血液流变学参数的血液净化	高分子量血浆蛋白	年龄相关性黄斑变性	无

练习题一

1. 治疗性单采的主要目标包括哪些?

A. 从患者血液中清除病理性细胞或体液成分

B. 补充血液中缺乏的物质

C. 调节细胞功能

D. 收集患者各种自体正常细胞群以进一步操作和治疗

2. 简述 ASFA 对单采适应证的分类标准。

第二节　治疗性血液成分置换术

一、血浆置换

治疗性血浆置换术(therapeutic plasma exchange,TPE)是通过进行血液离体操作,去除病理性血浆,同时补充一定量的正常人血浆或溶液,并回输患者所有细胞成分,是临床上最常进行的单采操作。血浆单采与治疗性血浆置换的操作相似,区别在于血浆单采常用于献血者,但在某些时候可与治疗性血浆置换互换使用,比如当患者去除的血浆较少(≤1L)、极少或者不需要置换液,亦可称作血浆单采。

　　TPE目标是去除血浆中出现的含量或功能异常的病理性物质和内、外源性毒素物质。血浆置换的主要致病物质有:①自身免疫性疾病中的自身抗体;②沉积在组织引起组织损伤的免疫复合物;③尿毒症毒素;④过量的低密度脂蛋白;⑤各种副蛋白,如冷球蛋白,游离轻链或重链蛋白;⑥过量的药物或毒物等。TPE也可用于补充患者血浆中可能缺失或缺乏的正常因子或物质。

　　TPE清除血液中病理物质,其有效性取决于该物质在血液中的浓度、在血管外间隙的分布体积、与蛋白的结合程度,处理血液和去除血浆的容量,以及机体对该物质在血管内外分布的平衡等因素。置换开始阶段效率最高,循环末效率最低。TPE从血浆中清除物质的理论数学模型,显示一个置换量可将血浆中有害物质降低到其原来的30%左右。如果执行两个置换量,该过程效率变得较低,有害成分由30%仅降至10%,疗效随着血浆置换量增加而无明显改变,因此推荐每个过程置换约1~1.5个血浆容量。

　　ASFA基于大规模统计数据的临床指南,对治疗适应证进行了分类,见表13-4。

表 13-4　治疗性血浆置换适应证

适应证	应用条件	分类	标准疗程(治疗次数)
急性播散性脑膜炎	类固醇激素治疗无效	Ⅱ	QOD(3~6)
急性炎症性脱髓鞘性多神经病(吉兰-巴雷综合征)	初治	Ⅰ	QOD(5~6)
急性肝衰竭	高容量TPE	Ⅰ	QD(3)
	常规TPE	Ⅲ	QD(可变)
淀粉样变性,系统性		Ⅳ	
抗肾小球基底膜病(肺出血肾炎综合征)	DAH	Ⅰ	QD或QOD(可变)
	透析非依赖	Ⅰ	
	透析依赖且无DAH	Ⅲ	
特应性(神经性)皮炎(特应性湿疹),顽固型		Ⅲ	每周1次(可变)
自身免疫性溶血性贫血,重症	严重冷凝集素病	Ⅱ	QD或QOD(可变)
	严重WAIHA	Ⅲ	
烧伤性休克复苏		Ⅲ	24~36h内1~3次
新生儿红斑狼疮心脏受累		Ⅲ	每周至每月3次
灾难性抗磷脂综合征		Ⅰ	QD(3~5)
慢性局灶性脑膜炎(Rasmussen脑炎)		Ⅲ	QOD(3~6)
慢性炎症性脱髓鞘性多神经根神经病		Ⅰ	2~3次/周
凝血因子抑制剂		Ⅲ	QD(可变)
复杂性区域疼痛综合征	慢性	Ⅲ	QOD(5~7)
冷球蛋白血症	症状性/严重	Ⅱ	QOD(3~8)
扩张型心肌病,特发性	NYHA Ⅱ~Ⅳ	Ⅲ	QOD(5)
红细胞生成性卟啉病,肝脏疾病		Ⅲ	QOD(可变)
家族性高胆固醇血症	纯合子/杂合子	Ⅱ	1~2周1次

续表

适应证	应用条件	分类	标准疗程（治疗次数）
局灶性节段性肾小球硬化症	移植肾复发	I	QD 或 QOD（可变）
	天然肾脏的类固醇抵抗	III	
HELLP 综合征	产后	III	QD（可变）
	产前	IV	
噬血细胞性淋巴组织细胞增多症；噬血细胞综合征；巨噬细胞激活综合征		III	QD（可变）
肝素诱导的血小板减少和血栓形成（HIT/HITT）	体外循环前	III	QD 或 QOD（可变）
	血栓	III	
高甘油三酯血症性胰腺炎	重症	III	QD（1~3）
	预防复发	III	
高丙种球蛋白血症的高黏滞血症	症状性	I	QD（1~3）
	利妥昔单抗预防治疗	I	QD（1~2）
免疫性血小板减少症	难治性	III	QOD（6）
IgA 肾病（伯杰氏病）	新月体	III	QOD（6-9）
	慢性进行性	III	
肌无力综合征		II	QD 或 QOD（可变性）
多发性硬化	急性发作 / 复发	II	QOD（5~7）
	慢性	III	每周 1 次（可变）
重症肌无力	急性、短期治疗	I	QD 或 QOD（可变）
	长期治疗	I	
骨髓瘤管型肾病		II	QOD（10~12）
肾性全身纤维化症		III	QD 或 rQOD（5~14）
视神经脊髓炎谱系疾病	急性发作 / 复发	II	QOD（5~10）
	维持	III	
N- 甲基 -D- 天冬氨酸受体抗体脑炎		I	QOD（5~6）
药物过量，毒液螯入，中毒	蘑菇中毒	II	QD（可变）
	毒液螯入	III	
	药物过量 / 药物中毒	III	
副肿瘤神经综合征		III	QD 或 QOD（5~6）
副蛋白血症脱髓鞘性神经病 / 慢性炎症性脱髓鞘性多发性神经根神经病	IgG/IgA/IgM	I	QOD（5~6）
	多发性骨髓瘤	III	
	抗 MAG 神经病	III	
	多灶性运动神经病变	IV	
链球菌感染相关的小儿自身免疫性神经精神障碍（pediatric autoimmune neuropsychiatric disorders associated with streptococcal infections，PANDAS）；小舞蹈症	PANDAS 恶化	II	QD 或 QOD（3~6）
	小舞蹈症，重型	III	
寻常型天疱疮	重型	III	QD 或 QOD（可变）

续表

适应证	应用条件	分类	标准疗程(治疗次数)
植烷酸贮积病(Refsum 病)		II	QD(可变)
输血后紫癜		III	QD(可变)
利妥昔单抗相关的进行性多灶性白质脑病		III	QOD(可变)
肝胆病伴瘙痒症	治疗抵抗	III	每周 1 次(3)(可变)
银屑病	播散性脓疱	IV	
红细胞同种免疫	妊娠期,GA<20 周	III	每周 1~3 次
硬皮病(系统性硬化症)		III	每周 1~3 次
脓毒症伴多器官功能衰竭		III	QD(可变)
与自身免疫性甲状腺炎相关的类固醇反应性脑病(桥本脑病)		II	QD 或 QOD(3~9)
僵人综合征		III	QOD(3~5)
突发性感音神经性耳聋		III	QD 或 QOD(1~3)
系统性红斑狼疮	严重并发症	II	QD 或 QOD(3~6)
血栓性微血管病,凝血相关	THBD,DGKE 和 PLG 突变	III	QD 或 QOD(可变)
血栓性微血管病,补体介导	H 因子自体抗体	I	QD(可变)
	补体因子基因突变	III	
血栓性微血管病,药物相关	噻氯吡啶	1	QD 或 QOD(可变)
	氯吡格雷	III	
	吉西他滨 / 奎宁	IV	
血栓性微血管病,感染相关	STEC-HUS,重型	III	QD(可变)
	pHUS	III	
血栓性血小板减少性紫癜		I	QD(可变)
血栓性微血管病,造血干细胞移植相关		III	QD(可变)
甲状腺危象		II	QD 或 QOD(可变)
中毒性表皮坏死松解症	难治性	III	QD 或 QOD(可变)
心脏移植	脱敏	II	QD 或 QOD(可变)
	抗体介导的排斥反应	III	
移植,造血干细胞,ABOi	主侧不相合—HPC(M),HPC(A)	II	QD(可变)
	主侧 / 次侧 ABO 不相容伴纯红细胞再生障碍	III	
造血干细胞移植,HLA 致敏		III	QOD(4-5)
肝移植	脱敏治疗,ABOi LD	I	QD 或 QOD(可变)
	脱敏、ABOi-DD 或抗体介导的排斥反应	III	
肺移植	抗体介导的排斥或脱敏作用	III	QOD(可变)
肾移植,ABO 相容	抗体介导的排斥	I	QD 或 QOD(可变)
	脱敏,LD	I	
	脱敏,DD	III	

续表

适应证	应用条件	分类	标准疗程(治疗次数)
肾移植,ABO 不相容	脱敏,LD	I	QD 或 QOD(可变)
	抗体介导的排斥	II	
血管炎,ANCA 相关	RPGN,Cr ≥ 5.7mg/dL	I	QD 或 QOD(7~12)
	DAH	I	
	RPGN,Cr ≤ 5.7mg/dL	III	
	EGPA	III	
血管炎,IgA(Henoch-Schönlein 紫癜)	新月形 RPGN	III	QD 或 QOD(4~11)
	严重肾外疾病	III	
血管炎,其他	HBV-PAN	II	QOD(9-12)
	Behçet 病	III	
	特发性 PAN	IV	
电压门控性钾通道抗体相关疾病		II	QOD(5~7)
肝豆状核变性	暴发性	I	QD 或 QOD(可变)

注:QOD 隔日 1 次;TPE 治疗性血浆置换;QD 每日 1 次;ANCA 抗中心粒细胞胞质抗体;DAH 弥漫性肺泡出血;WAIHA 温抗体型自身免疫性溶血性贫血;NYHA 纽约心脏病学会心功能分级;HELLP 溶血,肝酶升高,血小板计数低(综合征);HPC,骨髓骨髓来源的造血祖细胞;HPC,单采单采来源的造血祖细胞;ABOi ABO 不相容;LD 活体器官移植捐献者;DD 已故的器官移植捐献者;CNS 中枢神经系统;MAG 髓相关糖蛋白;IUT 宫内输血;THBD 血栓调节蛋白;MCP 膜辅助蛋白;HBV 乙型肝炎病毒;PAN 结节性多动脉炎;EGPA 嗜酸性肉芽肿合并多血管炎;RPGN 急进性肾小球肾炎。

在同种免疫性疾病和自身免疫性疾病中,循环血液中的致病因子是 TPE 清除的目标。带有靶向致病性自身抗体的疾病,包括急性和慢性炎性脱髓鞘性多发性神经病、抗肾小球基底膜抗体病和重症肌无力等。在预致敏的肾移植和抗体介导的器官移植排斥反应等情况下,置换目的是清除有问题的同种抗体。在某些疾病中,包括急进性肾小球肾炎、冷球蛋白血症和血管炎等,免疫复合物可能具有致病性,可以通过血浆置换清除此类免疫复合物。TPE 的其他适应证,包括清除蛋白结合药物、毒素或高浓度脂蛋白来治疗疾病。此外,有新的证据表明 TPE 具有免疫调节作用,这可能是导致自身免疫性疾病的部分临床效应的原因。

在血栓性血小板减少性紫癜(TTP)中,血管性血友病因子(von willebrand factor,vWF)裂解金属蛋白酶 ADAMTS-13 完全缺乏或功能障碍可导致高分子量 vWF 多聚体的聚集,随后血管内血小板活化,在微血管中形成富血小板血栓。许多患者体内存在 ADAMTS-13 抑制剂。TPE 是 TTP 的一线治疗方案,目的是清除抑制剂和大分子的 vWF 多聚体,同时用新鲜冰冻血浆补充缺失的酶。严重 ADAMTS-13 缺乏症患者的早期识别和治疗对本病至关重要,未经治疗的患者死亡率为 90%。早期应用 TPE 可将死亡率降至 <15%。TPE 通常需要每日 1 次,使血小板计数和乳酸脱氢酶水平达到正常,TPE 规范治疗后的血小板在 48 小时内 $>150 \times 10^9$/L,但是治疗的持续时间应当根据患者个体情况决定。

由系统性红斑狼疮、肿瘤、造血祖/干细胞移植、化疗和免疫抑制药物引起的继发性微血管病性溶血性贫血(microangiopathic hemolytic anemia,MAHA)在临床上与先天性 TTP 难以鉴别。但在多数情况下,MAHA 病例的 ADAMTS-13 活性正常或者只是轻微下降,它们对血浆置换治疗的反应性很低。移植相关的 MAHA 对依库珠单抗治疗有反应性,但对血浆置换治疗的反应性很低,这是由于内皮损伤和补体激活的病理生理机制不同。HELLP 综合征(溶血、肝酶升高、血小板计数低)是一种与妊娠相关的 TMA,在产后对 TPE 有反应,但 TPE 在产前效果有限。

在多发性骨髓瘤伴高黏血症患者中,机体可能表现出与高黏滞相关的不良反应,血浆置换目的是清除过量的病变蛋白（M 蛋白）。通常来说当 M 蛋白过量,并表现为 IgM 浓度达到 30g/L、IgG 浓度达到 40g/L、IgA 浓度达到 60g/L 时,需要注意关注高黏血症的发生。不论血浆黏度的高低,只要患者出现症状,尤其是视觉和神经方面的症状,都需紧急治疗。

IgM 骨髓瘤接受利妥昔单抗（抗 CD20）治疗的患者,M 蛋白可能会发生一过性增加,因此在开始服用单抗药物之前,可以给患者制订一个短期的 TPE 治疗方案。需对 IgM 浓度>40g/L 的患者进行 TPE,可使患者受益于 TPE 以避免发生症状性高黏血症。

TPE 已被评估为急性肝功能衰竭的治疗方法,并显示可有效治疗由威尔逊病引起的肝功能衰竭。在改善肝功能衰竭患者的无移植生存率方面,大容量血浆置换优于标准药物治疗。

TPE 在中枢神经系统的急性播散性脑脊髓炎治疗中的应用越来越广泛。使用 TPE 治疗慢性进行性多发性硬化的效果并不理想,但对类固醇无反应的急性中枢神经系统炎性脱髓鞘疾病,TPE 可能是有益的。早期开始 TPE 有利于患者疾病治疗,一些临床反应可能在之后的出院随访中才会显现。

TPE 已明确可用于治疗选择性周围神经系统疾病[如吉兰 - 巴雷综合征（Guillain-Barré syndrome,GBS）等急性炎症性多发性神经病变],随机对照临床试验证实了其在未表现出自行恢复的 GBS 患者中的疗效。TPE 单独进行或 TPE 联合 IVIG 输注同样有效。目前尚无任何生物标志物可以预测对前期治疗策略的反应。由于该疾病导致自主神经系统受累,患者通常表现出血压和脉搏的变化,这可使 TPE 的初始疗程复杂化。如果较晚实施 TPE,疗效通常不显著。鉴于 TPE 或 IVIG 具有相同的疗效,且不良事件发生的严重程度和频率相似,TPE 是治疗 GBS 较经济的一线治疗方案。

在局灶性节段性肾小球硬化症（focal segmental glomerulosclerosis,FSGS）中,现已假设某种循环因子可以增加肾小球通透性而产生蛋白尿,因为 FSGS 经常在肾移植后复发,并导致移植失败。TPE 可有效清除渗透因子,降低肾移植后 FSGS 的复发率。

TPE 可以作为免疫抑制的辅助疗法,治疗或预防实体器官移植中抗体介导的排斥反应（antibody-mediated rejection,AMR）。在移植后早期出现的 AMR 对 TPE 的反应可能优于后期出现的 AMR。TPE 在 ABO 血型不相容肾移植中,可用于防止超急性排斥反应,移植后 TPE 通常用于治疗 AMR。移植前采用 TPE 联合免疫调节疗法,如 IVIG、利妥昔单抗或硼替佐米,可以有效降低 HLA 同种免疫患者发生排斥反应的风险。

二、红细胞置换

红细胞置换（red cell exchange,RCE）指患者红细胞功能由于遗传、寄生虫或化学物质中毒等原因导致功能缺陷或丧失,利用正常供体红细胞替换患者自身红细胞,以减轻患者症状和挽救患者生命的治疗方法。红细胞置换以正常供体红细胞替代功能失调的患者红细胞,如镰状细胞病;也可用生理盐水或白蛋白来替代红细胞,以降低患者红细胞压积,如真性红细胞增多症;另外,也可以红细胞置换由血细胞分离机移除的血浆,从而提高患者红细胞压积,用于血浆置换时纠正贫血,可作为慢性贫血患者的快速输血程序。ASFA 红细胞置换的相关适应证类别见表 13-5。红细胞去除指由于患者原发或继发原因,体内红细胞大量增殖,需利用手工或血细胞分离机快速去除红细胞,而不需正常红细胞作为置换液。

表 13-5　美国单采学会（ASFA）红细胞置换的相关适应证类别

疾病	分类	证据分级
镰状细胞病		
急性中风	I	1C
急性胸部综合征	II	1C
原发性或继发性		
中风		
预防输血相关铁	II	1C

续表

疾病	分类	证据分级
过载		
多器官衰竭	Ⅲ	2C
疟疾		
重型	Ⅱ	2B
巴贝西虫病		
重型	Ⅰ	1B
高危人群	Ⅱ	2C

适应证

1. 镰状细胞病（SCD）　SCD 是一种慢性溶血性贫血疾病,是非洲裔美国人中较普遍的遗传疾病,在美国约有 8 万人受其影响。SCD 患者可通过简单输血即不去除患者自身红细胞,或行红细胞置换进行治疗。单纯输血可导致患者血容量超负荷、血液黏度增加和铁积累。红细胞置换的优点是热休克蛋白升高较快,血红蛋白 S(HbS)水平降低,铁和液体超负荷的风险较低;缺点是增加了红细胞的使用,需要另建立静脉通路,并增加了输血成本。对于 SCD 已危及生命或出现器官衰竭和脑卒中等并发症的治疗,通过红细胞置换将 HbS 浓度降至 30% 以下即可。对于接受慢性输血治疗的患者,长期维持红细胞置换可防止或减轻铁的积累,而单纯输血不可避免地导致铁超载。维持红细胞置换的时间表应根据患者的适应证,将 HbS 水平维持在 30% 或 50% 以下。

2. 红细胞数量增加　红细胞增多症是指血液循环中的红细胞增多,可以是原发性骨髓增生性疾病的结果,如真性红细胞增多症,或继发于先天性血红蛋白缺陷,与呼吸或心脏疾病有关的慢性缺氧或异位(如由恶性肿瘤引起)或促红细胞生成素产生失调(如肾移植后)。ASFA 关于红细胞去除的适应证类别见表 13-6。

表 13-6　ASFA 关于红细胞去除的适应证类别

疾病	类别	证据等级
红细胞增多症		
继发性红细胞增多症	Ⅲ	2B
真性红细胞增多症	Ⅲ	2C
血色病	Ⅲ	2B

（1）真性红细胞增多症:真性红细胞增多症是一种骨髓增生性疾病。骨髓异常增殖引起红细胞数量异常增加。此时血红蛋白和血容量增加,导致血黏度增加,患者发生血栓的危险性较大,常伴有白细胞增多、血小板增多和脾肿大。

该病以红细胞数量增多为主要病理生理表现,因此针对使红细胞计数降至生理水平的治疗能使患者受益。有以下 3 种情形可将红细胞置换术作为标准疗法的选择之一:①患者需要迅速降低体内血红蛋白水平,而放血疗法达不到相应治疗目的时;②患者不仅有红细胞增多症,同时还伴有血小板增多症时;③某些患者需要定期放血,以维持红细胞压积为正常水平,红细胞置换术可延长此类患者的治疗间歇期。

（2）继发性红细胞增多症:常发生于先天性发绀性心脏病、慢性肺功能不全及其他与慢性缺氧有关的患者。上述疾病的患者对红细胞增多症可产生适应性,其中多数不需要针对降低血细胞比容的特殊治疗。另多继发于肾肿瘤、肾囊肿、内分泌腺肿瘤等,临床症状较轻。如其引起的红细胞增多较明显并影响到患者生理功能,可考虑红细胞去除。

血流动力学不稳定的患者或需要短时间内去除大量红细胞的患者,利用血细胞分离机进行红细胞去除比静脉采血更可取。但应注意,在红细胞增多症患者中,患者总血容量(TBV)可能会增大,因此红细胞压积可能被基于体重的标准公式所低估。

3. 感染性疾病

(1)疟疾:疟疾每年在全世界造成100多万人死亡。某些疟疾尤其是恶性疟疾,被感染的红细胞膜产生变化,这种变化增强了红细胞对微血管的黏附作用,增加了产生血栓的危险。世卫组织建议对非免疫患者,即来自无疟疾地区、对疟疾无免疫力的人使用红细胞置换。当寄生虫血症为10%或存在脑型疟疾、非容量过载肺水肿或肾脏损害等并发症时,应强烈考虑红细胞置换。寄生虫血症在5%~10%,合并有休克、酸中毒等代谢症状的情况也可行红细胞置换术。红细胞置换用未感染的红细胞替代感染的红细胞,从而迅速减少寄生虫血症,减少血管内溶血和随后的细胞因子释放,并改善血液流动和氧气输送。

全血置换和血浆置换是清除循环因子(如肿瘤坏死因子α和干扰素)和寄生虫毒素的辅助治疗。世界上绝大多数严重疟疾病例发生在没有足够资源能够安全进行红细胞置换的地区,世卫组织建议在无病原体血液或没有充分临床监测的环境中谨慎进行红细胞置换。

(2)巴贝虫病:巴贝虫病是一种人畜共患疾病。由原生动物巴贝虫引起,可通过蜱虫叮咬(主要是硬蜱)或输血从动物宿主传播给人类。由于巴贝虫只存在于红细胞中,因此红细胞置换是迅速降低寄生虫血症水平和改善急性溶血程度的有效方法。红细胞置换通常在寄生虫血症超过10%时进行,这取决于患者的症状和合并症,并持续到寄生虫血症<5%为止。重症患者可通过血浆置换去除血浆游离的血红蛋白。

4. 铁负荷过量 铁负荷过量可由遗传性疾病如遗传性血色素沉着症引起,也可继发于输血后铁负荷。某些慢性贫血患者和大多数镰状细胞病患者都会定期进行输血治疗,而随后的并发症就是铁负荷过量。红细胞置换结合铁螯合治疗可最大限度地减少并潜在逆转持续慢性输血引起的铁累积。

5. 地中海贫血 地中海贫血是一种遗传性贫血。由P珠蛋白或ct珠蛋白基因突变导致血红蛋白合成障碍所致。红细胞置换用于治疗地中海贫血患者,可减少30%的输血需求,增加43%的输血间隔,并缓解铁超载的问题。

6. 骨髓或器官移植 红细胞置换可用于预防或治疗骨髓或实体器官移植引起的免疫溶血。当供者淋巴细胞在少量ABO血型不相容的移植(如O型供者和A型受者)中移植并产生针对受者红细胞的抗体时,可进行红细胞置换治疗。

7. CO中毒 红细胞置换可用于清除含有有毒化合物的红细胞。一氧化碳与血红蛋白的亲和力比氧气与血红蛋白的亲和力高200倍,故一氧化碳中毒时,患者红细胞携氧能力大大降低,通过形成无法运输氧气的碳氧血红蛋白而导致患者缺氧。红细胞置换可用于治疗严重的一氧化碳中毒,即用正常的红细胞取代含碳氧血红蛋白的红细胞。

三、全血置换

目前全血置换一般用于治疗自身免疫性溶血性贫血(AIHA)。自身免疫性溶血性贫血是一种快速进行性血液疾病。患者自身抗体对红细胞过度破坏并超过其自身造血系统再生能力。这些红细胞抗体包括IgG和IgM抗体,可在体内快速激活补体。AIHA可继发于各种来源,包括系统性红斑狼疮、器官移植、血液系统疾病、恶性肿瘤和药物等。如无法确定继发原因,可认为是特发性AIHA。AIHA的诊断依赖于临床特征、溶血实验室检查、高胆红素血症、网织红细胞和直接抗球蛋白试验。由于其免疫抑制功能,皮质类固醇是一线治疗选择,脾切除、静脉注射免疫球蛋白、免疫抑制剂、利妥昔单抗等可作为其他治疗方式。如急性AIHA患者出现生命危险,上述治疗无法进行及时控制疾病进展时,需输注红细胞。严重AIHA患者的红细胞输注可暂时增加血红蛋白,但红细胞输注可激活免疫系统,导致自体红细胞和所输注红细胞因抗体而缩短寿命。

严重的 AIHA 并无确切治疗方法,目前的治疗手段无法有效阻止严重 AIHA 的发展。血浆置换可通过去除自身抗体减轻红细胞输血相关的自身免疫,减缓细胞破坏进程。血浆置换后抗体浓度反弹为常见的副作用,尤其是由各种抗体引起的血管内溶血,上调的抗体浓度可导致患者病情恶化。ASFA 建议将血浆置换作为 AIHA 的三线治疗方式,决策应个体化。全血置换(whole blood exchange,WBE)基于血浆置换,可部分去除患者的致敏红细胞、血浆和活化的淋巴细胞,以献血者红细胞和新鲜冰冻血浆作为置换液。全血置换能够控制急性溶血进程,避免溶血危象,改善严重溶血性贫血症状。对于常规治疗无效和出现溶血危象的严重 AIHA 患者,全血置换可作为紧急救治方法,抢救严重或危及生命的 AIHA 患者。

全血置换去除了淋巴细胞、单核细胞和巨噬细胞等白细胞,通过抑制炎性介质的产生改善免疫系统,通过去除大量抗原和可溶性抗体减少红细胞的破坏,通过去除致敏红细胞降低其激活的抗体和细胞表面补体。破坏性红细胞数量减少和胆红素浓度降低与肾小管坏死程度降低有关,故全血置换还可间接保护肝、肾功能。去除白细胞不但可以降低自身抗体的产生和防止抗体反弹,去除自体反应性淋巴细胞和记忆细胞还可改善微环境平衡,内部微环境的改善可促使皮质类固醇等药物更好发挥作用。

如患者无妊娠或输血史,可选择相同 ABO 和 RhDCcEe 血型抗原红细胞。如患者有妊娠或输血史,除 ABO 和 RhDCcEe 血型抗原外,还应根据意外抗体筛查结果考虑其他抗原。全血置换治疗后,通过检测患者血红蛋白水平、抗球蛋白试验结果、胆红素浓度以及患者临床症状等,评估全血置换疗效。患者心悸气短等严重症状缓解或消失,血红蛋白水平上升,抗球蛋白试验检测结果阴性或强度降低,可视为全血置换治疗有效。

练习题二

1. 血浆置换应用时,所去除的主要致病物质有哪些?
2. 在 ASFA 治疗适应证中,下列哪些属于 I 类疾病?
A. 急性炎性脱髓鞘性多发性神经根神经炎(吉兰 - 巴雷综合征)
B. 重症肌无力
C. 血栓性血小板减少性紫癜
D. 高丙种球蛋白血症的高黏滞血症

案例 1   血浆置换治疗血栓性血小板减少性紫癜 1 例

(一) 简要病史

患者中年女性。半月前无明显诱因出现头痛、头晕、恶心、乏力、双腿散在瘀斑,无发热、咳嗽、咳痰,无腹痛、腹泻,上述症状逐渐加重。5 天前出现高热、走路不稳、皮肤发黄。查脑 CT 未见异常,血小板 20×10^9/L。3 天前突然出现意识混乱,行为怪异,加重伴昏迷,四肢不自主抽动,小便失禁,口吐白沫,呼之不应。1 天前急诊入院。

(二) 辅助检查

1. 基本检查   体温 40.2℃,脉搏 100 次 /min,呼吸 22 次 /min,血压 140/85mmHg。昏迷,皮肤重度黄染,全身散在瘀斑,以四肢为主。瞳孔缩小,约 1.5mm,等大同圆,对光反射灵敏,巩膜黄染。饮食差,睡眠差。大便呈稀状,水冲发红,小便呈浓茶样改变。体重无明显减轻。

2. 实验室检查   血常规:白细胞计数 5.51×10^9/L,血红蛋白 76g/L,血小板 7×10^9/L。肝功:血清谷草转氨酶 79U/L,胆红素 209μmol/L,血清丙氨酸氨基转移酶(ALT)26U/L。颅脑 CT 平扫示未见明显异常。

（三）诊疗经过

入院完善相关检查后,立即行右侧股静脉穿刺置管,血浆置换每日 1 次,每次置换血浆量为 2 500mL。另给予甲泼尼龙 40mg,静脉滴注每日 3 次。因其血小板低,为避免消化道出血,禁食并给予留置胃管,入院第 2 天开始给予肠内营养支持,无不良反应。应用兰索拉唑 30mg,静脉滴注 q.12h. 保护胃黏膜,同时应用脑蛋白水解物 180mg,静脉滴注每日 1 次促进神经恢复。考虑患者血液高凝状态,给予小剂量肝素泵入。经 6 次血浆置换,同时输注红细胞改善患者贫血,患者血小板数量逐渐升高。查血常规:白细胞计数 9.43×10⁹/L,血红蛋白 95g/L,血小板 228×10⁹/L;后暂停血浆置换,经临床后续治疗后患者状态良好,康复出院。

案例 2　血浆置换治疗吉兰 - 巴雷综合征 1 例

（一）简要病史

患者中年女性,起病急,病史短。双上肢远端麻木 5 天,加重伴双下肢无力 3 天。患者 5 天前无明显诱因出现双上肢麻木,呈持续性,伴语音低沉,咳嗽无力、刺痛等症状。无头晕、头痛,无恶心、呕吐。近 3 天出现双下肢无力,伴语言不清,饮水呛咳,行走不稳,无面容改变,未诉其他特殊不适。患者诉起病后四肢麻木刺痛症状逐渐加重,于当地医院求医,予以抗血小板聚集、强化他汀稳定斑块、改善脑部微循环、脑保护及其他对症治疗,未见明显好转。现患者为进一步诊疗来我院。

（二）辅助检查

1. 体格检查　体温 36℃,脉搏 102 次 /min,呼吸 20 次 /min,血压 151/80mmHg,心率 102 次 /min,心律齐,各瓣膜听诊区未闻及病理性杂音。神志清,言语流利。双眼各向运动可,双侧瞳孔等大等圆,左侧直径 3mm,右侧直径 3mm。双侧鼻唇沟对称,伸舌居中。左上肢肌力 5 级,左下肢肌力 5 级。右上肢肌力 5 级,右下肢肌力 5 级。左侧 Babinski 征(-),右侧 Babinski 征(-),劲软,Kernig 征(-)。

2. 实验室检查　总胆红素 22.38μmol/L,总胆固醇 5.5mmol/L,脂蛋白 a873.5mg/L,肌酐 29μmol/L,糖化白蛋白 10.3%,补体 C1q 145mg/L,凝血酶原时间 11.2s,部分凝血活酶时间 27.6s,血型 AB 型 RhD 阳性。WBC 4.63×10⁹/L,中性粒细胞 3.33×10⁹/L,淋巴细胞计数 0.83×10⁹/L,单核细胞计数 0.44×10⁹/L,Hb 122g/L,PLT 189×10⁹/L,C- 反应蛋白 1.26mg/L。尿常规隐血阳性,鳞状上皮细胞 11.22/μL,非鳞状上皮细胞 2.64/μL,黏液丝 1 170.18/μL;钾 3.37mmol/L,钠 135mmol/L,氯 98mmol/L,镁 0.83mmol/L,磷 1.08mmol/L。

3. 影像学检查　颅脑 MRI+MRA+ 颈椎 MRI 显示:①符合脑内缺血灶 MRI 表现;②符合鼻窦炎、双侧上颌窦黏膜下囊肿 MRI 表现;③符合椎间盘变性 MRI 表现;④符合 C₄₋₇ 椎间盘层面黄韧带 MRI 表现;⑤符合 C₄₋₅、C₅₋₆ 椎间盘突出 MRI 表现。

（三）诊疗经过

诊断:吉兰 - 巴雷综合征。于次日行血浆置换,置换过程中患者未诉明显不适,同时予以硫辛酸、奥拉西坦、前列地尔静滴,营养神经、改善脑部循环。每隔 1 日进行 1 次血浆置换,共 3 次后患者症状明显缓解,于最后一次血浆置换治疗后次日出院。未诉明显刺痛、头痛、头晕、恶心、憋气、胸闷。出院时言语流利,双侧瞳孔等大等圆,伸舌居中,四肢肌力 5 级。

第三节　治疗性血液成分采集术

一、白细胞去除

高白细胞白血病为血液病中的急危重病。少数急性白血病或慢性粒细胞白血病急变时,患者外

周血白细胞大于 $100 \times 10^9/L$。白血病细胞比正常细胞大且僵硬,变形性差,易在小血管形成微血栓或凝块,造成微循环障碍。外周血白细胞大量浸润可致血液黏滞度增加,血流缓慢,并加重组织缺氧。白细胞淤滞可致终末器官栓塞及出血,特别是在肺脏可引起呼吸衰竭和肺泡出血,另可导致中枢神经系统的精神症状改变、头痛、抑郁和颅内出血,以及急性肾衰竭,最终可导致重要脏器如肺、脑等受损,并易发颅内出血、脑血栓、ARDS(急性呼吸窘迫综合征)、DIC(弥散性血管内凝血)等并发症。

由于高白细胞白血病患者白血病细胞异常增多,当循环血液中白细胞计数 $>200 \times 10^9/L$ 时患者可产生白细胞淤滞症。慢性髓细胞白血病急性变较棘手,可进一步加重白细胞淤滞。因体内白血病细胞负荷较大,细胞倍增时间较短,若直接进行化疗易致急性肿瘤溶解综合征,释放大量凝血活性物质,且多伴有高尿酸血症、高钾血症及急性肾功能衰竭等,加速患者死亡,其早期死亡率可达 18.5%~36.5%。因此,迅速降低体内白细胞负荷,改善患者微循环,减少血栓形成和出血危险,同时避免化疗导致的肿瘤细胞溶解综合征是治疗高白细胞白血病的关键。白细胞单采术可迅速去除外周血中大量的白血病细胞,减少体内白血病细胞负荷,降低血液黏滞度,减少急性肿瘤溶解综合征发生率。同时由于大量增殖期细胞被清除,静止期细胞进入增殖期,贮存池细胞进入循环池,使只对增殖期细胞有杀伤作用的化疗药物充分发挥作用,从而提高化疗效果。

因此,当外周血中白细胞计数 $>100 \times 10^9/L$ 时,应使用血细胞分离机进行白细胞单采以清除过高的白细胞。白细胞单采术被认为是目前临床上治疗高白细胞白血病的有效治疗手段之一。但需注意,治疗性白细胞去除术虽然是一种对高白细胞白血病患者重要的有效辅助治疗方法,去除了患者血液中的病理性血液成分,但没有改变疾病本身,无法阻止新的病理性血液成分的产生,故其仅是一种对症治疗手段。

(一) 适应证和禁忌证

白细胞去除术主要适用于去除高白细胞急性白血病或慢性白血病。当患者外周血白细胞计数 $>100 \times 10^9/L$ 时,去除其体内异常增多的病理性白细胞,以预防病理性白细胞过高可能导致的血管栓塞、脑出血等并发症。

1. 急性白血病　少数急性白血病初诊或者慢性粒细胞白血病急变时,外周血白细胞计数 $>100 \times 10^9/L$ 称为高白细胞急性白血病。这是急性白血病中的一个特殊症候群,患者循环血液中的高水平白血病细胞导致症状性血管内淤积并可引起颅内出血、脑梗死、成人呼吸窘迫综合征、肿瘤细胞溶解等危及生命的并发症,易导致早期死亡。白细胞去除术可迅速去除循环血中的白血病细胞,降低颅内出血、血栓形成、肺功能不全、冠状动脉闭塞、高尿酸血症及肾功能不全等严重并发症的发生,以降低其早期死亡率。对于无症状的急性髓细胞性白血病患者进行预防性治疗时,当其白细胞计数 $<100 \times 10^9/L$ 可暂停行白细胞去除术。对于有白细胞增多症并发症的急性髓细胞性白血病患者,当白细胞计数 $<100 \times 10^9/L$ 且临床症状缓解时,可暂停白细胞去除。对于无症状急性淋巴细胞白血病患者的预防性治疗,当白细胞计数 $<100 \times 10^9/L$ 时可暂停白细胞去除。

高白细胞血症增加患者早期病死率以及髓外白血病发病率和复发率,所以当外周血白细胞计数 $>100 \times 10^9/L$ 时,应紧急应用血细胞分离机单采清除过高的白细胞,同时给予化疗治疗,羟基脲或阿糖胞苷是常用化疗药物。化疗药物只对增殖期细胞有杀灭作用,而对静止期细胞无效。高白细胞急性白血病患者体内有相当数量的细胞处于静止期,因此化疗效果差。治疗性白细胞单采术可去除循环池中的大部分白血病细胞,并动员贮存池中的细胞进入循环池,静止期细胞也随之进入增殖期。因此,在去除一部分白血病细胞之后再化疗,就有可能充分发挥化疗药物的疗效。治疗性白细胞单采术可迅速减少白细胞,从而缓解白细胞淤滞状态,可避免因化疗杀伤大量白细胞而引起的肿瘤溶解综合征,如高尿酸血症、高磷酸盐血症、高钾血症和低钙血症等。施行治疗性白细胞单采术后,体内残存的白血病细胞显著减少,从而有可能被较小剂量的化疗药物杀灭,使患者尽早获得缓解。

一般认为,伴有脑或肺部并发症的高白细胞急性白血病患者应紧急进行治疗性白细胞单采术。对于没有严重并发症的患者,若白细胞计数 $>200 \times 10^9/L$ 也应及时进行白细胞单采术,作为化疗前的准备治疗。目前国外已将治疗性白细胞单采术作为高白细胞白血病化疗前的常规治疗。据观察,采用治疗性白细胞单采术继以化疗获得疾病缓解比单用化疗要快。若症状持续存在,单采术应重复进行,必要时可每天 1 次。如患者伴有严重贫血、血小板显著减少和消耗性凝血病等,应及时补充红细胞、血小板及新鲜冰冻血浆。

2. 慢性白血病 根据细胞类型分为慢性粒细胞白血病和慢性淋巴细胞白血病。

慢性粒细胞白血病是一种影响血液及骨髓的恶性肿瘤,它的特点是产生大量不成熟的白细胞,这些白细胞在骨髓内聚集,抑制骨髓正常造血;并且能够通过血液在全身扩散,导致患者出现贫血、出血、感染及器官浸润等症状。该病进展比较缓慢,所以多数患者尤其是早期患者没有症状。随着疾病进展,可出现贫血、反复感染、出血倾向、脾肿大、淋巴结肿大以及不明原因消瘦等。对白细胞 $>100 \times 10^9/L$ 的慢性粒细胞白血病患者,于化疗前先施行治疗性粒细胞单采术,可减少化疗药物引起的急性细胞溶解所致的代谢并发症,减轻器官肿胀,缓解出汗,以及脾肿大所致的继发性疼痛,使临床症状减轻,肿大的脾脏缩小。但这种治疗方法不能推迟或防止慢性粒细胞白血病急性变的发生,且疗效短暂,必须与化疗配合应用才能维持疗效。慢性粒细胞白血病患者伴有血小板减少、高尿酸血症以及妊娠等情况时,不宜进行化疗,也可采用粒细胞单采术减轻症状,尤其适用于慢粒合并妊娠(如妊娠前 3 个月和后 3 个月)需延期化疗和慢粒伴明显白细胞瘀积症状者。

慢性淋巴细胞白血病是一种进展缓慢的惰性淋巴系统肿瘤,患者通常可保持无症状达数月至数年,它的特点是产生大量不成熟的淋巴细胞。慢性淋巴细胞白血病患者于化疗前可进行淋巴细胞单采术,但疗效较差。对淋巴细胞 $>100 \times 10^9/L$,伴巨脾症的某些慢性淋巴细胞白血病,如幼淋巴细胞白血病,用治疗性淋巴细胞单采术具有一定的辅助治疗作用。

3. 对于 Sezary 综合征(塞扎里综合征)、毛细胞性白血病,白细胞去除术可减轻其贫血及血小板减少,可用于对常规治疗无效或有禁忌证的患者。Sezary 综合征采用白细胞去除术可明显减少白细胞数量并使皮肤病灶明显缓解。对毛细胞性白血病合并白细胞计数较高者采用白细胞去除术可缓解数月至数年。以往认为毛细胞性白血病施行白细胞单采术的疗效较好,血液学方面的改善可维持较长时间,自发现干扰素治疗毛细胞性白血病同样能取得较好疗效以后,白细胞单采术已较少作为毛细胞性白血病的治疗手段。

白细胞去除术没有绝对禁忌证,但以下情况需纠正后再实施去除术:

(1)患者有活动性出血或凝血因子、纤维蛋白原明显低于正常范围;

(2)患者血小板计数 $<30 \times 10^9/L$ 且有出血倾向;

(3)Hb<60g/L 的贫血患者;

(4)机体不能耐受血细胞分离的成人或婴幼儿。

值得注意的是,急性早幼粒细胞白血病应用白细胞单采术可进一步加重其凝血异常,因此不建议使用。

(二)采集量计算和液体补充

理论上,处理一个循环血容量可有效去除 50% 白细胞。若一次处理 1.5 个血容量(血容量约为 75mL/kg 体重),多数患者白细胞可下降 50%~70%,但伴有脾明显肿大的患者白细胞降低不明显,是由于脾中大量白细胞不断释放至外周血中所致。这种患者需行多次白细胞单采术,术后脾脏可明显缩小。

应用白细胞去除术时,对于高白细胞白血病患者需处理的血容量为 1.5~2 个患者血容量,每天可行 1 次去除,对于危及生命的患者可行 2 次治疗。去除量应根据患者白细胞计数设定,并可通过计算预估所去除的白细胞总量,其公式为:(术前白细胞计数 – 术后目标白细胞计数)× 患者全身血容量。但由于血常规计数仅为患者血液循环池内白细胞数量,故实际去除后血常规所示与计算结果存在一定偏差。

根据分离时间可适当补充晶体液、白蛋白或血浆。根据患者情况每循环 2 000mL 全血可补充 1g

葡萄糖酸钙。对于出血或脱水导致血容量减少的患者,治疗性白细胞去除术风险较大,显著失血或贫血患者应首先输血。对于脱水患者,因其无法耐受体外循环中的血容量损失,故应在治疗性白细胞去除术前或术中应用晶体液复苏。治疗性白细胞去除术中血容量变化导致的血容量不足为其常见副作用,其症状包括头晕、恶心、出汗、心动加速、低血压等,也有无症状的血压下降。对其治疗措施通常包括停止去除,使患者保持特定体位并给予液体补充等,大多数患者可在补液后迅速恢复。

治疗性白细胞去除术进行适当调整后可安全应用于孕妇。孕妇怀孕期间 TBV 可增加约 40%,PV 增加 45%~55%,RCV 增加 20%~30%,应通过计算以调整仪器的参数数值。治疗性白细胞去除手术期间患者体位较为重要,如患者无法左侧卧,增大的子宫可压迫下腔静脉并导致静脉回流减少,使治疗效率降低,并可致低血压发生。如患者血小板计数 $<30 \times 10^9/L$,为防止去除过程中发生出血风险,术前应适当补充血小板。

二、外周血造血干细胞采集

造血干细胞(hematopoietic stem cell,HSC)是具有高度自我更新和分化潜能的造血前体细胞,由不同分化或年龄等级干细胞组成的不均一细胞群体,细胞大小、比重、表面抗原、形态、生物学行为特征等方面均有不同。造血干细胞可来源于骨髓、脐带血、外周血,绝大部分造血干细胞存在于骨髓,但数量较少,约占骨髓有核细胞的 1%,且从形态上较难识别。造血干细胞具有高度自我更新能力以维持造血干细胞数量稳定,使造血干细胞池在数量和质量功能方面保持相对恒定。

近年来随着干细胞基础理论研究深入和技术手段进步,干细胞的临床应用日趋广泛,特别是外周血造血干细胞移植的应用范围和适应证已超越恶性血液疾病范畴,并逐渐向免疫治疗和以造血干细胞为靶细胞的基因治疗方面扩展,为以干细胞为基础的细胞治疗开辟了新的途径。血细胞分离机应用于外周血干细胞采集始于 20 世纪 80 年代,外周血干细胞与其他组织类型干细胞相比,易获得且数量庞大,患者或供者易于接受,血细胞分离机的性能不断提高和完善也促进了外周血造血干细胞在临床上的应用和普及。

外周血造血干细胞(peripheral blood stem cell,PBSC)采集属于众多血细胞分离、富集技术的一种,是血细胞分离机在临床上的主要应用。PBSC 的密度、大小类似于单个核细胞(MNC),PBSC 主要分布于这个细胞群体之中。CD34 抗原是造血干细胞分离、纯化和识别的主要标志,是与造血干细胞相关的阶段特异性抗原成分,主要表达于造血干细胞、骨髓基质细胞和部分内皮细胞。采集产品中 MNC 数量与产品中 $CD34^+$ 计数呈高度相关,PBSC 的生物物理学特征与 MNC 相似,$CD34^+$ 细胞存在于 MNC 细胞群体当中。故采集 PBSC 实际就是要采集 MNC。对于没有流式细胞仪的医疗单位,对终产品 $CD34^+$ 计数可以用 MNC 计数代替 $CD34^+$ 细胞的测定,进而评估回输患者的 PBSC 数量。在一定分离采集和动员效率下,要提高 PBSC 终产量可通过增加血细胞分离机的分血量实现,即进行大容量白细胞采集(LVL)。

(一) 适应证

造血干细胞移植包括骨髓造血干细胞移植、外周血造血干细胞移植和脐带血造血干细胞移植。骨髓造血干细胞移植为经典的造血干细胞移植方法,能够获得大量的造血干细胞,与脐带血相比红细胞较少,缺点是供者需要全身麻醉、外科操作烦琐以及供者恢复期疼痛等。外周血造血干细胞移植是目前最常用和易被患者接受的移植方法,能满足多次采集要求,可收集到大量造血干细胞,移植后造血重建快,缺点是需使用细胞因子动员,且细胞因子的使用会对肿瘤细胞增殖产生影响,对健康供者是否有潜在后续风险仍待研究。脐带血造血干细胞移植时,收集脐带血对母婴均无影响,移植后GVHD 轻,缺点是脐血中造血干细胞绝对数量少,无法进行多次收集,适合于体重较小的儿童患者。造血干细胞移植按遗传分类包括自体造血干细胞移植,利用患者缓解期的自身造血干细胞作为移植细胞;同基因造血干细胞移植,即同卵双生同胞提供造血干细胞;异基因造血干细胞移植,异体造血干细胞来自正常供者并可进一步划分为相合和半相合、相关和不相关等类型。

PBSC 相对于骨髓造血干细胞具有独特优势,采集过程安全、方便,痛苦小,供者和患者易于接受。移植后造血和免疫重建迅速,降低了患者感染、出血等并发症发生率和移植相关死亡率。肿瘤细胞侵犯骨髓时,造血干细胞比骨髓干细胞更具有优势。目前外周血造血干细胞已经取代骨髓造血干细胞,成为临床造血干细胞移植的最主要来源。目前外周血造血干细胞已广泛应用于移植治疗、支持治疗、免疫治疗、基因治疗,已成为多种疾病的治疗方法,在血液系统疾病、实体瘤、遗传性疾病和自身免疫性疾病等 60 多种具体病症中得到应用,为这些疾病的治疗开辟了全新治疗途径。

(二) 采集物计算

人体在稳态情况下,外周血中存在一定数量造血干细胞,但数量较低。不进行动员采集 PBSC 时,血细胞分离机采集次数和终点分血量将大大增加,采集需要数天时间。因此采集 PBSC 用于移植或其他细胞治疗都需要动员过程,将定居于骨髓中的造血干细胞释放至外周血,增加 PBSC 在外周血中含量,便于血细胞分离机最大限度采集到足够数量造血干细胞。动员后何时采集 PBSC 具有重要实际意义,决定着 PBSC 采集的数量和质量,关系到采集效率及整个移植工作的顺利进行。不恰当的采集时机会导致 PBSC 采集效率低下,PBSC 含量少、质量差,影响移植工作。因此,确定最佳采集日期十分重要。有丰富动员、采集、移植经验的医生通过临床经验可大概确定采集日期,便于采集分离日期与移植整体工作时间安排对接,同时便于 PBSC 产品的保存和进一步处理,提前做好相关工作准备。如细胞因子动员后第 4~5 天可开始采集 PBSC,对化疗动员患者 WBC>1.0×10^9/L 时可开始采集,也可当 WBC 开始恢复上升时采集。这种方法确定采集日期所受影响因素多、主观性强、缺乏客观指标。另有许多非特异指标如 WBC>1.0×10^9/L、血小板 $\geqslant 20 \times 10^9$/L 等可作为参考。CD34$^+$细胞是骨髓造血干细胞进入外周血的直接反映,故应将 CD34$^+$细胞计数作为确定最佳采集日期的主要指标。外周血象和流式细胞术测定 CD34$^+$细胞数量动员后每日测定患者/供者外周血象,特别是 WBC、PLT 计数和网织红细胞百分含量非常必要,在动员前也应测定一个基准数值,便于与动员后数值进行比较。这些指标虽非判断外周血中造血干细胞多寡的特异性标志,但可反映动员后血象改变,间接反映造血干细胞动态变化,配合流式细胞术检测结果能全面反映 PBSC 的动态生理变化过程。目前,CD34$^+$细胞测定是判断采集日期的最佳方法。采集日期确定后,在采集当日需进行多项工作如血常规检测,CD34$^+$细胞计数检测,生命体征监测如心率、血压、呼吸、体温,患者/供者外周静脉血管情况,护理和抢救工作的准备等。

MNC 包括淋巴细胞和单核细胞,理想的 PBSC 收集技术即最大限度采集 MNC,同时最大限度减少中性分叶粒细胞、红细胞和血小板等副产品的采集。收集产品应进行细胞计数与分类,有益于收集技术与收集产品的一致性评估,便于评价分离机收集效率。细胞计数一般使用血细胞分析仪,细胞分类采用涂片经瑞氏染色后显微镜下分类收集产品中的各种白细胞比例,一般应计数至少 200 个白细胞,重点是 MNC 所占总白细胞比例,才能计算收集产品中 MNC 的总数。如收集终产品体积为 300mL,WBC 总数为 150×10^9/L,细胞分类结果为 MNC 占 97%,则 MNC=150×10^9/L × 0.3L × 0.97=43.65×10^9。如患者体重为 70kg,则回输 MNC 数量为 43.65×10^9/70kg=6.23×10^6/kg,可达移植所需 MNC 数量的最低阈值。流式细胞仪计数收集产品中 CD34$^+$细胞数量是目前评价 PBSC 收集产品中造血干细胞的最好指标,如在前述同一产品中检测 CD34$^+$细胞占 MNC 数量 1.0%,则在该收集产品中 CD34$^+$细胞总数为 43.65×10^9 × 1.0%=43.65×10^7,回输 CD34$^+$细胞量为 43.65×10^7/70kg=6.23×10^6/kg。按 CD34 标准计算已达移植所需造血干细胞数量,可不再继续采集。

(三) 采集要点

造血干细胞移植是一个系统的治疗方案和工程。成功完成移植工作所需时间周期长,另 PBSC 采集属于有创操作且费用较贵。故采集前应对患者或供者身体状况进行综合评估,告知其相关医学问题并对其疑问作耐心细致解答,征得同意且履行相关医学手续后签字确认。采集前应评估以下方面:①患者/供者目前身体状况。②患者疾病是否缓解,入选供者是否符合相关条件,是否存在医学伦理问题。③患者是否适合移植及是否处于理想采集期,静脉血管情况及是否需要置管。④患者/供者能否耐受长时间 PBSC 采集,是否患有慢性疾病如糖尿病、慢性肾炎等,重要脏器情况如何。⑤患者骨髓增生程度。⑥异基因造血干细胞移植供者与受者 HLA 配型结果,ABO 及 Rh 血型是否相合。ABO 血型如不相合,是主要不合还是次要不合。⑦患者 / 供者体重如<30kg,是否可顺利完成 PBSC 采集工作。

采集前应进行以下检查项目:

1. 一般体格检查　通过性别、身高、体重测定,初步估算患者 / 供者 TBV 数值,设定采集 PBSC 终点分血量,便于制订整体移植方案;

2. 重要器官功能检查和评估　对患者重要脏器进行生化和影像学检查;

3. 实验室检查　细胞动员前对患者进行血常规和 CD34$^+$ 细胞计数检测,作为患者基准数据,便于评估动员效果和确定 PBSC 采集时间,包括:

(1) 血常规:包含白细胞计数和分类以及血小板计数等,应注意外周涂片中有无病变细胞;

(2) 骨髓细胞学:通过骨髓细胞涂片了解患者骨髓增生程度,有无纤维化、是否呈低增生状态,骨髓是否有肿瘤细胞侵犯;

(3) 血糖、电解质:判断患者是否有血糖和电解质紊乱情况;

(4) 凝血检查:患者是否有出凝血障碍;

(5) 流式细胞术:对血液病患者除进行免疫表型分型外,CD34$^+$ 细胞计数为必查项目;

(6) ABO 和 Rh 血型:无论自体或异体造血干细胞移植,ABO 和 Rh 血型均为必查项目。

当前市售血细胞分离机一般设有单针(间断式)和双针(连续流动式)两种采集模式,两种模式都可用于采集 PBSC,临床上多采用双针采集。单针模式采集 PBSC 时间较长,采集效率有待探讨,但双针模式需要两根血液充盈的外周静脉是其缺点。采集 PBSC 的次数和时间取决于要采集细胞数量、移植方案整体安排、患者 / 供者耐受程度、血细胞分离机采集效率以及操作人员的熟练程度和经验等。需注意采集效率和 PBSC 产量会逐次降低,故建议最好一次采集足量的 PBSC,为患者节省医药费用又可获得高质量 PBSC。终点分血量是指单次采集需处理的总血容量。需处理血容量在采集实施前应充分评估,需考虑移植整体安排、患者对采集耐受程度及采集中可能出现的意外情况等。一般来讲自体移植患者进行一次采集,分血量在 2.5 倍 TBV 即可收集到移植所需 MNC 数量。如为异体移植,供者体重小于受者体重且两者之差在 15kg 以上,应增加终点分血量至 3.0~3.5 倍 TBV。大容量采集外周血干细胞指单次采集 PBSC 时通过增加体外循环处理的血容量来提高 PBSC 终产量,循环处理血容量达 3 倍 TBV 以上即视为大容量采集(LVL)。LVL 情况下,一般 1 次即可采集到移植所需细胞数量,这与 LVL 具有动员 PBSC 进入外周血液循环有关,机体在 LVL 压力下如低血量、低血压、体液长时间体外循环时,PBSC 易离开原来定居环境。LVL 对节省患者医疗费用有利,但随循环血量增加,患者会出现如低钙血症、血小板减少、凝血酶原时间延长等并发症。

PBSC 采集最常用抗凝剂是含枸橼酸溶液,通过与血浆中的钙螯合阻止血液凝固和血小板聚集。ACD-A 是最常用抗凝剂,一般不应用肝素作为抗凝剂,除非患者枸橼酸过敏才考虑使用。正确使用抗凝剂对保障患者安全和 PBSC 质量十分重要,全血与抗凝剂比例不恰当可导致血液在分离机或收集产品中凝固。如过量使用抗凝剂会使血浆中钙离子水平降低,引起低钙症状。可通过调整血细胞分离机运行相关参数如增加全血与抗凝剂比例预防,如出现症状可通过静脉补钙加以纠正。操作人员应熟悉低钙血症相关症状及处理对策,在分离采集过程中及两次以上采集中间加强实验室指标监测。为保证血细胞分离机正常工作状态和 PBSC 采集效率,应慎重选择穿刺的静脉血管。选择静脉血管要保证入血通路有足够血液供应,便于穿刺且易固定,一般情况下不考虑穿刺动脉血管。健康供者常选用肘中静脉或贵要静脉,因其清晰可见、粗大、充盈饱满、弹性好、不易滑动、易固定。自体移植患者除选择以上静脉外,还可考虑中心静脉双腔插管作为血流通路。成年患者 / 供者穿刺针一般选择 16 号 ~18 号血液透析针,儿童患者应选用小号透析针。选用穿刺针时应避免血流速较快情况下,针头太细而发生溶血。穿刺针留置后应使用生理盐水缓慢滴注,保持通畅,防止针头部位出现血凝块阻塞血管通路。中心静脉插管需用肝素封管,并注意防止感染发生。

儿童患者因其生理特点、采集技术条件、患者监测等与成人不同,PBSC 采集前应充分评估患者身体状况,制订周密采集方案和应急抢救措施,重点是制订采集的技术线路和解决问题的办法,如静脉血管通路的建立、预冲问题、抗凝剂方案制订、低钙血症及其他并发症处理等。儿童 PBSC 采集具有一定技术难度和风险,在无实际操作经验情况下,建议谨慎采集。血细胞分离机所进行的各项工作属有创操作,存在一定风险,保证 PBSC 采集安全有效的前提之一是正确而熟练的操作。特别是采集健康供者 PBSC 时,人们更关注采集对供者健康的影响。采集后供者多项指标都可发生变化,其变化幅度与采集次数、时间长短、循环血量、环境温度和技术操作熟练程度等有关。①血液学改变。PBSC 采集后,血小板数量下降比其他血液成分明显。一般情况下 WBC、Hct、RBC、Hb 等指标可轻微降低,统计学上无太大意义。②血液生化和凝血系统改变。血清总蛋白和白蛋白可降低,凝血酶原时间和凝血酶原活动度延长。血气分析、pH、氧分压、饱和度等一般无明显改变。钙离子水平降低,与 ACD-A使用有关,钾、氯轻微下降,但多数在正常范围内波动。

分离采集 PBSC 应注意的问题:①静脉血管穿刺。一般选择粗大、清晰、血流充盈的肘部静脉血管和贵要静脉血管穿刺。由于针头较粗,穿刺最好由有经验的护士进行,同时要注意保护其他大血管,以防穿刺不成功时有其他选择余地。穿刺点应从血管下部开始,在该穿刺点穿刺不成功或不理想时可选择同一血管的上部。血细胞分离机血流速较快,一般在 35~60mL/min,因此血流通路应保证通畅、稳定、不阻塞,分离机压力稳定无太大波动,如入血量不足、压力过低,分离机将自动报警并暂停工作。良好的血流通路是分离机正常工作的前提,也是高效率采集 PBSC 的保障,勉强建立的血管通路会对收集界面产生直接影响。②界面、收集管色度及收集速度控制。建立良好界面是 PBSC 采集的重要保障。多数血细胞分离机具有自动建立 PBSC 收集界面的功能,但多数情况下仍需操作者在初步建立界面的基础上手动调整收集界面。调节收集管颜色即是调整 PBSC 收集界面,颜色的改变主要由收集液体中血细胞比容改变所致。正常情况下 Hct 在 0.015~0.03 较为理想,此时收集产品中 MNC 含量高,红细胞含量低。③血流速度。血流速度多在 30~60mL/min 之间,在输入患者/供者参数如性别、血细胞比容等数值后,分离机自动给出,此数值不建议变动。④ MNC 采集过程中会有较多血小板损失。患者血小板计数低时,为保证患者安全,避免发生出血,可在采集前或采集过程中为患者输注血小板。患者血小板 $\geq 50 \times 10^9/L$ 时较为安全,当血小板 $< 50 \times 10^9/L$ 时,应密切关注患者在采集过程中的细微变化,做好相应救治措施。⑤低钙血症是常见的采集相关并发症。采集前可口服钙剂防止或推迟低钙血症发生。出现症状可通过静脉注射葡萄糖酸钙缓解。妇女、儿童、老人以及 LVL 采集的后半程易出现低钙血症,应及早做好预防和治疗准备。⑥采集儿童 PBSC具有一定技术难度,在无实际经验和安全保障情况下,应采取慎重态度,采集前需做好一系列技术准备。

(四) 质量控制

如前所述,PSBC 存在于外周血单个核细胞群体之中,多数情况下外周血造血干细胞 CD34$^+$ 细胞数量与收集产品中 MNC 数量呈高度正相关,采集高纯度 MNC 是获得数量充足、质量优良 CD34$^+$ 细胞的前提。目前市售血细胞分离机类型较多,不管哪种机型,采集 PBSC 都是围绕采集 MNC 进行。其他细胞成分如红细胞、血小板、中性粒细胞可污染 PBSC 产品,理想的 PBSC 采集应尽量避免这些细胞成分的污染。如 PBSC 终产品中混杂太多其他细胞成分,会影响后续移植工作甚至造成移植失败。采集前应充分考虑各种不利因素,做好应急预案准备工作,把移植风险降至最低。理想的 PBSC终产品应具备以下条件:①便于临床处理的终产品收集体积,血浆不应太多或太少;考虑采集体积,采集完成后是否需对 PBSC 作进一步处理如冻存,血浆是否有其他用途。②收集产品中 CD34$^+$ 百分数含量高,多数情况下 CD34$^+$ 含量应 >0.1%。③ WBC 和 MNC 数量多,特别是 MNC 百分含量高,即 MNC 分类结果高,应 >85%。④红细胞污染少,Hct<0.05,红细胞数 $< 0.8 \times 10^{12}/L$;为避免和减轻溶血

反应发生,此标准对 ABO 血型不合的异基因造血干细胞移植较为重要。⑤ WBC 总数中,中性分叶粒细胞数量少和血小板计数低。⑥台盼蓝染色活细胞计数>95%。

回输患者的移植细胞最低阈值,MNC 计数为 $2\sim3\times10^8$/kg,CD34$^+$ 细胞计数为 $1\sim2\times10^6$/kg。实际工作中可先计算 MNC,后换算为 CD34$^+$ 细胞数,计算公式如下:采集的最低 MNC 数量 = 回输患者的最低 MNC 数量(细胞数 /kg)× 移植受者(患者)体重(kg)。如患者体重 60kg,需采集的最低 MNC 数量为 2×10^8/kg$\times$60kg=120$\times10^8$,此数值为移植所需最低 MNC 数量,并可得出所需 CD34$^+$ 最低细胞数量为 60×10^6。采集 PBSC 产量受多种因素影响,PBSC 终产品中 CD34$^+$ 产量与动员后患者外周血中 CD34$^+$ 数量密切相关,可用公式表示:CD34$^+$($\times10^6$/kg)=1.00+0.002$\times$ 患者体重(kg)+0.061$\times$CD34$^+$(/μL)。用此公式预测 CD34$^+$ 产量时需注意,应用于自体移植患者时适用于单次采集,无法预测 2 次以上的采集;应用于 PBSC 健康供者 CD34$^+$ 产量预测时偏差较大。

PBSC 理想收集产品应尽可能提高 MNC 比率并降低其他血液成分如血小板、红细胞、中性分叶粒细胞的混杂,通过精心设计采集方案和熟练操作,提高 PBSC 采集效率。影响 MNC 采集效率的因素主要有:

1. 血细胞分离机的性能 与早期血细胞分离机相比,当前市售机型性能较好、功能强大且自动化程度较高。就单次采集 PBSC 效率而言,分离机本身不是影响采集效率的主要因素。

2. 患者 / 健康供者因素 患者或供者骨髓的增生程度及动员效果是影响 MNC 采集效率的主要因素。极少数患者 / 供者尽管骨髓增生和动员效果较好,但 MNC 采集效率并不理想,表现为红细胞易溢出、收集界面不易建立或建立的收集界面不稳定等。

3. 操作因素 多数情况下操作人员的操作对 MNC 采集效率影响最大。具体表现为:①分离机使用者对机器性能不熟悉或缺乏采集 PBSC 实际经验。②血管通路差,入血量不足,导致收集界面无法建立或不稳定,回血血管管路阻塞也会导致机器停止工作而降低采集效率。

4. 血浆泵收集速度过快或过慢 血浆收集太快会导致红细胞和中性分叶粒细胞收集到 MNC 中,使 MNC 比率下降;血浆收集太慢时虽然红细胞和中性分叶粒细胞被收集入袋的数量减少,MNC 比率高,但会收集到较多血浆和血小板,MNC 绝对含量不高。

5. MNC 收集管的收集速度太快或过慢 收集太快尽管会增加收集量,但会收集到过多血浆而非 MNC;速度太慢则降低了单位时间内的采集效率。

6. Inlet:AC 设置不当 过高或过低会影响收集界面建立,使收集管不能充分有效采集 MNC,过高还可导致血液在分离管路内凝固。

PBSC 收集产品比通过骨髓穿刺采集的造血干细胞纯度高,不含骨髓脂肪、破碎细胞及成熟血细胞,应对 PBSC 收集产品进行实验室检测以评估其质量。应对终产品采集、处理和回输等过程进行监测;确定采集的 PBSC 细胞数量是否满足移植要求,能否维持长期造血重建;评估采集产品是否能安全用于患者,是否存在细菌污染,回输的冻存产品中 DMSO 对患者潜在的毒副作用等。红细胞、血小板和中性分叶粒细胞是 PBSC 采集过程中的副产品,不仅污染 PBSC 收集产品,降低 PBSC 纯度,且对冷冻保存效率存在影响。如血小板过多易发生凝集;中性分叶粒细胞易死亡,造成胞内多种蛋白水解酶释放而破坏 PBSC 生存;特别是异体移植供 / 受者 ABO 血型主要不合时,如输入大量供者红细胞可造成溶血反应。一般情况下,收集产品中红细胞数量应<0.8×10^{12}/L,Hct<0.05,此情况下即使供 / 受者 ABO 血型主要不合,一般也不会引起患者溶血反应症状。

三、治疗性血小板单采术

治疗性血小板单采用于治疗血小板计数异常增加并伴随相关症状的患者。严重的血小板增多症,尤其是血小板计数超过 $1\,000\times10^9$/L,可发生于原发性血小板增多症、真性红细胞增多症,或仅是反应性升高。该类患者有血栓形成或出血风险。降低血小板计数的首选方法是药物治疗,而治疗性单采在紧急情况下能迅速降低血小板计数,直到药物治疗生效。在血小板单采过程中,血小板计数将减少 30%~60%,患者需要一次或多次单采程序,直到血小板计数降到标准或预期值(通常<600×10^9/L)。因为来自脾脏的血小板可向外周血动员,血小板去除后外周血小板计数减少一般低于预期值。目前没有血小板计数需降至具体数值的指南或达到特定血小板目标计数的标准化程序。需注意此治疗方法仅为对症治疗,必须联合应用药物治疗才能维持长期缓解。

另外,血小板单采还可用于富血小板血浆(platelet rich plasma,PRP)的采集。PRP 目前在临床应用广泛,如骨关节炎的腔内注射、糖尿病足创面的愈合、烧伤创面的愈合、宫腔粘连的治疗以及整形美容等领域。

练习题三

1. 白细胞去除的治疗指征是什么?
A. 患者外周血白细胞大于 10×10^9/L
B. 患者外周血白细胞大于 50×10^9/L
C. 患者外周血白细胞大于 100×10^9/L
D. 患者外周血白细胞大于 200×10^9/L
2. 治疗性血小板单采用于严重的血小板增多症的治疗指征是什么?
A. 患者血小板计数超过 300×10^9/L
B. 患者血小板计数超过 500×10^9/L
C. 患者血小板计数超过 $1\ 000 \times 10^9$/L
D. 患者血小板计数超过 $2\ 000 \times 10^9$/L

第四节　细胞治疗

CAR-T、DC 肿瘤疫苗等免疫细胞疗法近年来已成为一种新型抗肿瘤治疗措施,通过利用血细胞分离机采集患者外周血单个核细胞中的淋巴细胞或单核细胞,再经体外修饰、诱导使其中的 T 细胞、单核细胞等分化为效应细胞,进而杀伤肿瘤细胞,达到肿瘤治疗的目的。细胞治疗的基础是自身单个核细胞,足够数量的单个核细胞是细胞治疗的前提。血细胞分离机具有操作便捷简单、供者耐受性高、污染率低等特点,如何有效应用血细胞分离机获得足量和高纯度高活性的外周血单个核细胞,以满足生物治疗需求是目前细胞免疫治疗的重要问题之一。

正常人体存在一些具有特殊作用的细胞,如免疫细胞(DC 细胞、粒细胞、NK 细胞)和干细胞等。免疫细胞具有免疫调节功能,能抵抗病原微生物侵袭、杀灭肿瘤,保证人体功能正常和健康;干细胞可分化出具有多种功能的独特细胞,用来修复受损的人体器官和组织。采用生物工程方法获取或通过体外扩增、特殊培养等处理,可使这些细胞具有增强免疫、杀死病原体和肿瘤细胞、促进组织器官再生或机体康复等治疗功效,可用于临床损伤性疾病、退行性疾病、造血功能衰竭性疾病、恶性肿瘤、免疫性疾病的治疗等。这些具有特殊作用的功能性细胞可来源于患者自身,也可来源于同种异体;可独立使用,也可与常规手术、化学药物等治疗方法联合应用;可用于一般性输注,也可用于移植;可直接作用于修复受损的组织和器官或杀伤肿瘤细胞,也可通过分泌细胞因子或生物活性因子间接调节患者自身细胞的增殖和功能。

一、间充质干细胞

间充质干细胞(mesenchymal stem cell,MSC)是一类来源于中胚层,具有多向分化潜能的非造血成体干细胞,存在于骨髓、脐带和脐带血、胎盘、脂肪等组织中,其中以骨髓组织中含量最为丰富,因此又称为骨髓间充质干细胞。

MSC 具有高度自我更新和多向分化潜能,在体外通过不同的诱导方法可以使其定向分化为不同的间质系细胞,如肌细胞、肝细胞、成骨细胞、脂肪细胞、软骨细胞、基质细胞等。同时还具有低免疫原性的特征,适宜于不同个体之间的移植,移植配型要求不严格,异体移植排斥反应较轻。相对易于分离培养、扩增和纯化,多次传代扩增后仍具有干细胞特征,因此在细胞治疗中备受青睐,也成为了近年来基础研究和临床应用中的热点,用于治疗多种疾病。

MSC 通过改善患者的缺血再灌注损伤、预防异基因移植排斥反应、诱导机体免疫耐受等方式抑制机体内炎症反应的发生,广泛用于多种自身免疫性疾病的治疗。MSC 在一定诱导条件下可分化成神经细胞,补充受损的神经细胞,用于治疗神经系统疾病。在血液系统疾病中,MSC 作为造血微环境的主要细胞成分——基质细胞系的干祖细胞,通过自我更新、多向分化,在机体造血调控中发挥重要作用。MSC 同时也用于糖尿病足、股骨头坏死等疾病的治疗。

二、树突状细胞

树突状细胞(dendritic cell,DC)是机体内功能最强的抗原提呈细胞(antigen presenting cell,APC),能捕获、摄取抗原,并加工处理后呈递给 T 淋巴细胞,能够激活机体内的多种效应细胞,是机体免疫反应的启动者和参与者。

DC 起源自骨髓多能造血干细胞,分化主要有两条途径:①髓样干细胞在 GM-CSF(粒细胞 - 巨噬细胞集落刺激因子)的刺激下分化为 DC,称为髓样树突状细胞(myeloid dendritic cell,MDC),也称 DC1,与单核细胞和粒细胞有共同的前体细胞;②来源于淋巴样干细胞,与 T 细胞和 NK 细胞有共同的前体细胞,称为淋巴样树突状细胞(lymphoid dendritic cell,LDC)或浆细胞样树突状细胞(plasmacytoid dendritic cell,pDC),即 DC2。DC 广泛分布于皮肤、气道、淋巴器官等部位,血液中也可发现 DC,数量少于外周血单核细胞的 1%,但表面具有丰富的抗原递呈分子、共刺激因子和黏附因子,能高效地摄取、加工处理和提呈抗原。未成熟 DC 活化后,移至淋巴组织中与 T、B 细胞互相作用,以刺激与控制免疫反应。

人体内大部分 DC 处于非成熟状态,表达低水平的共刺激因子和黏附因子,体外激发同种混合淋巴细胞增殖反应的能力较低,但未成熟 DC 具有极强的抗原吞噬能力,在摄取抗原(包括体外加工)或受到某些因素刺激时即分化为成熟 DC,而成熟的 DC 表达高水平的共刺激因子和黏附因子。DC 在成熟的过程中,由接触抗原的外周组织迁移进入次级淋巴器官,与 T 细胞接触并激发免疫应答。

DC 主要用于抗肿瘤治疗,也可用于治疗自身免疫性疾病和诱导移植免疫耐受。①通过制备 DC 肿瘤疫苗,开展以 DC 为基础的细胞治疗是目前肿瘤生物治疗发展的重要方向。②B 细胞稳态的改变将产生过多自身抗体,诱发自身免疫性疾病,而 DC 对维持 B 细胞成熟和分泌抗体具有调节作用,DC 可作为自身免疫性疾病治疗的新靶点。③在器官移植中,免疫排斥、GVHD 和免疫耐受等问题关系着移植成败。DC 具有诱导供体特异性免疫耐受的潜能,已被用于器官移植领域早期(Ⅰ、Ⅱ 期)临床试验的细胞免疫治疗。

三、自然杀伤细胞

自然杀伤细胞(natural killer cell,NK 细胞)是机体重要的免疫细胞,其无须抗原致敏,无 MHC 限制、不依赖抗体且具有杀伤活性,能够直接识别杀伤靶细胞。

NK 细胞来源于骨髓淋巴样干细胞,其分化、发育依赖于骨髓及胸腺微环境,主要分布于骨髓、外周血、肝、脾、肺和淋巴结。NK 细胞不同于 T、B 细胞，是一类无需预先致敏就能非特异性杀伤肿瘤细胞和病毒感染细胞的淋巴细胞。NK 细胞主要利用分泌的穿孔素及 TNF 摧毁目标细胞，如肿瘤细胞、病毒或细菌感染的细胞、某些自身组织细胞（如血细胞）和寄生虫等。

NK 可用于免疫治疗，即利用 CK 体内扩增、激活 NK 细胞和体外产生淋巴因子激活的杀伤细胞（lymphokine-activated killer cell，LAK），细胞因子诱导的杀伤细胞（cytokine-induced killer cell，CIK）来杀伤自体肿瘤细胞。在异基因骨髓移植中，同种异体 NK 细胞具有足够强的免疫抑制作用，可增强移植物抗白血病，却不会引起 GVHD 的发生，促进非清髓预处理后相合或不相合的 HSC 植入。

四、细胞因子诱导的杀伤细胞

在体外，将人外周血单个核细胞与抗 CD3 单克隆抗体和多种细胞因子（如 IL-2、IL-1、IFN-γ 等）共同培养而获得的抑制免疫效应细胞群，即为 CIK。由于该种细胞同时表达 CD3$^+$ 和 CD56$^+$ 两种膜蛋白分子，故又被称为 NK 细胞样 T 淋巴细胞，兼具有 T 淋巴细胞强大的抗瘤活性和 NK 细胞的非 MHC 限制性杀瘤特点。

国内外用于过继免疫治疗的 CIK 细胞，是将人外周单个核细胞经多种细胞因子（如 IFN-γ、IL-2、IL-1a、CD3McAb）诱导培养及体外扩增，表现出以 CD3$^+$CD56$^+$、CD3$^+$CD8$^+$ 为主的异质性细胞群，大大增强杀瘤活性。CIK 细胞的抗肿瘤作用：①直接杀伤肿瘤细胞；②活化产生大量炎性 CK，具有抑瘤杀瘤作用；③诱导肿瘤细胞凋亡或坏死；④促进 T 细胞增殖或活化。目前，CIK 细胞与 DC 共培养的 DC-CIK 细胞，具有更高的增殖速率和更强的体内外抗肿瘤活性，可作为一种更有效的抗白血病的免疫治疗细胞。

CIK 细胞治疗属于过继细胞免疫疗法。①由于 CIK 细胞的溶瘤作用具有非 MHC 限制性，对多种实体瘤及白血病均有良好疗效，尤其是骨髓移植或化疗缓解后能够清除残存的肿瘤细胞，防止复发。②对于早期肿瘤患者或经过手术及放化疗后肿瘤负荷较小的患者，CIK 细胞治疗效果明显。CIK 细胞可以清除残存的肿瘤细胞，防止癌细胞扩散和复发，提高患者自身免疫力，减少毒性反应。③对于某些不适合手术，不能耐受放化疗的中晚期肿瘤患者，CIK 细胞治疗可以提高患者生活质量，延长带瘤生存时间。④ CIK 细胞可能还具有杀灭肝炎病毒的作用。

五、CAR-T 细胞治疗

CAR-T 细胞是通过采集患者或者供者外周血中 T 细胞，通过基因修饰改造将 CAR 基因导入 T 细胞，使其表达特定受体以结合特定肿瘤相关抗原，在体外进行大量扩增后回输给患者。这些 CAR-T 细胞在体内与肿瘤相关抗原特异性结合后，将信号传到细胞内，使 T 细胞增殖活化，同时释放细胞因子，从而发挥其靶向抗肿瘤作用。

CAR 通常由抗原识别区，即鼠或人源化单链可变片段（single chain variable fragment，SCFV）、铰链或间隔结构域、穿膜及胞内结构域四个部分组成。胞内结构域包括一个或多个共刺激分子（通常为 CD28 或 4-1BB）和主要信号结构域（通常为 CD3-ζ 链）。根据胞内结构域的组成，可将 CAR-T 细胞分为四代：第一代仅有主要信号结构域，即 CD3-ζ 链；第二代在胞内结构域中增加了一个共刺激分子，如 CD28；第三代在胞内结构域中增加两个或多个共刺激分子，如 CD28 和 4-1BB、CD28 和 OX40；第四代又称 TRUCK T 细胞，其在原有基础上，另外用组成型或诱导型表达盒修饰转基因蛋白，如某种细胞因子，这种 CAR-T 细胞可以在激活时分泌细胞因子，同时能够联合其他先天免疫细胞（巨噬细胞或树突状细胞）攻击肿瘤细胞并调节肿瘤微环境。

CAR-T 目前在治疗急性淋巴细胞白血病、慢性淋巴细胞白血病、弥漫性大 B 细胞淋巴瘤和多发性骨髓瘤、急性髓细胞性白血病等血液恶性肿瘤方面取得了显著的成绩。而在实体瘤中，如神经细胞瘤、肝细胞癌、非小细胞肺癌、肾细胞癌、HER2 阳性肉瘤、卵巢癌及结直肠癌等实体瘤方面都有一定效果，尽管没有像血液系统一样疗效显著，但仍然给临床在治疗恶性实体瘤方面提供了新的方向。

随着 CAR-T 细胞在治疗恶性肿瘤中越来越多的应用与研究,副作用也随之暴露出来,如脱靶效应、细胞因子释放综合征、神经毒性、肿瘤细胞上抗原靶点的丢失、肿瘤微环境的免疫抑制作用等。如何克服这些障碍是 CAR-T 细胞疗法发展的主要方向,目前仍存在巨大的挑战。

练习题四

CAR-T 细胞治疗如何发挥作用,可应用于哪些疾病?

知识小结

在阅读完本章之后,花几分钟思考串联一下学习的知识,您是否已经达到了本章的学习要求,它们是:

1. 治疗性单采是一种血液离体治疗方法,主要从患者血液中清除病理性细胞或体液成分;
2. 治疗性单采术前应评估治疗指征、程序类型、置换液选择、血管通路、治疗频率和次数等;
3. 治疗性单采常用枸橼酸抗凝剂,易发生低钙血症,可通过补充钙剂缓解;
4. 治疗性单采可出现低钙血症、过敏反应、低血压、恶心、寒战等不良反应,通过相应治疗措施进行处理;
5. 治疗性单采包括血浆置换、红细胞置换、白细胞去除、血小板去除、红细胞去除等常用类型;
6. 血浆置换可去除血浆中出现的含量或功能异常的病理性物质和内、外源性毒素物质,ASFA 将其适应证分为四类;
7. 红细胞置换以正常供体红细胞替代功能失调的患者红细胞,可应用于镰状细胞病;也可用生理盐水替代红细胞,以降低患者红细胞压积,可应用于真性红细胞增多症;
8. 患者外周血白细胞>100×10⁹/L 时,可应用白细胞去除治疗,慢性粒细胞白血病常见;
9. 外周血造血干细胞采集主要用于造血干细胞移植,最大限度采集单个核细胞并避免副产物混入;
10. 患者血小板计数超过 1 000×10⁹/L 时,可应用血小板单采术治疗,原发性血小板增多症常见;
11. CAR-T 细胞治疗通过基因修饰改造将 *CAR* 基因导入 T 细胞,使其表达特定受体以结合特定肿瘤相关抗原。主要应用于各类白血病治疗,并对实体瘤具有一定治疗效果。

自我测试

在阅读完本章之后,花几分钟思考串联一下学习的知识,您是否已经达到了本章的学习要求,它们是:

1. 解释治疗性单采的原理,有哪些具体的单采类型并可用于哪些疾病的治疗。
2. 如在临床工作中遇到自身免疫性溶血性贫血患者,可以用哪些治疗性单采技术进行对症治疗。

参 考 文 献

1. Ceppi F, Rivers J, Annesley C, et al. Lymphocyte apheresis for chimeric antigen receptor T-cell manufacturing in children and young adults with leukemia and neuroblastoma. Transfusion, 2018, 58 (6): 1414-1420.
2. McLeod BC, Sniecinski I, Ciavarella D, et al. Frequency of immediate adverse effects associated with therapeutic apheresis. Transfusion, 1999, 39 (3): 282-288.

3. Padmanabhan A, Connelly-Smith L, Aqui N, et al. Guidelines on the Use of Therapeutic Apheresis in Clinical Practice-Evidence-Based Approach from the Writing Committee of the American Society for Apheresis: The Eighth Special Issue. J Clin Apher, 2019, 34 (3): 171-354.

4. Swerdlow PS. Red cell exchange in sickle cell disease. Hematology Am Soc hematol Educ Program, 2006: 48-53.

5. Li BJ, Yuan X, Jiang YJ, Ning-Li, et al. Retrospective analysis of 30 severe autoimmune hemolytic anemia patients treated by whole blood exchange transfusion. Transfusion. 2015 Sep; 55 (9): 2231-7.

6. Elaine D, Anna B. Blood Development: Hematopoietic Stem Cell Dependence and Independence. Cell Stem Cell, 2018, 22 (5): 639-651.

7. Bujko K, Kucia M, Ratajczak J, et al. Hematopoietic Stem and Progenitor Cells (HSPCs). Adv Exp Med Biol, 2019, 1201: 49-77

8. Lemos N, Farias M, Kubaski F, et al. Quantification of peripheral blood CD34 (+) cells prior to stem cell harvesting by leukapheresis: a single center experience. Hematol Transfus Cell Ther, 2018, 40 (3): 213-218.

9. Gulbas Z. Haploidentical stem cell transplantation-bone marrow vs peripheral blood. Transfus Apher Sci, 2018, 57 (2): 168-170.

10. Depil S, Duchateau P, Grupp S, et al. 'Off-the-shelf' allogeneic CAR T cells: development and challenges. Nat Rev Drug Discov, 2020, 19 (3): 185-199.

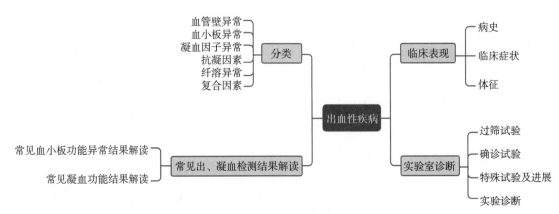

图 14-1　出血性疾病实验室诊断学习导图

第一节　出血性疾病的分类

学习目标

1. 掌握出血性疾病分类
2. 掌握血管壁、血小板数量及质量、凝血因子、抗凝物质、纤溶及复合因素异常等常见出血性疾病

一、概述

出血性疾病是一类由于止血机制异常所致的疾病的统称。出血性疾病大体上可以分为遗传性和获得性两大类。目前常分为血管壁异常、血小板数量异常、血小板功能缺陷、凝血因子缺乏、体内存在病理性抗凝物质、纤溶活性亢进,以及复合因素所致出血等几类。

二、血管壁异常

（一）先天性或遗传性血管壁异常

遗传性出血性毛细血管扩张症、先天性血管周围支撑性组织异常、埃勒斯 - 当洛综合征（Ehlers-Danlos 综合征）、马方综合征（Marfan 综合征）、弹性假黄瘤、单纯性紫癜（女性易发青斑综合征）、巨大海绵状血管瘤、全身弥漫性血管角化病、共济失调毛细血管扩张症等。

（二）获得性血管壁结构、功能异常

1. 变态反应　过敏性紫癜、药物过敏性紫癜、自身免疫性紫癜；

2. 感染性紫癜　病毒、细菌、真菌、寄生虫、立克次体；

3. 化学因素性紫癜　见于各种药物性血管性紫癜；

4. 代谢因素性紫癜　营养性（维生素 C 缺乏等）、皮质激素性、老年性；

5. 物理因素性紫癜　外伤性、人为性、体位性、毛细血管阻塞性（DIC、副球蛋白血症等）；CREST 综合征：皮下钙质沉着、雷诺现象、指（趾）硬皮病、食管运动失调和多发性毛细血管扩张等。

三、血小板异常

（一）血小板数量异常

1. 血小板减少

（1）血小板生成不足

1）遗传性：Fanconi 贫血、先天性伴畸形无巨核细胞血小板减少症、May-Hegglin 异常（梅 - 黑异常）、Wiskott-Aldrich 综合征（威 - 奥综合征）、Trousseau 综合征、地中海血小板减少症伴巨大血小板、慢性单纯性血小板减少伴巨大血小板、Alport 综合征、Chediak-Higashi 综合征（白细胞异常色素减退综合征）、血小板减少伴桡骨缺失（TAR）综合征、灰色血小板综合征等；

2）获得性：再生障碍性贫血、骨髓损伤（肿瘤、药物、化学物、离子辐射、乙醇、感染等）、营养缺乏（维生素 B_{12}、叶酸、铁）等。

（2）血小板破坏消耗增多

1）非免疫性血小板破坏：DIC、血栓性血小板减少性紫癜、溶血性尿毒症综合征、感染、严重烧伤、湍流血液循环以及出血、体外灌注、血液透析引起的血小板丢失等；

2）免疫性血小板破坏：特发性血小板减少性紫癜、HIV 感染、继发性血小板减少性紫癜、药物引起血小板减少（如肝素）和输血后紫癜等；

（3）血小板分布异常：脾功能亢进等。

2. 血小板增多

（1）原发性：原发性血小板增多症；

（2）继发性：骨髓增殖性疾病（骨髓纤维化、慢性粒细胞白血病、真性红细胞增多症）、恶性肿瘤（霍奇金病、实体肿瘤及某些淋巴细胞病）、感染和炎性反应（急性感染、慢性感染、某些肠炎、类风湿性关节炎、结核病等）、脾切除、急性失血和急性溶血性贫血等。

（二）血小板质量异常

1. 遗传性

（1）血小板黏附、聚集功能缺陷，如巨血小板综合征、格兰茨曼血小板功能不全（Glanzmann thromasthenia）、Bernard-Soulier 综合征（巨血小板综合征）、血小板型 vWD 等；

（2）血小板释放功能缺陷，如颗粒异常、信号转导和分泌的异常等；

（3）血小板促凝活性缺陷（血小板因子 3 缺乏）；

2. 获得性　由白血病、巨球蛋白血症、多发性骨髓瘤、肝脏疾病、尿毒症、心肺旁路、感染、抗血小板药物、化学物质、X 线等引起的血小板功能缺陷。

四、凝血因子异常

（一）遗传性

多为单个凝血因子缺乏和功能异常。血友病 A（FⅧ）、血友病 B（FⅨ）、血管性血友病（vWF）、FⅪ、FⅫ缺陷、少见 FⅩ、FⅦ、FⅤ、FⅡ、FⅩⅢ 缺陷症、低（无）纤维蛋白原血症以及激肽释放酶（PK）缺陷症等。

（二）获得性

1. 肝脏疾病（重型肝炎、肝硬化、肝移植）引起的凝血因子缺乏，如纤维蛋白原、凝血酶原（Ⅱ）、FV、FⅦ、FⅨ、FX、FⅪ及 FⅫ等缺乏；

2. 由于营养、药物、肝胆疾病及肠源性疾病的影响，导致维生素 K 依赖性凝血因子缺乏，如 FⅡ、FⅦ、FⅨ、FX 等缺乏；

3. 其他 DIC 过程中凝血因子消耗性减少、药物所致的凝血因子异常（如肝素或口服抗凝剂过量）、获得性 FⅧ缺乏（获得性血友病）、获得性 FV 缺乏（如急性白血病、输大量库存血）、获得性 FⅫ缺乏（如肝病、淋巴瘤）等。

五、抗凝因素

1. 遗传性 遗传性 α_2- 抗胰蛋白变异；

2. 获得性 获得性凝血因子抑制物、肝素样抗凝物质（肝脏病、SLE、DIC、肝脏手术及肝素治疗）、抗磷脂抗体（APL）、狼疮抗凝物（LA）、抗凝药物。

六、纤溶异常

（一）先天性纤溶亢进

遗传性 α_2- 纤溶酶抑制物缺乏症、先天性纤溶酶原活化抑制物缺乏症。

（二）获得性纤溶亢进

1. 原发性 大量纤溶酶原活化物释放入血（如组织受损、注射溶栓剂、急性早幼粒细胞白血病、肿瘤转移、体外循环等）或抗纤溶酶活性降低。

2. 继发性 多见于各种血栓性疾病、DIC 及严重肝病等。

七、复合因素

1. 遗传性 如家族性复合性凝血因子缺乏症，同时缺乏 FⅧ和 FV；组织因子（TF）和 FⅡ、FⅦ、FⅨ、FⅪ和 FX；FⅦ和 FⅧ；FⅧ、FⅨ和 FⅪ；FⅨ和 FⅪ；低（无）纤维蛋白原伴异常凝血酶原血症等

2. 获得性 弥散性血管内凝血（DIC）、肝病出血、维生素 K 缺乏症、体外循环、药物、免疫性疾病、恶性肿瘤、手术创伤、器官移植、急性白血病、原发性纤溶亢进症等。

练习题一

1. 引起血小板减少的疾病有哪些？

2. 血小板质量异常常见于哪些情况？

3. 常见的遗传性凝血因子缺乏有哪些，分别引起什么疾病？

4. 引起获得性凝血因子缺乏的原因有哪些？

5. 引起纤溶亢进的因素有哪些？

6. 哪些因素可以引起获得性凝血因子缺乏？

第二节 出血性疾病的临床表现

学习目标

1. 掌握出血性疾病年龄、性别、出血诱因、既往史、出血频度以及有无家族史等病史特点
2. 掌握血管壁异常、血小板数量和功能异常、凝血功能障碍（凝血因子缺乏或体内有病理性抗凝血物质）及纤溶亢进等临床症状
3. 掌握出血性疾病相关体征

引起出血倾向的病因很多，但就其发病机制而言，主要包括血管壁异常、血小板数量和功能异常、凝血功能障碍（凝血因子缺乏或体内有抗凝血物质）及纤溶亢进等四大主要因素。对于出血性疾病患者进行初步评估时，患者的病史、症状、体征对于疾病的诊断非常重要。

一、病史

在采集病史时应注意了解首次出血时的年龄、性别、出血诱因、既往史、出血频率以及有无家族史等。

（一）发病年龄

一般来说，出生及幼年发病，多为遗传性，成年后发病多为获得性，但原发性免疫性血小板减少症，又称为特发性血小板减少性紫癜（idiopathic thrombocytopenic purpura，ITP）。大多在儿童时发病，血友病患者偶有在成年后发病。老年期发病多为获得性退行性病变、营养缺乏及伴其他慢性疾病。如高血压病、血管硬化性出血、肾功能改变、免疫调节的改变以及许多其他疾病过程都可能导致获得性出血性疾病。

（二）性别

遗传性疾病中血友病以男性多见，女性罕见。获得性疾病中获得性血小板疾病的ITP以育龄期女性居多。

（三）出血诱因

1. 药物影响 有些药物可直接损害血管壁或通过免疫机制使血管壁通透性增加，引起药物性血管性紫癜，这类药物有砷、铋、金盐、氯霉素、磺胺类、异烟肼、对氨基水杨酸等；

有些药物可能导致药源性血小板减少症（drug-induced thrombocytopenia，DITP），代表药物有奎宁及其衍生物、血小板糖蛋白GPⅡb/Ⅲa受体拮抗剂、万古霉素、利奈唑胺、阿那格雷、抗抑郁药、肝素以及其他药物；

有些药物影响血小板功能，如阿司匹林、双嘧达莫（潘生丁）等；

有些药物抑制骨髓造血，或选择性抑制巨核细胞生成，如抗肿瘤药、氯霉素、保泰松、乙醇、甲苯磺丁脲等；

另外，头孢哌酮（舒巴坦）中含有的四氮唑硫甲基在体内代谢会消耗维生素K，同时四氮唑硫甲基也通过抑制维生素K环氧化物还原酶，与维生素K竞争性结合γ-谷氨酰羧肽酶，导致维生素K合成障碍和低凝血酶原血症，从而引起体内维生素K的缺乏，导致凝血功能障碍出血；

有些药物则是通过抑制凝血，如门冬酰胺酶、肝素、香豆素等；

尿激酶、链激酶则是通过使纤溶酶原转变为纤溶酶，引起纤维蛋白溶解，从而溶解血栓。纤溶酶对纤维蛋白原也有降解作用，会导致纤维蛋白原降低而引起出血，使用过程中，必要检测纤维蛋白原水平。

值得注意的是不少药物是通过多种机制引起出血的。

2. 手术、外伤影响　出血程度与损伤程度不符，多见于凝血障碍或严重血小板减少；延迟出血常见于凝血障碍性疾病（如血友病）。

（四）既往史

儿童发病前 1~3 周有上呼吸道感染史，近期有皮肤黏膜出血，提示为免疫性血小板减少症 ITP；既往有真性红细胞增多症、原发性血小板增多症、早期慢性粒细胞性白血病等骨髓增生性疾病，其出血倾向可能与有功能障碍的无效血小板增多有关；既往有再生障碍性贫血、脾肿大、系统性红斑狼疮等，提示为继发性血小板减少，后者还可能与血中有抗凝物质等有关；既往有慢性肝炎、肝硬化史或有胆道阻塞史，提示为凝血因子缺乏。

（五）出血频度

一过性出血、间歇性出血诱因较明确的、季节性强的多为获得性；周期较恒定应考虑家族性疾病；经常性或持续出血考虑为严重出血性疾病。

（六）家族史

患者家族中有同样出血倾向患者，提示为遗传性出血性疾病，应详细询问遗传方式。父母、兄弟、姐妹及子女每一代亲属中都可出现为常染色体显性遗传，如血管性血友病、遗传性毛细血管张症、巨大血小板综合征、先天性异常纤维蛋白原血症；先天性因子 XI 缺乏症常呈不全显性遗传。父母正常但是致病基因携带者且为近亲结婚，疾病隔代出现，男女均可发病的，为常染色体隐性遗传，如血管性血友病 3 型，血小板无力症、血小板释放反应缺陷、先天性凝血因子 II、V、X、XII、XIII 缺乏症；若为女性传递，男性发病，兄弟、外祖父及外甥中有同样发病者，为性染色体 X 隐性遗传，如血友病甲、血友病乙。

二、临床症状

出血性疾病的临床表现主要为不同部位的出血现象（表 14-1）。皮肤、黏膜出血现象表现为皮肤瘀点、紫癜、瘀斑，也可表现为鼻出血、牙龈出血、口腔出血或月经过多，少数可表现为内脏出血。

（一）血管壁异常

以皮肤紫癜常见，皮肤出血点多见。皮肤出血可以表现为瘀点（petechia，直径<0.2cm）、紫癜（purpura，直径 0.2~1.0cm）和瘀斑（eachmosis，直径>1.0cm）。瘀点常见于血管性疾病，可不高出皮肤表面，压之不褪色。一般情况，通常将上述三种出血表现统称为皮肤紫癜。鼻出血、牙龈出血亦见于血管或血小板量和质的异常。

（二）血小板异常

以皮肤出血点、紫癜、瘀斑和黏膜出血、口腔血疱、鼻出血、牙龈出血、月经过多，外伤手术后出血多见。外伤后创面局部即刻发生渗血难止，持续时间不长，压迫后止血有效，输血或血制品治疗效果欠佳。

（三）凝血因子异常

以关节腔出血、外伤手术后出血常见，内脏出血、血肿多见。关节出血是血友病的特征性出血表现，其他出血性疾病患者很少发生关节出血；凝血因子缺乏还可以表现为患者手术当时出血不明显，但延迟性出血严重；肌肉和深部组织血肿也是重型凝血因子缺乏症尤其是重型血友病患者的常见出血表现；这类患者出血往往持续时间较长，局部压迫和药物止血效果欠佳，输血和针对性血制品治疗效果好。

（四）纤溶异常

以大片瘀斑、外伤手术后出血常见，内脏出血、血肿多见。瘀斑说明出血已经进入皮下组织但尚未累及肌肉层,大片瘀斑可见于 DIC 和凝血因子异常的患者。手术过程中突然发生的伤口渗血不止及其他部位出血,应考虑溶血等原因所致弥散性血管内凝血。表 14-1 列出了各类止血异常机制与临床出血症状。

表 14-1　各类止血异常机制与临床出血症状

临床出血症状	血管壁异常	血小板异常	凝血因子异常	纤溶异常	循环抗凝物
出血点	多见	常见	罕见	罕见	罕见
紫癜	常见	多见	少见	少见	少见
大片瘀斑	罕见	少见	少见	常见	少见
血肿	罕见	少见	多见	多见	常见
关节出血	罕见	罕见	常见(血友病)	罕见	少见
内脏出血	少见	少见	多见	多见	少见
月经过多	少见	常见	少见	多见	多见
外伤、手术后出血	少见	多见	常见	常见	常见

三、体征

进行体格检查时,应注意检查出血的部位,是否伴有肝脏、脾脏或淋巴结肿大等,是否有关节畸形、皮肤或黏膜毛细血管扩张等,同时还应注意其他生命体征变化。皮肤下肢皮肤反复出现瘀点、瘀斑,对称分布,分批出现,瘀点大小不等,呈紫红色,可融合成片状或略高出皮肤表面,见于过敏性紫癜;下肢皮肤反复发作的瘀点、瘀斑,大小不等、分布不均,伴有鼻出血、牙龈出血及月经量增多,见于血小板减少性紫癜;口腔黏膜血疱、眼底出血、颅内出血,提示为重度血小板减少;肌肉血肿、关节腔内出血,伴关节肿胀、畸形及功能障碍,提示为血友病性出血;自发性广泛出血或伤口及注射部位渗血呈大片瘀斑,见于弥散性血管内凝血。

练习题二

1. 出血性疾病病史有哪些?
2. 药物诱发出血的原因有哪些?
3. 常染色体隐性遗传的出血性疾病有哪些?
4. 血管壁异常的出血表现?
5. 血小板异常的出血表现?
6. 凝血因子异常的出血表现?
7. 纤溶异常的出血表现?

第三节　出血性疾病的实验室诊断

学习目标

1. 掌握出血性疾病筛查和确证试验

2. 掌握常见出血性疾病实验鉴别
3. 掌握一期止血实验室诊断流程
4. 掌握二期止血实验室诊断流程和 APTT 延长及纠正实验
5. 掌握纤溶亢进实验室鉴别

血液病是以实验室结果为导向的疾病。出血性疾病的诊断更是离不开实验室诊断。首先根据患者的临床表现,通过仔细询问病史、发病时间、体格检查及家族史,常常可以初步判断患者的止血缺陷是属于凝血因子的问题、血小板数量或功能的问题、还是血管本身的问题。然后通过出、凝血筛查试验,结合患者病史、临床表现等进一步明确诊断方向,再选择临床特异性较高的诊断试验,最终进行确诊。实验室检查除了用于出血性疾病的诊断外,对患者治疗方案的选择、疗效观察、预后诊断及手术方案的选择也有重要的临床意义。

一、过筛试验

毛细血管脆性试验、血小板计数(platelet count,PLT)、出血时间(bleeding time,BT)、凝血时间(coagulation time,CT)、活化部分凝血活酶时间(activated partial thromboplastin time,APTT)、凝血酶原时间(prothrombin time,PT)、凝血酶时间(thrombin time,TT)。

二、确诊实验

1. 血管因素　包括毛细血管镜检查和血管性血友病因子(von willebrand factor,vWF)测定等。
2. 血小板因素　包括血小板黏附试验、聚集试验、血小板释放反应试验、血小板生存时间测定、血小板代谢产物测定、血小板膜糖蛋白测定、血小板抗体检测、血栓弹力图、血小板功能检测等。
3. 凝血因素　包括单个凝血因子分析(FⅡ、FⅤ、FⅦ、FⅧ、FⅨ、FⅩ、FⅪ和FⅫ)、血浆纤维蛋白原含量测定、凝血活酶生成及纠正试验、凝血酶原片段1+2(F1+2)测定、纤维蛋白肽A(fibrin peptide A,FPA)测定等。
4. 抗凝因素　包括抗凝血酶检测(antithrombin activity,AT)、凝血酶-抗凝血酶复合物测定(thrombin-antithrombin complexes,TAT)、蛋白C及相关因子测定、病理性抗凝物测定(肝素样抗凝物、狼疮抗凝物、凝血因子抑制物)等。
5. 纤溶因素　包括鱼精蛋白副凝(plasma protamine paracoagulation,3P)试验、纤维蛋白(原)降解产物(fibrin/fibrinogen degradation products,FDP)、D-二聚体(D-dimer)、纤溶酶原测定、纤溶酶-α2纤溶酶抑制物复合物(a2-plasmininhibitor-plasmin complex,PIC)等。

三、特殊试验及进展

对某些遗传性疾病及一些特殊、少见的出血性疾病,在上述实验基础上,可能还需进行一些特殊检查,方能确定诊断。如流式细胞术、蛋白质结构分析、氨基酸测序、基因分析及免疫病理学检查等。

四、实验诊断

按止血阶段分类,可将出血原因分为一期止血缺陷、二期止血缺陷和纤溶异常。按照止血功能障碍的机制可分为血小板数量异常和功能障碍、凝血因子功能障碍、纤溶功能亢进及病理性抗凝物质增多。这些机制可单独或合并出现,出现时机及先后顺序因具体疾病的病理生理机制而有所不同。可通过某些常用的出、凝血筛查试验先将出血性疾病进行大致分类(见表14-2)。

表 14-2　常见出血性疾病的实验室鉴别

项目	血管性疾病	血小板疾病	凝血异常性疾病		
			凝固异常	纤溶亢进	抗凝物增多
BT	±	±	±	−	−
CT	−	±	+	+	+
毛细血管脆性试验	+	±	−	−	−
血小板计数	−	±	−	−	−
PT	−	−	±	±	±
APTT	−	−	+	+	+
TT	−	−	±	+	+
纤维蛋白原	−	−	±	+	−
FDP	−	−	−	+	−
纤溶酶原	−	−	−	+	−

注：+ 表示结果为延长或异常；− 表示结果正常；± 表示结果可以正常或异常。

(一) 一期止血缺陷

一期止血缺陷是指血管壁和血小板缺陷所致的出血病。血小板的数量异常和功能缺陷是导致一期止血缺陷的主要因素。一期止血缺陷选用 PLT 和 BT 作为筛查实验，再通过骨髓/血涂片检查、血小板黏附试验和血小板聚集试验、流式细胞免疫分子标志物检测等其他试验，对血小板导致的出血性问题进行确诊。

1. 出血时间(BT)　是通过测定皮肤受特定条件刺伤后，出血自然停止所需要的时间。此过程反映皮肤毛细血管与血小板相互作用，包括血小板的数量和黏附、活化、释放及聚集等功能。BT 延长见于血小板数量异常和质量缺陷；血管性血友病(vWF 缺乏)和低(无)纤维蛋白原血症；血管壁病变。另外，抗血小板药物和抗凝、溶栓药物的使用也会影响 BT 时间。

2. 血小板黏附试验(platelet adhesion test, PAdT)　是利用血小板黏附于损伤血管表面或异物表面的特性，测定接触前后黏附于异物表面的血小板之差占血小板总数的百分率。PAdT 减低见于血小板无力症、血管性血友病、巨血小板综合征、贮存池病、骨髓增生异常综合征、尿毒症、急性白血病、血小板减少症、服用抗血小板药物等。增高见于高凝状态和血栓性疾病。

3. 血小板聚集试验(platelet aggregation test, PAgT)　是在特定的连续搅拌条件下，在富含血小板的血浆中分别加入各种诱聚剂，如二磷酸腺苷(adenosine diphosphate, ADP)、花生四烯酸、瑞斯托霉素、肾上腺素、凝血酶等，诱聚剂与血小板膜上相应受体结合后使血小板活化、聚集，悬液的浊度发生变化，光电池将光浊度的变化转换为电讯号的变化，根据描记曲线计算出血小板聚集的程度和速度。PAgT 减低见于血小板无力症、巨血小板综合征、贮存池病、低(无)纤维蛋白原血症、尿毒症、肝硬化、应用抗血小板抑制药。增高见于高凝状态和血栓性疾病。

BT 和 PLT 都正常，除了正常人外，多数是由单纯性血管壁通透性和/或脆性增高所致的血管性紫癜，临床上常见于过敏性紫癜、单纯性紫癜和其他血管性紫癜等。BT 延长则要根据 PLT 分不同情况进行分析：①当 PLT 正常，伴 APTT 异常，需考虑 vWF 因子缺乏导致的血管性血友病；伴 PAgT 减低，则需考虑血小板功能障碍(a 颗粒缺乏或使用抗板药物)。②当 PLT 减少或增多时，可以先通过外周血涂片观察血小板的形态差异，再结合骨髓涂片或骨髓活检：如骨髓低增生伴巨核细胞、PLT 减少，但血小板形态大致正常，考虑再生障碍性贫血或放、化疗后骨髓抑制可能；如骨髓和巨核细胞增生正常且脾脏正常，但 PLT 减少，则考虑免疫性血小板减少症(immune thrombocytopenia, ITP)可能性大;巨核细胞系增生伴脾脏明显增大,血小板形态大小不一,则考虑脾功能亢进;脾脏正常或轻度增大、PLT 增多需考虑原发性或继发性血小板增多症。③血小板形态大小各异,PAdT 降低,流式细胞检测 CD42b 或 CD42a 减低,则考虑巨血小板综合征(bernard-soulier syndrome,BSS);血小板散在不聚集,PAgT 降低,流式细胞检测 CD41 或 CD61 减低,则考虑血小板无力症(glanzmann's thrombasthenia,GT)。

（二）二期止血缺陷

二期止血缺陷是指凝血因子缺陷或病理性抗凝物质存在所致的出血病。凝血四项结合纠正实验,再结合病史(出血史、血栓史、用药史、营养史等),可以解决出凝血工作中的大多数问题,初步明确方向,制订下一步实验室方案。

1. 凝血四项(PT、APTT、TT、FIB)　是针对凝血因子缺陷或病理性抗凝物质所致的出血、实验室诊断过程中常用的筛查项目。

2. 血浆凝血酶原时间(PT)　是在受检血浆中加入组织因子(如兔脑、人脑、胎盘、肺组织等浸出液)和钙离子混合液,测量血浆凝固所需要的时间。它是外源性凝血系统常用的筛选试验,延长见于先天性因子Ⅱ、Ⅴ、Ⅶ、Ⅹ缺乏和低纤维蛋白原症;获得性凝血因子缺乏,如弥散性血管内凝血,(disseminated intravascular coagulation,DIC)、原发性纤溶症、维生素 K 缺乏症、肝脏病;血液循环中有抗凝物质,如肝素、FDP 以及抗凝血因子抗体存在。

3. 活化部分凝血活酶时间(APTT)　是以接触因子活化剂(白陶土、硅土或鞣花酸等)、活化因子Ⅻ、Ⅺ,以脑磷脂代替血小板提供磷脂催化表面,在钙离子的参与下,观察血液凝固所需的时间。它是测定内源性凝血系统比较敏感和常用的筛选试验,延长见于因子Ⅱ、Ⅴ、Ⅷ、Ⅸ、Ⅹ、Ⅺ、Ⅻ以及 PK、HMWK 和纤维蛋白原缺乏,尤其用于因子Ⅷ、Ⅸ、Ⅺ和其抗凝物质增多。APTT 还是监测普通肝素和诊断狼疮抗凝物的常用试验。

4. 凝血酶时间(TT)　是在受检血浆加入"标准化"的凝血酶溶液后,血浆发生凝固所需的时间。它的延长多见于体内肝素增多或类肝素物质存在,如系统性红斑狼疮、肝脏病、肝素治疗中等;低纤维蛋白原血症、异常纤维蛋白原血症也会导致其异常。

5. 纤维蛋白原检测(FIB)　包括临床分凝血酶比浊法(clauss 法)和 PT 演算法。Clauss 法是根据纤维蛋白原在凝血酶作用下形成纤维蛋白的原理,用已知含量的标准品制作标准曲线,用凝血酶测定血浆凝固时间,后者与血浆中纤维蛋白原浓度呈负相关,再计算纤维蛋白原含量。PT 演算法则是当 PT 测定完成时,纤维蛋白原转变为纤维蛋白,其形成的浊度与 FIB 的含量成正比,因此无需另加任何试剂,即可由产生的浊度,用终点或速率法算出 FIB 含量。FIB 是急性时相反应蛋白,增高见于急性心肌梗死、急性肾小球肾炎、急性感染、败血症、灼伤、休克、大手术后、结缔组织病、糖尿病等;减少常见于 DIC、原发性纤溶症、重症肝炎和肝硬化等,也见于溶栓治疗和蛇毒类纤溶药物治疗时。

二期止血凝血因子缺陷可根据联合 PT 和 APTT 初筛试验的检测结果,分成四种不同的情况分析:①单独的 APTT 延长,主要见于内源性凝血因子(Ⅷ、Ⅸ、Ⅺ和Ⅻ)、vWF、PK、HMWK 因子缺乏,或凝血因子抑制物、狼疮抗凝物(lupus anticoagulant,LA)以及某些抗凝物的干扰等。能明确凝血因子缺乏是延长的主要因素,可先直接检测Ⅷ因子的活性或抗原含量,如果Ⅷ因子减少,再进行 vWF 检测,减低则考虑血管性血友病;vWF 正常则考虑血友病 A。如果Ⅷ因子正常,需怀疑Ⅸ因子缺乏,进行Ⅸ因子检测,Ⅸ活性或抗原含量减低,则考虑血友病 B;Ⅸ因子正常,再分别进行Ⅺ和Ⅻ检测。不能明确凝血因子是主要因素的需进行 APTT 纠正试验(详见下文)。②单独的 PT 延长,主要见于外源性因子(Ⅶ)缺乏。③PT 和 APTT 同时延长,可分两种情况:若 TT 结果正常,主要见于共同途径凝血因子(Ⅱ、Ⅴ、Ⅹ)缺乏;若伴有 TT 结果延长,主要见于纤维蛋白原减低或功能异常,结合纤维蛋白原的检测情况可进行区分。④PT 和 APTT 都正常,但是患者仍有出血表现或有异常出血史,主要见于ⅩⅢ因子缺乏。

纠正实验和其他的确证试验能够进一步明确凝血结果异常的原因。APTT 延长及纠正实验是临床较常用的检测,它是将受检血浆与正常人混合血浆以 1:1 比例于 37℃水浴孵育,测定 APTT 结果,若 APTT 结果能被纠正,该受检血浆缺乏凝血因子;若不能纠正,该受检血浆中存在病理性抗凝物质。纠正试验首先复核 APTT、PT 检测结果,排除采血和实验室检测误差,确定 APTT 延长,再依据 TT 检测结果进行分析。如果 TT 延长,则要排除是否存在肝素或类肝素样物质的干扰;TT 结果正常,可将患者血浆和正常人血浆 1:1 混合,分别于即时和 37℃孵育 2 小时后检测 APTT,如果 APTT 结果纠正,则考虑内源性凝血因子(Ⅷ、Ⅸ、Ⅺ和Ⅻ)缺乏,如果 APTT 结果不纠正,则依据是否存在时间和温度依赖性,考虑凝血因子抑制物、LA 以及某些抗凝物的干扰。通过筛查和纠正试验先初步判断诊断方向,再有针对性地进行内、外源性凝血因子定量或活性检测,可进一步明确诊断。按照此流程进行实验分析,能明显提升二期止血缺陷导致出血性疾病的诊断效率。

此外,临床使用肝素、低分子肝素治疗时,APTT 也会相应延长;应用口服抗凝剂(华法林)治疗时,PT 也相应延长。这也是临床常用 APTT 和 PT 来监测此类抗凝药物抗凝效果的原因。

(三)纤溶活性亢进所致出血实验室诊断

纤维蛋白溶解系统,简称纤溶系统。在正常人体内清除血管内沉积的纤维蛋白,保证管道通畅,防止血栓形成。如果纤溶活性异常增强,导致纤维蛋白过早溶解或者引起纤维蛋白原过多的降解消耗,将会导致出血的发生。

实验室常规检查主要通过检测 FIB 含量下降、纤维蛋白(原)降解产物(D-二聚体和 FDP)增多反映纤溶系统亢进。进一步确诊检查有组织型纤溶酶原激活物(tissue plasminogen activator,t-PA)、尿激酶型纤溶酶原激活物(urokinase-type plasminogen activator,u-PA)水平增高、PIC 增多。血栓弹力图亦可进行纤溶系统的评估检测。

在体内,当血管破裂内皮细胞受损,释放的 vWF、组织因子等促凝物质激活血小板和凝血系统,最终形成血栓填充破损的血管达到止血的效果;受损的内皮细胞同时也释放 t-PA 等促纤溶物质激活纤溶系统,当血管壁完成修复后,纤溶激活形成的纤溶酶,将止血过程中形成的血栓降解成可溶性小肽,从而实现血管的再通。纤溶酶属于丝氨酸蛋白酶,它最敏感的底物是交联型的纤维蛋白和纤维蛋白原,交联型的纤维蛋白经纤溶酶作用后除了生成 X`、Y`、D`、E` 等碎片外,还可以形成 D-二聚体。纤维蛋白原在纤溶酶的作用下可被分解为许多可溶性小肽(X、Y、D、E 等碎片),所有的可溶性小肽以及 D-二聚体统称为纤维蛋白(原)降解产物(fibrin and fibrinogen degradation products,FDP)。

作为纤维蛋白(原)的降解产物,D-二聚体和 FDP 含量能够一定程度地直接反应体内纤溶激活的程度。但是,在临床实际工作中,D-二聚体更多的用于血栓前状态等血栓性疾病的筛查和肺栓塞、深静脉血栓的阴性排除。这是因为在体内纤溶系统正常的情况下,D-二聚体的升高同样也可以间接反映凝血激活后交联纤维蛋白的形成情况,所以 D-二聚体是针对凝血和纤溶过程的这一类疾病的共同病理特点,是继发性纤溶的产物。一篇对 D-二聚体对深静脉血栓的 meta 分析中,使用定量、酶联、免疫吸附试验等方法检测的 D-二聚体对静脉血栓栓塞症(venous thromboembolism,VTE)诊断具有高敏感性(>95%),但特异性很低。在美国食品药物管理局认证的高灵敏度试剂盒中,D-二聚体对深静脉血栓和肺栓塞的阴性预测值可高达(99.6%),因此,D-二聚体阴性可以帮助排除静脉血栓栓塞,在临床诊断中得到了广泛的应用。

D-二聚体运用于血栓性疾病诊治中,由于影响因素较多,导致其特异性不高。一方面,某些其他疾病和不同生理状态也会影响 D-二聚体变化:药物、恶性肿瘤、感染、怀孕、高龄等情况均能引起 D-二聚体增高,从而干扰血栓性疾病的判断;而远端的小血栓、超出血栓发生时间窗的检测或同时进行药物抗凝治疗时会影响 D-二聚体检测水平,导致检测结果偏低与临床表现出的血栓症状不相符;另一方面,目前临床使用的检测方法较多,不同品牌仪器和试剂检测的 D-二聚体分子片段不同,结果不具可比性,难以统一标准实施长期动态监测评估;此外,我们还需理解,D-二聚体虽对继发性纤溶有特异性,但继发性纤溶对血栓形成并无特异性。D-二聚体虽能一定程度反应血栓前凝血和纤溶激活的状态,但是具体应用于血栓性疾病的诊断或血栓形成的判断,需充分结合患者的病情和实际状态。

血栓性疾病病因和发病机制十分复杂,迄今尚未完全阐明,Virchow 提出的血栓形成"三要素"即血管壁异常、血液高凝状态、血流异常的理论至今仍适用。所以,凝血激活到交联纤维蛋白形成,最终能否导致影响血液流动的血栓形成仍需满足其他的要素。在血栓高风险人群中,D- 二聚体连续动态监测和联合其他指标的检测能够提高其在血栓性疾病的诊断和血栓形成时判断的价值,研究表明 D- 二聚体及 FDP 水平差异与急性肺栓塞的危险分层以及远期预后相关,二者联合检测可提高对急性肺栓塞患者病情严重程度及预后判断的准确性。

纤溶系统与抗纤溶系统的平衡是维持凝血功能稳定的重要因素,纤溶功能亢进引起出血倾向。在临床上,纤溶亢进分为原发性纤溶亢进和继发性纤溶亢进,原发性纤溶亢进是指在无凝血异常情况下,纤溶活性异常增高,导致纤维蛋白原等血浆蛋白过度溶解,FDP 增高,在某些富含纤溶酶原激活物的器官(卵巢、前列腺、子宫、心、脑等)严重损伤或进行大手术时,纤溶酶原激活物入血,易引发原发性纤溶亢进。继发性纤溶亢进是指继发于血管内凝血的纤溶亢进,纤维蛋白原和交联纤维蛋白均会被溶解,D- 二聚体和 FDP 都成比例增高。D- 二聚体和 FDP 除了能预测术后急性纤溶活性,同时,D- 二聚体和 FDP 的联合检测还有助于区分原发性纤溶亢进和继发性纤溶亢进,选用 D- 二聚体和 FDP 作为筛选试验,可进一步明确纤溶亢进而出血的原因。根据凝血功能检测报告呈现的结果,D- 二聚体和 FDP 联合检测可以分四种情况:① D- 二聚体和 FDP 都正常,不存在纤溶激活,临床出血症状可能与纤溶活性无关;② FDP 增高,D- 二聚体正常或者 FDP 增幅明显高于 D- 二聚体,考虑原发性纤溶(纤维蛋白原被降解);③ D- 二聚体和 FDP 都成比例增高,考虑继发性纤溶(纤维蛋白原和交联纤维蛋白同时被降解),见于 DIC 或血栓形成、溶栓治疗后等,在裂解微血栓同时降解凝血因子及纤维蛋白原而导致出血;④ FDP 正常,D- 二聚体增高,常见于 D- 二聚体假阳性或 FDP 假阴性。详细内容见表 14-3。此外,PIC 能直接反应纤溶酶的活化状态,是较理想的评估纤溶状态的指标,增高可见各类原发性纤溶和继发性纤溶亢进的疾病,PIC 联合 TAT 更能直接反映纤溶和凝血激活的状态(本章第四节介绍);血栓弹力图 30 分钟内血凝块强度下降的百分比(LY30)联合凝血指数(coagulation index,CI)也可初步进行原发性纤溶和继发性纤溶鉴别:LY30>7.5% 可判断纤溶亢进,联合 CI ≤ 1.0 可判断原发性纤溶亢进,CI ≥ 3.0 可判断继发性纤溶亢进。

表 14-3 D- 二聚体、FDP 联合检测的意义

变化特点	临床疾病
FDP(N) D- 二聚体(N)	不存在纤溶激活,临床出血症状可能与纤溶活性无关
FDP(↑↑) D- 二聚体(↑ /N)	原发性纤溶(纤维蛋白原被降解),常见于妇科手术、肝病等
FDP(↑↑) D- 二聚体(↑↑)	继发性纤溶(纤维蛋白原和交联纤维蛋白同时被降解),常见于血栓形成、导致血管内皮损伤的基础疾病、术后、DIC 和溶栓治疗后
FDP(N) D- 二聚体(↑)	逻辑不符合,常见于 D- 二聚体假阳性或 FDP 假阴性,如免疫球蛋白、嗜异性抗体等干扰

练习题三

1. 出血性疾病筛查和确证试验有那些?
2. BT、PAdT、PAgT 的试验原理和作用有哪些?
3. PT、APTT、TT、FIB 的试验原理和作用有哪些?

4. APTT 纠正试验的步骤和作用有哪些?

5. 为什么 D- 二聚体能用于血栓性疾病的诊断?

6. 影响 D- 二聚体在血栓性疾病诊断因素有哪些?

7. D- 二聚体和 FDP 的联合检测的意义?

第四节　常见出、凝血检测结果解读

学习目标

1. 掌握出血性疾病筛查和确证试验

2. 掌握常见出血性疾病实验鉴别

3. 掌握一期止血实验室诊断流程

4. 掌握二期止血实验室诊断流程和 APTT 延长及纠正实验

5. 掌握纤溶亢进实验室鉴别

一、常见血小板功能异常结果解读

血小板在止血过程中十分重要。当血小板的数量或功能发生变化时,机体易于发生出血或血栓。在排除了血小板数量因素和血管因素导致的出血后,我们需要进一步对血小板的功能进行检测,通过一般性的功能筛查实验、血小板聚集功能检测和流式细胞术检测结果综合分析,能够将常见的血小板功能异常进行较为明确的分类。由血小板功能缺陷引起的出血性疾病称为血小板功能异常(缺陷)症,可分为获得性和遗传性两种。

获得性血小板功能缺陷是指某些原发病引发了血小板功能异常,并且导致临床出血症状,导致获得性血小板功能异常的常见病因有免疫性血小板功能异常、白血病和骨髓增殖性疾病、尿毒症、药物因素、异常球蛋白血症、肝病等。其发病机制十分复杂,明确诊断十分困难。

遗传性血小板功能异常(缺陷)症在我国较少见,主要有血小板无力症、巨血小板综合征、血小板储存池缺陷症、血小板花生四烯酸代谢缺陷症等,患者表现有皮肤和黏膜重度出血倾向,在创伤、手术和分娩后出血加重。遗传性血小板功能异常症的诊断主要依赖相关基因缺陷的分子诊断,血小板功能检测、膜糖蛋白检测。

血小板功能异常引起的出血,输注血小板治疗时可不受血小板计数的影响。

血栓前状态或血栓性疾病(动脉粥样硬化、缺血性心脏病、急性心肌梗死、脑血管疾病、静脉血栓)血小板的功能会被激活,血小板处于活化状态。越来越多的抗血小板药物应用于治疗或预防血栓形成,在用药前后也常常需要通过检测去了解血小板功能状况和活化水平。抗血小板药物的使用可以使血小板聚集功能降低,临床上一般使用血小板聚集功能来监测抗血小板药物疗效。聚集功能相比用药之前没明显下降,则需考虑用药不足或存在药物抵抗;聚集功能过低则考虑药物过量,临床要防止出血事件发生。表 14-4 列举了常见遗传性血小板功能异常症和使用抗血小板药物的实验室结果。

表 14-4　常见遗传性血小板功能异常症和使用抗血小板药物的实验室结果

常见血小板异常疾病及用药	AA	ADP	COL	EPI	RIS	GP Ib (CD42a)	GP IIb/IIIa (CD41a)	CD62P (GMP-140)	CD63
血小板无力症	减低或不聚集	减低或聚集	减低或不聚集	减低或不聚集	正常	减低	显著降低或缺乏	正常	—
巨血小板综合征	正常	正常	正常	正常	减低或不聚集	显著降低或缺乏	—	—	—
血小板储存池缺陷症	正常	I型减低	正常	正常	正常	正常	正常	I型正常/II或III型减低或缺乏	—
血小板花生四烯酸代谢缺陷症	不聚集	减低	不聚集	减低或不聚集	正常	—	—		
血栓前状态或血栓性疾病	增高	增高	增高	增高	正常	正常或升高	升高	升高	升高
阿司匹林	减低	不影响	不影响	不影响	不影响	—	减低	减低	减低
氯吡格雷	不影响	减低	不影响	不影响	不影响	—	减低	减低	减低

二、常见凝血功能结果解读

常规的凝血检测 PT、APTT、TT 采用的是体外评估实验。直接评估凝血因子的水平,当凝血因子水平降低或者活性下降,就会一定程度地影响凝血检测的结果,导致所测凝血时间相应的延长,所以原发性和各种继发性凝血因子缺乏是导致凝血结果异常的主要原因。凝血因子缺乏的主要原因中,除了遗传性的凝血因子缺乏外,合成的原料维生素 K 缺乏和肝病肝损等主要合成器官功能障碍会导致凝血因子合成不足;大面积的血栓形成和 DIC 会导致凝血因子的大量消耗;大量失血会导致凝血因子的丢失;另外,抗凝药物则是灭活相应活化的因子,阻断凝血的级联反应,阻止血液凝固;因子抑制物是针对凝血因子的自身抗体,它的存在影响凝血因子的功能表达,如 A 型血友病患者反复输注 FⅧ制剂可导致体内产生中和 FⅧ的抗体,即 FⅧ抑制物。其在重型血友病患者中的发生率高达 20%~30%;抗磷脂抗体主要存在于患有自身免疫性疾病、感染性疾病和抗磷脂抗体综合征的患者血清中,它在体外和凝血因子竞争性地结合磷脂,影响了因子的级联反应所需场所——磷脂表面来抑制凝血反应,导致凝血结果延长。表 14-5 详细地分析各种常见凝血因子缺乏及抑制物、抗凝药物的使用导致凝血功能检测异常的情况。

作为出血性疾病的初筛试验,PT、APTT、TT 检测结果延长能够为出血性疾病进一步检测和确诊提供方向。正是因为这些初筛试验在出血性疾病诊断中的价值和频繁使用,在一定程度上也误导了临床产生一些不正确的观点:凝血检测显示的结果延长意味着患者出血风险大,就要采取必要的出血防控措施。实际上这些结果异常并不能等同出血或者直接诊断出血性疾病,它和出血并不是同一个概念。导致机体出血的因素有很多,除了前文提到的以血管、血小板和纤溶等为主要因素引起的出血外,常见的还有创伤、高血压、门静脉高压等引起的血管破裂,这些情况是在凝血功能正常的情况下的出血;相反,遗传性或获得性 XIII 因子缺乏,PT、APTT 检测结果正常,但是患者却表现出血症状。所以出血并不一定都是凝血因子缺乏导致的,而凝血检测结果正常也并不能确保患者就没有其他的出血性疾病。此外，在某些患者中即使 PT、APTT 延长，也并不一定会导致出血或者出血倾向，有些甚至反而有血栓表现。比如，内源性凝血因子ⅫⅡ缺乏，APTT 检测结果会大幅延长，但是患者一般不会有出血表现，部分患者甚至有高血栓风险；抗磷脂综合征患者 PT、APTT 均可延长，且以 APTT 延长为多见，这类患者也是有高血栓风险的。有研究表明，LA 阳性的患者静脉血栓发生的概率是阴性患者的 6倍，抗心磷脂抗体阳性的患者比阴性的患者发生静脉血栓的概率增加 50%；另外，肝功能障碍会导致常规出、凝血检测时间大幅延长，但是在这类患者中，有部分患者有出血表现，也有部分患者是血栓表现。肝病或肝损患者相关凝血病的机制其实比较复杂，常规出、凝血筛查不能提供区分的依据，同时临床上大多缺乏其他有效的检测手段，使得临床医师难以判断肝功能障碍时的患者体内凝血功能真实状态。异常的凝血结果还可能会带来一些低凝的假象，使得临床医师进行相关的替代治疗。但是实际上很多肝损的患者临床常有门脉血栓的表现，这些举措反而会促进血栓事件的进一步发展。因为肝脏是凝血因子的合成场所，凝血因子合成减少，因子水平减低导致凝血检测结果延长，但是肝脏同时也是体内主要抗凝物质（AT、蛋白 C、蛋白 S）的合成场所，此时体内的抗凝物质的合成也在减少，抗凝作用是减弱的。血液凝固是细胞和凝血因子之间复杂的相互作用，凝血稳态是基于促凝系统和抗凝系统、纤溶和抗纤溶系统之间的平衡状态。我们常把肝功能障碍这种出、凝血平衡描述为"低水平平衡"。如果患者体内仍然维系着这种平衡的状态，那么，临床仅凭常规出、凝血检测结果，是无法全面评估患者体内的平衡状态，所以，是否需要进行替代治疗，目前存在争议。某些患者当门静脉高压血流受阻时血液瘀滞，又因体内自身的抗凝作用减弱，存在一定的血栓风险，此时进行血制品等相关的替代治疗，无异于"火上浇油"，反而会增加门脉血栓风险。出血是肝脏疾病常见的症状，也是患者死亡的重要原因之一，据统计约 85% 的肝病患者有 1 项或 1 项以上的出、凝血结果异常，15% 的患者有出血倾向。肝病出血的原因非常复杂，涉及一期止血、二期止血、纤溶亢进和血小板异常等。肝病患者的这种出、凝血平衡状态更加脆弱，如果这些患者有出血表现或者因门静脉高压导致血管破裂而引起内脏或胃肠出血，由于体内凝血因子储备不足，止血难度可能会大于一般患者。所以，肝功能障碍患者，常规的凝血结果解读要充分结合患者的病情和实时状态，必要时还需进行全血凝血功能检测（血栓弹力图检测、旋转血栓弹力测定）、血栓四项（TAT、PIC、血栓调节蛋白（thrombomodulin，TM）、组织型纤溶酶激活 - 抑制物（tissue plasminogen activator inhibitor complex，t-PAIC）和凝血因子活性检测，综合结果全面评估，准确的判断患者体内此时出、凝血的平衡状态，结合病情再进行相应的治疗。

　　因此在实际工作中，出凝血筛查结果的异常在临床上可以表现为出血问题，也可以是血栓的问题，在诊疗过程中必须结合患者的病史（出血史、血栓史、用药史、营养史等）具体分析并加以鉴别。出血性疾病的临床症状相对典型，容易研判，但血栓性疾病起病相对隐匿，容易发生误判。表 14-5 列出了常见凝血功能异常的检验结果分析。

表 14-5　常见凝血功能异常检验结果分析

诊断结果	PT 试验	APTT 试验	即刻混合血浆纠正试验	其他试验 / 确认试验 （如果需要）
FⅧ /FⅨ /FⅪ /FⅫ /PK/HMWK 等缺乏	正常	延长	APTT 纠正	FⅧ /FⅨ /FⅪ和 FⅫ 等活性检测
FⅦ缺乏	延长	正常	PT 纠正	FⅦ活性检测
FⅡ /FⅤ 和/或FⅩ	延长	延长 / 正常	PT 和 APTT 均纠正	FⅡ /FⅤ 和/或FⅩ活性检测
FⅧ /FⅨ /FⅪ 和 /或FⅫ抑制物	正常	延长	APTT 不纠正（大部分 FⅧ抑制物对时间和温度有依赖性，如果未混合孵育，APTT 可能会纠正）	FⅧ /FⅨ /FⅪ和 FⅫ（抑制物）试验

续表

诊断结果	PT 试验	APTT 试验	即刻混合血浆纠正试验	其他试验 / 确认试验（如果需要）
FⅦ抑制物	延长	正常	PT 不纠正	FⅦ（抑制物）试验
FⅡ/FV 和 / 或 FX 抑制物	延长	延长	PT 和 APTT 均不纠正	FⅡ/FV 和 / 或 FX（抑制物）试验
LA	正常（可能延长）	延长	APTT 不纠正	LA 确认试验
DIC	延长	延长	PT 和 APTT 均纠正	D- 二聚体、纤维蛋白原、血小板计数，可检测其他凝血因子
肝病	延长	延长	PT 和 APTT 均纠正	凝血因子测定，肝酶检验
维生素 K 拮抗剂（VKA）治疗（开始用药）/ 维生素 K 缺乏（低水平）	延长	正常 / 延长	PT 和 APTT 均纠正	TT 和 FIB 正常，FⅡ/FⅦ/FⅨ/FX 呈低水平
VKA 疗法（用药患者稳定）/ 维生素 K 缺乏（高水平）	延长	延长	PT 和 APTT 均纠正	TT 正常，FⅡ/FⅦ/FⅨ/FX 呈低水平
达比加群	正常 / 延长	延长	APTT 不纠正	稀释凝血酶时间或质谱法用于确认，TT 延长
利伐沙班	延长	正常 / 延长	PT 不纠正	利伐沙班（抗 Xa）检测或质谱法可用于确认，TT 正常
阿哌沙班	正常（可能延长）	正常（可能延长）	如果延长，PT/APTT 不纠正，但应取决于判定纠正的方法	阿哌沙班（抗 Xa）测定法或质谱法可用于确认，TT 正常
普通肝素（治疗水平）	正常（除非试剂不含肝素中和剂，或肝素含量超过肝素中和剂）	延长	APTT 不纠正	肝素（抗 Xa）测定，TT 延长并 TT 混合血浆纠正试验为"不纠正"，鱼精蛋白、甲苯胺蓝纠正试验能纠正可提示，蕲蛇酶或爬虫酶时间正常。但可能有与其他药物如达比加群一起使用的情况
普通肝素（高于治疗水平）	延长	延长	APTT 不纠正，PT 纠正 / 不纠正（如果将肝素稀释到肝素中和剂范围内可能会纠正，与患者肝素用量 / 实际成分及含量相关）	

　　D- 二聚体能反映凝血和纤溶过程的这一类疾病的共同病理特点，在纤溶系统正常的情况下，它的升高可以间接反映凝血激活后交联纤维蛋白的形成情况。所以，D- 二聚体的检测值与血栓形成存在一定的相关性，临床也常用它来进行血栓前状态的判断和肺栓塞、深静脉血栓的阴性排除。D- 二聚体运用于血栓性疾病诊治中，由于影响因素较多，导致其特异性不高。目前，综合分析其他检测指标（FDP）和传统凝血（PT、APTT）结果，能一定程度上提高 D- 二聚体在血栓形成时的诊断和监测价值；另外，D- 二聚体连续监测比单次检测更能够反映体内出、凝血动态变化，从而有助于找到凝血激活和预示早期血栓及血栓形成的证据，进一步提高血栓发生及血栓性疾病的诊断效率。

　　抗凝血酶（AT）是人体内主要的血浆抗凝物质，升高一般不会引起病理性的后果，但是减少会使体内自身的抗凝系统减弱，导致血栓风险增高，AT 是诊断易栓症的评估指标之一。AT 减少主要见于遗传性的 ATⅢ 缺乏、肝脏受损合成障碍、肾病综合征丢失过多、血栓形成过程中消耗过多等情况。此外,在血栓性疾病或血栓形成时,临床常在采用肝素及肝素类药物进行抗凝治疗,需要进行 AT 活性检测并关注其结果所处的水平。这时因为肝素类的药物本身没有抗凝作用,它作为辅因子作用于 AT 的赖氨酸残基,可使 AT 灭活凝血酶作用大大增强,从而通过 AT 发挥抗凝作用。当 AT 活性<70%,肝素抗凝的效果减低;AT 活性<50%,肝素抗凝的效果明显下降;AT 活性<30%,肝素抗凝基本无效。

在体内,出、凝血总是处在不断变化的动态平衡之中,对于出血的问题过度治疗和防控可能会导致血栓问题;同样当机体发生血栓时,过度抗凝治疗也会带来一定的出血问题。就像人体内的水电解质平衡一样,在对出、凝血疾病的治疗的过程中,怎样维系这对动态平衡也是解决出、凝血问题的关键所在。20 世纪 80—90 年代,凝血常规(PT、APTT、TT、FIB)作为能自动化、标准化的筛查项目,逐渐替代了手工项目 BT、CT 进行出血性疾病的筛查,并在国内各大医院得到普及,足以见得出血性疾病和术前出血风险的评估在当时已经得到业界的广泛重视。随着医学的不断发展和人们的认知水平的不断提升,血栓问题现在已经成为大家关注的焦点。据权威的数据统计,各类血管性疾病已经成为影响人类健康的主要杀手,其导致的死亡率排在各类疾病之首。那么,与血栓的风险及形成有一定相关性的 D- 二聚体、FDP、AT 等检测项目也逐渐受到临床的重视并得到广泛的推广。目前,凝血功能检测(PT、APTT、TT、FIB、D- 二聚体、FDP、AT)作为能全面评估患者凝血功能整体状况的筛查检测指标,大致涵盖出血(凝血)、纤溶(血栓)和抗凝系统,相比过去侧重关注出血问题,它能更全面的反映出、凝血平衡的整体状况,因此在各大医院也逐渐代替了常规凝血四项(PT、APTT、TT、FIB)检测。

对于手术患者,我们需要了解患者出、凝血的整体状况,既要关注患者术中的出血风险,同样也要关注其术后的血栓风险,以及术后通过肝素或低分子肝素等抗凝药物治疗后的效果;对于出血性疾病的患者,把握出、凝血的整体状况也非常重要,在治疗过程中除了要评估出血的风险,同样要分析 D- 二聚体等检测指标的变化来预示是否治疗过度而导致的血栓问题;而对于高血栓风险的患者,抗凝治疗是临床常用的降低血栓风险有效措施,在进行血栓风险的评估的同时也要关注常规凝血指标的变化,通过它来反映抗凝药物是否过量而带来的潜在的出血风险;对于 DIC 患者,出血和微血栓同时并存,相互转换,更是很难通过单一方面的检测指标反应体内的实际状况。因此,DIC 的诊断标准则是纳入凝血因子消耗和微血栓形成纤溶亢进的检测指标进行综合评分。所以,作为这对动态平衡的两端,不可能孤立地只关注其中的一端而忽略另一端,出血和血栓应当同时得到临床的重视,只有这样,治疗才会达到满意的结果。

但是,由于某些出血性疾病或出血的临床症状相对凶险,临床在治疗过程中还是会更加关注出血及带来相关的问题,对于出血或出血性疾病的过度治疗和防控仍然存在。一方面,在紧急失血时,临床为了快速止血,存在局部、全身止血药物混用、滥用的情况;另一方面,出血性疾病的诊断相对复杂,医生对病情的误判,或是对凝血项目报告的解读不当,也可导致药物和血制品的不合理使用。上述多方面因素带来了医源性血栓问题,不过随着大家现在对血栓性问题认识的深入,对血栓的预测和防范意识及相应的措施也在不断增加。

影像学检查能够直观的反映所形成的血栓大小和部位,是目前血栓诊断的“金标准”。但是,影像学的检查也存在一定的不足:一方面其结果显示血栓已经形成,无法做到早期预判;另一方面检查起来相对麻烦,有些还是有创操作。相比于这些不足,实验室的检测过程简单,结果也容易获得,更适合动态评估、早期的血栓预判和常规筛查工作。随着 D- 二聚体、FDP 在血栓形成中的诊断和监测的价值得到业界的认可,骨科、呼吸等学科已经纳入 D- 二聚体检测作为血栓排除性诊断的主要监测指标,并建立了相应的诊断流程。在创伤骨科患者围手术期 VTE 预防推荐方案中,对于术前 D- 二聚体筛查检测阳性的患者,建议行双下肢静脉多普勒超声检查。

由于 D- 二聚体检测结果的干扰因素较多,特异性不高,在血栓的预判和诊断中的作用仍然受到一定的限制。血栓四项(TAT、PIC、TM、t-PAIC)是近几年在国内推广的有关凝血状态的检测项目。TAT、PIC 能直接反应体内凝血和纤溶激活的情况,TM、t-PAIC 反应血管内皮损伤的程度(见表 14-6)。2000 年,《中国实验诊断学》第 2 期收录了上海交通大学医学院附属瑞金医院王鸿利院士发表的论文

《抗凝和溶栓治疗实验室监测》，首次明确提出 TAT 和 PIC 在血栓形成及抗凝和溶栓治疗中监测的意义及价值，但是受制于当时落后的检测方法学，难以在临床推广和普及。随着科技的发展和检测技术改进，化学发光法能够准确的进行这类血栓标志物的检测，从而可以实时反映体内出、凝血状态，结合目前常规凝血功能检测结果，能在一定程度上提高血栓性疾病诊断效率。准确监测到患者的高凝状态，还能对血栓性疾病和血栓的形成进行早期预判。

表 14-6　血栓四项检测项目及临床意义

项目名称	检测对象		参考区间	
	中文	英文		
TAT	凝血酶 - 抗凝血酶复合物	thrombin-antithrombin complex	<4ng/mL	凝血活化的分子标志物，预测早期血栓形成，判定抗凝治疗效果
PIC	纤溶酶 -α2 纤溶酶抑制物复合物	a2-plasmininhibitor-plasmin complex	<0.8μg/mL	反映体内纤溶实际水平较为敏感的标志物
TM	血栓调节蛋白	thrombomodulin	3.8~13.3TU/mL	内皮细胞受损时，TM 游离，与凝血酶结合形成 TM- 凝血酶复合物，起抗凝血酶作用
t-PAI·C	组织纤溶酶原激活物 / 纤溶酶原激活物抑制剂 -1 复合物	tissue plasminogen activator-plasminogen activator inhibitor complex	男性<17ng/mL 女性<10.5ng/mL	血管内皮细胞合成，纤溶系统的关键物质，反映向血中释放的 t-PA 的量的一个标志物

当血管破裂内皮细胞受损时，胶原和组织因子暴露于流动的血液，同时内皮细胞还合成和分泌生理性纤溶酶原激活物（t-PA、u-PA），这些促凝和促纤溶物质的暴露和释放，体内的凝血和纤溶系统均有不同程度激活，TAT 和 PIC 也会随之增高。但是在止血的初始阶段，由于 t-PA 约 95% 被过量的纤溶酶原激活物抑制物快速结合而失去活性，失去激活纤溶的能力，使得纤溶系统又受到了一定程度的抑制，凝血激活的程度会更大（TAT 的变化更显著），从而满足机体正常止血的需要，保证生理血栓的形成，填充和修复破损的血管壁。当止血和血管壁修复完成后，凝血的作用减弱，而先前形成的少量纤溶酶作用于纤维蛋白，暴露更多的赖氨酸结合部位，大量的纤溶酶原结合，形成更多的纤溶酶，纤溶的作用不断增强（PIC 变化显著），降解纤维蛋白而血栓溶解，实现血管再通。不同于出、凝血常规的筛查试验，TAT 和 PIC 能够间接反映体内凝血酶和纤溶酶形成情况，从而更加直接和实时反映的患者体内凝血和纤溶系统的状态，为预判出、凝血平衡的走向提供帮助。有研究表明 TAT、PIC 联合另外两项标志物（TM、t-PAIC）检测可提高 DIC 早期诊断率，为临床早期干预和治疗提供最佳时机。TAT、PIC 还在 DIC 病情进展过程中、分期诊断有着极其重要的作用。在肝病或肝病合并 DIC 等常规凝血功能结果紊乱时，诊断和治疗均受到不同程度的干扰，TAT、PIC 联合分析能有助判断体内实际凝血和纤溶系统的状态，找到出、凝血平衡的方向。在发生纤溶亢进时，也能通过结合纤溶产物 D- 二聚体、FDP 等检测结果进行分析，有效区分继发性纤溶和原发性纤溶状况，指导临床进行精准治疗。

血栓前状态凝血系统被激活，PT、APTT 检测时间会有不同程度的缩短，D- 二聚体、FDP 也会有不同程度的升高。但是在实际工作中，PT、APTT 检测结果显示的缩短的时间幅度小，临床往往难以鉴别和容易忽略；而 D- 二聚体检测结果由于影响的因素较多，疾病诊断的特异性较差，因此，仅通过这些常规筛查指标是很难及时、准确地把控患者的血栓前状态，也就不能早期对病理血栓的形成进行预判和开展相关的预防工作。目前，影像学检查是血栓诊断的"金标准"，多数临床工作者会根据影像学的诊断而启动药物抗凝治疗和其他相关治疗。如果高血栓风险的患者，能在血栓形成前、凝血系统被激活时就进行相应的抗凝治疗，降低患者的高凝状态，那么血栓的问题就会大大减轻，甚至可能不会发生。

在体内,当内、外凝血系统被激活后,通过级联反应,最终形成凝血酶,凝血酶是纤维蛋白单体形成、聚合和交联纤维蛋白形成的关键物质。在某种意义上,凝血酶形成多少则反映了体内凝血的强度,当凝血酶大量形成,血液处于高凝状态。人体的这种高凝状态的形成有生理性也有病理性的因素。生理因素最常见的是孕产妇;病理因素常见有脉血管壁和内皮细胞受损(化学药物和抗生素刺激、穿刺管和塑料管长期滞留、创伤或手术等因素)、血流速度减慢(静脉曲张、心力衰竭、卧床和老年人等因素)和血液成分改变(凝血活性增强、抗凝、纤溶活性下降等因素)。比如创伤导致人体血管受损,凝血系统激活,局部产生血栓止血。但是,如果当创伤面积大,伤口恢复慢或伴感染,那么凝血系统就会存在过度激活的风险,患者的血栓风险就会大大增加,从而形成病理血栓危害机体。作为凝血系统激活而形成的标志物——凝血酶由于半衰期短,目前难以通过检测技术进行实测。TAT 是凝血酶-抗凝血酶复合物,当凝血酶增加时,它形成的复合物 TAT 也会成比例增加,因而通过复合物的检测来反映凝血酶生成的情况,从而评估患者凝血活化的状态。准确地评估和监测患者血栓前高凝状态,可早期进行血栓预判和开展相关治疗。研究表明,急性期深静脉血栓(deep venous thrombosis,DVT)TAT 明显升高;病程进展为慢性期后,TAT 迅速恢复至正常人水平。因此,TAT 随 DVT 进程迅速升高而降低的过程与 D-二聚体和 FDP 有较为一致的表现,但由于 TAT 是直接反应凝血酶生成,凝血系统的激活,能对血栓形成有更早的预警作用。对于高血栓风险的患者,在 TAT 大幅度增高时就启动抗凝治疗,那么很多的血栓就将被扼杀在萌芽状态。

DIC 是一种获得性综合征,其特征为血管内凝血活化致使血管内纤维蛋白形成,消耗大量凝血因子和血小板,同时继发纤溶功能增强,从而导致患者出血、休克、多器官衰竭。在原发病和临床表现存在的前提下,实验室检查对于 DIC 诊断有重要的支撑作用,由于 DIC 病理过程复杂,目前没有单一指标能明确诊断,需综合分析和动态监测。2012 年修订《弥散性血管内凝血诊断与治疗中国专家共识》有关 DIC 积分系统实验室检查,一方面反映凝血因子消耗证据,包括检测 PT、APTT、FIB、PLT;另一方面反映纤溶活化的证据,包括检测 FDP、D-二聚体、3P 试验,DIC 需实验室证据结合基础疾病和临床表现综合评分进行诊断。实际上,由于纳入的检测指标多且诊断的敏感性不高,通过积分评估一般仅能满足中晚期 DIC 的诊断,早期诊断仍然是临床的难点。

DIC 病因较多,分类繁杂,但是全身性、持续性、显著的凝血活性化是所有 DIC 患者的共同特征。目前,日本最新 DIC 积分诊断标准纳入反映凝血活化的 TAT 检测,显著提高了 DIC 诊断和早期识别效率。DIC 病程不同,凝血平衡状态均不相同,相应的替代治疗和纠正平衡的措施也不相同。DIC 早期(弥散性微血栓形成期),凝血因子消耗和纤溶活化的证据不明显,常规的凝血结果很难提供诊断的依据,但是凝血活化是可以通过 TAT 检测找到证据,从而可以结合患者病情提前抗凝干预,阻断病情进展。DIC 中期(消耗性低凝期),凝血消耗和纤溶活化的证据充分,诊断相对容易,但是常规出、凝血检测结果出现紊乱,且并不能反映体内出、凝血平衡的真实状况,同时异常的凝血结果还可能会带来一些低凝的假象,常会干扰临床的判断,因担心出血过早停止抗凝。实际上此时期微血栓形成仍在进行,凝血活化程度仍是强于纤溶活化或者两者增高幅度大致同步,可以通过 TAT、PIC 和 TAT/PIC 的比值反映体内真实状况,在进行替代治疗补充相应的血液成分的同时仍要坚持抗凝治疗,阻断 DIC 的进展。DIC 晚期(继发性纤溶亢进期)此期血栓形成基本停止,继发性纤溶亢进为主要矛盾,TAT 检测增高幅度明显减小,PIC 增高幅度更大,TAT/PIC 的比值相对先前有所减低。若临床确认纤溶亢进是出血的首要原因,则可适量应用抗纤溶药物治疗,同时由于凝血因子和血小板的大量消耗,也应该积极给予补充。另外,全血凝血功能检测(血栓弹力图)能初步对凝血因子、纤维蛋白原、血小板功能以及纤维蛋白溶解等方面进行凝血全貌的检测和评估,也能在 DIC 的诊断过程中提供一定的参考价值,尤其在指导大量和多成分血制品输注时有重要的应用价值。所以,不同时期的 DIC 的治疗措施也不尽相同,而准确的判断患者体内凝血和纤溶状态,能进一步指导临床进行更加精准治疗。

不仅 DIC 患者,凝血结果紊乱是临床较为常见的现象,比如肝病肝损患者由于凝血因子合成减少,常规出、凝血结果会延长,如果这些肝功能障碍患者再合并 DIC,那么凝血结果紊乱的情况就会更加显著,同时,DIC 的诊断也会变得更加困难。这类情况下,常规的凝血结果只能间接评估体内凝血因子的水平,并不能真实地反映体内整体出、凝血的状况,紊乱的凝血结果甚至很容易给临床提供出血风险高的误判,导致不必要的输血和止血治疗,但是往往合并 DIC 的患者体内可能仍然处于消耗性的低凝状态,在进行相应的替代治疗时仍需抗凝治疗,控制 DIC 的进程。而这些只注重出血的防范措施可能会进一步加重 DIC 的发展。对于此类患者诊断,首先要明确这些低水平的凝血因子仅仅是合成障碍(肝功能障碍)造成的,还是又叠加了消耗因素(DIC)引起的,这时,可以进行 TAT、PIC 检测,如果凝血和纤溶系统均没有被激活,则更多考虑合成障碍;如果 TAT、PIC 增高,凝血和纤溶系统被激活,则需要考虑叠加了凝血因子的消耗,合并血栓或者 DIC 的可能性更大。TAT、PIC 检测能在一定程度上帮助临床判断此时机体出、凝血的平衡走向,找到正确的治疗方式。当然,也可以直接进行内、外源性凝血因子和Ⅷ因子检测,监测体内凝血因子含量或活性水平变化。Ⅷ因子是不依赖肝脏合成的凝血因子,一般在肝功能障碍患者会应激性的增高或处于正常水平,当血浆Ⅷ因子持续下降时,也需要考虑存在消耗因素。实际上,临床的具体情况则更加复杂,多因素和多并发症互相影响,不同的检测结果也会受到不同干扰,凝血检测就更加需要联合分析,动态评估,只有这样才能正确的评估出、凝血平衡的方向,找到正确、精准的治疗办法。

纤维蛋白原是纤维蛋白的前体,由肝脏合成,具有重要的凝血功能。过度消耗、肝功能严重障碍或先天性缺乏,均可使血浆纤维蛋白原浓度下降,也是引起凝血结果异常(PT、APTT、TT 的延长)的常见原因,严重时可有出血倾向。当纤维蛋白原过度消耗时,临床上存在两种情况,一方面继发性纤溶亢进,另一方面原发性纤溶亢进。这两种表现临床的治疗方式是不一样的。前文提到,D- 二聚体和 FDP 的联合检测能够在一定程度上区分原发性纤溶亢进和继发性纤溶亢进,但是,在实际检测工作中,D- 二聚体检测影响因素较多,结果常会受到各方因素的干扰,从而影响临床的判断;另外,这两种纤溶亢进情况有时 D- 二聚体和 FDP 会相互影响,检测结果会呈现不同程度的同时增高,临床难以区分具体原因。文献报道 TAT 与 PIC 比值可以评价急性创伤性凝血病凝血 - 纤溶失衡程度,进而预测急性创伤性凝血病,通过直接检测 TAT、PIC 并分析其比值,评估凝血和纤溶系统激活的状态,结合常规的 FIB、D- 二聚体和 FDP 的结果,能够更加准确地判断纤溶的状况,指导临床进行精准治疗。

综上所述,凝血功能检测(PT、APTT、TT、FIB、D- 二聚体、FDP、ATⅢ)是初步评估凝血、抗凝和纤溶系统的筛查实验;全血凝血功能检测(血栓弹力图、旋转血栓弹力)是初步综合评估除血管内皮细胞和血管壁以外因素凝血全貌检测指标;血栓四项(TAT、PIC、TM、t-PAIC)是能够实时反映体内凝血、纤溶和内皮损伤状态的检测指标。通过多指标联合检测、动态监测和综合分析,并充分结合病情,才能更好地呈现患者体内出、凝血平衡的状态,把控平衡的走向,实施精准治疗。

练习题四

1. 哪些情况可以导致血小板功能缺陷?
2. 血小板功能检测的试验有哪些?
3. 凝血因子缺乏的主要原因中,除了遗传性的凝血因子缺乏外,大致还有哪些?
4. 常规凝血检测 PT、APTT、TT 的主要作用?
5. 肝损害患者 PT、APTT 结果延长,为什么仍有血栓发生?
6. 抗凝血酶Ⅲ检测的意义?
7. DIC 不同时期的凝血特点是什么?
8. 怎样才能判断肝损合并 DIC?
9. 为什么说 TAT 能早期预示血栓形成?

10. 纤溶亢进有哪些检测指标,怎么判断?

第五节 案 例 分 析

案例 1 维生素 K 缺乏案例

一、简要病史

患儿,男性,1 个月 3 天。无明显诱因右手背肿胀青紫。外院抽血后采血点出血难止,入住我院。既往有双下肢散在出血点病史。无外伤、输血史和手术史。入院诊断:①先天性凝血因子缺乏? ②维生素 K 缺乏性出血症? ③ DIC ?

二、相关凝血功能检测结果

1. 入院第一天凝血功能、血常规和凝血因子检测结果见表 14-7 和表 14-8。

表 14-7 凝血功能七项检测

项目 (参考 区间)	PT(9.0~ 12.5s)	APTT (25.0~ 34.0s)	Fbg(2.0~ 4.0g/L)	TT (14.0~ 21.0s)	AT(82%~ 132%)	DD(0~ 0.55mg/L)	FDP(0~ 5mg/L)	Hb(120~ 160g/L)	PLT (100~300) ×10⁹/L
结果	≥ 100	≥ 150	3.3	20.4	101.4	0.06	0.9	79	313

- 注:PT 凝血酶原时间;APTT 部分凝血活酶时间;Fbg 纤维蛋白原;TT 凝血酶时间;AT 抗凝血酶;DD D- 二聚体;FDP 纤维蛋白原降解产物;Hb 血红蛋白;PLT 血小板

表 14-8 血浆凝血因子检测

项目	凝血因子(参考区间)	原倍结果	稀释 4 倍后结果
内源性凝血因子	Ⅷ(70%~150%)	128.8	–
	Ⅸ(70%~120%)	0.6	1.2
	Ⅺ(70%~120%)	41.4	–
	Ⅻ(70%~150%)	30.7	35.2
外源性凝血因子	Ⅱ(70%~120%)	<0.01	<0.01
	Ⅴ(70%~120%)	88.0	–
	Ⅶ(70%~120%)	1.3	2.5
	Ⅹ(70%~120%)	<0.01	<0.01

2. ①凝血功能检测显示 PT、APTT 大幅延长,为了防止严重出血,予以输注新鲜冰冻血浆补充凝血因子;②凝血因子Ⅱ、Ⅶ、Ⅸ、Ⅹ活性显著降低的结果,临床高度怀疑患者是维生素 K 依赖凝血因子缺乏导致的出血,遂进行异常凝血酶原检测结果见表 14-9,并予以注射维生素 K₁ 止血。

表 14-9　异常凝血酶原测定结果

项目名称	结果	参考范围	单位
异常凝血酶原（PIVKA-Ⅱ）	58 095.43	≤40	mAU/mL

3. 进行治疗后第二天复查凝血常规结果恢复正常（见表 14-10）。

表 14-10　凝血常规结果

项目 （参考区间）	PT （9.0~12.5s）	APTT （25.0~34.0s）	Fbg （2.0~4.0g/L）	TT （14.0~21.0s）
结果	11.5	35.4	3.72	17.9

4. 出院时复查异常凝血酶原结果（见表 14-11）。

表 14-11　异常凝血酶原结果

项目名称	结果	参考范围	单位
异常凝血酶原（PIVKA-Ⅱ）	3 265.67	≤40	mAU/mL

5. 试验结果总结

（1）患者入院时凝血功能 PT/APTT 显著延长，PLT 轻微升高；说明是凝血因素导致出血。

（2）凝血因子检测 Ⅱ、Ⅶ、Ⅸ、Ⅹ 显著降低，高度怀疑维生素 K 缺乏性出血。

（3）异常凝血酶原结果显著增高，提示维生素 K 缺乏性出血诊断成立。

（4）经维生素 K_1 治疗后，凝血功能迅速恢复正常，异常凝血酶原结果也显著降低。

6. 诊断及依据

诊断：维生素 K 依赖性凝血因子缺乏症（Vitamin K Deficiency，VKD）的诊断主要根据突然出现的出血和维生素 K 依赖性凝血因子水平的降低，并排除华法林应用史、肝脏疾病及维生素 K 吸收不良等。结合病史，同时符合实验室检查：国际标准化比值（INR）≥4 倍标准值，PT≥4 倍标准值且至少符合以下 3 项中的 1 项，可诊断 VKD：①PLT 正常或升高，纤维蛋白原水平正常，无纤维蛋白降解产物；②维生素 K 治疗后 PT 恢复正常；③PIVKA-Ⅱ 阳性，其中 PIVKA-Ⅱ 较敏感，可检测出 VKD 亚临床状态。PT 或部分凝血活酶时间（APTT）与同年龄标准值相比明显异常并符合以上 3 条额外标准之一者为疑似病例。

英国儿科监控单位有简化的 VKD 诊断标准：6 个月内的婴儿出现自发性淤青、出血或脑出血，伴 PLT 正常或升高和 PT 延长（至少为 2 倍标准值），并排除遗传性凝血功能障碍或弥散性血管内凝血。

三、相关知识链接

（一）维生素 K 简介

维生素 K 分为维生素 K_1、K_2、K_3、K_4。维生素 K_1 为天然脂溶性维生素，从植物中提取，称为叶绿琨，维生素 K 的主要循环形式是维生素 K_1。维生素 K_1 在肝细胞微粒体中形成维生素 K 氢醌，参与维生素 K_1 依赖性 PIVKA-Ⅱ 上特定谷氨酸残基的羧化过程，使其成为 γ- 羧基谷氨酸盐，从而使这些前体蛋白形成具有生物活性的凝血因子，依赖维生素 K 的凝血物质包括 Ⅱ、Ⅶ、Ⅸ、Ⅹ；抗凝血物质包括蛋白 C、蛋白 S，这些凝血物质在血液凝固过程中起重要平衡作用。

（二）异常凝血酶原（PIVKA-Ⅱ）简介

异常凝血酶原称维生素 K 缺乏 / 拮抗剂诱导的蛋白质 -Ⅱ（protein induced by vitamin K absence or antagonist-Ⅱ,PIVKA-Ⅱ)。PIVKA-Ⅱ指的是异常凝血酶原(Ⅱ因子),又名脱γ羧基凝血酶原,其γ-羧基谷氨酸结构中 1 个或多个谷氨酸残基不完全羧化为γ-羧基谷氨酸,导致其失去正常凝血功能。常出现在维生素 K 缺乏、使用华法林等抗凝药物的患者体内,在健康人体内水平较低。

（三）新生儿出血病

新生儿出血病又名新生儿自然出血、新生儿黑便、新生儿低凝血酶原血症、维生素 K 缺乏症等。是由于维生素 K 缺乏,体内维生素 K 依赖因子的凝血活性低下所致的出血性疾病。20 世纪 60 年代后,由于提出对新生儿出生后常规注射维生素 K,此病已较少发生。新生儿出血病与下列因素有关:

1. 维生素 K 摄入不足 ①孕母的维生素 K 只有 10% 可通过胎盘达到胎儿,胎儿维生素 K 贮量少;②母乳中维生素 K 含量为牛奶的 1/4,故母乳喂养婴儿更容易发病。

2. 维生素 K 合成不足 ①初生新生儿肠道无细菌,维生素 K 合成少;②乳量不足,影响合成维生素 K;③婴儿有先天性肝胆疾病或慢性腹泻者可影响肠黏膜对维生素 K 的吸收;④母亲在孕期用过抑制维生素 K 代谢的药物,如苯妥英钠、苯巴比妥、双香豆素、利福平、异烟肼等。

四、实验设计思路

患儿以出血表现入院,我们首先要对其出血原因进行筛查。主要检查凝血功能和血常规,筛查出是凝血延长还是血小板数量过低导致的出血。入院未做治疗处理前,患者 PT 和 APTT 结果显著延长,PLT 正常,故首先考虑凝血因子缺乏导致的出血,不能排除 VKD。

进而进行了凝血因子检测,发现血浆中Ⅱ、Ⅶ、Ⅸ、Ⅹ显著降低至个位数,而且稀释试验显示不存在抑制物,Ⅺ、Ⅻ因子轻度降低。据此结果,我们可以诊断患者是维生素 K 依赖的凝血因子缺乏。

该患者为 1 个月的新生儿,新生儿几乎都存在维生素 K 相对缺乏情况,因此进一步检查患者的 PIVKA-Ⅱ表达情况,发现 PIVKA-Ⅱ水平远高于正常水平,故每日进行维生素 K 的补充治疗。经过治疗后,第 2 天再次检测患儿体内 PIVKA-Ⅱ的表达情况,已显著下降,治疗颇见成效。

五、回顾性点评

当临床上遇到 PT/APTT 同时延长,且以 PT 延长为主,而 Fbg 正常的病例时,我们首先要考虑维生素 K 依赖的凝血因子减少,维生素 K 依赖性凝血因子Ⅱ、Ⅶ、Ⅸ、Ⅹ,因为Ⅶ因子是外源性凝血途径因子,在凝血过程中起到非常重要的作用,降低使 PT 延长;Ⅸ因子是内源性凝血途径因子,降低使 APTT 延长;Ⅱ和Ⅹ因子是共同途径凝血因子,活性减低会同时使 PT、APTT 延长。临床上维生素 K 依赖的凝血因子减少十分常见,除了在新生儿中常见外,亦可见于药物因素如华法林的使用、鼠药中毒、大量应用头孢哌酮/舒巴坦等,胃肠道因素如胃肠道手术禁食、肠道切除、胆道阻塞等。虽然单纯的Ⅱ/Ⅴ/Ⅹ共同途径凝血因子严重缺乏也会导致 PT/APTT 同时延长,但是这类疾病属于罕见病,应该排除了维生素 K 依赖的凝血因子减少后再考虑此类型的缺乏。

案例 2 凝血Ⅻ因子缺乏案例

一、简要病史

患儿,女性,6 岁。2018 年 4 月份在某地级市中心医院拟行"腹股沟疝手术。术前出凝血筛查发现凝血功能异常,因担心术中出血风险高,遂停止手术,转入我院普外科治疗。

二、凝血相关检测结果

1. 入院第 1 天凝血功能检测初筛结果见表 14-12。

表 14-12   凝血功能检测结果

项目 (参考区间)	PT (9.0~ 12.5s)	APTT (25.0~ 34.0s)	FIB(2.0~ 4.0g/L)	TT (14.0~ 21.0s)	AT(82%~ 132%)	D-二聚体 (0~0.55mg/L)	FDP (0~5mg/L)
结果	11.1	88.6	1.97	18.1	109.8	0.42	2.8

2. 考虑患者 APTT 延长,遂进行 APTT 延长及纠正试验,结果见表 14-13;内源性凝血因子检测结果见 14-14。

表 14-13   APTT 延长及纠正试验结果

项目	正常血浆	正常血浆孵育 2h	患者血浆	患者血浆孵育 2h	1:1 混合即刻	1:1 混合孵育 2h
结果	26.9	29.8	78.2	114.3	33.7	39.3
结论	考虑内源性凝血因子缺乏					

表 14-14   内源性凝血因子检测结果

项目	凝血因子(参考区间)	结果
内源性凝血因子	Ⅷ(70%~150%)	59.6%
	Ⅸ(70%~120%)	56%
	Ⅺ(70%~120%)	69.6%
	Ⅻ(70%~150%)	1.3%

3. 试验结果总结

(1)患儿 APTT 纠正试验即刻能被纠正,2 小时孵育亦能纠正,考虑内源性凝血因子缺乏;

(2)内源性凝血检测凝血因子Ⅻ活性显著减少;诊断凝血因子Ⅻ缺乏。

4. 诊断及依据

诊断:内源性凝血因子Ⅻ缺乏。

依据:①无出血病史;② APTT 延长,PT、TT 和 PLT 正常;③ APTT 纠正试验能予纠正;④内源性凝血因子活性显示Ⅷ、Ⅸ、Ⅺ大致正常,Ⅻ活性降低。

三、相关知识链接

FⅫ又名接触因子(hegeman factor,HF/FⅫ),是一种丝氨酸蛋白酶,主要由肝脏合成。最初认为 FⅫ参与凝血理论中的内源性凝血途径的接触相激活,此外,FⅫ还可以通过多种途径调节机体的免疫功能,进而影响炎症进程。FⅫ还有激活纤溶系统、增强血管壁通透性等功能,遗传性 FⅫ缺乏症由 O.D.Ratnoff 等于 1955 年首先描述,重度 FⅫ缺乏(活性低于正常值的 1%)呈常染色体隐性遗传,父母常为近亲婚配。受累患者的 APTT 显著延长,由于 FⅫ在血液循环中处于无活性状态,与损伤表面接触后被激活而起作用,故患者平时多无自发性出血,仅于外伤或手术时可能有出血表现,并且多不严重。相反,已报道一些因子Ⅻ缺乏患者发生 VTE 和心肌梗死(myocardial infarction,MI)。本例患者为腹股沟手术术前凝血筛查异常入院,无出血表现,凝血功能示单一 APTT 明显延长,APTT 纠正实验均纠正,凝血因子活性检测提示 FⅫ缺乏。

FⅫ缺乏中以遗传性 FⅫ缺乏多见,Habmayer 等研究认为一般人群中 FⅫ缺乏的发生率为 1.5%~3.0%,截至 2020 年,人类基因突变数据库中共收录 FⅫ 基因的 60 种致病突变,其中错义和无义突变 41 种、剪切突变 3 种、微小缺失或插入导致的移码突变 11 种、大片段缺失 2 种、调节区突变 3 种。我国王学锋团队陆续报道多种新型致病突变,进一步丰富了 FⅫ缺陷的遗传学研究。

获得性的 FⅫ缺乏非常罕见,恶性肿瘤以及自身免疫性疾病易并发获得性凝血因子缺陷,获得性血友病为最常见类型。其病理生理为体内存在针对 FⅧ的抗体,去除病因以及给予免疫抑制剂治疗后,多数患者的凝血因子活性可以恢复,国内余海等报道 1 例华氏巨球蛋白血症合并 FⅫ缺乏症案例。

有研究发现 FⅫ在异常血栓形成以及炎症失调过程中发挥重要作用,表明 FⅫ可以作为血栓预防与抗炎的潜在靶点,抑制 FⅫ活性可有效防止血栓形成,而不会增加出血风险,相关作用机制仍不甚清楚,FⅫ抑制物作为抗栓治疗药物的可行性需进一步探究。

四、实验设计思路

患者凝血功能异常结果主要表现为 APTT 延长,提示为内源性凝血途径(FⅧ、FⅨ、FⅪ、FⅫ)存在问题。我们进一步进行 APTT 延长及纠正试验,初步判断 APTT 延长原因是单纯的因子缺乏还是存在抑制物。患者 APTT 纠正试验结果显示为可以纠正,表明患者存在一种或多种内源性凝血因子缺乏。因子活性检测显示 FⅧ、FⅨ、FⅪ大致正常,FⅫ活性降低。最终诊断为内源性凝血因子 FⅫ缺乏。

五、回顾性点评

APTT 是凝血功能筛查最为常用的实验之一。其结果异常提示内源性凝血途径存在问题,APTT 单独延长的疾病有血友病、血管性血友病、存在病理性抗凝物(抗 FⅧ抗体、LA)、内源性因子缺乏等。本例为 FⅫ缺乏,结合患者无其他特殊病史的情况,FⅫ缺乏为遗传性的可能性大。此类疾病出血的可能性不大,一般手术无须预防性输注血制品进行。本例的诊断过程标准规范,符合国内外的处理流程,下一步可收集相关资料通过对患者及其家系成员的实验室表型和基因型分析,探讨其分子致病机制,与数据库对比判断是否存在新型基因突变。

案例 3　反复鼻出血伴凝血功能异常案例

一、简要病史

患儿,男性,2 岁 5 个月。因鼻出血 10 天,发现凝血功能异常 2 天收入院。10 天前患儿无明显诱因出现双侧鼻腔出血,量约 10mL/ 次,2~3 次 /d,需压迫较长时间止血,伴腹泻黄色水样便,量约 50mL/ 次,3 次 /d,无血便、血尿,无发热、咳嗽等不适。

既往史及个人史:体质一般,1 年前有短暂鼻出血病史,否认外伤、输血史,否认药物过敏史,预防接种史不详。因胎位不正足月剖宫产,出生时无异常,生长发育与同龄儿童相符。

家族史:母亲有轻度 α- 地中海贫血。父亲体健,家族成员无结缔组织病史及遗传病史。

二、凝血相关检测结果

1. 入院第 1 天凝血功能检测初筛结果见表 14-15。

表 14-15　凝血功能检测结果

项目 (参考区间)	PT(9.0~ 12.5s)	APTT(25.0~ 34.0s)	FIB(2.0~ 4.0g/L)	TT(14.0~ 21.0s)	AT Ⅲ (82%~ 132%)	D- 二聚体(0~ 0.55mg/L)	FDP (0~5mg/L)
结果	17	66.5	2.27	19.3	110.3	0.16	1.9

2. 考虑患者 APTT 延长,遂进行 APTT 延长及纠正试验结果见表 14-16。

表 14-16 APTT 延长及纠正试验结果

项目	正常血浆	正常血浆孵育 2h	患者血浆	患者血浆孵育 2h	1∶1 即刻混合	1∶1 混合孵育 2h
结果	29.4	30.3	65.3	72.9	61.2	69.0
结论	存在即时起作用的抗凝物质(抗磷脂等抗体)					

3. 纠正试验结果提示 APTT 即刻和混合孵育 2 小时均不能纠正,考虑 APTT 延长是由 LA 引起的,遂做了 LA 检测结果见表 14-17。由于患者 PT 也延长,为排除患者合并凝血因子缺乏,所以同时进行了凝血因子检测结果见表 14-18。

表 14-17 LA 检测结果

项目(参考区间)	狼疮筛选时(LA1)(31~44s)	狼疮确诊时间(LA2)(30~38s)	LA1/LA2 >2.0,强阳性;1.5~2.0,中度阳性;1.2~1.5,弱阳性;<1.2,阴性
结果	84.9	47.8	1.78

表 14-18 凝血因子检测结果

项目	凝血因子(参考区间)	原倍结果	稀释 4 倍后结果
内源性凝血因子	Ⅷ(70%~150%)	1.8	77.1
	Ⅸ(70%~120%)	0.6	73.1
	Ⅺ(70%~120%)	2.4	132.8
	Ⅻ(70%~150%)	2.3	87.2
外源性凝血因子	Ⅱ(70%~120%)	11.8	30.2
	Ⅴ(70%~120%)	107.7	–
	Ⅶ(70%~120%)	111.8	–
	Ⅹ(70%~120%)	75.9	

4. 其他相关检测结果见表 14-19。

表 14-19 免疫学检查结果

项目	抗核抗体	抗双链 DNA 抗体(IgG 型)	抗核小体抗体	抗 CENPB 抗体	抗心磷脂抗体 IgG	抗 β2 糖蛋白抗体
结果	阳性(核仁型 1∶100)	阳性 259.24IU/mL	弱阳性	弱阳性	弱阳性	阳性 102.80RU/mL

5. 试验结果总结
(1)患儿 APTT 纠正试验不能被纠正,提示可能存在 LA;
(2)患儿 LA 检测提示阳性;
(3)患儿多种凝血因子(Ⅱ、Ⅷ、Ⅸ、Ⅺ、Ⅻ)活性降低,但经过稀释试验后仅有凝血因子 Ⅱ 活性仍明显低于正常水平,考虑Ⅷ、Ⅸ、Ⅺ、Ⅻ这四个因子是内源性凝血因子,检测方法依赖磷脂,可以被LA干扰,稀释试验可排除干扰测得患者真实的因子活性,因此结果显示患儿仅存在凝血因子Ⅱ活性减低。

6. 诊断及依据

诊断:低凝血酶原血症 - 狼疮抗凝物综合征(hypoprothrombinemia lupus anticoagulant syndrome, HLAS)。

依据:①有反复鼻出血病史;② APTT及PT延长,TT和PLT正常;③ APTT纠正试验提示即可不能纠正;④ LA检测阳性;⑤凝血因子(Ⅱ、Ⅷ、Ⅸ、Ⅺ、Ⅻ)活性降低,但经稀释实验后仅凝血因子Ⅱ活性降低,并除外血友病,获得性血友病等疾病。

三、相关知识链接

(一) LA

LA是一类能够引起磷脂依赖凝血实验延长的抗磷脂抗体,所以标本中是否存在LA需要按照以下条件来确定:①磷脂依赖凝血实验延长,通常经过APTT实验筛查出来;②证明抗凝物质是凝血时间延长的原因,需要排除凝血因子的异常;③证明该抗凝物质不是针对某个凝血因子,而是对磷脂具有特异性。只有满足这三个条件才能定义为LA。

(二) HLAS

HLAS较为罕见。通过实验室检查发现LA阳性伴FII活性低,经稀释后不能恢复。临床上表现为不同程度的出血症状,以皮肤、鼻腔、牙龈等小出血多见,少见的有肾上腺出血、便血、蛛网膜下腔出血、无法控制的肺出血。有研究指出,当FII活性<10%,会出现出血症状。

HLAS发病主要是由于患者同时产生了LA和凝血酶原抗体。这种抗凝血酶原抗体与其他抗凝血因子不同,不能直接灭活凝血酶原,而是与其结合后,加速其在体内的代谢,从而使其降低。

HLAS病因多见于感染和系统性红斑狼疮。前者一般有感染相关病史,控制感染为主,多数自行好转;后者需要使用激素,必要时加用丙种球蛋白、免疫抑制剂等,有可能复发或无效。在儿童中,最常见的病因是感染性疾病,其次是自身免疫性疾病(如系统性红斑狼疮);最常见的病毒感染有腺病毒、巨细胞病毒、水痘和EB病毒。

四、实验设计思路

患者实验室异常结果主要表现为PT、APTT延长,且以APTT延长为主,首先我们可以进行APTT延长及纠正试验,初步判断APTT延长原因是单纯的因子缺乏还是存在抑制物,患者APTT纠正试验显示存在即刻起作用的抑制物,所以优先考虑存在LA,LA结果为中度阳性。在做LA检测的同时,为了排除合并因子缺乏的可能,我们还是需要进行凝血因子检测,由于PT检测需要用到凝血因子Ⅱ/Ⅴ/Ⅶ/Ⅹ,APTT检测需要用到凝血因子Ⅱ/Ⅴ/Ⅷ/Ⅸ/Ⅹ/Ⅺ/Ⅻ,所以当PT、APTT同时延长时需要检测8个凝血因子,凝血因子原倍结果显Ⅱ/Ⅷ/Ⅸ/Ⅺ/Ⅻ因子活性减低,考虑LA会干扰磷脂依赖的凝血实验,所以我们对这几个因子进行了稀释试验,降低了LA的抑制作用,最终只有Ⅱ因子结果减低,这也是导致出血和PT结果延长的主要原因。结合患者的免疫学检查结果,最终诊断为HLAS。

五、回顾性点评

凝血功能是体外诊断试验,不能完全反映患者体内的凝血情况。通常来讲,LA在体外是一种可以使APTT等磷脂依赖的凝血试验延长的物质,但在体内却可以产生促凝作用,所以当凝血时间延长时,并不一定会引起出血性疾病。但是这个病例的价值在于,该患者既存在LA,又存在凝血因子缺乏,患者APTT的延长是LA导致,而PT的延长可能是LA和Ⅶ因子缺乏共同导致的,患者在表现为鼻出血的同时可能还合并着血栓风险,所以此时实验室通过各种凝血试验手段明确该患者的诊断十分重要。

案例 4　急性肝衰竭伴 DIC 案例

一、简要病史

患者,男性,32 岁。因反复皮肤黄染两年,加重伴意识障碍 2 天收入院。近 1 年来,患者因混合型 (乙型肝炎＋酒精性)肝硬化失代偿、门静脉高压反复合并上消化道出血多次住院治疗。2 天前患者出现口腔黏膜出血,继而出现胡言乱语,意识障碍,嗜睡,逐步改变为浅昏迷入院。

二、相关检测结果

1. 患者入院时凝血功能检测初筛和血常规结果见表 14-20。

表 14-20　凝血功能和血常规检测结果

项目 (参考区间)	PT(9.0~12.5s)	APTT(25.0~34.0s)	FIB(2.0~4.0g/L)	TT(14.0~21.0s)	ATⅢ(82%~132%)	D-二聚体(0~0.55mg/l)	FDP(0~5mg/l)	Hb(120~160g/L)	PLT(100~300)×10⁹/L
结果	27.5	47.0	1.35	35.1	21.1	9.45	28.7	81	86

2. 患者因肝硬化肝衰竭,导致多种凝血、抗凝血因子生成减少,使 PT、APTT、TT 延长、FIB 减低、AT Ⅲ 活性减低,且口腔有出血,予以申请新鲜冰冻血浆改善凝血功能。由于患者 D-二聚体 /FDP 增高,血红蛋白和血小板均减低,为与 DIC 进行鉴别遂进行血栓四项和凝血因子检测,结果见表 14-21 和表 14-22。考虑肝衰竭合成障碍,合并肝性脑病。

表 14-21　血栓四项检测

项目 (参考区间)	TAT (<4ng/mL)	PIC (<0.8μg/mL)	TM (<13TU/mL)	t-PAIC (<13ng/mL)
结果	2.4	0.06	52.6	>100

表 14-22　凝血因子检测结果

项目	凝血因子(参考区间)	原倍结果	稀释 4 倍后结果
内源性凝血因子	Ⅷ(70%~150%)	209.2	–
	Ⅸ(70%~120%)	72.3	–
内源性凝血因子	Ⅺ(70%~120%)	48.3	52.3
	Ⅻ(70%~150%)	27.1	30.4
外源性凝血因子	Ⅻ(70%~120%)	41.5	40.6
	Ⅴ(70%~120%)	36.9	33.8
	Ⅶ(70%~120%)	8.2	10.2
	Ⅹ(70%~120%)	34.7	35.4

3. 患者病情严重,慢加急性肝衰竭,肝性脑病、肺部感染、呼吸衰竭,入院后第 2 天,患者口腔出血量加大,皮肤有散在出血点,血红蛋白、血压进行性下降,电解质严重紊乱,予以输注血小板、新鲜冰冻血浆、冷沉淀和红细胞改善症状。高度怀疑肝衰竭合并 DIC？为进一步确诊 DIC,急查凝血功能、血常规及血栓四项结果见表 14-23 和表 14-24。考虑合并 DIC。

表 14-23　凝血功能和血常规检测结果

项目 (参考区间)	PT (9.0~12.5s)	APTT (25.0~34.0s)	FIB(2.0~4.00g/L)	TT (14.0~21.0s)	ATⅢ (82%~132%)	D-二聚体 (0~0.55mg/L)	FD(0~5mg/L)	Hb(120~160g/L)	PLT (100~300)×10⁹/L
结果	17.9	46.9	1.38	41.7	32.4	37.32	91.3	53	42

表 14-24　血栓四项检测

项目 (参考区间)	TAT (<4ng/mL)	PIC (<0.8μg/mL)	TM (<13TU/mL)	t-PAIC (<13ng/mL)	Ⅷ (70%~150%)
结果	134.9	21.08	24.1	81.8	65.3

4. 入院第 3 天,患者病情进一步加重,出现多器官功能衰竭,口腔活动性出血加重,全身多处弥漫性渗血,复查凝血功能结果见表 14-25,DIC 评分达 7 分。予以输注血小板、新鲜冰冻血浆、冷沉淀和红细胞,并酌情进行抗凝治疗,控制 DIC 的进展。

表 14-25　凝血功能和血常规检测结果

项目 (参考区间)	PT (9.0~12.5s)	APTT (25.0~4.0s)	Fbg (2.0~4.0g/L)	TT (14.0~21.0s)	ATⅢ (82%~132%)	DD(0~0.55mg/L)	FDP (0~5mg/L)	Hb (120~160g/L)	PLT(100~300×10⁹/L)
结果	27.6	80.5	0.33	46.0	22.0	298.08	739.7	52	45

5. 试验结果总结

(1)大部分凝血因子(除Ⅷ因子)、纤维蛋白原、抗凝物质 ATⅢ、蛋白 C 是在肝内合成的,凝血因子的合成障碍导致凝血结果延长;

(2)血栓四项检测中 TM/t-PAIC 明显升高,代表患者内皮细胞广泛损伤,结合 D-二聚体 /FDP 增高 DIC 和血栓风险大,但是 TAT/PIC 未延长,说明患者此时体内凝血酶及纤溶酶未激活,加上患者Ⅷ因子活性较高,说明其他凝血因子的减低不是由消耗引起的,此时可以暂时排除 DIC。

(3)随着患者病情的急剧恶化,虽然凝血常规四项没有显著变化,但是 D-二聚体 /FDP 明显增高,血栓四项 TAT/PIC 大幅升高,提示患者此时体内有大量凝血酶和纤溶酶生成,凝血纤溶系统广泛激活;Ⅷ因子活性(肝外合成)较入院时大幅减低,凝血因子急剧消耗,病情可能进展到 DIC 消耗性高凝期。

(4)凝血功能进一步变差,评分达到 DIC 诊断标准。

6. 诊断及依据

诊断:弥散性血管内凝血(disseminated intravascular coagulation,DIC)。

依据 1:①存在导致 DIC 的原发病肝衰竭(+2);② 24 小时内 PLT 计数下降>50%(+1);③ D-二聚体>9mg/L(+3);④ PT 延长≥3s 或 APTT 延长≥10s(+1);⑤合计 7 分,可诊断显性 DIC。

依据 2:D-二聚体 /FDP/TAT/PIC 在短时间内显著增高。

三、相关知识链接

DIC 是在许多疾病基础上,致病因素损伤微血管体系,导致凝血活化,全身微血管血栓形成、凝血因子大量消耗并继发纤溶亢进,引起以出血及微循环衰竭为特征的临床综合征。DIC 最重要的病理表现形式是凝血不可控的激活导致大量凝血酶和纤溶酶的生成。DIC 患者的疾病状态是呈动态发展的,故常用来检测 DIC 的实验室指标也都随着 DIC 的病理生理进展呈动态变化。国内目前没有 DIC 的诊断指南,仅有一个专家共识《弥散性血管内凝血诊断中国专家共识(2017 年版)》,诊断 DIC 主要是根据表 14-26。

表 14-26　中国弥散性血管内凝血诊断积分系统(CDSS)

积分项	分数
存在导致 DIC 的原发病	2
临床表现	
不能用原发病解释的严重或多发出血倾向	1
不能用原发病解释的微循环障碍或休克	1
广泛性皮肤、黏膜栓塞,灶性缺血性坏死、脱落及溃疡形成,不明原因的肺、肾、脑等脏器功能衰竭	1
实验室指标	
血小板计数	
非恶性血液病	
$\geq 100 \times 10^9/L$	0
$80 \sim 100 \times 10^9/L$	1
$< 80 \times 10^9/L$	2
24h 内下降 $\geq 50\%$	1
恶性血液病	
$< 50 \times 10^9/L$	1
24h 内下降 $\geq 50\%$	1
D- 二聚体	
$< 5mg/L$	0
$5 \sim 9mg/L$	2
$\geq 9mg/L$	3
PT 及 APTT 延长	
PT 延长 $<3s$ 且 APTT 延长 $<10s$	0
PT 延长 $\geq 3s$ 或 APTT 延长 $\geq 10s$	1
PT 延长 $\geq 6s$	2
纤维蛋白原	
$\geq 1.0g/L$	0
$< 1.0g/L$	1

注:非恶性血液病——每日计分 1 次,≥ 7 分时可诊断为 DIC;恶性血液病——临床表现第一项不参与评分,每日计分 1 次,≥ 6 分时可诊断为 DIC。

PT 凝血酶原时间;APTT 部分激活的凝血活酶时间。

肝硬化患者合并 DIC 是非常隐秘的,因为 DIC 的诊断主要是根据临床症状及实验室检测结果,但是晚期肝硬化患者由于合成功能障碍,其实验室结果也会表现出凝血时间延长、纤维蛋白原减低,同时晚期肝硬化患者会一般会合并门静脉高压,出现脾淤血、脾功能亢进及胃底食管破裂、消化道出血等临床症状,导致血红蛋白血小板减低。基于晚期肝硬化患者的临床和实验室表现与 DIC 患者高度相似,所以难以进行鉴别区分。但是,Ⅷ因子不仅仅在肝脏中合成,还可在内皮细胞、单核细胞合成,所以一般肝硬化患者Ⅷ因子活性并不减低,但是 DIC 发生时所有凝血因子都会消耗,所以我们可以通过Ⅷ因子活性的高低判断肝硬化患者是否合并 DIC。另外,晚期肝硬化患者 D- 二聚体和 FDP 通常也会有不同程度的增高,单次的检测结果意义不大,动态监测结果更有利于找到继发性纤溶亢进的依据。同时,TAT 和 PIC 是凝血酶和纤溶酶生成的直接证据,所以当这两个指标升高时,可以更加直接地反应患者凝血和纤溶系统激活的情况,从而找到凝血消耗和纤溶亢进的直接证据,不但可以提前进行 DIC 的预判,而且能够一定程度上避免现行 DIC 诊断标准与 CDSS 评分在肝损患者中诊断的不足。

四、实验设计思路

患者入院时存在急性肝衰竭、肝性脑病及口腔出血等临床症状,基础情况极差,极易并发 DIC。所以当我们接收这样的患者时需要通过实验室指标积极排除 DIC,此时的凝血功能结果只能做一个参考,所以首先我们通过血栓四项的检测,测得 TAT/PIC 结果正常,说明体内凝血和纤溶系统并没有广泛激活,接着我们对凝血因子活性进行了检测,虽然其他因子活性严重减低,但Ⅷ因子活性较高,可以排除凝血因子消耗性地减少和纤溶系统的亢进,暂时排除 DIC。

后续患者病情急剧恶化,出现了多器官衰竭和出血加重。因出、凝血平衡是一个动态的平衡,肝损患者的平衡则更加脆弱,对凝血和血栓的动态监测必不可少。所以我们再次对患者进行了评估,因为患者入院后补充了大量血浆及冷沉淀凝血因子,所以凝血四项较之前没有明显的变化,但是Ⅷ因子较之前明显下降,TAT/PIC/D- 二聚体 /FDP 也大幅增高,找到了凝血因子消耗和纤溶亢进的直接证据,提前预判 DIC 的发生。随着疾病的进展,通过现行的 CDSS 评分标准明确了 DIC 的诊断。

五、回顾性点评

肝硬化患者合并 DIC 的诊断一直是临床上的一个难题,近几年通过实验技术的发展,使血栓四项(TAT/PIC/TM/t-PAIC)得以应用于临床,TAT/PIC 可以直观地反应凝血酶和纤溶酶生成的情况,为临床提供更多的实验室数据支持,协助临床判断病情。

--- **参 考 文 献** ---

1. Kruse-Jarres R. Acquired bleeding disorders in the elderly. Hematology Am Soc Hematol Educ Program, 2015, 2015: 231-236.

2. Danese E, Montagnana M, Favaloro EJ, et al. Drug-Induced Thrombocytopenia: Mechanisms and Laboratory Diagnostics. Semin Thromb Hemost, 2020, 46 (3): 264-274.

3. Hu HR. Fatal Vitamin K-Dependent Coagulopathy Associated with Cefoperazone/Sulbactam: A Case Report. Drug Saf Case Rep, 2019, 6 (1): 6.

4. 中国儿童原发性免疫性血小板减少症诊断与治疗指南改编工作组, 中华医学会儿科学分会血液学组, 中华儿科杂志编辑委员会. 中国儿童原发性免疫性血小板减少症诊断与治疗改编指南 (2021 版). 中华儿科杂志, 2021, 59 (10): 810-819.

5. Connell NT. Inherited Bleeding Disorders. Hematol Oncol Clin North Am, 2021, 35 (6): 13-14.

6. 中华医学会血液学分会血栓与止血学组, 中国血友病协作组. 罕见遗传性出血性疾病诊断与治疗中国专家共识 (2021 年版). 中华血液学杂志, 2021, 42 (2): 89-96.

7. Peyvandi F, Garagiola I, Young G. The past and future of haemophilia: diagnosis, treatments, and its complications. Lancet, 2016, 388 (10040): 187-197.

8. Georgesen C, Fox L P, Harp J. Retiform purpura: A diagnostic approach. J Am Acad Dermatol, 2020, 82 (4): 783-796.

9. Leung A, Barankin B, Leong KF. Henoch-Schonlein Purpura in Children: An Updated Review. Curr Pediatr Rev, 2020, 16 (4): 265-276.

10. Joly BS, Coppo P, Veyradier A. An update on pathogenesis and diagnosis of thrombotic thrombocytopenic purpura. Expert Rev Hematol, 2019, 12 (6): 383-395.

11. Cheves TA, DeMarinis S, Sweeney JD. Laboratory Methods in the Assessment of Hereditary Hemostatic Disorders. Hematol Oncol Clin North Am, 2021, 35 (6): 1051-1068.

12. Nurden P, Stritt S, Favier R, Nurden AT. Inherited platelet diseases with normal platelet count: phenotypes, genotypes and diagnostic strategy. Haematologica, 2021, 106 (2): 337-350.

13. 郭梦妮, 华宝来, 赵永强, 等. 北京协和医院住院患者凝血筛查试验异常原因的分析. 血栓与止血学, 2016, 22 (5): 486-490.

14. 王海疆, 谢小好, 吴显劲. 部分活化凝血酶原时间单独延长原因分析. 血栓与止血学, 2020, 26 (2): 209-211.

15. 曲翠云, 张冬雷, 刘晓帆, 等. 遗传性凝血因子Ⅶ缺乏症 43 例回顾性研究. 中华血液学杂志, 2020, 41 (5): 394-398.

16. Winter WE, Flax SD, Harris NS. Coagulation Testing in the Core Laboratory. Lab Med, 2017, 48 (4): 295-313.

17. Ordieres-Ortega L, Demelo-Rodríguez P, Galeano-Valle F, et al. Predictive value of D-dimer testing for the diagnosis of venous thrombosis in unusual locations: A systematic review. Thromb Res, 2020, 189: 5-12.

18. Weitz JI, Fredenburgh JC, Eikelboom JW. A Test in Context: D-Dimer. J Am Coll Cardiol, 2017, 70 (19): 2411-2420.

19. 钱森林, 李艳. 联合检测 D- 二聚体和纤维蛋白原降解产物在急性肺栓塞预后评估中的临床意义. 国际检验医学杂志, 2018, 39 (8): 901-904.

20. Sendama W, Musgrave KM. Decision-Making with D-Dimer in the Diagnosis of Pulmonary Embolism. Am J Med, 2018, 131 (12): 1438-1443.

21. Wang Y, Xie J, Pei F. Plasma D-dimer and FDP are promising biomarkers to predict perioperative fibrinolysis and bleeding following primary total joint arthroplasty: A STROBE compliant article. Medicine (Baltimore), 2021, 100 (20): e26058.

22. 王鸿利. 出血性疾病的实验室检测与临床应用. 临床检验杂志, 2012, 30 (7): 4.

23. 王鸿利, 张利伟, 丁秋兰, 等. 原发性纤溶症的诊断和鉴别诊断. 实验与检验医学, 2008,(1): 2-4.

24. 中国研究型医院学会血栓与止血专委会. 活化部分凝血活酶时间延长混合血浆纠正试验操作流程及结果解读中国专家共识. 中华检验医学杂志, 2021, 44 (8): 8.

25. 王学锋. 临床出血与血栓性疾病. 北京: 人民卫生出版社, 2018.

26. Brennan Y, Levade M, Ward CM. Acquired platelet function disorders. Thromb Res, 2020, 196: 561-568.

27. Grainger JD, Thachil J, Will AM. How we treat the platelet glycoprotein defects, Glanzmann thrombasthenia and Bernard Soulier syndrome in children and adults. Br J Haematol, 2018, 182 (5): 621-632.

28. 胡政斌, 孙新, 何丽雅. 遗传因素与血友病 A 凝血因子抑制物产生的研究进展. 中国实验血液学杂志, 2017, 25 (3): 957-960.

29. 晏颂欣, 潘意, 王红梅. 抗磷脂抗体、肿瘤与血栓相关关系. 中国细胞生物学学报, 2018, 40 (01): 153-158.

30. 罗星照. 新生儿 ⅩⅢ 因子缺乏症. 国外医学 (儿科学分册), 1986 (4): 221.

31. Reynaud Q, Lega JC, Mismetti P, et al. Risk of venous and arterial thrombosis according to type of antiphospholipid antibodies in adults without systemic lupus erythematosus: a systematic review and meta-analysis. Autoimmun Rev, 2014, 13 (6): 595-608.

32. van den Boom BP, Lisman T. Pathophysiology and management of bleeding and thrombosis in patients with liver disease.

Int J Lab Hematol, 2022, 44 (Suppl 1): 79-88.

33. Soultati A, Dourakis SP. Coagulation disorders in liver diseases. Haema, 2006, 9 (1): 29-42.

34. O'Leary JG, Greenberg CS, Patton HM, et al. AGA Clinical Practice Update: Coagulation in Cirrhosis. Gastroenterology, 2019, 157 (1): 34-43. e1.

35. Rassi AB, d'Amico EA, Tripodi A, et al. Fresh frozen plasma transfusion in patients with cirrhosis and coagulopathy: Effect on conventional coagulation tests and thrombomodulin-modified thrombin generation. J Hepatol, 2020, 72 (1): 85-94.

36. Intagliata NM, Davis JPE, Caldwell SH. Coagulation Pathways, Hemostasis, and Thrombosis in Liver Failure. Semin Respir Crit Care Med, 2018, 39 (5): 598-608.

37. 许文荣, 王建中. 临床血液学与检验. 4 版. 北京: 人民卫生出版社, 2007.

38. 中国研究型医院学会血栓与止血专委会. 活化部分凝血活酶时间延长混合血浆纠正试验操作流程及结果解读中国专家共识. 中华检验医学杂志, 2021, 44 (8): 8.

39. Baiges A, de la Morena-Barrio ME, Turon F, et al. Congenital antithrombin deficiency in patients with splanchnic vein thrombosis. Liver International, 2020, 40 (5): 1168-1177.

40. Smith N, Warren BB, Smith J, et al. Antithrombin deficiency: A pediatric disorder. Thromb Res, 2021, 202: 45-51.

41. van Delden CJ, Engbers GH, Feijen J. Interaction of antithrombin III with surface-immobilized albumin-heparin conjugates. J Biomed Mater Res, 1995, 29 (11): 1317-1329.

42. Levi M. Disseminated Intravascular Coagulation in Cancer: An Update. Semin Thromb Hemost, 2019, 45 (4): 342-347.

43. 中华医学会骨科学分会创伤骨科学组, 中华医学会骨科学分会外固定与肢体重建学组, 中国医师协会骨科医师分会创伤专家工作委员会, 等. 中国创伤骨科患者围手术期静脉血栓栓塞症预防指南 (2021). 中华创伤骨科杂志, 2021, 23 (3): 185-192.

44. Zhou K, Zhang J, Zheng ZR, et al. Diagnostic and Prognostic Value of TAT, PIC, TM, and t-PAIC in Malignant Tumor Patients With Venous Thrombosis. Clin Appl Thromb Hemost, 2020, 26: 1076029620971041.

45. 彭作辉, 王鸿利. 抗凝和溶栓治疗实验室监测. 中国实验诊断学, 2000, 4 (2): 3.

46. 蒋冬雪, 翟志敏. TAT、PIC、TM、t-PAIC 四种分子标志物在弥散性血管内凝血早期诊断中的价值. 中国科学技术大学学报, 2020, 50 (4): 474-478.

47. Moresco RN, Vargas LC, Voegeli CF, et al. D-dimer and its relationship to fibrinogen/fibrin degradation products (FDPs) in disorders associated with activation of coagulation or fibrinolytic systems. J Clin Lab Anal, 2003, 17 (3): 77-79.

48. Negrier C, Shima M, Hoffman M. The central role of thrombin in bleeding disorders. Blood Rev, 2019, 38: 100582.

49. Mei H, Jiang Y, Luo L, et al. Evaluation the combined diagnostic value of TAT, PIC, tPAIC, and sTM in disseminated intravascular coagulation: A multi-center prospective observational study. Thromb Res, 2019, 173: 20-26.

50. Heerink JS, Gemen E, Oudega R, et al. Performance of C-Reactive Protein, Procalcitonin, TAT Complex, and Factor Ⅷ in Addition to D-Dimer in the Exclusion of Venous Thromboembolism in Primary Care Patients. J Appl Lab Med, 2022, 7 (2): 444-455.

51. 王学锋吴竞生. 临床出血与血栓性疾病. 北京: 人民卫生出版社, 2018.

52. 中华医学会血液学分会血栓与止血学组. 弥散性血管内凝血诊断与治疗中国专家共识 (2012 年版). 中华血液学杂志, 2012, 33 (11): 2.

53. DIC 诊断基准作成委员会. 日本血栓止血学会 DIC 诊断基准 2017 年版. 血栓止血誌, 2017, 28 (3): 369-392.

54. Zhang J, Xue M, Chen Y, et al. Identification of soluble thrombomodulin and tissue plasminogen activator-inhibitor complex as biomarkers for prognosis and early evaluation of septic shock and sepsis-induced disseminated intravascular coagulation. Ann Palliat Med, 2021, 10 (10): 10170-10184.

55. 蒋冬雪, 翟志敏. TAT、PIC、TM、t-PAIC 四种分子标志物在弥散性血管内凝血早期诊断中的价值. 中国科学技术大学学报, 2020, 50 (4): 474-478.

56. Favresse J, Lippi G, Roy PM, et al. D-dimer: Preanalytical, analytical, postanalytical variables, and clinical applications. Crit Rev Clin Lab Sci, 2018, 55 (8): 548-577.

57. Zhang XY, Zhang XX, Xu JL, et al. Identification of and solution for false D-dimer results. J Clin Lab Anal, 2020, 34 (6): 23216.

58. 毛小强, 金晶, 余国峰. 凝血-纤溶失衡与颅脑损伤严重程度的关系及对急性创伤性凝血病的预测价值. 中华全科医学, 2022, 20 (3): 407-410.

59. Cheng Y, Liu J, Su Y, et al. Clinical Impact of Coagulation and Fibrinolysis Markers for Predicting Postoperative Venous Thromboembolism in Total Joint Arthroplasty Patients. Clin Appl Thromb Hemost, 2019, 1 (25): 1076029619877458.

60. 刘俐, 奚莎. 新生儿及婴儿维生素 K 缺乏的防治. 中华实用儿科临床杂志, 2016, 31 (14): 1059-1062.

61. Ooi Q X, Wright D, Tait R C, et al. A Joint Model for Vitamin K-Dependent Clotting Factors and Anticoagulation Proteins. Clinical pharmacokinetics, 2017, 56 (12): 1555-1566.

62. Tartaglione S, Mancini P, Viggiani V, et al. PIVKA-Ⅱ: A biomarker for diagnosing and monitoring patients with pancreatic adenocarcinoma. PloS one, 2021, 16 (5): e0251656.

63. 李茂军, 吴青, 阳倩, 等. 新生儿及小婴儿维生素 K 缺乏性出血的预防和管理欧洲儿科胃肠病肝病和营养学协会意见书简介. 实用医院临床杂志, 2017, 14 (1): 29-31.

64. Ardell S, Offringa M, Ovelman C, et al. Prophylactic vitamin K for the prevention of vitamin K deficiency bleeding in preterm neonates. Cochrane Database Syst Rev, 2018, 2 (2): CD008342.

65. 杨玲, 李红芳, 白宇琛, 等. 常见鼠药中毒及检测技术研究进展. 分析测试学报, 2021.

66. Shamanaev A, Litvak M, Gailani D. Recent advances in factor Ⅻ structure and function. Curr Opin Hematol, 2022, 29 (5): 233-243.

67. Saito H. Contact factors in health and disease. Semin Thromb Hemost, 1987, 13 (1): 36.

68. Goodnough LT, Saito H, Ratnoff OD. Thrombosis or myocardial infarction in congenital clotting factor abnormalities and chronic thrombocytopenias: a report of 21 patients and a review of 50 previously reported cases. Medicine (Baltimore), 1983, 62 (4): 248-255.

69. Halbmayer WM, Haushofer A, Schön R, et al. The prevalence of moderate and severe FⅫ (Hageman factor) deficiency among the normal population: evaluation of the incidence of FⅫ deficiency among 300 healthy blood donors. Thromb Haemost, 1994, 71 (1): 68-72.

70. 陈静, 李云霞, 钟帆, 等. 复合杂合突变导致的遗传性凝血因子Ⅻ缺陷症家系分析. 中国实验血液学杂志, 2022, 30 (02): 571-576.

71. 邢志芳, 戴菁, 陆晔玲, 等. 2 例遗传性凝血因子Ⅻ缺陷症分子发病机制研究. 中国输血杂志, 2011, 24 (5): 367-371.

72. 余海, 余和平, 朱鹏, 等. 华氏巨球蛋白血症合并凝血因子Ⅻ缺乏一例并文献复习. 中国综合临床, 2014, 30 (6): 592-595.

73. Maas C, Renné T. Coagulation factor Ⅻ in thrombosis and inflammation. Blood, 2018, 131 (17): 1903-1909.

74. Devreese KMJ, de Groot PG, de Laat B, et al. Guidance from the Scientific and Standardization Committee for lupus anticoagulant/antiphospholipid antibodies of the International Society on Thrombosis and Haemostasis: Update of the guidelines for lupus anticoagulant detection and interpretation. J Thromb Haemost, 2020, 18 (11): 2828-2839.

75. Kocheril AP, Vettiyil GI, George AS, et al. Pediatric systemic lupus erythematosus with lupus anticoagulant hypoprothrombinemia syndrome-A case series with review of literature. Lupus, 2021, 30 (4): 641-648.

76. Jin J, Zehnder JL. Prozone Effect in the Diagnosis of Lupus Anticoagulant for the Lupus Anticoagulant-Hypoprothrombinemia Syndrome. Am J Clin Pathol, 2016, 146 (2): 262-267.

77. Fleck RA, Rapaport SI, Rao LV. Anti-prothrombin antibodies and the lupus anticoagulant. Blood, 1988, 72 (2): 512-519.

78. Knobe K, Tedgard U, Ek T, et al. Lupus anticoagulants in two children--bleeding due to nonphospholipid-dependent anti-prothrombin antibodies. Eur J Pediatr, 2012, 171 (9): 1383-1387.

79. Levi M, Sivapalaratnam S. Disseminated intravascular coagulation: an update on pathogenesis and diagnosis. Expert Rev Hematol, 2018, 11 (8): 663-672.

80. 中华医学会血液学分会血栓与止血组. 弥散性血管内凝血中国专家共识 (2017 年版). 中华血液学杂志, 2017, 38 (5): 361-363.

81. Ruberto MF, Piras MS, Sorbello O, et al. Chronic intravascular coagulation in liver cirrhosis predicts a high hemorrhagic risk. Eur Rev Med Pharmacol Sci, 2021, 25 (17): 5518-5524.

82. Ho CH, Hou MC, Lin HC, et al. Can advanced hemostatic parameters detect disseminated intravascular coagulation more accurately in patients with cirrhosis of the liver？ [J]. Zhonghua Yi Xue Za Zhi (Taipei), 1998, 61 (6): 332-338.

83. Ren W, Zhang J, Chen Y, et al. Evaluation of Coagulation, Fibrinolysis and Endothelial Biomarkers in Cirrhotic Patients With or Without Portal Venous Thrombosis. Clin Appl Thromb Hemost, 2020, 26: 1076029620982666.

第十五章　出血性疾病药物及输血治疗

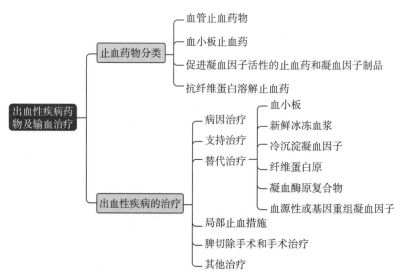

图 15-1　出血性疾病药物及输血治疗学习导图

第一节　止血药物、血液成分及相关应用

学习目标

1. 了解止血药物分类
2. 了解血管止血药、外用止血药
3. 掌握血小板止血药、促进凝血因子活性止血药和凝血因子制品和抗纤维蛋白溶解止血药的应用

根据止血和凝血机制,可将止血和凝血药物大致分为:作用血管止血药、血小板止血药、促进凝血因子活性止血药和凝血因子制品、抗纤维蛋白溶解止血药以及外用止血药等。

（一）血管止血药

当体内毛细血管受到损伤或发生病变时,血管的通透性增高或收缩性减低,出现以皮肤紫癜和黏膜出血为主的临床表现,需要用血管止血药物治疗。常用的药物有肾上腺色素缩氨脲复合物(安络雪、阿度那)、酚磺乙胺、垂体后叶素、雌激素、维生素 C 和路丁(维生素 P)。

（二）血小板止血药

引起血小板量的减少或质的异常的病因众多,在确定血小板疾病的病因后再作针对性的治疗十分重要。例如,特发性血小板减少性紫癜(ITP),一线治疗药物——糖皮质激素(大剂量地塞米松、泼尼松龙)、免疫球蛋白(IVIG)等;二线药物——重组人血小板生成素(rhTPO)、艾曲泊帕、利妥昔单抗以及重组人血小板生成素(rhTPO)联合利妥昔单抗;三线药物——全反式维甲酸(ATRA)联合达那唑、地西他滨等。ITP 患者如发生危及生命的出血(如颅内出血)或需要急症手术时,应迅速提升血小板计数至安全水平,并可给予静脉注射免疫球蛋白(IVIg)、甲泼尼龙和重组人血小板生成素(rhTPO),上述措施可单用或联合用药,并及时予以血小板输注。

血小板疾病引起的不同程度的出血,其他支持治疗的止血药物有巴曲酶、蛇毒血凝酶、氨苯砜、秋水仙碱、氨肽素、血小板生成素受体激动剂(重组人血小板生成素、白介素 -11)。

血小板的输注能够快速提升血小板的数量,达到止血的目的。但不是所有的血小板减少均需输注血小板制品,血小板的输注要按照输血技术规范和参考相关的指南规范进行,严格把控好输注指征。血小板的输注存在一定的禁忌证,如血栓性血小板减少性紫癜(TTP)、溶血尿毒症综合征(HUS)、肝素诱导的血小板减少症(HIT)等,这些疾病输注血小板,可能会导致血小板输注无效,甚至加重出血或血栓形成;而输血后血小板减少和拟接受异基因造血干细胞移植的患者移植前也尽量不输血小板和其他血制品。

(三) 促进凝血因子活性的止血药和凝血因子制品

血液凝固是无活性的凝血因子被有序、逐级放大激活,经过一系列酶解反应,最后形成纤维蛋白凝块。凝血因子缺乏或功能异常会导致凝血障碍性疾病,出血是其最主要的临床表现。针对凝血障碍所致出血,常用的止血药物有维生素 K、1- 去氨基 -8-D- 精氨酸升压素(DDAVP)、硫酸鱼精蛋白;凝血因子的补充可进行新鲜冰冻血浆、冷沉淀凝血因子、凝血酶原复合物、纤维蛋白原浓缩物、血源性或基因重组凝血因子输注。

一般情况下,PT 或 APTT 显著延长(超过 2 倍正常上限)的患者,可考虑使用新鲜冰冻血浆。遗传性凝血因子缺乏的出血性疾病患者,目前主要靠输注相应的凝血因子制品进行替代治疗或预防出血。血浆输注适用于多种凝血因子缺乏的出血患者,在无可用的凝血因子制剂时也可用于特定的凝血因子缺乏患者。血友病 A 又称第Ⅷ因子缺乏症。多数为遗传性的,少数为自身抗因子Ⅷ抗体引起,出血程度与Ⅷ因子缺乏的严重性相关。一般情况下,亚临床型和轻型患者出血很少,只在严重创伤或手术后才出血不止时,需输Ⅷ因子制剂;中型特别是重型患者,容易自发性或外伤引起出血,因此均应及时输注Ⅷ因子制剂,以免引起关节畸形,影响生活,甚者可有颅内出血而死亡,在没有相应的因子制剂时可输注冷沉淀凝血因子或新鲜冰冻血浆。血友病 B 又称第Ⅸ因子缺乏症,常用凝血酶原复合物浓缩剂治疗,最近已有病毒灭活的Ⅸ因子制剂及重组的第Ⅸ因子制剂;血友病 C 又称第Ⅺ因子缺乏症,是一种少见的常染色体隐性遗传性疾病,其发病率明显低于上述两者,患者有明显的出血倾向,出血时可输注冰冻血浆。血管性血友病(vWD)是遗传性出血疾病,可分为Ⅰ型、Ⅱ型和Ⅲ型三个血型。它的特征是出血时间延长,凝血因子Ⅷ(凝血活性和凝血因子Ⅷ相关抗原)和 vWF 辅因子活性降低。Ⅰ型常见,大约占 80%,患者无论是凝血因子Ⅷ缺乏,还是出血时间异常,通过注射 DDAVP(0.3mg/kg)均能纠正,有效的预防和制止出血。Ⅱ型大约占 20%,需要凝血因子输注进行替代治疗。Ⅲ型一般少见,但是症状较重,有出血时需特殊型的、含 vWF/Ⅷ因子浓缩剂输注治疗。

手术过程中大量输血患者可导致凝血因子稀释,发生凝血因子相对缺乏引起出血,在输注一定量的红细胞后(5U),需补充一定量新鲜冰冻血浆;DIC 由于大量的凝血因子消耗,需输注血浆和冷沉淀凝血因子替代治疗,同时应关注患者出、凝血平衡的状况,给予肝素等抗凝治疗,防止输注的凝血因子加剧血管内凝血。

严重的肝功能不全时绝大多数凝血因子(除Ⅷ)合成减少,此时输注 FFP 可能是有效的治疗。但对于肝脏疾病合并凝血障碍,启动血液成分治疗的时机以及血浆成分的选择,目前缺少证据且专家意见存在分歧。一项面对肝病专家、血液病专家、重症专家和外科专家的问卷调查显示,对于 INR > 1.5 的患者是否在肝活检前使用 FFP,支持与反对的比例各占一半。

维生素 K 是参与肝细胞微粒体羧化酶的辅酶,传递羧基使依赖维生素 K 凝血因子如凝血酶原、因子Ⅶ、Ⅸ、Ⅹ 和蛋白 C、蛋白 S 前体分子氨基端的谷氨酸残基羧基化,形成 γ 羧基谷氨酸。在维生素 K 缺乏情况下,肝内合成的依赖维生素 K 蛋白即可成为脱羧基化的凝血因子、蛋白 C 和蛋白 S,而这是一些缺乏凝血活性的凝血因子以及缺乏抗凝作用的异常蛋白,无法正常的发挥其生理功能。此类患者维生素 K 的对症治疗效果较好,但是出血严重或外科手术前准备:除注射维生素 K 外,必要时可输注新鲜血浆或凝血酶原复合物,使其达到止血水平,手术后继续补充凝血因子,直至伤口愈合。华法林和其他维生素 K 拮抗药物(VKA)的结构类似于维生素 K,可竞争性抑制环氧化物还原酶。因此,摄入华法林会导致还原型维生素 K 缺乏,从而导致因子Ⅶ、Ⅸ、Ⅹ 和蛋白 C、蛋白 S 功能和活性降低。对于华法林导致的出血患者,凝血酶原复合物(PCC)拮抗作用比血浆更加迅速和可靠,当拮抗 VKA 时,建议同时使用维生素 K 的治疗,以确保效果持久。

肝素是临床常用的抗凝药物,抗凝剂使用过量引起的出血事件也时有发生;此外,体内病理性抗凝物质(类肝素样物质)增加也会导致自发性出血。如重症肝病和肝移植手术时由于类肝素样物质增多导致出血。硫酸鱼精蛋白可特异性的与强酸性的肝素和类肝素物质结合,使之失去抗凝血作用,从而达到止血效果。

（四）抗纤维蛋白溶解止血药

纤维蛋白溶解亢进(纤溶亢进)一般可分为原发性纤维蛋白溶解症(primary fibrinolysis)和继发性纤维蛋白溶解症(secondary fibrinolysis)。原发性纤维蛋白溶解症(原发性纤溶)是指在无异常凝血的情况下,纤溶活性异常增高,导致纤维蛋白原等血浆蛋白的大量溶解;继发性纤维蛋白溶解症(继发性纤溶)是指继发于血管内凝血的纤溶亢进。原发性纤溶和继发性纤溶的主要区别在于前者仅有纤溶酶的大量生成,大多因纤溶酶原活化物增多所致,后者则是在凝血酶大量生成的基础上出现纤溶酶的生成。

原发性纤溶的治疗应包括治疗原发病、去除诱发因素和抗纤溶治疗。抗纤溶治疗主要是使用纤溶抑制剂。常用的纤溶抑制剂有氨基己酸(aminocaproic acid)、氨甲环酸(tranexamic acid)和氨甲苯酸(aminomethylbenzoic acid)、抑肽酶等。它们主要是通过与纤溶酶原活化物竞争性结合,抑制纤溶酶原的活化,从而抑制纤溶活性,起到止血效果。

对于原发性纤溶,采用纤溶抑制剂大多可取得良好效果。抗纤溶治疗是目前治疗先天性纤维蛋白溶解唯一有效的方法,大多患者需终身治疗。医源性纤维蛋白溶解多为自限性,停用纤溶药物后一般可很快恢复,仅少数情况需抗纤溶治疗。在使用纤溶抑制剂的基础上,可输注人纤维蛋白原、冷沉淀凝血因子或新鲜血浆,以纠正纤维蛋白原和其他凝血因子的缺乏。

（五）外用止血药

外部局部止血药仅限于外部局部止血应用,不能用于全身止血。对于止凝血机制正常的患者有局部止血作用,而对于止凝血机制异常的患者局部止血作用差。目前用于外部止血的药物有凝血酶制品、止血凝胶 - 纤维蛋白制品、明胶止血海绵、胶原可吸收止血剂、微纤维胶原止血剂、氧化纤维素、三七类外用局部止血剂。

练习题一

1. 血小板疾病引起的不同程度的出血,其他支持治疗的止血药物有哪些?
2. 血小板输注的禁忌证有哪些?
3. 针对凝血障碍所致出血,常用的止血药物有哪些?
4. 血友病患者治疗的原则?
5. 维生素 K 缺乏的患者有哪些治疗措施?

6. 抗纤溶治疗的药物有哪些？止血的机制是什么？

第二节 出血性疾病的治疗

学习目标

1. 了解常见的出血性疾病病因治疗
2. 掌握药物在出血性疾病支持治疗的作用
3. 掌握血液及其制品在出血性疾病治疗中使用原则、范围和剂量
4. 了解局部止血、脾切除和手术治疗、其他治疗在出血性疾病治疗的作用

（一）病因治疗

消除或控制潜在病因是治疗急性凝血功能障碍的基础。恰当地治疗病因后，很多患者的凝血功能障碍能够好转。比如，对于过敏性紫癜患者，可以使用抗组胺类药物（盐酸异丙嗪、氯苯那敏、阿司咪唑等）和改善血管通透性药物（维生素 C、卡巴克络、曲克芦丁等）；对于血栓性血小板减少性紫癜患者，需采用血浆置换恢复 ADAMTS13 酶活性；对于特发性血小板减少性紫癜患者，激素和免疫抑制剂的治疗能有效的减少自身抗体的生成；对于脓毒血症诱发的凝血功能障碍，尽快使用敏感的抗生素和对感染灶引流是最重要的治疗措施；对于口服抗凝药引起的出血，及时停药或使用逆转抗凝的药物可以纠正凝血功能障碍；对于获得性凝血因子抑制物生成，需采用糖皮质激素、丙种球蛋白、利妥昔单抗等去除抑制物。对于严重肝病时产生复杂的止血、凝血功能紊乱，肝病的治疗和恢复肝功能至关重要；摄入性维生素 K 缺乏导致的出血，可以口服或静脉滴注维生素 K。遗传性出血疾病和原发性出血疾病，由于病因未明，故缺乏根治办法，基因治疗是根治遗传性出血疾病的方向，寻找和治疗原发性出血疾病的病因有望得到良好的疗效。

（二）支持治疗

1. 升血小板药物　对于严重血小板减少，排除血栓性血小板减少性紫癜患者，可使用重组人血小板生成素、重组人血小板生成素受体拮抗剂促进血小板生成；

2. 止血药物　去氨加压素可用于治疗血管性血友病和存在血小板遗传缺陷的患者。研究发现去氨加压素可以改善接受阿司匹林和氯吡格雷治疗的患者的血小板功能，对于接受过抗血小板治疗的出血患者，可以使用去氨加压素治疗。原发性和继发性免疫性血小板减少症等免疫性出血患者，糖皮质激素（醋酸泼尼松、地塞米松磷酸钠、甲泼尼龙）有一定的效果，对于 DIC 患者，建议根据血栓弹力图、TAT、PIC 等血栓分子标志物检测综合评估后决定是否需使用抗凝、抗纤溶药物。氨基己酸（EACA）、氨甲苯酸（PAMBA）、氨甲环酸（AMCHA）等对原发性纤溶、继发性纤溶和血友病等止血有效，但对肾衰竭患者慎用，泌尿系统出血患者，禁用氨甲环酸等抗纤溶药物。此外，大剂量维生素 C、维生素 P、卡巴克络、醋酸泼尼松和酚磺乙胺（止血敏）等对改善毛细血管通透性、脆性和增加毛细血管抵抗力有一定作用，可以作为出血性疾病的辅助用药。

（三）替代治疗

1. 血小板　输注血小板主要用于预防和治疗血小板数量减少和 / 或功能缺失患者的出血症状，恢复和维持人体的正常止血和凝血功能。启动输注血小板的阈值取决于患者的临床状况。

对于非免疫性血小板减少的患者,根据不同的临床情况,所需要维持的血小板数量有所差异。美国《AABB 技术手册(第 20 版)》建议:①对于低增生性血小板减少症的成人患者血小板计数 $<10 \times 10^9/L$ 时建议预防性输注血小板,以降低自发性出血的风险;②拟行择期中心静脉置管的患者血小板计数 $<20 \times 10^9/L$ 时,建议预防性输注血小板;③拟行择期诊断性腰穿的患者血小板计数 $<50 \times 10^9/L$ 时,建议预防性输注血小板;④拟行择期非脑外手术的患者血小板计数 $<50 \times 10^9/L$ 时,建议预防性输注血小板;⑤对于采用体外循环的心脏手术患者:无血小板减少时,不需常规预防性输注血小板;若有血小板减少所致的围手术期出血或血小板功能异常时,建议输注血小板。

对于免疫性血小板减少的患者,如血栓性血小板减少症(TTP)、肝素诱导的血小板减少症(HIT)、特发性血小板减少性紫癜(ITP)、系统性红斑狼疮(SLE)、同种免疫性血小板减少症等,原则上不予血小板输注,血小板输注仅用于急症处理:① PLT $<20 \times 10^9/L$ 且存在活动性出血;②出血严重、广泛;③疑有或已发生颅内出血者;④近期即将手术分娩者。

对于血小板功能障碍的患者,当药物因素导致血小板功能低下时:①有创操作前可考虑预防性输注。②有严重出血时应输注。先天性或获得性血小板功能障碍的患者,在关键部位出血或重大手术前,无论血小板计数水平如何均应进行血小板输注。

2. 新鲜冰冻血浆　新鲜冰冻血浆(fresh frozen plasma,FFP)含有全部凝血因子和其他血浆蛋白。新鲜冰冻血浆和 24 小时冰冻血浆(plasma frozen within 24 hours,PF24)可用于 PT 或 APTT 显著延长(超过 2 倍正常上限)的出血患者的治疗。FFP 的起始剂量建议为 15mL/kg。对于肝移植前的凝血异常,有的专家选择用 FFP 和血小板,有的选择用凝血酶原复合物(prothrombin complex concentrate,PCC)和纤维蛋白原。由于缺少统一的意见,建议根据是否存在大出血风险来决定启动血液成分治疗的时机。对于直接口服抗凝血药物(direct oral anticoagulants,DOAC)引起的出血,由于缺少临床证据支持冰冻血浆能够有效逆转 DOAC,不建议使用 FFP 或 PF24 来逆转 DOAC 抗凝效果。对于 INR > 2 的华法林相关的严重出血,如果没有 PCC,可以使用 FFP(起始 15~30mL/kg)来逆转华法林效应。患者活动性出血或手术出血,需紧急输注 FFP,600~800mL 就足以达到止血所需的凝血因子浓度。

3. 冷沉淀凝血因子　冷沉淀凝血因子是高分子量血浆蛋白浓缩剂,由 FFP 在 4℃ 水浴箱中解冻后收集到的不溶性沉淀物制成,又称冷沉淀抗血友病因子(antihemophilic factor,AHF)。1U 冷沉淀凝血因子约为 5~20mL,包含了 1U FFP 中的大部分纤维蛋白原(150mg)、因子Ⅷ(80IU)、因子ⅩⅢ(50~75IU)、血管性血友病因子(100~150IU)和纤连蛋白。对于低纤维蛋白原患者,当 Fib<1.5g/L 伴活动性出血或拟行手术,无纤维蛋白原制品时,可应用冷沉淀凝血因子补充纤维蛋白原,1U 冷沉淀凝血因子可使血浆纤维蛋白原浓度增加 70~100mg/L。若存在先天性或获得性因子ⅩⅢ缺乏,冷沉淀凝血因子也可作为 FⅩⅢ浓缩制剂的替代物,则治疗剂量约为 1U/10kg。若血友病 A 和血管性血友病无相应的 FⅧ 和 vWF 浓缩制剂时,输注冷沉淀凝血因子也是有效的治疗办法。

4. 纤维蛋白原制品　纤维蛋白原制品是从健康人血浆经分离、提纯、灭毒和冻干所得。主要含有纤维蛋白原(FI 或 Fg),是维持正常凝血与止血作用的重要凝血因子制品。当存在严重的低纤维蛋白原血症(< 1g/L)时,可以选择纤维蛋白原制品或冷沉淀凝血因子使血浆纤维蛋白原水平增至 > 1g/L。早期补充纤维蛋白原也是创伤性凝血病的治疗关键。外源性纤维蛋白原来源包括 FFP、冷沉淀凝血因子和纤维蛋白原制品,由于 FFP 中的纤维蛋白原含量低,输血相关并发症的风险高,通常采用冷沉淀凝血因子和纤维蛋白原制品治疗低纤维蛋白原血症。4 个单位 FFP 和 2 袋冷沉淀凝血因子(15~20单位)提供大致相当于 3g 的纯化纤维蛋白原。而每输 2g 纤维蛋白原制品可使血浆纤维蛋白原水平升高 0.5g/L。

5. 凝血酶原复合物　凝血酶原复合物(PCC)包括活化凝血酶原复合物(activated prothrombin complex concentrate,aPCC)和未活化凝血酶原复合物(3 因子 PCC 和 4 因子 PCC)。aPCC 也称为第 8 因子旁路活性抑制剂(factor Ⅷ inhibitor-bypassing activity FEIBA),是至少含有 1 种活化凝血因子的 PCC。尚无高质量证据支持 aPCC 用于治疗 DOAC 相关出血,但是,对于达比加群相关出血,如果没有依达赛珠单抗,可以使用 aPCC,起始剂量为 50U/kg。未活化 PCC 是从血浆中提纯的凝血因子和抗凝物的浓缩物,含有高水平的凝血因子。3 因子 PCC 含因子 II、IX 和 X; 4 因子 PCC 含因子 II、VII、IX 和 X。PCC 可用于 PT 或 APTT 显著延长(超过 2 倍正常上限)的出血患者的治疗,特别是当容量负荷过重不适合用 FFP 时。比如,对于 INR>2 的华法林相关的严重出血,建议使用 IV 因子 PCC 来快速逆转华法林效应。同时根据 INR 决定剂量,INR>6 的患者一般用 50U/kg,在给予 PCC 30 分钟后复查 PT/INR。需要指出,PCC 缺乏部分重要凝血因子(因子 V),因此只能部分纠正凝血障碍。

6. **血源性或基因重组凝血因子** 血源性或基因重组凝血因子主要用于血友病的治疗,下面以血友病 A、血友病 B 以及罕见血友病的治疗原则对凝血因子制剂的使用进行介绍。

(1)血友病 A 的替代治疗:血友病 A 患者确定诊断后,应定量检测 VIII 因子凝血活性,判断属于何种类型,出血时可按表 15-1 计算所需 VIII 因子剂量,达到止血水平,在计算时还要根据出血的部位及其严重程度,如需做手术则要判定手术的大小。

一般输入 VIII 因子浓缩制剂 1U/kg 体重可提高血浆 VIII 因子凝血活性 2%。简单计算方法为:所需剂量(U)= 体重(kg)× 所需提高的水平(%)× 0.5。

表 15-1 不同部位出血所需 VIII 因子剂量与用药时间

出血部位	提升到 /%	剂量 /(U/kg)	用药时间 / 天
早期少量出血,出血不在危险部位	10~20	7~10	1~3
关节、肌肉或其他部位出血	25~40	17~22	2~3
大手术、严重创伤、危险部位出血	40~80	22~45	14~21 直至伤口愈合

由于血液循环中 VIII 因子的半衰期为 8~12 小时,要达到维持止血水平,必须每 12 小时重复输注。

预防治疗:近年来血友病患者为了旅行、运动;婴幼儿为了学习走路等防止关节出血,用一定量的 VIII 因子浓缩制剂,使血液中 VIII:C 水平维持在一定浓度,防止自发性出血,一般按 7U/kg,以每日或隔日 1 次以作预防。

重组人 FVIII 制品(rhFVIII)由基因生物工程技术制备所得,为超高纯度制品,只含 VIII 不含 vWF,几乎无病毒感染可能,与 VIII 因子浓缩制剂的疗效相当。rhFVIII 在发达国家已基本取代 VIII 因子浓缩制剂,但费用较高,在国内仍较少使用。

(2)血友病 B 的替代治疗:血友病 B 治疗的方法与血友病 A 相似,但本病轻、中型多见。常用凝血酶原复合物浓缩剂(PCC)治疗,最近已有病毒灭活的 IX 因子及重组的 IX 因子(rhFIX),rhFIX 是安全有效的制品,治疗更有针对性,疗效更佳,但是价格昂贵。由于 IX 因子的弥散半存留时间为 5 小时,开始生物半存留时间为 2~3 小时,以后为 20~30 小时,故在应用时可在第一次静脉输注后 2~4 小时即行第 2 次输注,以后每 24 小时输注 1 次。其出血部位与凝血酶原复合物用量可参阅表 15-2。

表 15-2 血友病 B 患者关节、肌肉出血疾病分期与 PCC 用量

出血部位	疾病分期	开始剂量(U/kg)	维持剂量(U/kg)
关节 (如膝关节)	早期(轻型)	25(10~40)	21(10~40)
	晚期(重型)	39(20~60)	33(10~50)
肌肉 (如髂腰肌)	早期(轻型)	38(20~70)	32(15~50)
	晚期(重型)	60(20~80)	50(20~80)

出血或手术时,IX 因子水平应提高到 25%,术前首剂用 40~60U/kg,2~4 小时后再输注 20~30U/kg;手术时及术后输注 30~60U/kg,以后 24 小时输注 1 次,直至伤口愈合。大手术时应增加输注剂量。PCC 应用时要注意可并发血栓性疾病。

（3）重组 FⅦa 制品（rhFⅦa）止血治疗：rhFⅦa 是已活化的Ⅶ因子，能与 TF 结合，在出血局部放大 TF/FⅦa 途径作用。同时有效激活 FX，加速凝血酶原向凝血酶转化。还能激活 FIX，参与内源性凝血途径，增强凝血活性。rhFⅦa 止血作用广泛而显著。对于先天性Ⅶ因子缺乏和有抑制物的血友病 A 与血友病 B 均有较高的有效率。另外，严重的血小板（血小板无力症、巨血小板综合征等）导致的出血，高剂量 rhFⅦa 可在血小板表面直接激活 FIX 和 FX，促进凝血酶生成，增加血小板聚集与纤维蛋白原在局部沉积，达到快速止血的效果。另外，严重肝病、肝移植手术、维生素 K 拮抗剂过量出血；外科手术出血（创伤、心脏、脊柱等）；消化道、呼吸道、产科出血；抗凝药物和溶栓药物过量出血，rhFⅦa 均有较好的止血效果。目前该制品的不良反应少见。但是需在应用过程中关注血栓风险。

（4）获得性凝血因子Ⅷ/Ⅸ抑制物的治疗：近年来，无论是获得性Ⅷ因子抑制和获得性Ⅸ因子抑制物还是血友病合并因子抑制物的患者呈增多趋势，重型血友病 A 患者抑制物发生率约为 30%，非重型为 3%~13%，血友病 B 患者为 1%~6%。由于患者体内存在相对应的因子制剂抗体，而且往往患者的出血情况比较严重，所以对于因子抑制物的治疗比较困难。

止血药物治疗以控制患者急性出血为首要目标。但是需注意血栓形成的风险，尤其是老年患者或伴有血栓形成危险因素（有血栓发生史、持续制动、卧床等）。由于抑制物滴度和 FⅧ:C 与出血的严重程度相关性差，因此，止血治疗策略的制订应根据患者出血的严重程度，而不是抑制物滴度或残留 FⅧ:C。当发生需要治疗的出血事件或手术治疗前首选给予 rhFⅦa 90μg/kg，每 2~3 小时 1 次至出血控制；当无法使用 rhFⅦa 时，建议使用 PCC 止血，剂量一般不超过 150IU/（kg·d），分次使用；此外，如由于药物可及性或经济原因无法持续应用 rFⅦa，可以考虑与 PCC 序贯使用。

（5）罕见出血性疾病的治疗：罕见出血性疾病（rare inherited bleeding disorders，RBD）主要包括：遗传性纤维蛋白原缺乏症（FⅠD）、凝血酶原缺乏症（FⅡD）、凝血因子 V 缺乏症（FⅤD）、凝血因子 V 和Ⅷ联合缺乏症（FⅤ+Ⅷ D）、凝血因子Ⅶ因子缺乏症（FⅦD）、凝血因子 X 缺乏症（FXD）、凝血因子Ⅺ缺乏症（FⅪD）、凝血因子ⅩⅢ 缺乏症（FⅩⅢD）及维生素 K 依赖的凝血因子缺乏症（VCKDFD）。RBD 的主要临床表现为出血，可以发生在任何部位，但是不同的疾病临床异质性很大，因此无法统一用残存因子活性进行疾病分型标准，所以在治疗上也存在较大的差异，具体的治疗措施可参考表 15-3 和表 15-4。非替代治疗包括抗纤溶药物和性激素等，多为辅助治疗，用以减轻黏膜出血或月经增多，多用于无法获得代替治疗时，或用以减少凝血因子及血制品替代治疗的使用。

表 15-3　罕见遗传性出血疾病（RBD）的止血水平及替代治疗方案

疾病	因子半衰期	止血水平	其他研究 EN-RBD	治疗产品	按需治疗	预防治疗
FⅠD	2~4d	0.5~1g/L	1g/L	冷沉淀 FFP 纤维蛋白原	15~20mL/kg 15~30mL/kg 50~100mg/kg	10kg 体重 1 袋，每 7~10d – 20~30mg/kg 每周 1 次
FⅡD	3~4d	20%~30%	>10%	PCC FFP	20~40U/kg 15~25mL/kg	20~40U/kg 每周 1 次 –
FⅤD	36h	10%~20%	10%	FFP 血小板输注	15~25mL/kg	20ml/kg 每周 2 次
FⅤ+ⅧD*	FⅧ10~14h	10%~15%	40%	FⅤ补充同 FⅤD FⅧ制剂	– 见文献	一般不需要预防 一般不需要预防

续表

疾病	因子半衰期	止血水平 其他研究 EN-RBD		治疗产品	按需治疗	预防治疗
FⅦD	4~6h	10%~15%	>20%	rFⅦa PCC（四因子） FFP	15~30μg/kg 每4~6h 1 次 30~40U/kg –	20~40μg/kg 每周 2~3 次 30~40U/kg 每周 2~3 次 10~15mL/kg 每周 2 次
FXD	40~60h	10%~20%	>40%	PCC FFP	20~30U/kg 10~20mL/kg	20~40U/kg 每周 2 次
FXID	50h	15%~20%	–	FFP	10~20mL/kg	–
FXⅢD	9~12d	2%~5%	30%	冷沉淀 FFP	2~3 袋 3~5mL/d	10kg 体重 1 袋,每 3 周 1 次
VKDFD	见 FⅡ、FⅦ、FⅨ、FX 部分	–	–	维生素 K₁ PPC（四因子） FFP rFⅦa	10mg/d 20~30U/kg 15~25mL/kg 每 2h 90μg/kg,至少 3 次	5~20mg 每周 1 次 口服或胃肠外

注：FⅠD 遗传纤维蛋白原缺乏症；FⅡD 凝血酶原缺乏症；FVD 凝血因子 V 因子缺乏症；FV+ⅧD 凝血因子 V 和Ⅷ联合缺乏症；FⅦD 凝血因子Ⅶ缺乏症；FXD 凝血因子 X 缺乏症；FXID 凝血因子XI缺乏症；FXⅢD 凝血因子Ⅻ缺乏症；VKDFD 维生素 K 依赖性凝血因子缺乏症；FFP 新鲜冰冻血浆；PCC 凝血酶原复合物；- 无数据支持。

有研究显示,FV+ⅧD 中仅需提高 FⅧ:C 即可增加凝血酶生成,无须补充 FV,提高 FⅧ水平可选用 1- 去氨基 -8-D- 精氨酸加压素（DDAVP）。

表 15-4　罕见遗传性出血性疾病（RBD）围手术期替代治疗方案

疾病	维持水平	大手术
FⅠD	>1g/L 至 伤口愈合	术前纤维蛋白原 50~100mg/kg；初始 4~6d 每日 1 次或隔日 1 次,逐渐延长间隔（前 2d 每日评估）
FⅡD	>20%	术前 PCC 20~40IU/kg；每 48h 给予 10~20U/kg,前 48h 内需要监测 FⅡ:C
FVD	>15%	术前 FFP 15~25mL/kg；每 12h 给 10mL/kg（前 48h 监测 FV:C 及凝血）
FV+ⅧD	FV>20%、FⅧ>50%	FV 方案见表 5-3；FⅧ20~40IU/kg 或 DDAVP 0.3μg/kg
FⅧD	>20%	术前 rFⅦα 15~30mg/kg；每 4~6h 重复；逐步延长至 8~12h 1 次
FXD	>20%	术前 PCC 20~30IU/kg；每 24h 给予 10~20U/kg 或 FFP 每 24h 15~25mL/kg
FXID	无数据	既往手术无出血的患者可用抗纤溶药物,联合 FFP 15~25mL/kg 及 TA 1g 每日 4 次
FXⅢD	>20%	–
VKDFD	–	PCC 20~30U/kg,联合维生素 K 15~20mg；如无 PCC 可选择 FFP 15~25mL/kg

注：FⅠD 遗传性纤维蛋白原缺乏症；FⅡD 凝血酶原缺乏症；FVD 凝血因子 V 缺乏症；FV+ⅧD 凝血因子 V 和Ⅷ联合缺乏症；FⅦD 凝血因子Ⅶ缺乏症；FXD 凝血因子 X 缺乏症；FXID 凝血因子XI缺乏症；FXⅢD 凝血因子Ⅻ缺乏症；VKDF 维生素 K 依赖性凝血因子缺乏症；FFP 新鲜冰冻血浆；PCC 凝血酶原复合物；DDAVP 1- 去氨基 -8-D 精氨酸加压素；TA 氨甲环酸；有研究显示 FV+ⅧD 中仅需提高 FⅧ:C 即可增加凝血酶生成,无须补充 FV；– 无数据支持

（四）局部止血措施

浅表部位的出血常用压迫止血法，如加压包扎止血、鼻腔填塞止血和伤口缝合止血等。此外，局部止血药物，如凝血酶制品、止血凝胶 - 纤维蛋白制品、明胶止血海绵均有效。

（五）脾切除术和手术治疗

ITP、脾功能亢进、伊文思（Evans）综合征、TTP 等出血患者，脾切除后可使部分患者的血小板数升高，血小板寿命延长。出血性疾病患者是否可行外科手术应视具体情况而定，一般在经过充分准备和补足所缺乏的凝血因子后可行各种外科手术。

（六）其他治疗

普通肝素、低分子肝素（LMWH）过量和类肝素物质存在时，1mg 的鱼精蛋白可中和 120~130U 的普通肝素。血浆置换可用于血浆抗体效价较高的免疫性出血（如获得性血友病等）和急性中毒患者，对暂时降低血浆抗体浓度效果较佳。对于免疫缺陷病如获得性血友病和严重出血的 ITP 患者，静脉注射丙种球蛋白制剂，可在短期内（2~3 天）抑制抗体的产生和使血小板数增高。基因重组活化凝血因子Ⅶa（rhFⅦa）制剂，对于各种严重的凝血因子缺乏、血小板减少，以及其他的严重出血等均有良好的止血效果。其他，如巴曲酶（立止血）、TPO、免疫抑制剂、DDAVP 等也可以酌情应用于相应的出血性疾病。

练习题二

1. 血小板输注禁忌患者，原则上不予血小板输注，但满足哪些紧急情况可以考虑输注血小板？
2. 血液及其制品在出血性疾病治疗过程中的使用原则？
3. 冷沉淀凝血因子的主要成分是什么？常用于哪些疾病？
4. 目前常见的血源性或基因重组凝血因子有哪些？一般用于何种治疗？
5. rhFⅦa 止血机制是什么？在哪些情况下可用于止血？
6. 罕见凝血因子缺乏有哪些治疗措施？
7. 哪些疾病脾切除手术能提升患者血小板数量？

第三节　案例分析

案例　肝素诱导的血小板减少症（HIT）诊断与治疗案例

一、简要病史

患儿，女性，12 岁。因"全身多处骨骼质病变 6 年"要求应用唑来膦酸治疗，于 9 月 2 日入住骨科。初步考虑多发性骨纤维发育不良。

9 月 3 日检查结果回报提示患儿粒细胞减少、心肌酶增高。心脏彩超提示：左冠状动脉主干及前降支呈节段性瘤样扩张。遂于 9 月 4 日转儿童内分泌科进一步治疗。入院诊断：①川崎病并双侧冠状动脉瘤；②多发性骨纤维发育不良；③粒细胞缺乏；④心肌损害。

二、相关检测结果及诊疗过程

9 月 4 日患者凝血及血常规初筛结果见表 15-5。冠脉 CTA 提示巨大冠状动脉瘤（内径 9mm），考虑患者存在极高血栓风险。9月4日临床给予阿司匹林、华法林（2.5mg/d）、肝素钠（10IU/kg）进行抗凝治疗。9月6日监测凝血和血常规结果变化不大，见表15-6。

表 15-5　9 月 4 日凝血功能及血常规检测结果

项目 （参考 区间）	PT (9.0~ 12.5s)	INR (0.8~ 1.21)	APTT (25.0~ 34.0s)	FIB(2.0~ 4.0g/L)	DD(0~ 0.55mg/L)	FDP (0~5mg/L)	Hb (120~160g/L)	PLT (100~300) ×10⁹/L
结果	11.4	0.98	27.9	2.75	3.7	11.8	101	261

表 15-6　9 月 6 日凝血功能及血常规检测结果

项目 （参考区间）	PT(9.0~ 12.5s)	INR(0.8~ 1.21)	APTT (25.0~ 34.0s)	FIB (2.0~ 4.0g/L)	DD(0~ 0.55mg/L)	FDP (0~5mg/L)	Hb (120~ 160g/L)	PLT (100~300) ×10⁹/L
结果	12.6	1.1	31.5	2.72	8.3	26.5	99	258

抗凝治疗5日后，9月9日复查凝血功能，结果见表15-7。患者PT/APTT延长、D-二聚体和FDP明显增高，凝血出现紊乱，INR超过抗凝目标值2.5，且当日下午患者左臂留置针针眼处出血难止，近日大便未解，需警惕消化道、颅内出血，临床担心出血风险遂停止抗凝治疗。

表 15-7　9 月 9 日凝血功能检测结果

项目 （参考区间）	PT (9.0~12.5s)	INR (0.8~1.21)	APTT (25.0~34.0s)	FIB(2.0~ 4.0g/L)	DD(0~ 0.55mg/L)	FDP (0~5mg/L)
结果	28.1	2.56	44.9	2.62	105.2	320.3

9月10日复查凝血及血常规，结果见表15-8。停用抗凝治疗1天后INR 2.17，达到抗凝目标范围，D-二聚体/FDP也明显下降。9月10日患者出现低热，此后反复发热，加用头孢曲松抗感染。临床考虑：患者冠状动脉瘤巨大，并出现反复发热，且全身未见新出血点，存在极高血栓风险。遂于11日恢复肝素抗凝，因之前的凝血紊乱和出血临床考虑可能为华法林的不良反应，停用华法林。另外，患者血红蛋白进行性下降至66g/L，予以输注红细胞2U。

表 15-8　9 月 10 日凝血功能及血常规结果

项目 （参考区间）	PT (9.0~ 12.5s)	INR (0.8~ 1.21)	APTT (25.0~ 34.0s)	FIB(2.0~ 4.0g/L)	DD(0~ 0.55mg/L)	FDP(0~ 5mg/L)	Hb (120~ 160g/L)	PLT (100~300)× 10⁹/L
结果	24.1	2.17	46.1	2.76	45.1	148.6	66	140

9月13日复查凝血及血常规结果见表15-9。患者PT/APTT延长，FIB开始减低，DD/FDP再次持续增高，凝血紊乱程度增加，此时血小板也下降明显，加用了丙种球蛋白0.4g/kg治疗，并用甲泼尼龙10mg/kg进行冲击治疗，临床担心出血风险再次停止抗凝治疗，并为预防出血予以输注单采血小板1治疗量。依据检测结果，临床考虑：①纤溶亢进？② DIC？③粒细胞缺乏？④嗜血细胞综合征追踪？告知家属病情危重，可能出现内脏出血，导致出血性休克、脑出血、脑疝、多器官衰竭等症状，并申请相关科室全院大会诊。

表 15-9 9月13日凝血功能及血常规结果

项目 (参考区间)	PT (9.0~12.5s)	INR (0.8~1.21)	APTT (25.0~34.0s)	FIB (2.0~4.0g/L)	DD(0~0.55mg/L)	FDP (0~5mg/L)	Hb (120~160g/L)	PLT (100~300)×10⁹/L
结果	19.4	1.73	45.0	1.39	310.5	669.1	77	38

9月14日全院大会诊,根据血小板进行性下降、用药史和血栓风险,会诊初步意见:高度怀疑患者为肝素诱导的血小板减少症(HIT)。遂停用肝素,改用比伐芦定抗凝,给予患者输注 RBC 1U 改善贫血,同时送检 ADAMTS13 活性检测和 HIT 抗体检测,并动态监测凝血、血栓四项和血常规。

9月15日凝血、血常规、血栓标志物结果见表 15-10 和表 15-11。患者 DD/FDP 较前有所下降,但 FIB 显著下降,PT/APTT 延长,TAT 显著增高,PIC 也稍微增高,提示患者此时凝血显著激活,纤溶系统也有所激活。血涂片检查破碎红 1.4%,患者仍反复发热,当天体温 39.6℃。结合血常规的结果,积分达到了 CDSS 的 DIC 诊断标准,DIC 不排?临床在维持比伐芦定抗凝方案上予以支持和替代治疗,补充冷沉淀凝血因子 4U、新鲜冰冻血浆 300mL、红细胞 1.5U。改美罗培南抗感染。

表 15-10 9月15日凝血功能检测和血常规结果

项目 (参考区间)	PT(9.0~12.5s)	INR (0.8~1.21)	APTT (25.0~34.0s)	FIB (2.0~4.0g/L)	DD (0~0.55mg/L)	FDP (0~5mg/L)	Hb (120~160g/L)	PLT (100~300)×10⁹/L
结果	25.1	2.27	46.1	0.47	148.1	333.8	69	55

表 15-11 9月15日血栓四项检测

项目 (参考区间)	TAT (<4ng/mL)	PIC (<0.8μg/mL)	TM (<13TU/mL)	TPAIC (<13ng/mL)
结果	212.9	3.1	8	4.8

9月16—20日每日复查凝血、血栓四项和血常规,结果见表 15-12 和表 15-13。在维持抗凝、抗炎治疗方案下,凝血和纤溶的激活程度的指标 TAT、PIC 持续下降,PLT、PT、APTT、FIB 逐渐恢复正常,Hb 升至 74g/L;DD、FDP 分别降至 25.7mg/L,67.3mg/L。炎症也得到较好的控制。

外送结果回报:HIT IgG 特异性抗体检测阳性;ADAMTS13 活性检测及抑制物检测结果正常,符合会诊意见肝素诱导的血小板减少症(HIT)诊断。

后续治疗中,患者的出、凝血平衡得到较好的控制。继续维持比伐芦定抗凝以减低患者血栓风险。

表 15-12 凝血功能和血常规检测结果

时间	PT (9.0~12.5s)	INR (0.8~1.21)	APTT (25.0~34.0s)	FIB(2.0~4.0g/L)	DD(0~0.55mg/L)	FDP (0~5mg/L)	Hb (120~160g/L)	PLT (100~300)×10⁹/L
9~16	14.7	1.29	36.4	1.33	299.1	380.3	76	65
9~17	14.0	1.23	40.7	1.81	104.6	228.4	71	58
9~18	14.0	1.23	35.9	2.09	79.1	179.9	71	106
9~20	11.1	0.99	29.4	3.2	25.7	67.3	74	202

表 15-13　血栓四项检测

时间	TAT （<4ng/mL）	PIC （<0.8μg/mL）	TM （<13TU/mL）	TPAIC （<13ng/mL）
9~15	183.8	6.38	9.2	3.7
9~18	138.0	4	6.4	3.9
9~20	16.5	3.92	7.9	4.7

三、相关知识链接

（一）川崎病合并巨大冠状动脉瘤

川崎病（Kawasaki disease，KD）由日本川崎富作先生于 1967 年首次报道，又称皮肤黏膜淋巴结综合征，好发于婴幼儿。KD 是一种全身性血管炎综合征。冠状动脉病变是其最严重的并发症，在未经治疗的 KD 病例中冠状动脉瘤的发生率为 15%~25%，或虽规范治疗仍有部分 KD 病例发生冠状动脉瘤，如并发巨大冠状动脉瘤（giant coronary aneurysm，GCA）预后更差，血管炎介导的内皮功能障碍可长期存在数月至数年，甚至不能消退，导致血栓发生率及心肌缺血发生率更高。

（二）肝素诱导的血小板减少症

肝素诱导的血小板减少症（heparin-induced thrombocytopenia，HIT）是接受肝素及低分子肝素治疗后发生的一种药物免疫介导并发症，主要表现为血小板数量减少，出血风险较低反而体内高凝，易形成血栓。因普通肝素及低分子肝素分子量大小的不同，普通肝素 HIT 的发病率是使用低分子肝素患者的 5~10 倍。HIT 病理生理机制与 HIT 抗体（PF4-H-IgG）的生成有关。血小板第四因子（PF4）由巨核细胞产生并储存在血小板 α- 颗粒中，是一种带有正电荷的四聚体分子，当血小板受到刺激而激活时，大量的 PF4 会释放到外周血中，与带负电荷的肝素结合，导致 PF4 的构型发生变化，引发免疫反应，形成血小板第四因子 - 肝素复合物（PF4-H），PF4-H 激活 B 细胞，产生大量 IgG 抗体和少量 IgA、IgM 抗体与 PF4-H 结合，形成 HIT 抗体（PF4-H-IgG）。

4T's 评分（4T's HIT score）是由血小板减少的数量特征、血小板减少的时间特征、血栓形成类型，以及是否存在其他导致血小板减少的原因四个要素构成，四项评分相加，根据得分多少来确定 HIT 的临床可能性：≤ 3 分为低度、4~5 分为中度和 6~8 分为高度临床可能性（表 15-14）。

表 15-14　4T's 评分

评估要素	2分	1分	0分
血小板减少的数量特征	同时具备下列两者 （1）血小板减少>50% （2）最低值 ≥20×10⁹/L	具备下列两者之一 （1）血小板减少 30%~50% （2）最低值处于（10~19）×10⁹/ 间	具备下列两者之一 （1）血小板减少不超过 30% （2）最低值<10×10⁹/L 使用肝素<5d（近期未接触肝素）
血小板计数减少的时间特征	具备下列两者之一 （1）使用肝素 5~10d （2）再次接触肝素 ≤1d（在过去的 30d 内曾接触肝素）	具备下列两者之一 （1）使用肝素>10d （2）使用肝素 ≤1d（在过去 30~100d 曾接触肝素）	使用肝素<5d（近期未接触肝素）
血栓形成的类型	新形成的静、动脉血栓；皮肤坏死；肝素负荷剂量后的急性全身反应	进展性或再发生的血栓形成，皮肤红斑；尚未证明的疑似血栓形成	无
其他导致血小板减少症的原因	没有	可能有	确定有

注：肝素接触的首日为 0d

（三）DIC

DIC 是指在某些致病因子作用下凝血因子和血小板被激活，大量可溶性促凝物质入血，从而引起一个以凝血功能失常为主要特征的病理过程。在微循环中形成大量微血栓，同时大量消耗凝血因子和血小板，并继发纤溶（详解见第十四章）。

（四）血栓性血小板减少性紫癜

血栓性血小板减少性紫癜（thrombotic thrombocytopenic purpura，TTP）为一种少见、严重的血栓性微血管病。是由于 vWF 裂解酶 ADAMTS13 严重缺乏，导致超大分子 VWF（UL-VWF）不能及时降解，大分子 VWF 可自发结合血小板，导致血小板微血栓形成，微血管病性溶血，进而引起相应器官缺血、缺氧及功能障碍，引起临床症状。一般不会激活凝血途径消耗凝血因子。

根据 ADAMTS13 缺乏机制的不同，TTP 分为遗传性 TTP（cTTP）和免疫性 TTP（iTTP）。cTTP 是 ADAMTS13 基因突变导致血浆 ADAMTS13 活性缺乏，常在感染、炎症或妊娠等促发因素下发病。iTTP 是因患者体内产生抗 ADAMTS13 自身抗体，抑制 ADAMTS13 活性或与 ADAMTS13 结合形成抗原抗体复合物而加速 ADAMTS13 在体内清除。iTTP 多无明确原因（即原发性），可能继发于感染、药物、肿瘤、自身免疫性疾病、造血干细胞移植等。iTTP 是最常见的临床类型，约占 TTP 总例数的 95%；cTTP 较为少见，仅占总例数的 5%，但在儿童和孕妇患者中 cTTP 却占到 25%~50%。

TTP 典型临床表现有：

（1）出血：以皮肤、黏膜为主，严重者可有内脏或颅内出血；

（2）微血管病性溶血性贫血（microangiopathic hemolytic anemia，MAHA）：多为轻、中度贫血，可伴黄疸；

（3）神经精神症状：表现为意识紊乱、头痛、失语、惊厥、视力障碍、谵妄、偏瘫以及局灶性感觉或运动障碍等，缺乏典型表现，以发作性、多变性为特点；

（4）肾脏损害：可出现蛋白尿、血尿、管型尿，血尿素氮及肌酐轻度升高；

（5）发热（>37.5℃）；

（6）胸痛、腹痛、乏力、关节痛、肌肉痛等其他器官损伤的临床表现。

临床上完全符合 TTP 典型五联征的患者相对少见，以 MAHA、血小板减少和神经精神症状为主的三联征为多见。由于部分 TTP 患者神经精神症状不显著，建议如发现 MAHA 和血小板减少时，就要高度警惕 TTP 的可能，及时进行相关实验室检查和全面临床评估。

TTP 的临床诊断：

1. 具备 TTP 临床表现　常有 MAHA 和血小板减少，并非所有患者均具备所谓的三联征或五联征，临床上需仔细分析病情、寻找病因。

2. 典型的血细胞变化和血生化改变　贫血、血小板计数显著降低，尤其是外周血涂片中红细胞碎片>1%；血清游离血红蛋白增高，血清乳酸脱氢酶明显升高；活化部分凝血活酶时间（APTT）、凝血酶原时间（PT）及纤维蛋白原检测多正常，偶有纤维蛋白降解产物轻度升高。

3. 血浆 ADAMTS13 活性显著降低（<10%）　iTTP 者常检出 ADAMTS13 抑制物或 IgG 抗体。

四、诊疗思路

因患者诊断为川崎病并巨大冠状动脉瘤，对于此类疾病指南推荐一种抗血小板药物加一种抗凝药物，但临床考虑患者血栓风险极高，临床从 9 月 4 日开始用阿司匹林、肝素及华法林的联合抗凝方案，以减低血栓风险。但是抗凝最严重的不良反应就是出血，不同疾病和年龄的患者之间存在个体差异，同一剂量的药物在不同患者所产生的药效也存在差异。所以，抗凝药物治疗的监测越来越得到临床的重视。但是，对于抗凝的药效监测，一方面目前可供临床使用的监测指标不多，且其他的影响因素较多；另一方面出、凝血的机制相对较复杂，需将各指标进行联合检测和综合分析，而临床对这些检测指标的使用目的和意义并不十分明确。导致这些检测指标的在实际使用中受到很大限制，临床目前更多的仍然是凭经验用药,导致抗凝后的出血事件时有发生。

本案例临床前期选择了较常使用华法林作为联合抗凝的药物之一,选取 INR 值作为抗凝主要监测的指标,在治疗的过程中目标值是把 INR 控制在 1.5~2.5 之间。抗凝 5 日后患者凝血功能出现紊乱,INR 超过抗凝目标值 2.5,且当日下午患者的左臂出血难止,遂担心出血风险停止抗凝治疗。实际上在回顾性的分析此患者病历时,我们发现患者此时 DD 和 FDP 在不断的增高,而 DD 是反应继发性纤溶的直接指标,它的动态增高说明了患者处于血栓的形成期,所以,从 DD 和 FDP 的变化趋势分析,此时的抗凝治疗似乎并没有起到应有的抗凝效果,反而加重了患者体内的血栓风险。而临床采用的 INR 监测主要目的是防控大剂量、联合药物抗凝治疗中出血事件的发生,关注的重点在出血。亦可能对于 FIB、DD 和 FDP 动态变化的意义并不很明确,另外,抗凝之后紊乱的凝血结果对临床的判断造成一定干扰,主管医生忽略了血栓风险的分析。但是,无论临床是基于出血风险还是未考虑到的 DD 增高显示的血栓风险,此时果断的停止抗凝治疗并重新评估患者病情是正确的治疗选择。

9 月 10 日复查血常规显示血红蛋白和血小板不同程度下降,其中血红蛋白降至 66g/L,予以输注红细胞 2U。当日凝血结果显示 INR2.17,停药 1 天后又达到临床参考的抗凝目标范围。此时患者又出现了反复发烧,感染加重,考虑患者仍然存在高血栓风险,而此时全身又未见新出血点,遂于 11 日恢复肝素抗凝。同时临床分析上次凝血紊乱的原因可能是华法林的不良反应所导致,遂停用华法林。在回顾性分析时,我们发现在停止抗凝治疗期间,患者 DD/FDP 也有明显下降。因为对于 DD/FDP 动态变化的意义不明,临床再次忽略了进一步去分析 DD 动态变化及意义。实际上,在停用抗凝治疗后,DD/FDP 检测结果明显下降,显示患者此时的血栓风险也在下降。抗凝治疗的目的是减低患者的血栓风险,但是,此患者不但没有减轻血栓风险,先前的 DD/FDP 检测结果动态变化显示反而有可能在某种程度上增加了血栓风险;一旦停用抗凝药物,凝血的结果显示血栓风险反而降低。所以,此时完全有理由怀疑:在该患者的治疗中,抗凝药物本身是否存在加重患者血栓风险的因素?

肝素抗凝治疗 2 天后 13 日复查凝血和血常规,PT/APTT 延长,FIB 开始出现大幅降低,DD/FDP 持续增高幅度比以前更大,凝血结果再次紊乱,此时患者血小板下降明显,PLT 计数降至 38×10^9/L。出血风险再次成为关注焦点,临床加用了丙种球蛋白 0.4g/kg 治疗,用甲泼尼龙 10mg/kg 冲击治疗,并按照缺什么补什么的原则,为预防出血予以输注单采血小板 1 治疗量。此时该患者感染加重,血小板、血红蛋白、纤维蛋白原均持续性下降,后续怎么治疗? 临床再次陷入困惑,因担心出血问题再次停止抗凝治疗,并申请全院大会诊。

9 月 14 日下午会诊依据:①肝素抗凝用药史;②血小板下降史(10 日 PLT 下降程度超过 40%,4T's 评分达到 5 分,11 日 PLT 下降程度超过 50%,评分达到 6 分);③血栓风险增加或血栓史。初步诊断:肝素诱导的血小板减少症(HIT)。给出的会诊建议:①停用肝素,改用比伐芦定抗凝;②给予患者输注 RBC 1U 改善贫血,输注冷沉淀凝血因子、新鲜冰冻血浆补充凝血因子,并嘱托没有明显出血不要输注血小板;③同时动态监测凝血、血栓四项和血常规;④送检 ADAMTS13 活性和 HIT 抗体检测,进行与 TTP 相关的鉴别诊断。

9 月 15 日血常规:血红蛋白继续下降,血小板输注后当天有所回升,但短暂上升后又继续下降。凝血:PT 延长,FIB 继续进展降至危急值,DD、FDP 仍然处于较高水平。血栓标志物:TAT 显著增高,PIC 也稍微增高。患者反复发烧,感染进一步加重,根据 CDSS 的 DIC 评分标准,积分也达到了诊断 DIC 的标准,考虑诊断 DIC。同时,加做的血栓标志物显示患者此时体内凝血系统广泛激活,仍然处于高凝状态。按照 DIC 的治疗原则:在积极去除产生 DIC 原发病(感染? HIT ?)的同时,要积极阻断凝血的持续激活,并通过补充血小板和血浆凝血因子等相关血液成分,先达到初步稳定住机体的止凝血功能的状态。通过阻断凝血激活和补充凝血物质,就是俗称“边抗边补”原则,尽可能为治疗 DIC 的原发病争取时间及早达到恢复出、凝血平衡从而成功救治的效果。在整个过程中抗凝治疗阻断凝血激活尤为关键,因此不能因为血小板少、PT/APTT 延长、FIB 减低等出血风险的增加而停止抗凝治疗,应该在抗凝基础上,补充相应的血液成分维持机体的止血功能。基于以上治疗原则患者当日输注冷沉淀凝血因子 4U,新鲜冰冻血浆 300mL 后,PT、FIB 有所恢复,并输注红细胞 1.5U 改善贫血。在改用比伐芦定抗凝后 DD、FDP 也呈下降趋势,DIC 或血栓形成的进展得到一定的控制。

随后 16—20 日的治疗中,继续坚持边"抗"边"补"的治疗原则,坚持比伐芦定抗凝阻断血栓进展,同时补充凝血因子、红细胞等相应的血液成分。血小板计数开始回升并于 18 日恢复正常,凝血结果逐渐恢复正常,DD、FDP 持续下降,TAT 也明显下降并接近正常,体内的凝血系统被激活的强度得到有效控制,血栓的风险大大减小,继而患者出、凝血的问题也得到有效的控制。

五、案例总结

在体内,正常的止凝血受到众多因素的精细调节,血管、血小板、凝血、抗凝、纤维蛋白溶解因素保持了机体内出、凝血处于动态平衡之中。当血管破裂发生出血,血管、血小板、凝血系统激活止血;当有血栓发生,抗凝、纤维蛋白溶解系统则对抗活化的凝血系统和溶解血栓,正是因为这对平衡的存在,才有效地保证了机体血管的通畅性和血液的流动性。

出血性疾病的治疗首先要明确病因,在对症治疗的同时,全身或局部药物止血和纠正凝血功能紊乱的治疗是缓解疾病的重要措施。但是,临床由于止血的紧迫性和对血栓风险及血栓性疾病的认识不足,过度使用止血药物和血液成分的情况仍不时发生,这样就会导致体内的出、凝血平衡朝着平衡的另外的方向——血栓方向发展。因此,在临床治疗过程中,要充分认识和关注这对动态平衡的问题,过度防控出血所带来的血栓风险和血栓问题应该也要得到足够的重视;同样,高血栓风险的患者,抗凝治疗是降低血栓风险的有效治疗方式,抗凝药物剂量不足,血栓风险依然存在;但是当抗凝药物过量,就会导致出血事件的发生。所以,抗凝药物的疗效监测也越来越受到临床的重视。此外,很多时候,某些患者出血和血栓亦可同时并存,到底是先治疗出血的问题还是先关注血栓的问题,临床的诊治常陷入两难的抉择。先诊治出血往往会加重血栓,先关注血栓就要面对更多出血的代价。那么,究竟要做出怎样的选择? 两权相利取其重——这也是很多时候临床治疗的无奈之举。哪方面危害更大,哪个更致命,就先进行针对性治疗。

血小板的输注能够快速提升血小板的数量,达到止血的目的。但不是所有的血小板减少均需输注血小板制品,特别是在进行预防性血小板输注的时候,并且血小板的输注是有明显的禁忌证,如血栓性血小板减少性紫癜(TTP)、溶血尿毒症综合征(HUS)、肝素诱导的血小板减少症(HIT)等。这些疾病输注血小板,可能会导致血小板输注无效,甚至会加重出血或血栓形成。那么,本案例肝素诱导的血小板减少症(HIT)形成的微血栓是由于血小板的激活导致的,主要以血小板性微血栓为主,同时血小板栓子可通过 HIT 抗体并激活内皮细胞,刺激单核细胞释放组织因子,激活凝血途径,使凝血酶大量生成,最终形成纤维蛋白血栓。同时,微血栓形成也消耗了大量的血小板,致使血小板的数量不断减少。所以,这也是导致患者输注血小板后血小板计数短暂上升后第 2 天又持续下降,血小板输注无效和血栓风险进一步加重进而发展到 DIC 原因之一。

DIC 的诊断和治疗是困惑临床的难题,它是由不同病因导致局部损害而出现以血管内凝血为特征的一种继发性综合征,它既可由微血管体系受损而致,又可导致微血管体系损伤,严重损伤可导致多器官衰竭。DIC 的发病机制虽然复杂,但始终是以凝血酶的生成为中心关键环节。不同的原发病导致凝血系统被激活形成凝血酶,继而催化纤维蛋白原切割成纤维蛋白单体从而最终形成交联纤维蛋白,并通过在微血管中沉积,形成广泛微血栓。在这个过程中,形成的大量微血栓因消耗了体内大量的凝血因子和血小板,导致凝血因子和血小板的持续性减少,进而出现出血和出血难止的现象。所以 DIC 是集血栓和出血问题为一体的病理状态,依据 DIC 早、中期主要以凝血激活和凝血因子、血小板消耗为主的特点,在积极治疗原发病的同时,应坚决实施抗凝治疗,阻断凝血系统不断被激活形成凝血酶,另外,及时的补充相应的凝血因子和血小板,从而防止出血和出血难止的情况发生;随着病程进展,凝血激活形成的产物和大量微血栓势必激活纤溶系统,导致纤溶亢进,进一步消耗降解纤维蛋白原,加重患者出血症状。此时应在抗凝治疗的基础上适当的应用抗纤溶药物,阻断纤溶系统的过度激活,减轻患者的出血症状。所以明确诊断和正确判断 DIC 凝血失衡的状况是决定实施治疗的前提。凝血常规和血常规检测的 PT、APTT、FIB、PLT 等可以判断凝血因子消耗的程度,TAT 和 PIC 可以分别判断凝血激活和纤溶激活的情况,DD/FDP 可以间接判断微血栓形成的情况,借助这些检测指标可以很好地判断 DIC 的类型和进展的阶段,再进行针对性治疗,才能有效控制 DIC 的进展,达到满意的治疗效果。

参 考 文 献

1. Luo Y, Zhao X, Yang Z, et al. Effect of carbazochrome sodium sulfonate combined with tranexamic acid on blood loss and inflammatory response in patients undergoing total hip arthroplasty. Bone Joint Res, 2021, 10 (6): 354-362.

2. obo-Nuñez MY, El Assar M, Cuevas P, et al. Haemostatic agent etamsylate in vitro and in vivo antagonizes anti-coagulant activity of heparin. Eur J Pharmacol, 2018, 15 (827): 167-172.

3. Treger S, Ackerman S, Kaplan V, et al. Progestin type affects the increase of heparanase level and procoagulant activity mediated by the estrogen receptor. Hum Reprod, 2021, 36 (1): 61-69.

4. Shearer MJ, Okano T. Key Pathways and Regulators of Vitamin K Function and Intermediary Metabolism. Annu Rev Nutr, 2018, 21 (38): 127-151.

5. Wei Y, Ji XB, Wang YW, et al. High-dose dexamethasone vs prednisone for treatment of adult immune thrombocytopenia: a prospective multicenter randomized trial. Blood, 2016, 127 (3): 296-302.

6. Yu Y, Hou Y, Zhao Y, et al. Platelet autoantibody specificity and response to rhTPO treatment in patients with primary immune thrombocytopenia. Br J Haematol, 2021, 194 (1): 191-194.

7. Miltiadous O, Hou M, Bussel JB. Identifying and treating refractory ITP: difficulty in diagnosis and role of combination treatment. Blood, 2020, 135 (7): 472-490.

8. Wu YJ, Liu H, Zeng QZ, et al. All-trans retinoic acid plus low-dose rituximab vs low-dose rituximab incorticosteroid-resistant or relapsed ITP. Blood, 2022, 139 (3): 333-342.

9. Kado R, McCune WJ. Treatment of primary and secondary immune thrombocytopenia. Curr Opin Rheumatol, 2019, 31 (3): 213-222.

10. Huang Y, Liu X, Xue F, et al. Efficacy and safety of rhTPO in the treatment of pediatric primary immune thrombocyto-penia. Zhonghua Xue Ye Xue Za Zhi, 2015, 36 (6): 511-514.

11. Nguyen A, Repesse Y, Ebbo M, et al. IVIg increases interleukin-11 levels, which in turn contribute to increased platelets, VWF and FⅧ in mice and humans. Clin Exp Immunol, 2021, 204 (2): 258-266.

12. Yuan S, Otrock ZK. Platelet Transfusion: An Update on Indications and Guidelines. Clin Lab Med, 2021, 41 (4): 621-634.

13. Cognasse F, Hally K, Fauteux-Daniel S, et al. Effects and Side Effects of Platelet Transfusion. Hamostaseologie, 2021, 41 (2): 128-135.

14. Girolami A, Ferrari S, Cosi E, et al. Vitamin K-Dependent Coagulation Factors That May be Responsible for Both Bleeding and Thrombosis (FⅡ, FⅦ, and FⅨ). Clin Appl Thromb Hemost, 2018, 24 (9): 42-47.

15. 周振海, 原耀光, 李娟, 等. 获得性凝血因子抑制物的输血治疗. 中国输血杂志, 2004,(4): 259-260.

16. Levi M, Toh CH, Thachil J, et al. Guidelines for the diagnosis and management of disseminated intravascular coagulation. British Committee for Standards in Haematology. Br J Haematol, 2009, 145 (1): 24-33.

17. Mannucci PM. Hemophilia therapy: the future has begun. Haematologica, 2020, 105 (3): 545-553.

18. Lewandowska MD, Connors JM. Factor XI Deficiency. Hematol Oncol Clin North Am, 2021, 35 (6): 1157-1169.

19. Papageorgiou C, Jourdi G, Adjambri E, et al. Disseminated Intravascular Coagulation: An Update on Pathogenesis, Diagnosis, and Therapeutic Strategies. Clin Appl Thromb Hemost, 2018, 24 (9): 8-28.

20. Northup PG, Caldwell SH. Coagulation in liver disease: a guide for the clinician. Clin Gastroenterol Hepatol, 2013, 11 (9):

1064-1074.

21. Ferland G. The discovery of vitamin K and its clinical applications. Ann Nutr Metab, 2012, 61 (3): 213-218.

22. Chai-Adisaksopha C, Hillis C, Siegal DM, et al. Prothrombin complex concentrates versus fresh frozen plasma for warfarin reversal. Thromb Haemost, 2016, 116 (5): 879-890.

23. Hu J, Zeng S, Wang Z, et al. Nursing Observation of Improved Administration Route of Protamine Sulfate Neutralizing Heparin. J Healthc Eng, 2022, 2022: 9334113.

24. Pechet L. Fibrinolysis. N Engl J Med, 1965, 273 (18): 966-973.

25. Nielsen VG, Ford PM. The ratio of concentrations of aminocaproic acid and tranexamic acid that prevent plasmin activation of platelets does not provide equivalent inhibition of plasmatic fibrinolysis. J Thromb Thrombolysis, 2018, 46 (3): 365-370.

26. Drews RE. Critical issues in hematology: anemia, thrombocytopenia, coagulopathy, and blood product transfusions in critically ill patients. Clin Chest Med, 2003, 24 (4): 607-622.

27. 曹志强, 刘宝军. 局部止血药应用进展. 临床军医杂志, 2019, 47 (11): 1161-1163, 1166.

28. 蒋姝婷, 闫慧, 杨子怡, 等. 止血药物对血小板抗体检测试验的影响及应用研究. 中国现代药物应用, 2017, 11 (9): 41-43.

29. Audemard-Verger A, Pillebout E, Guillevin L, et al. IgA vasculitis (Henoch-Shönlein purpura) in adults: Diagnostic and therapeutic aspects. Autoimmun Rev, 2015, 14 (7): 579-585.

30. Ercig B, Arfman T, Hrdinova J, et al. Conformational plasticity of ADAMTS13 in hemostasis and autoimmunity. J Biol Chem, 2021, 297 (4): 101132.

31. Joly BS, Coppo P, Veyradier A. Thrombotic thrombocytopenic purpura. Blood, 2017, 129 (21): 2836-2846.

32. Salim S, Ekberg O, Elf J, et al. Evaluation of direct oral anticoagulants and vitamin K antagonists in mesenteric venous thrombosis. Phlebology, 2019, 34 (3): 171-178.

33. 王亚敏. 重组人血小板生成素联合大剂量地塞米松治疗重症免疫性血小板减少症的临床效果. 临床合理用药杂志, 2022, 15 (29): 96-99.

34. Franchini M, Mannucci PM. Alloantibodies in von Willebrand Disease. Semin Thromb Hemost, 2018, 44 (6): 590-594.

35. Ogston D. Current status of antifibrinolytic drugs. Blood Rev, 1989, 3 (1): 1-4.

36. Alvarez-Guerra M, Hernandez MR, Escolar G, et al. The hemostatic agent ethamsylate enhances P-selectin membrane expression in human platelets and cultured endothelial cells. Thromb Res, 2002, 107 (6): 329-335.

37. Kaufman RM, Djulbegovic B, Gernsheimer T, et al. AABB. Platelet transfusion: a clinical practice guideline from the AABB. Ann Intern Med, 2015, 162: 205-213.

38. Thiagarajan P, Afshar-Kharghan V. Platelet transfusion therapy. Hematol Oncol Clin North Am, 2013, 27 (3): 629-643.

39. 杨成民, 刘进, 赵桐茂. 中华输血学. 2 版. 北京: 人民卫生出版社, 2022.

40. Tanner L, Müller MM. Bluttransfusion: ein Leitfaden für die klinische Entscheidungsfindung [Blood Transfusion: a Guide to Clinical Decision Making]. Anasthesiol Intensivmed Notfallmed Schmerzther, 2019, 54 (3): 194-205.

41. Tornkvist M, Smith JG, Labaf A. Current evidence of oral anticoagulant reversal: A systematic review. Thromb Res, 2018, 162: 22-31.

42. Fariborz Farsad B, Golpira R, Najafi H, et al. Comparison between Prothrombin Complex Concentrate (PCC) and Fresh Frozen Plasma (FFP) for the Urgent Reversal of Warfarin in Patients with Mechanical Heart Valves in a Tertiary Care Cardiac Center. Iran J Pharm Res, 2015, 14 (3): 877-885.

43. Nair SC, Viswabandya A, Srivastava A. Diagnosis and management of von Willebrand disease: a developing country perspective. Semin Thromb Hemost, 2011, 37 (5): 587-594.

44. Meizoso JP, Moore EE, Pieracci FM, et al. Role of Fibrinogen in Trauma-Induced Coagulopathy. J Am Coll Surg, 2022, 234 (4): 465-473.

45. Kuramatsu JB, Sembill JA, Huttner HB. Reversal of oral anticoagulation in patients with acute intracerebral hemorrhage. Crit Care, 2019, 23 (1): 206.

46. Sarode R, Milling TJ Jr, Refaai MA, et al. Efficacy and safety of a 4-factor prothrombin complex concentrate in patients on vitamin K antagonists presenting with major bleeding: a randomized, plasma-controlled, phase Ⅲ b study. Circulation,

2013, 128 (11): 1234-1243.

47. Samuelson Bannow B, Recht M, Négrier C, et al. Factor Ⅷ: Long-established role in haemophilia A and emerging evidence beyond haemostasis. Blood Rev, 2019, 35 (4): 43-50.

48. Song X, Zhong J, Xue F, et al. An overview of patients with haemophilia A in China: Epidemiology, disease severity and treatment strategies. Haemophilia, 2021, 27 (1): e51-e59.

49. Franchini M, Frattini F, Crestani S, et al. Haemophilia B: current pharmacotherapy and future directions. Expert Opin Pharmacother, 2012, 13 (14): 2053-2063.

50. Mann DM, Stafford KA, Poon MC, et al. The Function of extravascular coagulation factor Ⅸ in haemostasis. Haemophilia, 2021, 27 (3): 332-339.

51. 中华医学会血液学分会血栓与止血学组, 中国血友病协作组. 获得性血友病 A 诊断与治疗中国指南 (2021 年版). 中华血液学杂志, 2021, 42 (10): 793-799.

52. Meschino Danielle, Lindsay Daniel, Tang Grace H, et al. A Major Knowledge Gap in Women's Health: The Combined Effect of Antifibrinolytics and Estrogen on Risk of Thromboembolism-a Scoping Review. Blood, 2020, 136 (S1): 37-38.

53. 中华医学会血液学分会血栓与止血学组, 中国血友病协作组. 罕见遗传性出血性疾病诊断与治疗中国专家共识 (2021 年版). 中华血液学杂志, 2021, 42 (2): 89-96.

54. Kozek-Langenecker SA, Ahmed AB, Afshari A, et al. Management of severe perioperative bleeding: guidelines from the EuropeanSociety of Anaesthesiology: First update 2016. Eur J Anaesthesiol, 2017, 34 (6): 332-395.

55. Julien C, Chauvin A, Didelot N, et al. Pansements hémostatiques procoagulants et hémorragies Procoagulant hemostatic dressings and hemorrhages. Rev Infirm, 2021, 70 (273): 23-26.

56. Weledji EP. Benefits and risks of splenectomy. Int J Surg, 2014, 12 (2): 113-119.

57. Woźniak K, Urbanowska E, Snarski E. Plazmafereza lecznicza w hematologii [Plasmapheresis in haematology]. Wiad Lek, 2015, 68 (2): 173-178.

58. Knight C, Danø AM, Kennedy-Martin T. Systematic review of efficacy of rFVIIa and aPCC treatment for hemophilia patients with inhibitors. Adv Ther, 2009, 26 (1): 68-88.

59. Leissinger C, Carcao M, Gill JC, et al. Desmopressin (DDAVP) in the management of patients with congenital bleeding disorders. Haemophilia, 2014, 20 (2): 158-167.

60. Fukazawa, Ryuji. Long-term prognosis of Kawasaki disease: increased cardiovascular risk？. Current Opinion in Pediatrics, 2010, 22 (5): 587.

61. 施婷婷, 于明华, 张丽, 等. 川崎病并发巨大冠状动脉瘤急性期临床特征与危险因素分析. 中国循证儿科杂志, 2009, 4 (5): 411-416.

62. Arepally GM, Padmanabhan A. Heparin-Induced Thrombocytopenia: A Focus on Thrombosis. Arterioscler Thromb Vasc Biol, 2021, 41 (1): 141-152.

63. Hogan M, Berger JS. Heparin-induced thrombocytopenia (HIT): Review of incidence, diagnosis, and management. Vasc Med, 2020, 25 (2): 160-173.

64. 许俊堂. 肝素诱导的血小板减少症中国专家共识解读. 中国循环杂志, 2018, 33 (z1): 117-120.

65. Wada H, Matsumoto T, Yamashita Y. Diagnosis and treatment of disseminated intravascular coagulation (DIC) according to four DIC guidelines. J Intensive Care, 2014, 2 (1): 15.

66. George JN. TTP: the evolution of clinical practice. Blood, 2021, 137 (6): 719-720.

67. Sukumar S, Lämmle B, Cataland SR. Thrombotic Thrombocytopenic Purpura: Pathophysiology, Diagnosis, and Management. J Clin Med, 2021, 10 (3): 536.

68. Sadler JE. Pathophysiology of thrombotic thrombocytopenic purpura. Blood, 2017, 130 (10): 1181-1188.

69. 中华医学会儿科学分会心血管学组, 中华医学会儿科学分会免疫学组. 川崎病冠状动脉病变的临床处理建议. 中华儿科杂志, 2012, 50 (10): 746-749.

70. Horne M. Overview of hemostasis and thrombosis, current status of antithrombotic therapies. Thromb Res, 2005, 117 (1-2): 15-42.

71. Wada H, Hasegawa K, Watanabe M. DIC: an update on diagnosis and treatment. Rinsho Ketsueki, 2017, 58 (5): 523-529.

72. 谭佩玲, 袁瑞珍. 成分输血对产科急性弥散性血管内凝血患者凝血功能及治疗效果的影响. 吉林医学, 2022, 43 (2):

356-357.

73. van Geffen JP, Swieringa F, Heemskerk JW. Platelets and coagulation in thrombus formation: aberrations in the Scott syndrome. Thromb Res, 2016, 141 (2): S12-16.

74. Yee J, Kaide CG. Emergency Reversal of Anticoagulation. West J Emerg Med, 2019, 20 (5): 770-783.

75. Camoin-Jau L, Mariotti A, Suchon P, et al. La thrombopénie induite par héparine: mise au point Heparin-induced thrombocytopenia: Update. Rev Med Interne, 2022, 43 (1): 18-25.

76. Wada H. Hemostatic abnormalities in DIC. Rinsho Byori, 2002, 50 (8): 768-772.

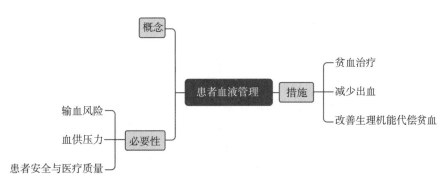

图 16-1　患者血液管理学习导图

本章帮助您了解患者血液管理的意义及方法。

学习目标

1. 掌握患者血液管理（PBM）的概念及意义
2. 掌握 PBM 的几大措施：贫血药物治疗，减少出血措施，回收式自体输血，改善患者对贫血和失血的耐受能力和限制性输血策略
3. 掌握贫血的分级标准、分类及治疗方案
4. 了解如何在医疗机构开展患者血液管理

　　近年来,输血医学理念从以血液成分为中心的经典输血理念转变为以患者为中心的循证输血理念,称之为患者血液管理(patient blood management,PBM)。PBM 是指基于循证医学和多学科联合的方法,以患者为中心,通过防治贫血、改善止凝血功能、最大限度减少失血、提高机体对贫血的代偿能力和限制性输血等措施,减少或避免异体输血,目的是使患者有更好的临床转归。

　　2010 年 5 月世界卫生组织(WHO)向全体成员国建议:所有手术患者应从手术前开始实施PBM。目前,PBM 已在全世界广泛开展,我国也有很多医疗机构开展 PBM,并取得良好结果。

　　PBM 是在医疗过程中应用多种内外科技术,优化医疗流程和质量,给患者提供最优治疗方案,从预防输血的高度出发使可能需要输血的患者减少或避免异体输血,达到良好的临床结果。PBM 是医院层面的以患者为中心,多学科、多模式、有计划的诊疗方法,已经成为医疗和护理的新模式。所有从事与输血相关的人,都应该参与到 PBM 项目中来。包括国家和地区卫生行政管理人员,医疗机构负责人、医务部门、各学科专家、医师、护士、技术人员及其他人员。

第一节　患者血液管理概述

一、患者血液管理简介

(一) 患者血液管理的演化

20世纪初,随着血型的发现以及交叉配血和血液保存技术的成熟应用,输血迅速成为医学的主要治疗手段。最初输血主要用于大量出血和急性失血患者的复苏治疗,现在愈来愈多的输血已经背离了最初的适应证。如慢性贫血、轻中度贫血患者也会预防输血,围手术期患者也常常无明确根据地要求把血红蛋白维持到100g/L或以上。输血已成为医院最常见的医疗行为之一。结果造成临床对血液的需求不断增长,需要政府和血站投入更过的财力和物力,更重要的是需要更多的无偿献血者奉献"生命的礼物"。20世纪中叶,输血已被人们普遍接受,甚至被认为是救命的手段,因此,拒绝输血会给医学界带来极其困难的挑战。人们渐渐认识到,拒绝一种治疗方法(异体输血)并不代表拒绝所有的医疗措施。临床医师开始与患者合作,在不违背他们宗教信仰和价值观的前提下找到了挽救他们生命的措施。其实这些措施中有些已经在使用,称之为血液保护技术。国外有相当数量的成功例证。

这一关键临床"创新"促使多种技术联合应用以及多学科联合,无输血医学和无输血手术(bloodless medicine and surgery,BMS)应运而生。到20世纪90年代中期,全球至少有100个无输血医学中心。

无输血医学(手术)是指通过药物和技术的手段,以及内、外科方法,在不输异体血的情况下为患者提供治疗,包括外科手术。

尽管无输血医学(手术)的起源与耶和华见证者有关,但是,非该宗教信仰者也会面临相似的需求。各种医学原因不能接受异体输血的患者,如有同种抗体患者、稀有血型和其他原因不能获得血液的情况,这些患者同样从无输血医学(手术)措施中获益。

随着无输血医学(手术)的实践和发展,使人们认识到医疗或手术过程不输血是可行的,并不会导致患者死亡或机体功能受损。而且随着对经血传播疾病风险的认识,以及不断增加的循证医学研究成果表明,异体输血增加患者感染等并发症和住院死亡率,降低患者长期生存率。输血成为患者不良预后的独立危险因素。越来越多的人基于降低患者输血风险和改善其预后的目的选择无输血医疗(手术),PBM诞生的土壤已经成熟。

最早关于PBM的正式定义之一出自美国血液管理促进学会(Society for the Advancement of Blood Management,SABM),即PBM是适当应用血液成分和减少血液成分输注的措施,最终目的是改善患者转归。随后SABM修改了PBM的定义,弱化输血,而强调预防输血的措施。几乎同时,西澳大利亚(Western Australia)和国际PBM(International Foundation for Patient Blood Management,IFPBM)也给予PBM相似的定义,PBM是科学应用安全和有效的内外科技术以防治贫血和减少失血,目的是改善患者预后。

2010年世界卫生大会全球血液安全论坛给予PBM的定义为:PBM是以患者为中心,应用循证医学和综合的措施,提高医疗质量,安全合理使用血液,避免不必要输血,目的是改善患者预后。

此后,美国血液与生物治疗促进协会(AABB)和英国输血和组织移植咨询委员会也给予PBM类似的定义。

尽管不同的国家和学术团体对PBM的定义不完全一致,但PBM的核心要素和目标是一致的。其实质是从预防输血的前提出发,应用安全和有效的内、外科技术,防治患者贫血和减少失血,避免不必要的输血,目的是改善患者预后。

（二）患者血液管理与血液保护的区别

血液保护（blood conservation）：是指一系列可能减少患者失血和异体输血的技术和方法。例如术前自体储血，急性等容血液稀释，自体血回收及各种止血技术和方法等。

血液保护技术在无输血医学前即已存在，现在无论临床实践上还是在文献中仍然在使用。血液保护的核心理念是把患者的血液视为十分珍贵和稀缺的资源加以保护。

二者的区别：首先，PBM的核心要素除血液保护技术以外，还包括贫血治疗、优化患者的生理代偿机能和限制性输血理念等，这些内容均超越了血液保护的范畴，所以说PBM的内容大于血液保护，PBM包含了部分血液保护技术。其次，更重要的区别在于PBM是以患者为中心，把改善患者转归作为最终目的；而血液保护则着眼于血液资源，目的是把血液作为资源保护起来。

PBM强调多学科协作和多种方法联合使用。对手术患者，要从术前、术中和术后各个环节做到防治贫血、减少失血和提高机体的代偿能力，目的是改善患者预后。PBM已经是一种新的医疗模式，归属于患者安全和医疗质量体系的内容。

二、实施患者血液管理的必要性

（一）输血的风险

如同所有的医疗措施一样，输血也存在风险。输血风险包括感染性风险和非感染性风险。过去人们更多关注经输血传播的感染性风险。随着血液安全不断提高，输血相关感染性风险已显著降低，但输血相关的非感染性风险变得尤为突出。其中输血相关性急性肺损伤（TRALI）是美国输血相关死亡的最主要原因，紧随其后是输血相关循环超负荷（TACO）。虽然TRALI发病率低（<1%），但这一并发症死亡率高，约15%~20%。TACO是一种更为常见输血不良反应，发病率约4%。虽然TACO的死亡率没有明确定义，但值得关注的是，TACO增加了呼吸机使用时间、重症监护室停留时间和住院时间。需要注意的是，越来越多的研究认为TRALI和TACO的发生率均被低估。其他的输血相关不良反应包括发热性输血反应、过敏反应、低血压、溶血性输血反应（急性和迟发性）等。罕见的输血不良反应还包括输血相关性脓毒症和移植物抗宿主病，输血后紫癜等。现在输血相关非感染性风险导致的死亡率和医疗花费远远超过感染性风险，需要我们给予足够重视。

由于输血风险的客观存在，要求我们尽量避免不必要输血。

（二）血液供应面临的压力

近年来，随着我国医疗卫生体制改革不断深化，医疗技术快速发展，医疗服务总量快速增长，临床用血需求大幅增长，远高于血站同期采供血增长速度，临床用血出现季节性、区域性及偏型性供应紧张情况。

随着我国人口老龄化进程不断加快，临床用血需求也将进一步增加。截至2015年底，我国60岁及以上人口已达2.22亿，占总人口的16.1%。人口老龄化将会增加需要输血的复杂外科手术的老年个体的数量，增加临床用血需求；同时由于适龄献血人群相对减少，无偿献血招募和采集工作面临新的压力。

（三）患者安全和医疗质量的内在需求

由于异体输血风险的客观存在，循证医学证据表明输血可增加手术患者并发症、短期和长期病死率、术后感染发生率，与患者不良预后存在线性剂量相关性。越来越多的临床输血实践证明临床上有大量的输血是可以避免的，并且在避免异体输血的同时患者获得了更好的临床结局。输血已经成为外科手术质量控制的指标之一。

PBM通过不断提高和改进医疗质量，联合应用内、外科技术和方法，在实现上述目的同时减少了医疗花费。因此，PBM已经成为患者安全和医疗质量管理的一项重要内容。

练习题一

下列 PBM 和患者血液保护的区别,哪项是错误的(　　　)?
A. 血液保护的内容大于 PBM
B. PBM 是以患者为中心,把改善患者转归作为最终目的
C. 血液保护着眼于血液资源,目的是把血液作为资源保护起来
D. PBM 的核心要素包括贫血治疗,优化患者生理代偿机能和限制性输血理念等

第二节　患者血液管理措施

尽管 PBM 常常聚焦于围手术期,实际上 PBM 应贯穿整个医疗过程,PBM 的实施对象既包括手术患者也包括非手术患者。PBM 的具体措施主要包括:贫血药物治疗、减少出血措施、回收式自体输血、改善患者对贫血、失血的耐受能力和限制性输血策略等。PBM 的具体措施见表 16-1。

表 16-1　患者血液管理的具体措施(三大支柱)

	贫血治疗	减少出血措施	改善生理机能代偿贫血
术前	诊断和治疗贫血 促进造血功能	评估出血风险 出血史和用药史	评估失血量及患者耐受程度 改善心肺功能和其他生理储备
		停用引起出血的药物	
	择期手术的贫血患者应治疗	减少医源性失血	
	术前自体储血(特殊血型)	充分地术前准备	
术中		手术方式改进,微创手术	提高心输出量
		急性等容血液稀释 控制性低血压	改善通气和氧合 优化容量管理
		预防应用止血药物	
		维护机体凝血功能 术中自体血液回收	循证和限制性输血策略
		保持正常体温	
		腹主动脉内球囊阻断术	
		循证和限制性输血	
术后	应用药物治疗贫血	术后自体血液回输	提高氧供给
		即时检测和评估凝血功能	镇痛、镇静,防治感染
	警惕药物导致的贫血	保持正常体温	适当地容量管理
		减少医源性失血	

一、诊治贫血

(一) 术前贫血的定义

诊断贫血的主要指标为血红蛋白(hemoglobin,Hb)。目前常用的贫血诊断分级标准主要有世界

卫生组织标准（WHO）和我国标准（见表 16-2、表 16-3），WHO 的血红蛋白标准高于我国标准,第四版《血液病诊断及疗效标准》认为应用 WHO 标准作为国内贫血的诊断标准是合理的,推荐采用 WHO 贫血诊断和分级标准,以早期识别和管理贫血。

术前贫血是指从确定手术到接受手术前的间隔期,患者单位容积外周血液中血红蛋白浓度、红细胞计数和 / 或红细胞压积低于可比人群正常值的下限。

表 16-2　诊断贫血的 WHO 标准和中国标准 *

	WHO 标准 Hb（g/L）	中国标准 Hb（g/L）
成年男性	<130	<120
成年女性	<120	<110
孕妇	<110	<100

*: Hb 为在海平面水平诊断贫血的 Hb 浓度。

表 16-3　贫血分级的 WHO 标准和中国标准

贫血分级	WHO 标准 Hb（g/L）	中国标准 Hb（g/L）
0 级（正常）	正常值	正常值
1 级（轻度贫血）	110~ 正常参考值下限	91~ 正常参考值下限
2 级（中度贫血）	80~109	61~~90
3 级（重度贫血）	<80	31~60
4 级（极重度贫血）		≤30

（二）术前贫血的诊断分型

根据红细胞形态可将贫血分为大细胞性贫血、正细胞性贫血、小细胞低色素性贫血,详见表 16-4。

表 16-4　贫血的形态学分类

类型	MCV（fL）	MCH（pg）	MCHC（g/L）	常见疾病
大细胞性贫血	>100	>34	320~360	巨幼细胞贫血
正细胞性贫血	80~100	27~34	320~360	急性失血性贫血、溶血性贫血、再生障碍性贫血、慢性病性贫血
小细胞低色素性贫血	<80	<27	<320	缺铁性贫血、铁粒幼细胞贫血、珠蛋白生成障碍性贫血、慢性病性贫血

（三）术前贫血的治疗

术前贫血的治疗首先应针对引起贫血的原发病进行治疗,其次是贫血的对症治疗。根据疾病、手术类型的不同,术前贫血的治疗目标应该不同。

1. 非药物治疗

（1）营养指导：由于术前贫血患者需要尽快纠正贫血以进行手术,因此营养补充可以作为辅助治疗,但不建议单以膳食补充缺乏的营养元素。贫血患者注意调整饮食结构,注重食物多样化和合理搭配,缺铁性贫血患者可增加含铁丰富的食物,同时增加富含维生素 C 的食物摄入可促进铁的吸收。

（2）输血：根据《围术期输血指南（2014）》采用限制性输血策略：Hb< 70g/L 应考虑输红细胞,Hb>100g/L 的患者无须输注红细胞；Hb 在 70~100g/L 之间,根据患者心肺代偿功能、有无代谢率增高以及有无活动性出血等因素决定是否输红细胞。针对不同的疾病人群最佳的输血阈值尚不明确,建议贫血患者输血目标应使 Hb 达到手术麻醉的安全阈值。

2. 药物治疗 药物治疗包括补充造血原料如铁剂,叶酸和维生素 B_{12},以及促红细胞生成素。本章简单介绍静脉铁剂和促红细胞生成素在围手术期患者的应用。

(1)静脉铁剂在围手术期贫血患者的应用:静脉铁剂可以安全、快速纠正缺铁性贫血。对于口服铁剂无效、胃肠吸收障碍、不能耐受口服铁剂,或使用促红细胞生成素,以及需要迅速补充铁剂的患者,静脉铁剂优于口服铁剂。对于预计不能进行口服铁剂的患者,静脉铁剂是否可以作为一线治疗,需要进一步研究。

1)静脉铁剂用法用量:静脉铁剂补铁量计算:所需补铁量(mg)= 体重(kg)×(Hb 目标值 –Hb 实际值)(g/L)× 0.24+ 贮存铁量(500mg);大部分围手术期贫血患者给予 1 000~1 500mg 铁是足够的;用法:100~200mg/ 次,每周 2~3 次。

静脉铁剂的优点是能够被人体完全吸收,起效快,无胃肠道刺激症状。主要的缺点是使用不方便和可能发生严重不良反应,其严重不良反应发生率为 38/1 000 000,死亡率为 0.4/100 000,均低于输血相关严重不良反应发生率和死亡率。最近的一个 Meta 分析表明静脉铁治疗与口服铁、肌注铁及安慰剂相比,不增加严重不良反应和感染风险。

国内的静脉铁剂有两种,分别为蔗糖铁和右旋糖酐铁。两者改善贫血的疗效相似,但不良反应发生率有所不同。铁剂的不良反应有恶心、呕吐、乏力、发热、背部和上腹部疼痛以及低血压。在所有铁剂中蔗糖铁不良反应发生率最低,相比于右旋糖酐铁,蔗糖铁总体不良反应率、严重不良反应发生率、死亡率均要明显降低。首次使用蔗糖铁时,先给予小剂量进行测试,成人用 20~50mg 铁,如使用静脉滴注方法,可先在 15 分钟内输完试验剂量(相当于 20mg 铁),如果没有过敏样反应,再输完余下的剂量。

2)应用静脉铁剂后约 50% 患者在第 5 天血红蛋白开始上升,3 周即可达到最大疗效。即使术前应用静脉铁剂时间<2 周也可减少围手术期红细胞需求。在非贫血患者中术前 1 天甚至手术当天应用静脉铁剂可改善术后血红蛋白恢复。

3)补铁目标:补充至铁蛋白>100µg/L。

4)用药期间应定期监测下列项目以观察治疗反应:血常规每周 1 次,血清铁蛋白水平 4 周复查。

(2)促红细胞生成素(erythropoietin,EPO) 围手术期贫血应用 EPO 是自然存在于体内,具有刺激红细胞生成作用的内源性激素,也可以说是刺激血液合成的激素。出生前 EPO 在肝脏内合成,出生后几周内其主要的合成器官为肾脏,成人肝脏合成的 EPO 仅占不到总量的 5%。一种重组的具有同样功能的激素可供临床使用,称之为重组人红细胞生成素(recombinant human erythropoietin,rHuEPO)。

EPO 主要用于除外营养素缺乏、溶血、失血等原因引起的贫血。能够显著提高血红蛋白水平、降低异体输血率和输血量。虽然 EPO 能够降低输血风险,但很少有证据支持 EPO 能改善患者的其他结局,而且 EPO 具有潜在的副作用,如高血压、血栓等,故英国血液标准委员会的《术前贫血识别和管理指南》中仅推荐 EPO 用于需要避免输血(如拒绝输血或患有复杂自身免疫病)的患者。

1)EPO 用法用量:术前患者常见的用法为 EPO 600U/(kg·周),术前 7~35 天开始,以术前 21 天开始最多。如果距手术时间在 4 周以内,可以 EPO 600U/(kg·次)于术前 21、14、7 天以及手术当日各用 1 次。若距手术时间较短,可于术前 5~7 天至术后 3~5 天每天应用 300U/(kg·次)。

2)应用 EPO 需同时联合应用铁剂:在 EPO 治疗期间可能发生绝对性或功能性缺铁。功能性缺铁时,铁蛋白水平正常,但转铁蛋白饱和度降低,其原因可能是因为不能迅速动员和释放体内的储存铁以满足 EPO 刺激下骨髓造血加快对铁的需求。因此一般要求在 EPO 治疗期间应同时联合铁剂以获得最佳疗效,转铁蛋白饱和度应 ≥20%,铁蛋白应 ≥100ng/mL。文献报道的大部分研究联合应用了 EPO 和铁剂,通常铁剂和 EPO 同时开始应用,且多数研究认为 EPO 联合静脉铁剂疗效是最佳的。

3）应用 EPO 期间应每周复查血常规，血红蛋白目标值不宜超过 120g/L，红细胞压积不宜超过 36%，以避免红细胞过高。同时应定期进行铁状态评估，包括铁蛋白和转铁蛋白饱和度。

4）由于 EPO 有增加血栓形成，促进肿瘤生长和相关死亡的风险。因此建议肿瘤患者如果需在术前应用 EPO，应严格掌握适应证，并控制血红蛋白初始值和目标值，Hb 初始值 ≤100g/L，目标值为 110~120g/L。对于有高危血栓形成倾向的人群，在应用 EPO 同时给予预防性抗凝，并且血红蛋白目标值不宜超过 120g/L。

二、减少出血的措施

（一）减少出血的药物

1. 抗纤维蛋白溶解药物　合成抗纤溶药为赖氨酸类似物。其作用机制是：一方面竞争性地占据纤溶酶原和纤溶酶的赖氨酸结合位点，减少纤溶酶原-纤溶酶原激活物-纤维蛋白三元复合体的产生，从而抑制纤溶酶降解纤维蛋白原和纤维蛋白单体，起到抗纤溶的作用。另一方面，纤溶酶可作用于血小板糖蛋白 Ⅰb，抑制血小板的黏附；纤溶酶水解纤维蛋白的终末产物 FDP 占据血小板纤维蛋白原黏附点（GP Ⅱb/Ⅲa 受体），从而抑制血小板的活化。常用的合成抗纤溶药，包括氨甲环酸、氨甲苯酸、氨基己酸。

在体外循环（cardiopulmonary bypass，CPB）心血管手术中常规应用抗纤溶药物氨甲环酸，通过 CPB 导致的纤溶系统激活，保护血小板功能等机制，从而有效地减少手术出血和异体输血。在心血管外科手术患者预防应用氨甲环酸可以降低 38% 的异体输血风险。氨甲环酸在心血管手术中的最大应用剂量为 50~100mg/kg。临床应用中应综合考虑患者的年龄、肾功能、手术方式和手术时间等。其具体用量尚无定论，目前可推荐应用的剂量有：低危出血风险手术（单纯的瓣膜成形、瓣膜置换和冠状动脉旁路移植术等）负荷量 10mg/kg，维持量 1~2mg/（kg·h）；中、高危出血风险手术（如主动脉手术和再次手术等）负荷量 30mg/kg，维持量 16mg/（kg·h）。在此强调指出，CPB 心脏手术抗纤溶药必须预防使用。无论选择何种剂量方案，均需要在 CPB 开始前达到有效血药浓度。以氨甲环酸为例，至少在 CPB 前静脉给药 10mg/kg，CPB 中维持有效血药浓度，CPB 结束后可停止给药。

此外，在骨科手术如膝关节置换术也提倡预防性应用抗纤溶药物。在肝脏手术或其他一些大出血风险高的临床情况可预防性应用抗纤溶药物。在严重出血的创伤患者中，于其损伤 3 小时内静脉给予氨甲环酸 1g 可改善生存率。同样的，如果在产后出血 3 小时内静脉给予氨甲环酸 1g 可降低因出血死亡的风险。但合成抗纤溶药对血管闭塞事件高危患者的安全性仍然未知。

2. 去氨加压素（deamino-8-D-arginine vasopressin，DDAVP）　DDAVP 是合成的精氨酸加压素类似物。它能够提高血浆凝血因子Ⅷ和血管性血友病因子（von willebrand factor，vWF）的水平，增加循环中这些因子的浓度和血小板对内皮细胞的黏附，改善血小板功能。因此，去氨加压素在临床上除了可用于治疗轻度血友病 A、血管性血友病（von Willebrands 病）等先天性出血性疾病外，还可用于治疗 CPB 心脏手术后血小板功能异常导致的出血。

DDAVP 是目前唯一能够治疗 CPB 心脏手术后因血小板功能异常导致出血的药物。国际微创心胸外科学会推荐 DDAVP 用于术前 7 天内服用抗血小板药物，或 CPB 时间大于 140 分钟的冠状动脉搭桥术（CABG）患者。对尿毒症、动脉瓣狭窄、血管性血友病患者或术前存在血小板功能不全的患者，应用 DDAVP 也可以减少出血和异体输血。随机双盲对照研究表明 CPB 瓣膜手术应用 DDAVP 也减少术后早期出血和血浆用量。

DDAVP 应用剂量和给药时机　用药剂量为 0.3μg/kg，体重在 100kg 以下者，建议剂量不超过 15μg。给药时机：DDAVP 静脉注射后 1 小时起效，作用时间约 6 小时。因此，建议 CPB 心脏手术在停机前 1 小时左右给药，通常在复温时。给药方法：非 CPB 中用药，应溶于生理盐水，15~30 分钟静脉注射，以免起严重低血压。由于 DDAVP 的作用机制是促使体内的 vWF 和Ⅷ因子前体迅速合成有生物活性的凝血物质，重复给药效果减低。因此不建议在手术开始或术前给药。

3. 纤维蛋白原浓缩剂　纤维蛋白原是肝脏合成的凝血因子 I，止血过程中纤维蛋白原在凝血酶（因子 II）的作用下变成可溶性纤维蛋白单体，然后经凝血因子 XIII（因子 XIII）和 Ca^{2+} 的作用，可溶性纤维蛋白交联后变成不溶性纤维蛋白，形成稳定的凝血块。因此，纤维蛋白原是凝血酶的底物，其血浆正常浓度为 2~4g/L。在围手术期，特别是大量出血时，维持纤维蛋白原浓度是凝血管理的首要目标。

应用指征：非出血情况下 <1.0g/L；在大出血时 <1.5~2.0g/L，或凝血检测提示功能性纤维蛋白原缺乏时。

静脉输注 1g 纤维蛋白原约可提升其血浆浓度 0.25g/L，大量出血时，建议纤维蛋白原首次剂量为 3~4g。

4. 局部止血材料　良好的外科技术是止血的决定因素。在此基础上应用局部止血材料压迫或闭合伤口，产生局部凝血作用。常用的局部止血材料包括氧化再生纤维素，是纤维素经氧化处理后的可吸收止血材料，具有良好的生物相容性和可降解性。这种止血材料依赖正常的凝血功能。此外还有纤维蛋白胶、凝血酶、凝胶海绵等，可减少手术出血。局部应用抗纤溶剂如氨甲环酸也有减少术后失血的作用。有些止血材料因含有人凝血酶，存在病毒感染风险。局部止血材料不能替代外科止血技术。

（二）减少出血的非药物方法

除了药物外，还有很多方法可以减少失血，统称为减少出血的非药物方法。

1. 出血风险的诊断和评估　可能增加出血风险的因素包括：①出血史；②用药史；③抗凝药和抗血小板药物。详细的病史和体格检查尤为重要。应重视既往史及家族史中有出血性疾病的患者，并进一步检查，明确原因并找到防治出血的方案。

术前接受华法林抗凝的择期手术患者，停用华法林 4~5 天，围手术期改为低分子肝素或普通肝素桥接治疗。低分子肝素在术前约 18~24 小时停用，普通肝素在术前 4 小时停用或不停药。可通过给予 1~2mg 维生素 K 逆转其抗凝作用。凝血酶原复合物可更快速地逆转其抗凝作用。

对无栓塞风险或风险低的择期手术患者，口服抗血小板药阿司匹林者术前需停药 7 天；潘生丁抑制腺苷，术前需停药 24 小时；氯吡格雷、普拉格雷、噻氯匹定抑制 ADP，术前分别需停药 7 天、7~10 天、12~14 天；静脉抗血小板药阿昔单抗、依替巴肽、替罗非班抑制血小板糖蛋白 II b-IIIa，术前分别需停药 48~72 小时、24 小时和 24 小时。抗血小板药物均无特异拮抗剂，不延长 PT 和 APTT。可通过血小板功能检测（血栓弹力图、血小板图、血小板聚集试验）判断服抗血小板药物患者服药后对其血小板功能的影响和确定最佳手术时机。

2. 手术方式的改进　外科手术方式是决定围手术期失血最重要的因素，手术方式改进可显著减少失血。例如，在 20 世纪 90 年代前，胆囊切除术都是剖腹，失血量常在 200~500mL；而经腹腔镜胆囊切除术失血量通常为 50mL 以下。介入治疗手术如主动脉腔内修复术（thoracic endovascular aortic repair，TEVAR）治疗降主动脉夹层动脉瘤比传统的降主动脉置换手术显著减少出血和异体输血。微创外科技术的广泛使用使很多手术的失血量都较传统方法明显降低。

3. 控制性低血压技术　通常指将平均动脉压（MAP）降至基础值的 30% 以下，但在具体实施时，需根据手术要求、患者心脑血管和全身情况来决定血压降低的程度和持续时间，以免引起心、脑等重要脏器灌注不足而导致缺血、缺氧的并发症。控制性低血压技术可以有效减少术中失血量，为外科提供无血手术野。可通过麻醉技术或联合降压药达到控制性低血压。

4. 减少医源性失血　医源性失血亦是导致贫血的常见原因。有研究发现，每位 ICU 患者平均每天因治疗需要约丢失 41mL 血液，这意味着如果在 ICU 住院 10 天，丢失近 2 单位血液。美国一项研究报道，17 000 名急性心肌梗死的患者入院时并无贫血，随着住院期间每天医源性失血近 100mL，部分患者发展到中到重度贫血。因此，应当评估实验室检查的必要性，减少频繁采血导致的医源性失血。可以使用小容量采血试管，减少每次采血量。婴幼儿更需减少血标本采集量和次数。

5. 保持正常体温　机体维持内环境稳定的基本条件之一是正常的体温（中心体温 36.5~37.5℃）。

手术过程中,由于手术室温度低、输注的液体温度低、暴露的手术切口导致体内热量丧失以及麻醉药抑制体温调节等原因,患者常处于轻度低体温状态(中心体温34.0~36.0℃),可抑制血小板功能,降低凝血因子活性,增加失血。体温低于正常1℃,大约增加失血16%和输血风险22%。因此,在较大手术中应连续监测患者体温,并采取积极合理的措施保温,避免低体温。尤其是婴幼儿和老年患者,以及心血管和肝脏等大手术患者。

6. 床旁检测技术　目前可用的床旁检测技术有血栓弹力图(thromboelastography,TEG)、旋转血栓弹力仪(rotational thromboelastometry,ROTEG)等。通过微量全血标本,在30分钟内提供从凝血启动到纤维蛋白形成、血小板聚集、纤维蛋白联结、血块形成至溶解的连续信息,比常规凝血检测的结果更全面。因此,血栓弹力图已经广泛应用于临床,尤其是心血管手术、肝移植、创伤和产科大出血等可能发生严重凝血功能紊乱的情况,可减少围手术期异体血输注量和改善患者预后。

7. 目标导向的围手术期容量管理　围手术期容量管理与患者预后密切相关。因为很难有统一的标准,临床上存在很大的争议。之前的"开放性"液体治疗和"限制性"液体治疗各有利弊,而目标导向的容量管理是根据患者围手术期不断变化的血流动力学参数进行个体化的液体治疗,以期达到改善患者预后的目标。应用的参数除心率、血压、尿量、中心静脉压、静脉血氧饱和度等常规监测外,还可以应用经食管超声心动图、肺动脉导管等监测前负荷、心排血量等。现有的研究提示目标导向的容量管理较传统的补液方法可改善患者预后。

8. 腹主动脉内球囊阻断技术　骨盆、盆腔、骶尾部、脊柱下段和下肢上段等部位手术出血量大且难以控制,经股动脉置入球囊导管的腹主动脉球囊阻断技术可有效减少上述手术的出血。采用该技术完成的300余例骨盆与骶尾部肿瘤手术,手术时间由原来的5~10小时缩短为1~2小时,出血量由原来的5 000~15 000mL减少到200~500mL。患者未发生下肢静脉血栓及肢体远端缺血坏死等并发症。随着医学多学科协作的发展,特别是现代化的杂交手术室(hybird operating room),在满足普通手术的同时也为介入技术在减少术中出血方面的应用提供舞台。可避免放置球囊后移动患者到手术室过程中可能造成的球囊位置改变。

腹主动脉球囊阻断技术可能出现的并发症主要有盆腔及下肢动脉血栓形成和缺血性神经损伤,其他包括穿刺部位血肿、股动脉夹层、假性动脉瘤、邻近器官坏死等。

三、自体输血

自体输血主要包括储存式、稀释式和回收式自体输血三种。

(一) 术前自体血储存

术前自体储血(preoperative autologous blood donation,PABD)是指在术前一定时间内采集患者自身的血液进行保存,以满足本人术中或术后的血液需要,主要用于择期手术的患者。

1937年,美国首个血库的创建者Fantus,提出了术前自体储血。最初,术前自体储血主要用于稀有血型的患者。由于受当时自体采血技术的限制,自体血液保存时间被限制在3周之内。20世纪80年代中期,HIV病毒经血传播的风险提醒医师及公众,他们要求更安全的血液,术前自体储血才被广泛接受。目前在我国,PABD主要用于骨科手术及肿瘤手术中。

1. PABD的适应证　预计术中失血量超过自身循环血容量15%,需要输血的所有择期手术患者,若Hb>110g/L或Hct>0.33,患者签署同意书后,都适合术前自体储血。此外,稀有血型患者以及对异体血产生免疫抗体的手术患者也应推荐使用PABD。

2. PABD的禁忌证

(1)Hb<100g/L,或Hct<0.28,或骨髓造血功能抑制的患者;

(2)有贫血、低血压、并发细菌感染者;

(3)重度主动脉瓣狭窄、心肌梗死疾病、高血压、充血性心力衰竭患者;

(4)献血后出现不良反应史,如献血后迟发性晕厥;

（5）活动性癫痫患者；

（6）肝肾功能不全者；

（7）有遗传缺陷造成红细胞膜异常、血红蛋白异常或红细胞酶缺乏，使自体血液在储存期间易溶血的患者。

3. 如何进行 PABD　要做好 PABD，需要建立有效的管理体系和严格的操作规程。把患者的需求和医院或者医师的要求协调起来，连续跟踪所采集血液的信息，降低误差的风险。严格掌握适应证和禁忌证，避免不必要的术前自体储血。

首先必须取得患者的知情同意。应该告知患者术前自体储血存在的风险、术前自体储血期间可能会发生的问题，采集血液技术方面的问题以及术前自体储血并不能保证手术中不输注异体血液等。

血液采集由专业人员进行，采集后将进行 HIV、HBV、HCV 以及梅毒检测，同时行 ABO 和 Rh 血型检测。

实施 PABD，需要提前充分做好准备，保证采集和储存足够量的血液，一般是从预定手术前 3~5 周开始，术前共采集 2~4 单位全血，每次采集血液量不应超过患者血液总量的 10%。通常计划 1 周采集 1 次，间隔时间不能少于 3 天。

增加血液采集与手术时间的间隔能够使红细胞大量再生，提高 PABD 的效率和成本效益。在正常的保存条件下（2~6℃冰箱保存），所采集的血液可保存 35 天。

如果在手术中需要输血，首选术中所采集的血液输注。当术中采集的血液不能满足需要时，建议输注最近采集的 PABD 血液。

4. PABD 的优缺点　PABD 可以避免异体输血的疾病传播、输血后免疫抑制和同种血液免疫风险。

在过去几十年，我们见证了 PABD 的诞生、发展和衰退。PABD 应用减少的主要原因包括：

（1）PABD 费用高，且血液浪费率高：调查显示 PABD 所收集的血液将近 1/2 被丢弃，造成了自体血液的浪费。此外，多次采集造成术前准备时间过长，增加了住院时间和费用。一般认为 PABD 在很多手术中花费高，"性价比"低。

（2）PABD 有效性未确定，安全性不确切：研究表明 PABD 使术前血红蛋白平均下降 11g/L。当正常健康成年男性 PABD 放出 550mL 血液后，在没有补充铁剂的情况下，红细胞再生平均需要 36 天。所以要求 PABD 的最后一次采血至少在术前 3~4 周，否则会加重手术日贫血、增加异体输血率。约 1%~3% 的术前自体储血者会出现一些轻微的副反应，如出汗、轻微头痛以及恶心。研究表明，高危患者进行 PABD 时，严重反应如心肌梗死、心绞痛和死亡的发生率是 1%~2%。PABD 获得的自体血液从采集到回输需要几周时间，在此期间，患者的病情可能会恶化。心脏病患者、癌症患者以及患有大动脉瘤的患者可能适合 PABD，但是由于需要时间等待，患者仍有病情加重或死亡的风险。

PABD 只推荐用于患者有自身抗体、稀有血型、很难得到可用的异体血时，或者说需要 3 单位以上红细胞，输血的概率>50%，通常术前 Hb<145g/L 时可以考虑。其他情况应严格限制 PABD 的使用。

（二）术中急性等容性血液稀释

术中急性等容性血液稀释（acute normovolemic hemodilution，ANH）是在麻醉后、手术主要出血步骤开始前，采集患者一定量自体血在室温下保存备用，同时补充适量晶体和胶体液，以维持正常血容量，术中或术后需要时再回输给患者的输血方式。

1. ANH 的适应证　ANH 的适应证比 PABD 广泛，包括：

（1）ASA Ⅰ~Ⅱ级，未见明显重要脏器功能不全及凝血功能异常，预计术中失血量在 2 000mL 以内，Hb>110g/L 或 Hct>0.33 的患者；

（2）特殊血型患者；

（3）需要保留凝血系统血小板功能的患者，体外循环或低温下进行心脏手术的患者及产科患者；

(4)估计失血量较大需联合应用其他自体输血方法的患者；

(5)手术中需要降低血液黏稠度,改善微循环时也可采用。

目前 ANH 已成功地应用于心脏手术、整形外科、妇科、泌尿科以及血管外科等。所有年龄阶段的患者都可采用 ANH。

2. ANH 的禁忌证　严重的冠状动脉狭窄、充血性心力衰竭、重度慢性阻塞性肺病、Hb<100g/L、凝血功能紊乱、肾功能不全、严重主动脉狭窄、主要脏器功能衰竭。冠状动脉病不是 ANH 的绝对禁忌证,除非患者有不稳定型心绞痛或射血分数<45%,左室舒张末压>20mmHg 及左冠状动脉主干病变等。贫血只是一个相对的禁忌证,一些病例报告表明术前红细胞压积较低的患者也有可能应用 ANH。

那么,该如何进行 ANH 呢？首先,在开始 ANH 之前,要计算从患者身上抽取多少血是安全的,可以使用公式(1)来计算患者能耐受的失血量。

$$ABV = \frac{EBV \times (H_0 - H_T)}{(H_0 + H_T)/2} \qquad (公式1)$$

式中,ABV:要抽取的自体血量(autologous blood volume,ABV);H_0:稀释前红细胞压积;H_T:目标红细胞压积;EBV:患者估计血容量。

ANH 采血量也可以根据患者估计血容量的 15% 简单计算。根据红细胞压积(Hct)被稀释的值将 ANH 分为:轻度 ANH(Hct≥0.3),中度 ANH(0.2<Hct<0.3),重度 ANH(Hct≤0.2)。一些人认为,由于低 Hct 会限制红细胞的氧运输能力,如不是在低温或体外循环手术情况下,Hct 低于 0.2 风险太大。采血的原则是使采血后的 Hct 达到 0.25~0.30,把 Hct 的靶值定在 0.25 可为术中失血量提供安全界限。

进行 ANH 的患者需要至少一个大口径血管通路,最好是中心静脉或动脉置管,也可以选择两个外周静脉通路。将血管通路和一个采血袋连在一起,通过重力作用使血液流到采血袋中。采血袋中含有抗凝剂,采血时,轻轻摇动采血袋,保证抗凝剂和血液充分混合。采集 1 单位血液大约需要 10 分钟。为了确保采集正确的血量,建议使用计量称。采血袋上必须标记患者姓名、唯一标识码(如住院号)和血液采集时间,并室温保存于手术室中。可接受的室温保存时间限制是 6~8 个小时。如果需要,可以在手术大出血止血后回输患者血液。必要时,可以提前回输血液。血液回输按照反顺序回输,即最后回输红细胞压积最高、凝血因子含量最高的血液。建议不要使用微过滤器(40μm)回输血液,因为这样做可能会损坏血小板。

ANH 的主要问题是维持血容量正常。血液采出后,取而代之的是非细胞液体(胶体和晶体液均可)。通常,给患者输注胶体取代抽取的第一份 500mL 血液,如 1:1 比例的羟乙基淀粉。余下的抽出血量用晶体溶液代替,比例是(3~4):1。在采血前静脉输注的液体量应限定到必需的量,以免影响采集血的质量。如果患者情况稳定,抽取一定量(400mL)血液之后,再补充血容量。

ANH 的实施需要进行适当的监测。常规心电图和脉搏血氧仪有助于识别氧输送能力受损。部分可能需要监测呼吸气体、动脉血压、中心静脉压、动脉血气以及凝血。要求定期测定血红蛋白水平。

术中发生缺氧如何处理？ANH 过程中已经使患者血红蛋白水平降低,并且随着手术进行不断失血,缺氧可能加重。如果手术失血停止,可以给患者回输采集的血液。如果手术失血仍未停止,在回输血液之前可以尝试其他办法。首先,检查可能导致缺氧的因素。血容量是否足够？如果容量不足,尝试补充容量。另一种方法就是给予患者 100% 氧来提高动脉血氧含量,这样可以提高血浆中物理性溶解氧的量。吸入氧浓度从 50% 提高到 100% 时,可以使动脉血氧含量增加 20mL/L,相当于使血红蛋白含量增加 10~15g/L。

3. ANH 的优缺点　ANH 具有很多优点。首先其具有普遍适用性,几乎适用于所有类型的手术,适用于不同年龄阶段、不同体重以及合并症的患者。甚至败血症也不是 ANH 的禁忌证。无论择期手术还是急诊手术患者都能从 ANH 中获益。

ANH 是安全的。实施 ANH 的患者没有检测到应激反应的发生。此外,ANH 是在麻醉医师的监督下进行操作的。ANH 采集的血液保留在手术室中备用,因此可以降低输血管理上的错误(输错血液),同时使紧急输血变为可能。

ANH 采集血液的储存问题可以忽略不计。ANH 获得的血液储存时间短暂,对血细胞和凝血因子的影响很小。所以,患者所输注的是新鲜的血液,血小板和凝血因子的功能均正常。此外,血液室温保存,白细胞是新鲜并且有活性的,其吞噬能力不会受到阻碍,所以也不必关注血液是否有细菌污染。

ANH 是最廉价的自体血液采集方式。储存和检测不需要任何费用。而且,所采集的血液一般不会浪费,大部分血液会在术中或术后回输给患者。

适度的 ANH 对器官脏器、凝血功能、氧供氧耗、炎症反应、血流动力学等方面影响较小,目前可以安全有效地应用于临床上。有研究表明,ANH 在心脏手术中应用安全有效,心脏外科手术术后异体血输入量的减少和 ANH 的放血量之间有很大的关系,当放出患者血量 ≥ 800mL 时,ANH 减少异体输血量的效应最为显著。

ANH 为了维持正常血容量,有时需要输注大量的液体,可能会导致外周水肿、术后肺功能异常以及伤口愈合异常。虽然罕见,但 ANH 后可以观察到肺水肿。单独使用晶体液稀释血液时,全身水肿更为明显;在使用胶体稀释液后,水肿现象减轻。外周水肿可在 72 小时内消失。研究表明 ANH 联合羟乙基淀粉 130/0.4 是安全的血液保护方式,可以减少异体输血,对凝血功能和纤溶系统影响较小。因此 ANH 在临床应用中应综合考虑年龄、麻醉、手术和体温等多种因素的影响,合理应用。

(三)回收式自体输血概述

回收式自体输血是自体输血的方法之一,亦称自体血液回收,是指收集患者在手术期间和手术后早期的失血,再输给同一患者。血液回收通常会使用特殊装置处理和清洗血液;不过在特定条件下,未经清洗的过滤血液也可以回输。自体血液回收是一种相对简单且行之有效的血液保护技术,可以有效减少血液丢失,增加患者自体红细胞总量,降低异体红细胞用量。自体血液回收获得的红细胞功能和携氧能力显著优于库存异体红细胞。自体血液回收可收集大量失血,对于意外和大量失血患者是非常有效的血液资源保障措施。适用于急诊手术和择期手术。

自体血液回收是围手术期 PBM 的核心。

自体血液回收的方法有非清洗法血液回收和清洗法血液回收。

1. 非清洗法自体血液回收 又称直接血液回收。是指回收的出血不作处理或只进行过滤处理后直接回输给患者的方法。

(1)优点:使用简便,易于操作,价格低廉,紧急情况下可迅速使用,适用于医疗资源有限的地区或遭遇特大灾难时;直接血液回收尤其适用于在短时间内大量失血的情况,例如动脉破裂出血;也适用于体腔中有大量血液待收集的情况,如异位妊娠破裂导致的腹腔大量出血,或其他原因导致的胸腔大量出血;非清洗血液回收可通过简单的过滤装置,也可以通过血液回收机回收;

(2)缺点:回收的血液中可能掺杂组织碎片,破碎的血细胞或其他可能的污染物质,增加输注后栓塞和感染风险。

2. 清洗法自体血液回收 是指通过血细胞回收设备回收失血,经过密度梯度离心方法和生理盐水洗涤,除去其中的抗凝剂、游离血红蛋白、组织和细胞碎片以及其他微聚体和污染物质等。回收洗涤后的红细胞再回输给患者,是目前普遍应用的自体血回收方法。

(1)优点:能够去除活化的凝血因子、游离血红蛋白、细胞碎片、掺杂的组织碎片和液体等,能够明显降低栓塞和感染风险;能连续实施,可回收大量失血;回收的红细胞具有良好携氧功能;

(2)缺点:由于清洗法血液回收去除了血液中的凝血因子和血小板,回收量大时需要监测机体凝血功能,必要时补充凝血因子和血小板。

依据回收时间的不同,可将血液回收分为术中自体血液回收和术后自体血液回收。

术中自体血液回收是在手术过程中收集术野的失血,通过低压吸引器吸引失血,并与抗凝剂(肝素盐水)混合,过滤后到达贮血器,通过离心、过滤将红细胞分离,红细胞再经生理盐水清洗后注入储血袋,需要时输注给患者。

血液回收应当与其他 PBM 措施协同使用。预计成人手术失血量>500mL 应当考虑使用。同时还需考虑,患者是否由于凝血病或其他风险而导致出血风险增高;患者需行限期手术而同时存在贫血,没有充足的时间进行积极的术前贫血治疗;或患者由于宗教或其他原因拒绝接受异体输血。如果对失血量的判断存在疑问,则推荐采用性价比更高的方式即"单纯收集",仅当收集血量超过 500mL后才启动后续的清洗过程。

建议自体血液回收常规应用于下列手术:心脏手术、大血管手术、大型肝胆手术、大型脊柱手术、关节成形术特别是髋关节翻修术、大型泌尿系统手术、胸腹部和盆腔创伤手术、产科大量出血手术。

自体血液回收没有绝对禁忌证,但当血液采集区域受污染,例如肠道内容物污染,感染或肿瘤手术应根据污染的程度视为相对禁忌证。此时需对血液回收的风险与收益进行权衡,需要术前告知患者及其授权人并签署知情同意书。通常患者不会拒绝此种情况的自体血液回收。如果患者有肝素诱导血小板减少症病史,则禁用肝素抗凝,可用枸橼酸钠代替。如果在术野临时使用可能导致红细胞破坏或者不能够静脉使用的特殊药物,则暂停血液回收,待术野采用生理盐水冲洗后才可继续血液回收。

术中通过血液回收获得的红细胞,室温下应在 4 小时内输注完毕。此外,回收获得的红细胞应始终放置在患者床旁,不应保存在冰箱里。

对于可能发生手术大出血并发症的医院,血液回收设备应该处于 24 小时备用状态,确保充足和熟练的技术人员的全天候服务能力。血液回收和回输需要有文书记录。自体血回收的输血袋应有清晰标识,避免差错。

(1)心血管手术中的血液回收:血液回收广泛用于心脏手术,常规使用血液回收可减少红细胞输注量达 40%。

体外循环后的机器余血应常规直接回输给患者,不建议清洗。

所有心脏手术都应至少采用"单纯收集"模式的血液回收,如采集血量超过了 500mL,就继续后续的模式并输注给患者。对于没有行 CPB 的心脏手术,均推荐采用血液回收。

关于血液回收在开放性主动脉手术中的应用已有详细研究证实。血液回收可以使择期腹主动脉瘤修复术的异体红细胞输注量减少 37%。我们推荐血液回收常规用于开放性主动脉手术,如血管手术预计出血量>500mL 也应考虑使用。

(2)骨科手术与创伤的血液回收:研究结果显示,髋关节和膝关节成形术,术中血液回收可显著减少异体红细胞输注率和输注量。

如预计骨科或创伤手术患者术中失血量超过 500mL,则应考虑术中血液回收。术中使用骨水泥期间应暂停血液回收,当骨水泥完全填塞成形后方可继续回收失血。

血液回收在不能使用止血带的手术中尤为重要,例如髋关节成形术或脊柱手术。对于使用止血带的手术,如膝关节手术,血液回收设备可以在止血带松开后使用,而血液的回输可以在术后进行。

(3)产科的血液回收:产科出血是产妇死亡的重要原因。在英国,产科使用血液回收较常见,安全性也得到了认可,但在产科手术中使用血液回收仍面临挑战。

根据目前的证据,无论是择期、限期或急诊手术,剖宫产时都不常规使用血液回收。术前贫血或手术期间出现意外出血的情况下,应考虑使用单纯收集模式的血液回收。

目前在我国,羊水污染的血液是血液回收的禁忌证。如果预计患者术中大量失血而考虑使用回收的血液,则应做好风险和收益评估,并需要患者及授权人签署知情同意书。

(4)儿科的血液回收:婴幼儿异体输血相关并发症比成人更常见。血液回收应当作为儿童全面 PBM 的一部分。血液回收多用于脊柱手术(大龄儿童或青少年)、心脏手术、肝移植以及颅面部手术 中。对于体重>10kg 的小儿,当失血量>8mL/kg(约为全血容量的 10%)时,可以考虑至少使用单纯收集模式的血液回收。

儿科手术使用血液回收的成本效益分析尚存争议,但减少异体输血是确定的。

(5)恶性肿瘤手术的血液回收:尽管理论上有担忧,但恶性肿瘤手术不是血液回收的绝对禁忌。 恶性细胞可能出现在术野,并通过血液回收和回输产生理论上的转移。事实上不论是否使用血液回收,在恶性肿瘤手术的患者循环血液中常常能发现肿瘤细胞,少量的这类细胞不会造成肿瘤的转移。 输注回收的血液时采用白细胞滤器可以减少恶性肿瘤细胞数量,但不能改变血制品的质量。血液回收可以减少甚至避免异体输血,而后者与免疫抑制和恶性肿瘤复发紧密相关。使用白细胞滤器的缺点是输血速度较慢,临床医师需要权衡利害关系。

目前在我国,恶性肿瘤细胞污染的血液是血液回收的禁忌证。对于恶性肿瘤手术是否使用血液回收,术前应与患者沟通并讨论潜在的风险与收益,并需签署知情同意书。

(6)感染与污染区域:感染与污染手术也不是血液回收的绝对禁忌。争议点:血液回收在理论上通过引入感染源和毒素可能加剧脓毒症;但相反,血液回收减少了异体输血,从而减少了因免疫调节而加重的术后感染可能。清洗和使用白细胞滤器去除了大部分细菌,主要取决于感染的程度。尚无证据表明在污染区域包括巨大创伤手术中采用血液回收会加重脓毒症或并发症的风险。

在恶性肿瘤手术和感染手术中,根据具体情况考虑是否采用血液回收。术前应与患者沟通并讨论潜在的风险与收益,并需签署知情同意书。输血时应当使用白细胞滤器。

手术后患者仍可能继续出血,临床上通常会放置引流设备(管)把出血引出体外。术后自体血液回收是指收集和回输手术后引流出的血液和 / 或伤口的血液。通常需要收集和处理足够量的血液才有意义。因此,其主要用于创伤、心脏和血管手术,以及复杂骨科等术后失血量较多(≥500mL)的情况。

与术中血液回收一样,术后血液回收也包括清洗法和非清洗法两种方式。一项纳入 29 个研究的关于术后血液回收在心脏和骨科手术应用的系统回顾分析表明,术后血液回收可减少 41% 的异体输血。由于心脏术后通过引流收集的血液可能蓄积了脂肪和其他污染成分,必须经过清洗处理才能再次输注。建议在心脏术后首个 6 小时内,出血速度>100mL/h 的患者,不论是否需要再次开胸止血手术,均可考虑采取血液回收。

术后血液回收要求在开始收集血液后 6 小时内回输得到的血液,否则必须丢弃。术后血液回收和回输对患者的风险和收益仍需要进一步研究。

四、提高机体对贫血的耐受能力

尽管采取了多种措施设法预防贫血,减少出血和血液丢失,仍然有部分患者会发生贫血。提高机体对贫血的耐受能力可减少或避免异体输血,也是 PBM 的重要组成部分。对贫血的耐受力基于患者的血容量状态,个人的生理储备包括心、肺、肾脏功能以及贫血的动态变化等。患者对贫血的反应取决于其组织能否获得足够的血氧。而对贫血的反应是决定是否输血最重要的因素。提高患者对贫血耐受力的措施包括维持血容量正常,使用合适的升压药,吸氧或机械通气,镇痛和镇静,维持正常体温·和治疗感染等。

若贫血进一步加重,机体的代偿机制(例如增加通气量、血氧饱和度和心输出量,降低全身血管阻力,重新分布局部组织器官血流量,增加组织氧摄取率等)开始失效,组织器官缺氧的风险迅速增加。 此时应考虑输红细胞以提高血液的携氧能力。同样,对于出血患者可能需要输注血小板或血浆。在适当的时机输注合适剂量和种类的血液成分也是 PBM 的重要内容,在决定每个具体患者的输血指征时,除考虑实验室检查结果外,还要结合患者的临床症状和体征,进行个体化输血治疗,并及时做输血后疗效评价。

五、限制性输血策略

输血作为治疗手段最初主要用于大量出血和急性失血患者的复苏治疗,随着血型、交叉配血技术和血液保存技术的发展,输血的适应证越来越宽。例如,慢性轻中度贫血患者也会预防输血,手术即使出血很少也要输血,甚至把输血作为补充营养的方式。输血已成为医院最常见的医疗行为之一,结果造成临床对血液的需求不断增长,引发输血安全等一系列问题。

20世纪40年代提出的输血策略是"10/30标准",即维持Hb不低于100g/L或Hct不低于0.30,这也被认为是"开放性输血策略"。相比之前的没有标准,"10/30标准"是一次巨大的进步,避免了很多无指征的输血,规范了临床输血治疗行为。尽管这一标准是针对实施外科手术的高风险患者提出的,但这一标准被广泛应用于所有可能需要输血的患者,直到现在还有一些外科医师要求围手术期维持患者的Hb不小于100g/L。

Weiskopf等对健康志愿者的研究发现,当Hb急性下降到70g/L不会发生认知功能明显损害,降到60g/L时对即刻记忆和延迟记忆无明显影响,降到50g/L时则可逆性损害即刻记忆和延迟记忆。这一研究提示健康人可耐受Hb水平降低到60~70g/L的急性失血。

限制性输血策略是指Hb<70g/L或80g/L才输红细胞。对血流动力学稳定的成人住院患者,包括重症患者红细胞输注阈值为Hb<70g/L;对心脏手术以及伴有心血管疾病的骨科手术患者红细胞输注阈值为Hb<80g/L。

限制性输血策略可能不适用于急性冠脉综合征、有出血风险的严重血小板减少的血液病和肿瘤、输血依赖性贫血患者。

此外,对急性出血使Hb降低50%以上的患者,即便Hb>80g/L亦应考虑输注红细胞。

一系列研究表明,与开放性输血策略比较,执行Hb<70g/L或80g/L的限制性输血策略,不增加高龄和心血管疾病患者的风险,甚至有更好的临床转归。美国麻醉医师学会(ASA)输血工作组、美国血液与生物治疗促进协会(AABB)、英国血液标准委员会、我国《临床输血技术规范》在红细胞输注指南中都提出了限制性输血策略。

具体血液成分输注指征请参见相关章节。

练习题二

1. 常用减少出血的药物包括( )
A. 抗纤溶药,如氨甲环酸、氨甲苯酸、氨基己酸
B. 去氨加压素
C. 纤维蛋白原浓缩剂
D. 局部止血材料,如氧化再生纤维素
2. PABD推荐用于下列哪种情况( )?
A. 患者有自身抗体,异体血交叉配血很困难时
B. 需要3单位以上红细胞,输血的概率>50%
C. 患者手术前2~3天
D. 患者为稀有血型,很难得到可用的异体血时

第三节　患者血液管理的实施

PBM 已在全世界范围实施,但国家和地区间差异显著。目前在澳大利亚、美国、加拿大、英国、荷兰和西班牙等国实施较好。但同一个国家不同医疗机构间 PBM 的实施情况也存在较大差异。澳大利亚国家血液管理局先后颁布了 6 个患者血液管理指南,涵盖大量输血、围手术期、内科、危重症、妇产科和婴幼儿。澳大利亚的最新报道,在 2008—2014 年,大约 65 万例患者实施了患者血液管理,降低异体输血率 41%,同时患者住院死亡率、并发症和住院时间均显著减少,医疗花费大幅降低。我国部分医疗机构从 2009 年开始实施患者血液管理,取得很好的多赢结果,即显著降低异体输血率,降低死亡率,降低并发症和住院时间。

如何在医疗机构开展 PBM ?

1. 医院机构主要负责人支持　PBM 是多学科协作的医疗模式,需要从医院层面的推动和支持。

2. 组建多学科 PBM 团队　实施 PBM 需要有多学科参与的 PBM 团队。医疗机构可以建立单独的 PBM 团队,也可以依托医院输血管理委员会、医务处和输血科进行。团队组成人员包括重点用血科室的医师(外科、产科、内科)、麻醉医师,ICU 医师、护士、输血科医师或技术人员、医院管理部门。设立 PBM 项目具体负责人或协调人。PBM 团队负责制订本医院的 PBM 综合措施,如贫血患者的诊治流程、具体负责的科室和人员,对 PBM 的各个环节和负责的科室和技术人员的职责予以明确,制订较具体的输血指征、大出血治疗流程等。定期检查、评估现有 PBM 措施执行情况,始终保持其有效运行。

3. 制订本医疗机构内 PBM 实施方案,并对全体医护人员定期培训 PBM 知识和技能。

4. 选择一个输血率较大的病种或手术作为示范,取得成效后再推广。

5. 建立数据库和遵循循证医学证据　实施 PBM 伊始就应该建立数据库,总结和分析 PBM 的经验、成效,形成循证医学证据。还能够为 PBM 实施效果的评价和公示提供数据支持。

6. 建立以单病种为基础的临床输血评价和公示制度　一直以来,临床用血没有很好的评价指标,医师个人对输血治疗的知识和理念决定着对患者的输血治疗,不能否认医师决定给患者输血治疗的初衷是为了患者的健康和更好的预后,但不同医疗机构之间,同一医疗机构不同医师之间的输血率和输血量具有显著差别。输血已成为外科手术质量控制的重要指标之一。

医疗质量在要求同质化,临床输血也同样要求同质化。以单病种为基础的临床用血评价和公示制度,将单病种输血量作为病房医疗质量的考核指标之一,有助于评价和改进临床医师的输血治疗行为,促使他们遵循患者血液管理的原则的措施,规范医疗行为,不断提高医疗质量,最终给患者提供更好的医疗。

PBM 已经成为输血医学未来的发展方向,随着 PBM 的理念和措施被接受,会有越来越多的医疗机构实施 PBM,以造福患者、减少医疗花费和节约血液资源。

知识小结

在阅读完本章之后,花几分钟思考串联一下学习的知识,您是否已经达到了本章的学习要求,它们是:

1. 输血医学理念从以血液成分为中心的经典输血理念转变为以患者为中心的循证输血理念,称之为患者血液管理(patient blood management,PBM)。PBM 是指基于循证医学和多学科联合的方法,以患者为中心,通过防治贫血、改善止凝血功能、最大限度减少失血,提高机体对贫血的代偿能力和限制性输血等措施,减少或避免异体输血,目的是使患者有更好的临床转归。

2. 由于输血有风险、血液供应紧张、患者安全考虑和提高医疗质量等因素,PBM 的实行很有必要。

3. PBM 的措施主要包括诊治贫血、减少出血和改善生理机能代偿贫血三方面。

4. 诊断贫血 主要以 Hb 为依据,成年男性<120g/L(WHO<130g/L),成年女性<110g/L(WHO<120g/L)为贫血。<30g/L 为极重度,30~60g/L 为重度,60~90g/L 为中度,90~ 正常值下限为轻度。

5. 治疗贫血 包括药物和非药物两方面。非药物包括营养和输血治疗;药物包括铁剂、叶酸、维生素 B_{12} 和促红细胞生成素(EPO)。

6. 减少出血 包括药物和非药物两方面,药物包括抗纤溶类、去氨加压素(DDAVP)、纤维蛋白浓缩剂、局部止血材料;非药物包括出血评估、手术改进(微创)、控制性低血压技术、减少医源性失血、保持正常体温、床旁检测技术、围手术期容量管理、腹主动脉内球囊阻断术和自体输血。

7. 改善生理机能代偿贫血包括提高机体耐受和限制性输血策略。

练习题三

1. PBM 和患者血液保护的区别
2. 为什么要开展 PBM?
3. PBM 的措施包括_____、_____和_____
4. 贫血的 WHO 分级标准和我国的分级标准
5. 贫血治疗的药物有哪些?
6. 减少出血的药物有哪些?
7. 自体输血包括_____、_____和_____

参 考 文 献

1. American Society of Anesthesiologists Task Force on Perioperative Blood Management. Practice guidelines for perioperative blood management: an updated report by the American Society of Anesthesiologists Task Force on Perioperative Blood Management. Anesthesiology, 2015, 122 (2): 241-275.

2. Society of Thoracic Surgeons Blood Conservation Guideline Task Force, Ferraris VA, Brown JR, et al. 2011 update to the Society of Thoracic Surgeons and the Society of Cardiovascular Anesthesiologists blood conservation clinical practice guidelines. Ann Thorac Surg, 2011, 91 (3): 944-982.

3. Carson JL, Grossman BJ, Kleinman S, et al. Red blood cell transfusion: a clinical practice guideline from the AABB. Ann Intern Med, 2012, 157 (1): 49-58.

4. Society of Thoracic Surgeons Blood Conservation Guideline Task Force, Ferraris VA, Ferraris SP, et al. Perioperative blood transfusion and blood conservation in cardiac surgery: the Society of Thoracic Surgeons and The Society of Cardiovascular Anesthesiologists clinical practice guideline. Ann Thorac Surg, 2007, 83 (5 Suppl): S27-S86.

5. 纪宏文, 李志远, 孙寒松, 等. 多学科血液管理对心脏瓣膜手术患者输血和转归的影响. 中华医学杂志, 2014, 94 (7): 488-490.

6. Goodnough LT, Shander A. Patient blood management. Anesthesiology, 2012, 116 (6): 1367-1376.

7. Shander A, Hardy JF, Ozawa S, et al. A Global Definition of Patient Blood Management. Anesth Analg, 2022, 135 (3):

476-488.

8. Shander A, Goobie SM, Warner MA, et al. Essential Role of Patient Blood Management in a Pandemic: A Call for Action. Anesth Analg, 2020, 131 (1): 74-85.

9. World Health Organization (WHO). The urgent need to implement patient blood management: policy brief.(2021-10-19) [2024-10-31]. Available at https://www. who. int/publications/i/item/9789240035744.

10. Rashid M, Kromah F, Cooper C. Blood transfusion and alternatives in Jehovah's Witness patients. Curr Opin Anaesthesiol, 202, 34 (2): 125-130.

11. Crowe EP, DeSimone RA. Transfusion support and alternatives for Jehovah's Witness patients. Curr Opin Hematol, 2019, 26 (6): 473-479.

12. Ott DA, Cooley DA. Cardiovascular surgery in Jehovah's Witnesses. Report of 542 operations without blood transfusion. JAMA, 1977, 238 (12): 1256-1258.

13. Zaorski JR, Hallman GL, Cooley DA. Open heart surgery for acquired heart disease in Jehovah's Witnesses. A report of 42 operations. Am J Cardiol, 1972, 29 (2): 186-189.

14. Robb N. Jehovah's Witnesses leading education drive as hospitals adjust to no blood requests. CMAJ, 1996, 154 (4): 557-560.

15. Moskowitz DM, Perelman SI, Cousineau KM, et al. Multidisciplinary management of a Jehovah's Witness patient for the removal of a renal cell carcinoma extending into the right atrium. Can J Anaesth, 2002, 49 (4): 402-408.

16. Donahue LL, Shapira I, Shander A, et al. Management of acute anemia in a Jehovah's Witness patient with acute lymphoblastic leukemia with polymerized bovine hemoglobin-based oxygen carrier: a case report and review of literature. Transfusion, 2010, 50 (7): 1561-1567.

17. Sade RM. Consanguineous Blood Transfusion for Jehovah's Witness Child？Ann Thorac Surg, 2022, 114 (6): 2404-2405.

18. Shander A, Javidroozi M, Perelman S, et al. From bloodless surgery to patient blood management. Mt Sinai J Med, 2012, 79 (1): 56-65.

19. Martyn V, Farmer SL, Wren MN, et al. The theory and practice of bloodless surgery. Transfus Apher Sci, 2002, 27 (1): 29-43.

20. Nagarsheth NP, Shander A, Malovany R, et al. Bloodless surgery in a Jehovah's Witness patient with a 12. 7-kg uterine leiomyosarcoma. J Surg Educ, 2007, 64 (4): 212-219.

21. Shander A, Goodnough LT. Objectives and limitations of bloodless medical care. Curr Opin Hematol, 2006, 13 (6): 462-470.

22. Martyn V, Farmer SL, Wren MN, et al. The theory and practice of bloodless surgery. Transfus Apher Sci, 2002, 27 (1): 29-43.

23. Shander A, Javidroozi M, Gianatiempo C, et al. Outcomes of Protocol-Driven Care of Critically Ill Severely Anemic Patients for Whom Blood Transfusion Is Not an Option. Crit Care Med, 2016, 44 (6): 1109-1115.

24. 杨成民, 刘进, 赵桐茂. 中华输血学. 北京: 人民卫生出版社, 2017.

25. 邓硕曾. 血液保护与节约用血. 中国输血杂志, 2002, 15 (4): 294-298.

26. Shander A, Moskowitz DM, Javidroozi M. Blood conservation in practice: an overview. Br J Hosp Med (Lond), 2009, 70 (1): 16-21.

27. Blaudszun G, Butchart A, Klein AA. Blood conservation in cardiac surgery. Transfus Med, 2018, 28 (2): 168-180.

28. Hofmann A, Farmer S, Shander A. Five drivers shifting the paradigm from product-focused transfusion practice to patient blood management. Oncologist, 2011, 16 (Suppl 3): 3-11.

29. Spahn DR, Moch H, Hofmann A, et al. Patient blood management: the pragmatic solution for the problems with blood transfusions. Anesthesiology, 2008, 109 (6): 951-953.

30. Zacharowski K, Spahn DR. Patient blood management equals patient safety. Best Pract Res Clin Anaesthesiol, 2016, 30 (2): 159-169.

31. Murphy MF, Palmer A. Patient blood management as the standard of care. Hematology Am Soc Hematol Educ Program, 2019, 2019 (1): 583-589.

32. Madjdpour C, Spahn DR, Weiskopf RB. Anemia and perioperative red blood cell transfusion: a matter of tolerance. Crit

Care Med, 2006, 34 (5 Suppl): S102-S108.

33. Shander A, Javidroozi M, Ozawa S, et al. What is really dangerous: anaemia or transfusion？ Br J Anaesth, 2011, 107 (Suppl 1): i41-i59.

34. Middelburg RA, van de Watering LM, van der Bom JG. Blood transfusions: good or bad？ Confounding by indication, an underestimated problem in clinical transfusion research. Transfusion, 2010, 50 (6): 1181-1183.

35. Isbister JP, Shander A, Spahn DR, et al. Adverse blood transfusion outcomes: establishing causation. Transfus Med Rev, 2011, 25 (2): 89-101.

36. 张宗久. 2016 年国家血液安全报告. 北京: 人民卫生出版社, 2017.

37. Leahy MF, Hofmann A, Towler S, et al. Improved outcomes and reduced costs associated with a health-system-wide patient blood management program: a retrospective observational study in four major adult tertiary-care hospitals. Transfusion, 2017, 57 (6): 1347-1358.

38. 胡盛寿, 纪宏文, 孙寒松, 等. 心血管手术患者血液管理专家共识. 中国输血杂志, 2018, 4,(31): 321-325.

39. 北京医学会输血医学分会, 北京医师协会输血专业专家委员会, 汪德清. 患者血液管理——术前贫血诊疗专家共识. 中华医学杂志, 2018, 98 (30): 2386-2392.

40. Shander A, Javidroozi M. The patient with anemia. Curr Opin Anaesthesiol, 2016, 29 (3): 438-445.

41. 田玉科. 围术期输血指南. 中国继续医学教育, 2011, 3 (10): 124-128.

42. Litton E, Xiao J, Ho KM. Safety and efficacy of intravenous iron therapy in reducing requirement for allogeneic blood transfusion: systematic review and meta-analysis of randomised clinical trials. BMJ, 2013, 347: f4822.

43. British Committee for Standards in Haematology, Transfusion Task Force, Boulton FE, James V. Guidelines for policies on alternatives to allogeneic blood transfusion. 1. Predeposit autologous blood donation and transfusion. Transfus Med, 2007, 17 (5): 354-365.

44. Aggarwal NK, Subramanian A. Antifibrinolytics and cardiac surgery: The past, the present, and the future. Ann Card Anaesth, 2020, 23 (2): 193-199.

45. Klein A, Agarwal S, Cholley B, et al. A review of European guidelines for patient blood management with a particular emphasis on antifibrinolytic drug administration for cardiac surgery. J Clin Anesth, 2022, 78: 110654.

46. Shi J, Zhou C, Pan W, et al. Effect of High- vs Low-Dose Tranexamic Acid Infusion on Need for Red Blood Cell Transfusion and Adverse Events in Patients Undergoing Cardiac Surgery: The OPTIMAL Randomized Clinical Trial. JAMA, 2022, 328 (18): 1873.

47. 仓静, 叶铁虎, 田玉科, 等. 围术期血液管理专家共识. https://csahq. cma. org. cn/guide/detail_392. html.

48. 国家卫生健康委员会. 围手术期患者血液管理指南: WS/T 796—2022.(2022-02-23)[2024-10-31]. http://www. nhc. gov. cn/wjw/s9493/202202/5e3bc1a664094da692bcb3e2e85efd34/files/93f67b893b634ca9be00020c08ce6ab4. pdf.

49. Leal-Noval SR, Muñoz M, Asuero M, et al. Spanish Consensus Statement on alternatives to allogeneic blood transfusion: the 2013 update of the "Seville Document". Blood Transfus, 2013, 11 (4): 585-610.

50. Mackenzie CF, Moon-Massat PF, Shander A, et al. When blood is not an option: factors affecting survival after the use of a hemoglobin-based oxygen carrier in 54 patients with life-threatening anemia. Anesth Analg, 2010, 110 (3): 685-693.

51. Practice Guidelines for Obstetric Anesthesia: An Updated Report by the American Society of Anesthesiologists Task Force on Obstetric Anesthesia and the Society for Obstetric Anesthesia and Perinatology. Anesthesiology, 2016, 124 (2): 270-300.

52. 金夏, 廖刃, 刘进. 应用围术期输血指征评分的非心脏择期手术患者围术期输注红细胞的安全性. 中国输血杂志, 2018, 31 (3): 251-254.

53. Shander A, Javidroozi M, Lobel G. Patient Blood Management in the Intensive Care Unit. Transfus Med Rev, 2017, 31 (4): 264-271.

54. Hébert PC, Wells G, Blajchman MA, et al. A multicenter, randomized, controlled clinical trial of transfusion requirements in critical care. Transfusion Requirements in Critical Care Investigators, Canadian Critical Care Trials Group. N Engl J Med, 1999, 340 (6): 409-417.

55. Gombotz H, Rehak PH, Shander A, et al. Blood use in elective surgery: the Austrian benchmark study. Transfusion, 2007, 47 (8): 1468-1480.

56. Muñoz M, Peña-Rosas JP, Robinson S, et al. Patient blood management in obstetrics: management of anaemia and haematinic deficiencies in pregnancy and in the post-partum period: NATA consensus statement. Transfus Med, 2018, 28 (1): 22-39.

57. 周宗科, 翁习生, 孙天胜, 等. 中国骨科手术加速康复: 围术期血液管理专家共识. 中华骨与关节外科杂志, 2017, 10 (1): 1-7.

58. 欧阳锡林, 陈冠伊. 术前自体储血技术: 健康自体输血的新模式. 中国输血杂志, 2017, 30 (12): 1321-1323.

59. Muñoz M, García-Erce JA. Preoperative autologous blood donation in lower limb arthroplasty surgery: has the time come for its retirement？. Blood Transfus, 2013, 11 (3): 333-336.

60. Vassallo R, Goldman M, Germain M, et al. Preoperative Autologous Blood Donation: Waning Indications in an Era of Improved Blood Safety. Transfus Med Rev, 2015, 29 (4): 268-275.

61. Brecher ME, Goodnough LT. The rise and fall of preoperative autologous blood donation. Transfusion, 2001, 41 (12): 1459-1462.

62. Pottgiesser T, Specker W, Umhau M, et al. Recovery of hemoglobin mass after blood donation. Transfusion, 2008, 48 (7): 1390-1397.

63. Singbartl G. Pre-operative autologous blood donation: clinical parameters and efficacy. Blood Transfus, 2011, 9 (1): 10-18.

64. Zhou X, Zhang C, Wang Y, et al. Preoperative Acute Normovolemic Hemodilution for Minimizing Allogeneic Blood Transfusion: A Meta-Analysis. Anesth Analg, 2015, 121 (6): 1443-1455.

65. Goldberg J, Paugh TA, Dickinson TA, et al. Greater Volume of Acute Normovolemic Hemodilution May Aid in Reducing Blood Transfusions After Cardiac Surgery. Ann Thorac Surg, 2015, 100 (5): 1581-1587.

66. Guo JR, Jin XJ, Yu J, et al. Acute normovolemic hemodilution effects on perioperative coagulation in elderly patients undergoing hepatic carcinectomy. Asian Pac J Cancer Prev, 2013, 14 (8): 4529-4532.

67. Klein AA, Bailey CR, Charlton AJ, et al. Association of Anaesthetists guidelines: cell salvage for peri-operative blood conservation 2018. Anaesthesia, 2018, 73 (9): 1141-1150.

68. Likosky DS, FitzGerald DC, Groom RC, et al. The effect of the perioperative blood transfusion and blood conservation in cardiac surgery Clinical Practice Guidelines of the Society of Thoracic Surgeons and the Society of Cardiovascular Anesthesiologists upon clinical practices. J Extra Corpor Technol, 2010, 42 (2): 114-121.

69. 陈冠伊, 吴靖辉, 王丽华, 等. 深度自体储血技术在髋臼周围截骨术配对样本中的临床应用比较研究. 中国输血杂志, 2017, (12): 1329-1332.

70. WHO. Haemoglobin concentrations for the diagnosis of anaemia and asssessment of severity. Vitamin and Mineral Nutrition Information System. Geneva, Switzerland: World Health Organization, 2011.

71. Shander A, Javidroozi M, Naqvi S, et al. An update on mortality and morbidity in patients with very low postoperative hemoglobin levels who decline blood transfusion (CME). Transfusion, 2014, 54 (10 Pt 2): 2688-2687.

72. Carson JL, Stanworth SJ, Dennis JA, et al. Transfusion thresholds for guiding red blood cell transfusion. Cochrane Database Syst Rev, 2021, 12 (12): CD002042.

73. Ducrocq G, Gonzalez-Juanatey JR, Puymirat E, et al. Effect of a Restrictive vs Liberal Blood Transfusion Strategy on Major Cardiovascular Events Among Patients With Acute Myocardial Infarction and Anemia: The REALITY Randomized Clinical Trial. JAMA, 2021, 325 (6): 552-560.

74. Carson JL, Terrin ML, Noveck H, et al. Liberal or restrictive transfusion in high-risk patients after hip surgery. N Engl J Med, 2011, 365 (26): 2453-2462.

75. Carson JL, Stanworth SJ, Roubinian N, et al. Transfusion thresholds and other strategies for guiding allogeneic red blood cell transfusion. Cochrane Database Syst Rev, 2016, 10 (10): CD002042.

76. Holst LB, Petersen MW, Haase N, et al. Restrictive versus liberal transfusion strategy for red blood cell transfusion: systematic review of randomised trials with meta-analysis and trial sequential analysis. BMJ, 2015, 350: h1354.

77. Carson JL, Stanworth SJ, Alexander JH, et al. Clinical trials evaluating red blood cell transfusion thresholds: An updated systematic review and with additional focus on patients with cardiovascular disease. Am Heart J, 2018, 200: 96-101.

78. Shander A, Gross I, Hill S, et al. A new perspective on best transfusion practices. Blood Transfus, 2013, 11 (2): 193-202.

79. Shander A, Kim TY, Goodnough LT. Thresholds, triggers or requirements-time to look beyond the transfusion trials. J Thorac Dis, 2018, 10 (3): 1152-1157.

80. Mazer CD, Whitlock RP, Fergusson DA, et al. Restrictive or Liberal Red-Cell Transfusion for Cardiac Surgery. N Engl J Med, 2017, 377 (22): 2133-2144.

81. Carson JL, Guyatt G, Heddle NM, et al. Clinical Practice Guidelines From the AABB: Red Blood Cell Transfusion Thresholds and Storage. JAMA, 2016, 316 (19): 2025-2035.

82. Carson JL, Sieber F, Cook DR, et al. Liberal versus restrictive blood transfusion strategy: 3-year survival and cause of death results from the FOCUS randomised controlled trial. Lancet, 2015, 385 (9974): 1183-1189.

83. Varghese R, Jhang J. Blood Conservation in Cardiac Surgery: In Need of a Transfusion Revolution. Semin Cardiothorac Vasc Anesth, 2015, 19 (4): 293-301.

84. Pfuntner A, Wier LM, Stocks C. Most Frequent Procedures Performed in U. S. Hospitals, 2011. In: Healthcare Cost and Utilization Project (HCUP) Statistical Briefs. Rockville (MD): Agency for Healthcare Research and Quality (US), 2013.

85. Surgenor SD, Kramer RS, Olmstead EM, et al. The association of perioperative red blood cell transfusions and decreased long-term survival after cardiac surgery. Anesth Analg, 2009, 108 (6): 1741-1746.

86. Shaw RE, Johnson CK, Ferrari G, et al. Blood transfusion in cardiac surgery does increase the risk of 5-year mortality: results from a contemporary series of 1714 propensity-matched patients. Transfusion, 2014, 54 (4): 1106-1113.

87. Bolton-Maggs PH. SHOT conference report 2016: serious hazards of transfusion-human factors continue to cause most transfusion-related incidents. Transfus Med, 2016, 26 (6): 401-405.

88. Frank SM, Sikorski RA, Konig G, et al. Clinical Utility of Autologous Salvaged Blood: a Review. J Gastrointest Surg, 2020, 24 (2): 464-472.

89. Palmqvist M, Von Schreeb J, Älgå A. Autotransfusion in low-resource settings: a scoping review. BMJ Open, 2022, 12 (5): e056018.

90. Catalano L, Campolongo A, Caponera M, et al. Indications and organisational methods for autologous blood transfusion procedures in Italy: results of a national survey. Blood Transfus, 2014, 12 (4): 497-508.

91. Singbartl G, Held AL, Singbartl K. Ranking the effectiveness of autologous blood conservation measures through validated modeling of independent clinical data. Transfusion, 2013, 53 (12): 3060-3079.

92. Seeber P, Shander A. 血液管理学基础. 高东英, 译. 北京: 人民卫生出版社, 2011.

练习题答案

第一章

练习题一

ACD

练习题二

ABC

练习题三

ABD

练习题四

ABCD

第二章

练习题一

1. 危害发生概率　危害严重度　最高收益　最大安全保障
2. 略

练习题二

1. 帕累托分析
2. D

练习题三

略

练习题四

略

第三章

练习题一

1. C

2. B

3. A

第四章

练习题一

ABCD

练习题二

ABCD

第五章

1. D

2. D

3. ①发生轻度过敏反应立即暂停输血,抗过敏处理。如果症状消失,经医师允许,可恢复输血。如果症状未改善或恶化、复发,则停止输血。②发生中、重度过敏反应立即停止输血,用生理盐水维持静脉通路,抗过敏处理,出现过敏性休克时,先遵医嘱皮下注射肾上腺素,再肌内注射地塞米松等,积极进行抗休克治疗。呼吸困难者给予氧气吸入,发生喉头水肿时应立即气管插管或气管切开,必要时可给患者输注洗涤红细胞或 IgA 阴性血液。

第六章

练习题一

1. 血站是指不以营利为目的,采集、提供临床用血的公益性卫生机构。血站分为一般血站和特殊血站。一般血站包括血液中心、中心血站和中心血库。

2. 血站相关法律法规包括《中华人民共和国献血法》《血站管理办法》《血站质量管理规范》《血站实验室质量管理规范》等。

3.《血液冷藏箱》(YY/T 0168—2007),《实验室生物安全通用要求》(GB 19489—2008),《血源性病原体职业接触防护导则》(GBZ/T 213—2008),《献血者健康检查要求》(GB 18467—2011),《全血及成分血质量要求》(GB 18469—2012)等

练习题二

1. A

2. C

3. D

4. A

5. B

6. A

7. 可以治愈,尽管 HCV 感染容易慢性化,但通过规律正确的抗病毒治疗是可以治愈的。由于丙肝病毒的多变性导致了单一的疫苗难以应对所有的突变。因此目前市面上还没有任何一种全面有效的丙肝疫苗。

8. 并不是绝对安全,一方面病毒感染存在窗口期,试剂无法规避,另一方面法定检测的传染病因子有限,还有一些可能通过输血传播的疾病和病原体并没有列入献血者筛查项目。

练习题三

1. B

2. A

3. E

4. 影响酶联免疫测定的因素较多,当采用不同的酶标二抗时可能会出现整板出现"白板",当酶标二抗及酶均为同一物质,也可能因盐离子 pH 等介质不同而出现"花板"、整版 OD 降低等现象。为避免一些其他因素影响试验结果,确保试验结果的准确性和可靠性,应尽量采用同品牌的同一批号试剂。

5. ELISA 试剂盒未开封前一般冷藏于 0~4℃冰箱,试剂盒从冰箱取出,在室温下放置 30 分钟进行平衡。

第七章

练习题一

1. A   2. C   3. D

练习题二

1. A   2. A   3. ABC

练习题三

D

练习题四

D

练习题五

1. C   2. B   3. B

练习题六

D

练习题七

1. 血型　在血液中所能检测出的任何遗传多态性可称之为血型,但血型通常被限定为血细胞表面抗原的多态性,包括红细胞、血小板和中性粒细胞血型。在非特指的情况下,血型一般是指红细胞血型。

2. ABO 血型定型　用正定型和反定型试剂分别检测红细胞膜表面的 A 抗原和 B 抗原,以及血清或血浆中的抗 A 和抗 B 抗体,通过正反定型结果判断 ABO 血型。

3. 弱 D 鉴定:通过排除弱 D,来确认是否是弱 D。

练习题八

系谱图:描绘家庭成员关系并显示哪些家庭成员表达(受影响)或不表达所研究的性状的图表被称为系谱图。

练习题九

1. D　2. ABCD

练习题十

位置效应:一条染色体上的单倍型影响配对染色体上单倍型的表达通常被称为位置效应。

练习题十一

1. A　2. B

练习题十二

一、名词解释

1. 基因分型　基因分型指通过遗传物质的碱基序列对遗传特征和遗传表型进行分析的方法。

2. PCR-SSP　指使用能够特异识别特定等位基因的引物通过 PCR 扩增检测序列多态性的方法,亦称作等位基因特异性引物 PCR 法。

3. Sanger 法　又称双脱氧末端终止法。是第一代 DNA 测序技术,合成 DNA 的原料为四种 dNTP(dATP、dGTP、dTTP、dCTP)。Sanger 以四种 dNTP 作为原料进行 DNA 的合成,当合成的新链尾端加入的为 ddNTP 时,无法提供 3′ 端的羟基,DNA 的合成反应因此终止。对四种 dNTP 为原料合成链的长度进行排序,可推测出每一个终止位置的碱基类型,以此确定整条 DNA 链的碱基序列。

二、选择题

1. ABCD　2. B　3. ABCD

三、简述题

1. PCR 体系为一套在体外模拟核酸复制过程的混合液,包括引物、模板、Taq 酶、dNTP、Mg^{2+} 和缓冲液等。

2. PCR 由变性、退火、延伸三个基本反应步骤组成,具体参见图 7-4。

3. Sanger 法又称双脱氧末端终止法。是第一代 DNA 测序技术,以其发明者英国科学家 Sanger 而命名。合成 DNA 的原料为四种 dNTP(dATP、dGTP、dTTP、dCTP),Sanger 以四种 dNTP 作为原料进行 DNA 的合成,当合成的新链尾端加入的为 ddNTP 时,无法提供 3′ 端的羟基,DNA 的合成反应因此终止。对四种 dNTP 为原料合成链的长度进行排序,可推测出每一个终止位置的碱基类型,以此确定整条 DNA 链的碱基序列。

4. 常用的血型基因分型的方法有基于 PCR 技术的方法、基于基因测序技术的方法、基于质谱分析技术的方法。基本原理参见正文。

第八章

练习题一

1. 所有红细胞 A/B 抗原均弱表达　部分红细胞 A/B 抗原弱表达
2. 血液肿瘤患者血型抗原弱表达的可能形成机制有 *ABO* 基因启动甲基化、相关染色体区段受损以及化疗引起骨髓抑制。

练习题二

1. 正定　主次侧
2. O　AB　主
3. 基因检测

练习题三

导致抗原减弱的可能性有：正定型试剂效价低，亚型，疾病和年龄引发，血清中含有血型抗原中和抗体。需添加试验和试验设计思路如下：

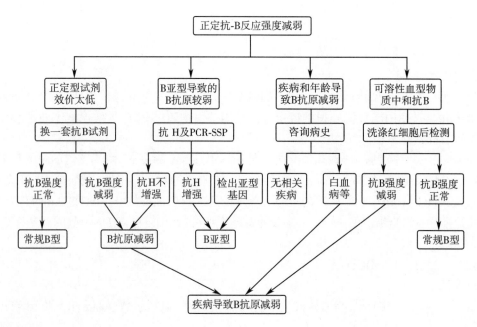

练习题四

1. ABO 相合　ABO 不相合
2. ABO 主侧血型不相容　A　抗 B
3. ABO 次侧不相容　B　不含抗 A 和抗 B
4. 转型期　供者
5. ABO 血型不合的 HSCT 在移植后，供者提供的造血干细胞植入后因红系在分化发育过程中 ABH 抗原表达逐渐增加。但由于血型抗原在其他组织仍有表达，却不受造血干细胞影响，故其他组织仍表达患者自身原本的血型抗原，这就导致即使移植成功后，患者仍不能产生针对患者原先红细胞

ABH抗原的抗体,进而使得患者成功后仍表现出ABO血型鉴定正反不符的情况。

练习题五

1. 辐照　25Gy
2. Rh阳性　Rh阳性
3. O型　A型或AB型
4. B型　AB型

练习题六

致该名患者血清学如此的原因有:

1. 该患者血型为B型,抗A减弱。

2. 该患者为骨髓移植后,患者本身血型为A型或AB型,供者为B型。

所需进行试验和试验设计思路如下:

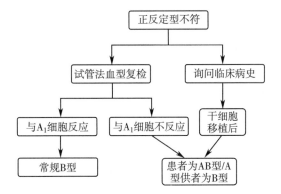

练习题七

1. E　2. B

练习题八

1. 实验室检查　主要包括:

1)酸溶血试验、糖水试验、蛇毒因子溶血试验、尿潜血(或尿含铁血黄素)等项试验中凡符合下述任何一种情况,即可诊断:①两项以上阳性;②1项阳性,但须具备下列条件:a. 两次以上阳性,或1次阳性,但操作正规、有阴性对照、结果可靠,即时重复仍阳性者。b. 有溶血的其他直接或间接证据,或有肯定的血红蛋白尿出现。c. 能排除其他溶血,特别是遗传性球形红细胞增多症、自身免疫性溶血性贫血、葡萄糖-6-磷酸脱氢酶(G6PD)缺乏症所致的溶血和阵发性冷性血红蛋白尿症等。

2)流式细胞术检测发现,外周血中CD55或CD59阴性中性粒细胞或红细胞>10%(5%~10%为可疑)。

临床表现符合,实验室检查具备1)项或2)项者皆可诊断。1)、2)两项可以相互佐证。

2. PNH通常为慢性贫血,血红蛋白在60g/L以上时一般不需要输血,但当出现缺氧症状时需要输血维持组织供氧,或发生严重的急性溶血,特别是溶血危象时,需立即输血。在2000年《临床输血技术规范》附件一的洗涤红细胞(WRC)的适应证中有阵发性睡眠性血红蛋白尿,在2018年发布的中华人民共和国卫生行业标准《全血和成分血使用》里洗涤红细胞的适应证已经没有阵发性睡眠性血红蛋白尿。综上所述,该患者临床医师申请输血去白细胞悬浮红细胞即可。

练习题九

1. D　2. A

练习题十

1. 过客淋巴综合征

2. ABO 血型不合所致 PLS 需要输血时,建议输注辐照 O 型洗涤红细胞。输洗涤红细胞是为了减少 ABO 血型系统抗体致敏红细胞导致的溶血反应,而辐照是因为血制品中含有少量存活的造血干细胞、粒细胞、淋巴细胞,故输注红细胞、血小板必须经过辐照,以防止输血相关移植物抗宿主病(TA-GVHD)。

练习题十一

1. 骨髓　浆细胞
2. 缗钱状凝集　反定型抗体减弱

练习题十二

1. 生理盐水替代法

2. 用加大患者血清量 2~6 滴、将反应试管放置 4℃,10 分钟(增强抗原抗体反应)、多次离心后观察结果的方法

3. 凝聚胺法　巯基还原剂处理法　抗体中和法

4. DTT　2-ME

5. 低离子环境下,凝聚胺分子可与带负电荷的 CD38 蛋白分子结合,阻断了 CD38 分子与抗 CD38 单抗的抗原 - 抗体结合。

练习题十三

1. 导致该患者血清学结果如此的可能原因:①患者为 MM,抗 B 抗体减弱;②患者使用 CD38 单抗治疗导致抗体筛查试验阳性。

需做试验和试验设计思路如下:

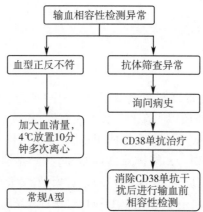

2. 抗 CD38 单抗与患者的红细胞结合后,一般情况下导致患者的直接抗球蛋白试验阳性,但同时也会清除红细胞表面的 CD38 抗原,且随着时间的推移,清除效应逐步明显。另外,靶向 CD38 单抗药物会使患者红细胞 CD38 抗原表达减弱,且抗 CD38 单抗也可逐渐导致体内红细胞上 CD38 结合位点的完全饱和,以及在抗 CD38 单抗治疗后,红细胞上的 CD38 结合位点可能会被降解的抗 CD38 单抗片段所掩盖,从而阻止抗 IgG 抗体识别已结合在红细胞上的抗 CD38 单抗,从而造成患者的直接抗球蛋白试验凝集强度减弱,甚至呈现为阴性结果。

练习题十四

1. 高白细胞白血病是指体内白细胞数量>100×10⁹/L 的白血病患者,而慢性粒细胞白血病是常

见的致高白细胞白血病的血液系统增殖性疾病。

2. 微柱凝胶法是基于生物化学凝胶过滤技术和离心技术及免疫化学抗原抗体反应相结合的产物,通过调节凝胶浓度来控制凝胶间隙的大小,使其间隙只能允许游离的 RBC 通过,从而使游离 RBC 与聚集 RBC 分离。再通过离心 RBC 沉积在凝胶管底部,则表明 RBC 未发生凝集,若 RBC 聚集在凝胶带上部,则表明 RBC 发生凝集,是阳性反应。

3. 原因　白血病细胞较红细胞体积更大且变形性差,因此当 MGT 反应单元中白细胞含量过多阻塞游离红细胞下行通路时即出现假阳性结果;用试管法进行血型鉴定时,有的白血病患者标本,含大量异常形状的白细胞,可能达到正常红细胞的几倍甚至几十倍大小,故其异常的白血病细胞可以达到与凝集红细胞相似的效果,会造成实验结果出现类似于假凝集的一种状态,干扰实验人员对结果的判断。

处理方法:将标本 1 000×g 充分离心后采取手工加样,注意取样时应当避开白细胞层吸取靠近试管底部的压积红细胞,洗涤 3 次后,配制成所需浓度来进行实验。

练习题十五

1. C　2. D

练习题十六

1. 患者直抗阴性,自身对照阴性,与所有献血者交叉配血主侧相合,次侧不合。回顾病史,重新采集标本,如果试验结果仍旧如前,再次复核患者 ABO 血型,排除血型定型错误导致交叉配血次侧不合的原因。如果患者 ABO 血型正反定型一致,则考虑患者为红细胞多凝集。患者红细胞与 AB 型献血者血浆以及 AB 型新生儿血浆进行次侧交叉配血,如果红细胞与 AB 型献血者血浆交叉配血结果有凝集,与 AB 型新生儿血浆交叉配血无凝集。则用花生凝集素试验进行验证。

流程如下:

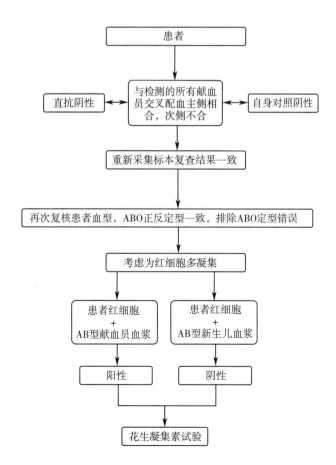

2. T 抗原暴露后,会中和血清中的部分抗体,且 T 抗原暴露后血清中的抗体产生会减少。

练习题十七

1. D   2. B

练习题十八

1. 罕见的 JK(a-b-)表型主要是常染色体隐性遗传,家系调查中相同的血型往往在同代中出现,可以在患者同代直系中找寻相同血型,并行辐照后给予输注。这种表型红细胞亚洲人频率约 0.9%,中国台湾频率约 0.019%,中国大陆偶见,可以求助省级血液中心的稀有血型库看是否有高频抗原阴性的血液成分。还可以用尿素溶血实验在献血者中筛选,也可以用 MMA 实验寻找 MI < 5% 的献血者红细胞。

2. 首先用密度梯度离心法分离人外周血单核细胞,然后制备单核细胞玻片与致敏红细胞,再进行单核细胞吞噬功能检测,最后分析结果。

练习题十九

1. 先天性   获得性
2. 正定型混合视野

练习题二十

1. 血清学检测和分子学检测
2. 配合型输注
3. 红细胞作废处理,血浆制品按反定型提示的 ABO 血型同型供应临床
4. 0.01532%

练习题二十一

导致患者血清学结果如此的原因,具体见下图"正定抗 B 出现混合视野":
1. 患者为亚型,如 B_3 亚型也会有混合视野现象出现。
2. 患者可能为嵌合体,嵌合体特有表型即为正定型混合视野情况。

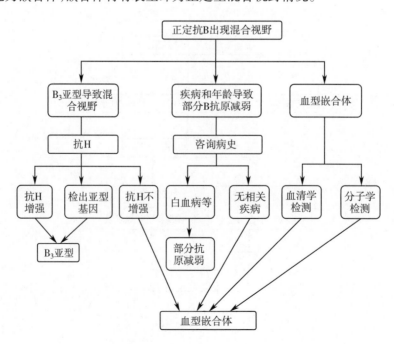

第九章

练习题一

1. 直接抗球蛋白试验　DAT 是一种简单的实验,用于检测红细胞在体内是否被免疫球蛋白和/或补体致敏。DAT 主要用于 HTRs、HDFN、AIHA 以及 DIIHA 的检测分析。

2.

(1) 直接抗球蛋白试验原理为 DAT 是基于 Coombs、Mourant 和 Race 等发现的抗体吸附于红细胞表面而不产生直接凝集的现象设计的。Coombs 试验中 DAT 用于验证体内红细胞上包被的抗体和补体成分。多数抗球蛋白的反应是由重链(例如致敏抗体的 Fc 段)或补体成分介导,桥接相邻红细胞产生肉眼可见的凝集。

(2) 微柱法原理为阳性反应时,在 MG-Coombs 试剂卡的微柱上部反应腔中,人血清标本中特异性不完全抗体(Fab)与相应红细胞结合后,在一定的离心力作用下通过微柱下部凝胶时,相邻的单体红细胞免疫复合物被抗球蛋白桥联而出现凝集。阴性反应时,红细胞则被沉淀在微柱凝胶管尖底部。

(3) 微柱凝胶卡的局限性是 a. 难以对不同厂家的凝胶卡的凝集强度进行标准化比对; b. 不建议将微柱凝胶卡放置 4℃储存或对抗原抗体反应进行增强。如果需要放置 4℃储存,建议检测前室温平衡后再使用; c. 容易受纤维蛋白和红细胞碎片的干扰造成假阳性; d. 离心后红细胞沉淀在微柱凝胶管底及近底部一侧,而不是在管底尖部,这是因为离心时微柱管离心力方向和该微管轴向方向不一致,本应为阴性结果的沉淀位置偏离,而造成假性弱阳性反应; e. 无法完全取代手工操作,尤其是在输血相容性检测疑难问题上。

3. 略

练习题二

一、名词解释

1. 自身免疫性溶血性贫血(autoimmune hemolytic anemia,AIHA)　是指由于患者自身抗体和/或补体结合在红细胞膜表面,导致红细胞破坏加速(被单核吞噬系统或补体系统溶解)而引起的一种溶血性贫血。

2. 温抗体型自身免疫性溶血性贫血　最常见的原因是由温反应自身抗体引起的。它与红细胞的反应的最适温度为 37℃,通常是 IgG,也可能是 IgM 或 IgA。温反应自身抗体能与几乎所有的试剂红细胞发生反应,往往能引起严重,甚至是致死的自身免疫性溶血性贫血。

3. 冷凝集素病(CAD)是冷凝集素介导的自身免疫性溶血性贫血,占自身免疫性溶血性贫血(AIHA)约 25%~30%。CAD 可以是急性或慢性的疾病,急性 CAD 通常继发于肺炎支原体感染;慢性 CAD 常见于老年患者,并且有时与淋巴瘤、慢性淋巴细胞性白血病或原发性巨球蛋白血症相关。

4. 阵发性冷性血红蛋白尿症(PCH)是一种受寒后可出现血红蛋白尿的自身免疫性溶血性贫血,体内产生一种抗红细胞抗体(即 Donath-Landsteiner 抗体),其在低温下可与红细胞结合,通过激活补体而致红细胞溶解,是一种罕见的冷性自身免疫性溶血性贫血,可引起血管内溶血性贫血。

二、简答题

1. WAIHA 的自身抗体多为不完全抗体(IgG 抗体),也可能是 IgM 或 IgA。在 37℃时最活跃,与红细胞(也可累及白细胞和血小板)结合,使抗体的 Fc 结构发生变化,并同时激活少量补体使红细胞膜上黏附一定的 C3b/C4b,通过单核-巨噬细胞系统器官(主要是肝和脾)时被巨噬细胞识别,分别与

单核 - 巨噬细胞上的 Fc 受体 C3b/C4b 受体结合并被吞噬破坏,从而发生血管外溶血。

2. 多数冷反应自身抗体不会引起红细胞破坏,但对于有些患者,则会引起不同程度的溶血性贫血,有些程度较轻而有些则出现威胁生命的血管内溶血。绝大多数是 IgM 抗体,绝大多数为抗 I,少数是抗 i,极少为抗 Pr。冷反应自身抗体引起慢性溶血性贫血,其最适温度为 4℃,在 25~30℃ 也能够发生反应。该抗体通常是 IgM 类免疫球蛋白,在低温时与红细胞膜表面抗原结合,促使红细胞凝集并激活补体,从而启动补体经典途径,造成红细胞直接破坏,导致血管内溶血。

3. PCH 的 IgG 抗体在低温(例如,在肢端区域)和加热时(当血液返回核心时)附着在红细胞上的 P 抗原上,导致补体介导的红细胞溶解,因此,PCH 被称为双相溶血性贫血。在 PCH 中,当致敏的红细胞进入 37℃ 血液循环时 . 致敏细胞发生了补体介导的血管内裂解,从而产生溶血。

练习题三

一、名词解释

药物诱导的免疫性溶血性贫血:DIIHA 是指药物通过免疫机制诱导产生一些针对抗药物本身或红细胞膜的抗体,或者针对药物和红细胞膜形成抗原产生抗体,使红细胞稳定性受到破坏而发生溶血,从而引起免疫性溶血性贫血。

二、简答题

药物诱导抗体形成的机制为:

(1)半抗原机制(药物吸附型):该类型以青霉素、头孢替坦为代表药物。当青霉素进入机体后,分子中的 β- 内酰胺环打开,与血浆和组织蛋白结构中的氨基共价结合,由半抗原变成完全抗原,诱导产生的 IgG 抗体,并与吸附青霉素的红细胞相互作用,随后结合抗体的红细胞被肝脾的巨噬细胞系统清除,引起血管外溶血。

(2)免疫复合物机制:该类型以头孢曲松等为代表药物。药物在初次进入机体时,作为半抗原与血清蛋白结合成为完全抗原刺激机体产生抗体(多为 IgG 或 IgM)。当药物再次进入机体时,与药物抗体在血液循环中形成免疫复合物附着于红细胞膜上并激活补体破坏红细胞,引起红细胞溶解,产生血管内溶血。

(3)自身抗体产生机制:该类型以有甲基多巴等为代表药物。属于非药物依赖性抗体,不需要药物就可以检测到抗体,类似于自身抗体。其机制是药物结合在红细胞膜上的蛋白结构,刺激机体产生针对新抗原的抗体,该抗体能与自身红细胞发生反应。

(4)非免疫性蛋白吸附(NIPA)机制:此型以一代头孢等为代表药物。药物与红细胞膜牢固结合,使膜的抗原决定簇发生变化,膜蛋白的特性变成很容易吸附血浆中的非免疫性蛋白,包括 IgG、IgA、IgM、α1 抗胰蛋白酶、α2 巨球蛋白、C3、C4 和纤维蛋白原等。由于 β 与 γ 球蛋白被吸附,导致红细胞抗球蛋白试验阳性。NIPA 作为一种不依赖于抗体的物质,也可能引起药物诱导的免疫性溶血性贫血。

三、略

练习题四

一、名词解释

剂量效应:1 个控制某血型抗原的等位基因为纯合子时,其红细胞上的该抗原为相应的双剂量;当等位基因为杂合子时,其红细胞上相应抗原为单剂量。

二、简答题

1. (1)室温期(22℃)反应的抗体有抗 M、抗 N、抗 P1、抗 Le^a、抗 Le^b;抗 H、抗 I、抗 IH、抗 P、抗 PP1Pk(抗 -Tj^a)、抗 En^a、抗 LW(部分)、抗 Ge(部分)、抗 Sd^a 或抗 Vel 等。

(2)37℃ 反应后可直接测得的抗体有抗 D、抗 K、抗 E、抗 Le^a、抗 Le^b 等。

2. 抗 Le^a,抗 Le^b、抗 Vel、抗 P、抗 PP1Pk(抗 -Tj^a)、抗 Jk3 和一些样本含有抗 H 和抗 I。

3. 盲配　即随机选择献血者进行配血,根据配血阴性结果选择血液输注。但受剂量效应影响,患者意外抗体效价不高,献血者抗原阳性细胞株数较少时,剂量效应可能对杂合子抗原献血者出现配血假相合,在输注不相合血液后可能发生迟发血清学反应与迟发性溶血反应,导致红细胞输注无效及溶血反应。

第十一章

练习题一

1. 血小板血型抗原主要分为两大类:一类为血小板与其他细胞或组织共有的抗原,即血小板相关抗原,又称血小板非特异性抗原或血小板共有抗原,包括红细胞血型相关抗原、白细胞 HLA-I 类 A、B、C 抗原和 CD36 等抗原;另一类由血小板特有的抗原决定簇组成,为血小板特异性抗原或血小板同种抗原,即人类血小板抗原(HPA),主要包括 GP Ⅱb/Ⅲa、GP Ⅰb/V/Ⅸ、GP Ⅰa/Ⅱa、CD109 等。

2. 血小板抗体主要通过输血、妊娠、骨髓移植或药物等免疫刺激产生,主要包括同种抗体、自身抗体和药物抗体。

练习题二

1. 细胞膜　膜蛋白　膜脂质
2. ABCDE
3. ABCD

练习题三

HPA 抗原的命名原则以 HPA 为字头,不同的抗原系统按命名的先后顺序排列,并用数字编号,如 HPA-1、HPA-2、HPA-3 系统。在此基础上,每一系统中再分别用英文小写字母 a 和 b 表示对偶基因,高频率基因表达的抗原以 a 表示,低频率基因表达的抗原以 b 表示。对于仅鉴定到一种抗原,而未发现对偶抗原的,则使用标记"w"的方式给予暂时命名。

练习题四

约有 5%~10% 的人群血小板高表达 A 抗原或 B 抗原,称之为高表达者,其血清糖基转移酶活性增高,且具显性遗传性质。高表达者中又分Ⅰ型和Ⅱ型,其中Ⅱ型的抗原量和糖基转移酶活性均高于Ⅰ型。

练习题五

1. 输血相关 HLA 同种免疫的发生与输注血液中白细胞含量、患者基础疾病及免疫抑制治疗等多因素有关。使用去白细胞血液成分,可大幅减少大大降低输血导致的 HLA 同种免疫。
2. C

练习题六

Ⅰ型为血小板和单核细胞均缺失该抗原,Ⅱ型为仅血小板缺失该抗原。

练习题七

1. ABCDE　　2. ABCDE

练习题八

1. 包括校正血小板计数增加值（CCI）和血小板回收率（PPR）。

2. 引起血小板输注无效的免疫因素有 HLA 抗体、ABO 血型不相容、HPA 抗体、自身抗体、免疫性血小板减少症；非免疫因素有 DIC、发热、药物、感染、脓毒血症、败血症、肝脾肿大、巨脾症、出血、血栓性微血管病、血小板储存不佳、移植物抗宿主病、恶性肿瘤、病毒感染等。

3. 配合试验　血小板交叉配血　抗体特异性预测方法

4. FNAIT 的治疗主要为静脉输注免疫球蛋白与配合血小板输注。首选与供体匹配，抗原阴性的血小板，当无法提供抗原阴性的血小板时，可输注母亲单采血小板，如前两者均无，可选择输注随机供体血小板，以此提高血小板计数，防止新生儿出血并发症。

练习题九

ITP 很难自行缓解，通常需要通过治疗提高血小板计数，如患者有较为严重的活动性出血，紧急治疗措施包括停用抗凝剂和抗血小板药物，进行血小板输注，血小板的输注有助于限制出血，同时需要与 IVIG 和／或糖皮质激素联合使用。

练习题十

半抗原型药物依赖性抗体　奎宁类药物依赖性抗体　非班类药物依赖性抗体　药物特异性抗体　自身抗体型　免疫复合物型

练习题十一

①体外观察的反应中需要有药物或其代谢物之一；②证明有特异性免疫球蛋白结合；③血小板是其结合的靶点；④至少有两个实验室独立获得相同的生物学结果以支持诊断。

练习题十二

检测药物抗体的血清样本应在采取治疗措施之前采集，如患者接受 IVIG 治疗，应在注射 IVIG 之前或至少 48 小时后采集血液样本。

练习题十三

1. CE　2. ABCD　3. ACDE

第十二章

练习题一

1. C

2. B

3. CD8$^+$T　内源性　CD4$^+$T 细胞　外源性　经典的 HLA-Ⅰ类和Ⅱ类分子通过呈递抗原肽而激活 T 淋巴细胞，参与适应性免疫应答

4. 抗原肽　HLA 分子类型

5. 免疫性血小板输注无效　非溶血性发热反应　输血相关急性肺损伤　输血相关移植物抗宿主病

练习题二

1. 6　人类主要组织相容性复合体（MHC）　3600kb
2. 细胞膜糖蛋白重链　β2- 微球蛋白轻链　α1　α2　抗原结合槽　α- 链　β- 链　α1　β1
3. HLA-A　HLA-B　HLA-C　几乎所有的有核细胞(仅少数除外)　HLA-DR　HLA-DQ　HLA-DP　B 淋巴淋巴、单核细胞、巨噬细胞、树突状细胞、活化的 T 淋巴细胞、早期造血细胞和微血管内皮细胞等

练习题三

1. 字母　数字　发现顺序
2. 两条染色体上的 HLA- Ⅰ类分子 2、3 外显子或 HLA- Ⅱ类分子 2 外显子　这些外显子的氨基酸序列多态性

练习题四

1. C
2. B
3. HLA 基因分型主要采用的技术　包括 DNA-RFLP、PCR-SSP、PCR-SSOP、PCR-SSCP、PCR-SBT、基因芯片、NGS 等方法。PCR-RFLP 方法准确性好,但其限制性片段格局表现异常复杂,使其在 HLA 研究领域内的应用受到一定程度的限制。PCR-SSP 方法简单易行,分辨率可从低到高、成本低,缺点是由于涉及用多对引物检测,实验成本高,不易自动化,不能检测新的等位基因和试剂盒需不断升级等。PCR-SSOP 方法灵敏度高,特异性强,而且具有自动化即高通量的特点。PCR-SSCP 方法适合样本量小的标本和应用 PCR-SSO、PCR-SSP、PCR-RFLP 难以区分型别的鉴定,或可作为检测是纯合子还是基因缺失的补充实验。但是此方法仅能探知基因变异的存在,检出未知的基因型,而无法确定变异的确切位置及突变类型。PCR-SBT 方法的优势是直接获得 DNA 序列,可以鉴定所有存在的多态性,是最直观、最准确的方法,PCR-SBT 被公认为是 HLA 分型的"金标准"。基因芯片具有高通量和平行化的特点。如何提高芯片的稳定性和固定率是芯片研究者必须攻克的难题。应用 NGS 技术进行 HLA 基因分型检测,具有分辨率高、模棱两可组合少的特点,也涌现出大量的新等位基因和罕见等位基因,极大丰富了人类 HLA 数据库及其多态性。
4. 目前基于碱基序列测定分型技术主要基于两种原理,一种为 Allan Maxam 和 Walter Gilbert 所建立的化学裂解法;另一种为 Frederick Sanger 建立的 DNA 链末端合成终止法。
5. 主要经历了补体依赖的淋巴细胞毒试验（CDC）、流式细胞术交叉配型（FCXM）、酶联免疫吸附试验（ELISA）和应用 Luminex 技术平台的检测技术。CDC 基本原理为潜在受者的血清与候选供者的淋巴细胞(未分群或分化为 T 和 B 淋巴细胞)表面相应抗原结合后激活补体,引起细胞膜受损、穿孔,染料渗入,细胞着色,根据着色的死亡细胞数目可以计算淋巴细胞毒性的强度。FCXM 能检测出较低水平的激活或不激活补体的 HLA 抗体,但特异性不强,重复性较差,很快就被改良的免疫磁珠流式细胞仪方法（Flow PRATM beads）所替代。Flow PRATM beads 原理将 HLA 抗原包被免疫磁珠,随后与受者血清进行孵育,使包被有不同 HLA 抗原的免疫磁珠与受血者血清中的相对应 HLA 抗体结合,再结合荧光交联 Fab 段的羊抗人 IgG 二抗,最后应用流式细胞仪分析受者血清中 HLA 抗体的强度和特异性。ELISA 实验原理为将纯化的 HLA- Ⅰ类和 Ⅱ类抗原包被于酶联板孔制成 ELISA 试剂板,待测血清加入包被有 HLA- Ⅰ类、Ⅱ类抗原的反应孔内孵育后,洗板,加入过氧化物酶连接的羊抗人 IgG 抗体孵育后上酶标仪读取吸光度值并分析结果。Luminex 检测原理是在不同荧光编码的微球上进行抗原 - 抗体、酶 - 底物、配体 - 受体结合反应及核酸杂交反应。Luminex 仪通过发射红色激光识别包被抗原的微球区分抗原的特异性,通过绿色激光检测与抗原抗体结合的藻红蛋白标记的人

IgG 抗体的强度,并以 MFI 值的高低作为判断抗体强弱的依据。

6. Luminex 方法是目前公认的检测 HLA 抗体最敏感的方法。

练习题五

1. B　2. B　3. C　4. B

练习题六

1. D　2. C　3. E　4. A

5. 在遗传学上,将两个遗传学性状在群体中同时出现并呈非随机分布的现象称为关联,并以相对危险性来评估两个遗传学性状的关联程度。带有某些特定 HLA 等位基因或单体型的个体易患某一疾病(称为阳性关联)或对该疾病有较强的抵抗力(称为阴性关联)皆称为 HLA 和疾病关联。这一关联,可通过对患病人群和健康人群做 HLA 分型后用统计学方法加以判别。通过在群体中调查比较患者与正常人某些特定等位基因及其产物的频率,是研究遗传基因决定疾病易感性的主要方法。

6.

类风湿性关节炎 ———————— DR4

乳糜泻 ———————— DR3,HLA-DQA1*05:01,DQB1*02:01

强直性脊柱炎 ——————— DQB1*02:01

HCV ———————— B*27

练习题七

1. 在中华骨髓库中找到相合无关供者的概率取决于志愿者资料库库容量和吸纳的人群地域 HLA 多态性程度,同时也与患者携带的 HLA 基因表型和单体型频率有关。

2. 解决免疫性 PTR 的最佳策略是在已知基因分型的血小板基因数据库中找到与患者血小板抗原相同或相容的血小板供者,进行血小板基因配合型输注。

3. 血小板血清学交叉配合试验只能反映出本次输注血小板的配合性,并不能避免本次输注血小板抗原对机体的免疫刺激作用,当出现较高多种抗体,往往试验时供者全部显示阳性反应,出现筛查多份仍然找不到相合供者。

4. 中国血小板基因数据库是建立一个已知血小板抗原或基因(HLA、HAP、CD36 等)的血小板捐献者资料库,当患者需要时,通过多种配型方法能够在该数据库中找到与患者血小板抗原相同或相容的供者或血小板制品,目的是解决血小板输注无效等输血相关不良反应,推进血小板基因配合型输注,节约血液资源。

第十三章

练习题一

1. ABCD

2. Ⅰ类:不管是作为单独治疗还是和其他治疗方法结合,单采治疗作为一线治疗方案的疾病;

Ⅱ类:不管是作为单独治疗还是和其他治疗方法结合,单采治疗作为二线治疗方案的疾病。

Ⅲ类:单采治疗最佳作用尚未确定,选择应该个体化。

Ⅳ类:有证据证明或提示单采是无效的或是有害的疾病。

练习题二

1. 血浆置换所去除的主要致病物质包括自身免疫性疾病中的自身抗体,沉积在组织引起组织损伤的免疫复合物,尿毒症毒素,过量的低密度脂蛋白,各种副蛋白如冷球蛋白、游离轻链或重链蛋白,过量的药物或毒物等。

2. ABCD

练习题三

1. C

2. C

练习题四

CAR-T 细胞是通过采集患者或者供者外周血中 T 细胞,通过基因修饰改造将 CAR 基因导入 T 细胞,使其表达特定受体以结合特定肿瘤相关抗原,在体外进行大量扩增后回输给患者。这些 CAR-T 细胞在体内与肿瘤相关抗原特异性结合后,将信号传到细胞内,使 T 细胞增殖活化,同时释放细胞因子,从而发挥其靶向抗肿瘤作用。CAR-T 治疗目前主要应用于急性淋巴细胞白血病、慢性淋巴细胞白血病、弥漫性大 B 细胞淋巴瘤和多发性骨髓瘤、急性髓细胞性白血病等血液恶性肿瘤。

第十四章

练习题一

1. 血小板生成不足,如 Fanconi 贫血、先天性伴畸形无巨核细胞血小板减少症、May-Hegglin 异常(梅 - 黑异常)、Wiskott-Aldrich 综合征(威 - 奥综合征)、Trousseau 综合征、再生障碍性贫血、骨髓损伤等;血小板破坏消耗增多,如 DIC、血栓性血小板减少性紫癜、溶血性尿毒症综合征、特发性血小板减少性紫癜、HIV 感染、药物引起血小板减少(如肝素)和输血后紫癜等;血小板分布异常,如脾功能亢进等。

2. 遗传性:血小板黏附、聚集功能缺陷,血小板释放功能缺陷,血小板促凝活性缺陷。获得性:由白血病、巨球蛋白血症、多发性骨髓瘤等引起的血小板功能缺陷。

3. 常见的遗传性凝血因子缺乏有:FⅧ、FⅨ,分别导致血友病 A、血友病 B。

4. 肝脏疾病(重型肝炎、肝硬化、肝移植)引起的凝血因子缺乏;由于营养、药物、肝胆疾病及肠源性疾病的影响,导致维生素 K 依赖性凝血因子缺乏;DIC 过程中凝血因子消耗性减少等。

5. 引起纤溶亢进的因素有:遗传性 α_2- 纤溶酶抑制物缺乏症、先天性纤溶酶原活化抑制物缺乏症所致的先天性纤溶亢进;大量纤溶酶原活化物释放入血或抗纤溶酶活性降低,以及各种血栓性疾病、DIC 及严重肝病等导致的获得性纤溶亢进。

练习题二

1. 发病年龄、性别、出血诱因、既往史、出血频度、家族史。

2. 直接损害血管壁或通过免疫机制使血管壁通透性增加;导致药源性血小板减少症(drug-induced thrombocytopenia,DITP);影响血小板功能;抑制骨髓造血或选择性抑制巨核细胞生成;抑制凝血等。

3. 血管性血友病 3 型,血小板无力症、血小板释放反应缺陷、先天性凝血因子 Ⅱ、Ⅴ、Ⅹ、Ⅻ、ⅩⅢ 缺乏症。

4. 血管壁异常的出血表现:以皮肤紫癜常见,皮肤出血点多见。

5. 血小板异常的出血表现:以皮肤出血点、紫癜、瘀斑和黏膜出血、口腔血疱、鼻出血、牙龈出血、月经过多,外伤手术后出血多见。外伤后创面局部即刻发生渗血难止,持续时间不长,压迫后止血有效,输血或血制品治疗效果欠佳。

6. 凝血因子异常的出血表现:以关节腔出血、外伤手术后出血常见,内脏出血、血肿多见。

7. 纤溶异常的出血表现:以大片瘀斑、外伤手术后出血常见,内脏出血、血肿多见。

练习题三

1. 过筛实验:毛细血管脆性试验、血小板计数、出血时间(BT)、凝血时间(CT)、活化部分凝血活酶时间(APTT)、凝血酶原时间(PT)、凝血酶时间(TT)。确证实验有:毛细血管镜检查和血管性血友病因子(vWF)测定、血小板黏附试验、聚集试验、血小板释放反应试验、单个凝血因子分析、抗凝血酶检测(AT)、鱼精蛋白副凝(3P)试验、纤维蛋白(原)降解产物(FDP)等。

2. 出血时间(BT)是通过测定皮肤受特定条件刺伤后,出血自然停止所需要的时间,此过程反映皮肤毛细血管与血小板相互作用,包括血小板的数量和黏附、活化、释放及聚集等功能,BT 延长见于血小板数量异常和质量缺陷、血管壁病变等;血小板黏附试验(PAdT)是利用血小板黏附于损伤血管表面或异物表面的特性,测定接触前后黏附于异物表面的血小板之差占血小板总数的百分率,PAdT减低见于血小板无力症、血管性血友病等;血小板聚集试验(PAgT)是在特定的连续搅拌条件下,在富含血小板的血浆中分别加入各种诱聚剂,诱聚剂与血小板膜上相应受体结合后使血小板活化、聚集,悬液的浊度发生变化,光电池将光浊度的变化转换为电讯号的变化,根据描记曲线计算出血小板聚集的程度和速度,PAgT 减低见于血小板无力症、巨血小板综合征、贮存池病。

3. 血浆凝血酶原时间(PT)是在受检血浆中加入组织因子和钙离子混合液,测量血浆凝固所需要的时间,是外源性凝血系统常用的筛选试验;

活化部分凝血活酶时间(APTT)是以接触因子活化剂、活化因子Ⅻ、Ⅺ,以脑磷脂代替血小板提供磷脂催化表面,在钙离子的参与下,观察血液凝固所需的时间,是测定内源性凝血系统比较敏感和常用的筛选试验;

凝血酶时间(TT)是在受检血浆加入"标准化"的凝血酶溶液后,血浆发生凝固所需的时间,延长多见于体内肝素增多或类肝素物质存在;

纤维蛋白原检测(FIB)包括临床分凝血酶比浊法(clauss 法)和 PT 演算法,Clauss 法是根据纤维蛋白原在凝血酶作用下形成纤维蛋白的原理,用已知含量的标准品制作标准曲线,用凝血酶测定血浆凝固时间,后者与血浆中纤维蛋白原浓度呈负相关,再计算纤维蛋白原含量。PT 演算法则是当PT 测定完成时,纤维蛋白原转变为纤维蛋白,其形成的浊度与 FIB 的含量成正比,因此无需另加任何试剂,即可由产生的浊度,用终点或速率法算出 FIB 含量。纤维蛋白原是急性时相反应蛋白,增高见于急性心肌梗死、急性肾小球肾炎、急性感染等,减少常见于 DIC、原发性纤溶症、重症肝炎和肝硬化等。

4. 将受检血浆与正常人混合血浆与 37℃水浴以 1:1 共孵,测定 APTT 结果,若 APTT 结果能被纠正者,该受检血浆缺乏凝血因子;若不能纠正,该受检血浆中存在病理性抗凝物质。

5. 在体内纤溶系统正常的情况下,D- 二聚体的升高可以间接反映凝血激活后交联纤维蛋白的形成情况,D- 二聚体是针对凝血和纤溶过程的这一类疾病的共同病理特点,是继发性纤溶的产物。

6. 药物、恶性肿瘤、感染、怀孕、高龄等情况引起 D- 二聚体增高,从而干扰血栓性疾病的判断;远端的小血栓、超出血栓发生时间窗的检测或同时进行药物抗凝治疗时会影响 D- 二聚体检测水平;目前临床使用的检测方法较多,不同品牌仪器和试剂所采用方法学之间所检测的 D- 二聚体分子片段不同,结果不具可比性,难以统一标准实施长期动态监测评估。

7. 能预测术后急性纤溶活性;有助于区分原发性纤溶亢进和继发性纤溶亢进,选用 D- 二聚体和 FDP 作为筛选试验,可进一步明确纤溶亢进而出血的原因。

练习题四

1. 白血病和骨髓增殖性疾病、尿毒症、药物因素、异常球蛋白血症、肝病等导致获得性血小板功能缺陷;血小板无力症、巨血小板综合征等导致遗传性血小板功能异常(缺陷)。

2. 血栓弹力图、血小板图、血小板聚集试验。

3. 合成的原料维生素 K 缺乏和肝病肝损等主要合成器官功能障碍会导致凝血因子合成不足;大面积的血栓形成和 DIC 会导致凝血因子的大量消耗;大量失血会导致凝血因子的丢失等。

4. PT、APTT、TT 检测作为出血性疾病的初筛试验,结果延长能够为出血性疾病进一步检测和确诊提供方向。

5. 因为肝脏是凝血因子的合成场所,凝血因子合成减少,因子水平减低导致凝血检测结果延长,但是肝脏同时也是体内主要抗凝物质(AT、PC、PS)的合成场所,此时体内的抗凝物质的合成也在减少,抗凝作用是减弱的。某些患者由于门静脉高压血流受阻时血液瘀滞,又因体内自身的抗凝作用减弱,存在一定的血栓风险。

6. 抗凝血酶Ⅲ是抗凝系统中最重要的成分,抗凝血酶Ⅲ缺乏或减少见于严重肝脏疾病、DIC、外科手术后、血栓前状态和血栓性疾病等(如肾小球疾病、恶性肿瘤、心脑血管病);增高:见于血友病,口服抗凝剂和应用黄体酮等药物。再生障碍性贫血,心瓣膜病,尿毒症,肾移植。

7. DIC 早期(弥散性微血栓形成期),各种病因导致凝血系统被激活,凝血酶生成增多,微血栓大量形成,血液处于高凝状态。DIC 中期(消耗性低凝期),凝血酶和微血栓的形成使凝血因子和血小板因大量消耗而减少,同时因继发性纤溶系统功能增强,血液处于低凝状态,有出血表现。DIC 晚期(继发性纤溶亢进期)此期血栓形成基本停止,继发性纤溶亢进为主要矛盾,TAT 检测增高幅度明显减小,PIC 增高幅度更大,TAT/PIC 的比值相对先前有所减低。

8. 可以通过Ⅷ因子活性的高低判断肝硬化患者是否合并 DIC;晚期肝硬化患者 D-dimer 和 FDP 通常也会有不同程度的增高,动态监测结果更有利于找到继发性纤溶亢进的依据;TAT 和 PIC 是凝血酶和纤溶酶生成的直接证据,当这两个指标升高时,可以更加直接地反应患者凝血和纤溶系统激活的情况,从而找到凝血消耗和纤溶亢进的直接证据。

9. TAT 是凝血酶 - 抗凝血酶复合物,当凝血酶增加时,它形成的复合物 TAT 也会成比例增加,可通过复合物的检测来反映凝血酶生成的情况,从而评估患者凝血活化的状态。准确地评估和监测患者血栓前高凝状态,可早期进行血栓预判和开展相关治疗。

第十五章

练习题一

1. 巴曲酶、蛇毒血凝酶、氨苯砜、秋水仙碱、氨肽素、血小板生成素受体激动剂(重组人血小板生成素、白介素 -11)。

2. 血栓性血小板减少性紫癜(TTP)、溶血尿毒症综合征(HUS)、肝素诱导的血小板减少症(HIT)等

3. 针对凝血障碍所致出血,常用的止血药物有维生素 K、1- 去氨基 -8-D- 精氨酸升压素

（DDAVP）、硫酸鱼精蛋白等。

4. 血友病的治疗原则是以替代治疗为主的综合治疗。替代疗法即补充缺失的凝血因子,是防治血友病出血最重要的措施。

5. 注射维生素 K,必要时可输注新鲜血浆或凝血酶原复合物。

6. 常用的纤溶抑制剂有氨基己酸（aminocaproic acid）、氨甲环酸（tranexamic acid）和氨甲苯酸（aminomethylbenzoic acid）、抑肽酶等。它们主要是通过与纤溶酶原活化物竞争性结合,抑制纤溶酶原的活化,从而抑制纤溶活性,起到止血效果。

练习题二

1. ① PLT<20×10^9/L 且存在活动性出血;②出血严重、广泛;③疑有或已发生颅内出血者;④近期即将手术分娩者。

2. 冷沉淀凝血因子是高分子量血浆蛋白浓缩剂,由 FFP 在 4℃水浴箱中解冻后收集到的不溶性沉淀物制成,常用于儿童及成人轻型甲型血友病、血管性血友病、先天性或获得性纤维蛋白原缺乏症及因子Ⅷ缺乏症病人。有时冷沉淀凝血因子也用于手术后出血、严重外伤及 DIC 等病人的替代治疗。

3. 重组 FⅧ因子、重组Ⅸ因子、重组 FⅦa 因子。主要用于血友病的治疗。

4. rhFⅦa 能与 TF 结合,在出血局部放大 TF/FⅦa 途径作用,同时有效激活 FX,加速凝血酶原向凝血酶转化,还能激活 FⅨ,参与内源性凝血途径,增强凝血活性。

先天性Ⅶ因子缺乏和有抑制物的血友病 A 与血友病 B 的出血;严重的血小板（血小板无力症、巨血小板综合征等）导致的出血;严重肝病、肝移植手术、维生素 K 拮抗剂过量的出血;外科手术出血（创伤、心脏、脊柱等）;消化道、呼吸道、产科出血;抗凝药物和溶栓药物过量的出血,可使用 .rhFⅦa 止血。

5. .ITP、脾功能亢进、伊文思（Evans）综合征、TTP 等

第十六章

练习题一

A

练习题二

1. ABCD
2. ABD

练习题三

1. 首先,PBM 的核心要素除血液保护技术以外,还包括贫血治疗,优化患者的生理代偿机能和限制性输血理念等,这些内容均超越了血液保护的范畴,所以说 PBM 的内涵大于血液保护,PBM 包含了部分血液保护技术。其次,更重要的区别在于 PBM 是以患者为中心,把改善患者转归作为最终目的;而血液保护则着眼于血液资源,目的是把血液作为资源保护起来。

2. 由于①输血有风险;②血液供应紧张;③患者安全考虑和提高医疗质量等因素,PBM 的实行很有必要。

3. 诊治贫血　减少出血　改善生理机能代偿贫血

4. 诊断贫血　主要以 Hb 为依据,成年男性<120g/L(WHO<130g/L),成年女性<110g/L(WHO<120g/L)为贫血。≤30g/L 为极重度,31~60g/L 为重度,61~90g/L 为中度,91~ 正常值下限为轻度。

5. 铁剂、叶酸、维生素 B_{12} 和促红细胞生成素。

6. 抗纤溶类、去氨加压素(DDAVP)、纤维蛋白浓缩剂、局部止血材料。

7. 自体输血包括储存式　稀释式　回收式自体输血

附　录

附录 1　血液质量控制检查项目

血液种类	外观	标签	容量*	无菌试验	Hb*	游离Hb*	血细胞比容*	保存期末溶血率*	白细胞残留量*	红细胞混入量*	血小板含量*	血浆蛋白含量*	上清液蛋白含量*	pH*	Ⅷ因子含量*	纤维蛋白原含量*	甘油残留量*	中性粒细胞计数*	亚甲蓝残留量*
全血	√	√	√	√	√														
去白细胞全血	√	√	√	√	√			√	√										
浓缩红细胞	√	√	√	√	√		√	√											
去白细胞浓缩红细胞	√	√	√	√	√		√	√	√										
悬浮红细胞	√	√	√	√	√		√	√											
去白细胞悬浮红细胞	√	√	√	√	√		√	√	√										
洗涤红细胞(保存期同悬浮红细胞)	√	√	√	√	√			√					√						
洗涤红细胞(保存期为24h)	√	√	√	√	√			√					√						
冰冻解冻去甘油红细胞	√	√	√	√	√	√		√	√								√		
浓缩血小板/混合浓缩血小板	√	√	√	√	√				√	√	√			√					
单采血小板	√	√	√	√	√					√	√								
去白细胞单采血小板	√	√	√	√	√				√	√	√								
新鲜冰冻血浆	√	√	√	√	√							√			√				
病毒灭活新鲜冰冻血浆(亚甲蓝光化学法)	√	√	√	√	√							√			√				√

续表

血液种类	外观	标签	容量*	无菌试验	Hb*	游离Hb*	血细胞比容*	保存期末溶血率*	白细胞残留量*	红细胞混入量*	血小板含量*	血浆蛋白含量*	上清液蛋白含量*	pH*	Ⅷ因子含量*	纤维蛋白原含量*	甘油残留量*	中性粒细胞计数*	亚甲蓝残留量*
冰冻血浆	√	√	√	√	√							√							
病毒灭活冰冻血浆（亚甲蓝光化学法）	√	√	√	√	√							√							√
单采新鲜冰冻血浆	√	√	√	√	√							√			√				
冷沉淀凝血因子	√	√	√	√	√										√	√			
单采粒细胞	√	√	√	√	√		√											√	

辐照血液：血液质量控制项目与原血液制剂相同

注 1："√"为适用检查项目；注 2："*"为适用于"75% 的抽检结果落在质量控制指标范围内，可认为血液采集和制备过程受控"的检查项目

附录 2　ABO 异基因干细胞移植的 ABO 血型转变

相容类型	供者 > 受者	移植前定型				移植后定型				ABO 血型
		抗 A	抗 B	A₁型红细胞试剂	B 型红细胞试剂	抗 A	抗 B	A₁型红细胞试剂	B 型红细胞试剂	
ABO 主侧不相容	B>O	0	0	≥2+	≥2+	0	≥3+	≥2+	0	B(供者)
	A>O	0	0	≥2+	≥2+	≥3+	0	0	≥2+	A(供者)
	AB>O	0	0	≥2+	≥2+	≥3+	≥3+	0	0	AB(供者)
	AB>A	≥3+	0	0	≥2+	≥3+	≥3+	0	0	AB(供者)
	AB>B	0	≥3+	≥2+	0	≥3+	≥3+	0	0	AB(供者)
ABO 次侧不相容	O>A	≥3+	0	0	≥2+	0	0	0	≥2+	正 O 反 A
	O>B	0	≥3+	≥2+	0	0	0	≥2+	0	正 O 反 B
	O>AB	≥3+	≥3+	0	0	0	0	0	0	正 O 反 AB
	A>AB	≥3+	≥3+	0	0	≥3+	0	0	0	正 A 反 AB
	B>AB	≥3+	≥3+	0	0	0	≥3+	0	0	正 B 反 AB
ABO 主、次侧均不相容	A>B	0	≥3+	≥2+	0	≥3+	0	0	0	正 A 反 AB
	B>A	≥3+	0	0	≥2+	0	≥3+	0	0	正 B 反 AB

说明：1. 受者 ABO 血型 A/B 抗原种类比供者少才可以导致主侧不相容；受者 ABO 血型 A/B 抗原种类比供者多才可以导致次侧不容和过客淋巴综合征；供受者血型 A/B 抗原种类一样可以导致主、次侧均不相容；2. 只有 ABO 主侧不相容受者才能完全转变为供者血型；次侧不合只能正定型转为供者血型，反定型依然为受者血型；主次均不合只能正定型转为供者血型，反定型为 AB 型。

附录 3 确定 CD38 单抗影响的输血相容性检测的鉴定流程

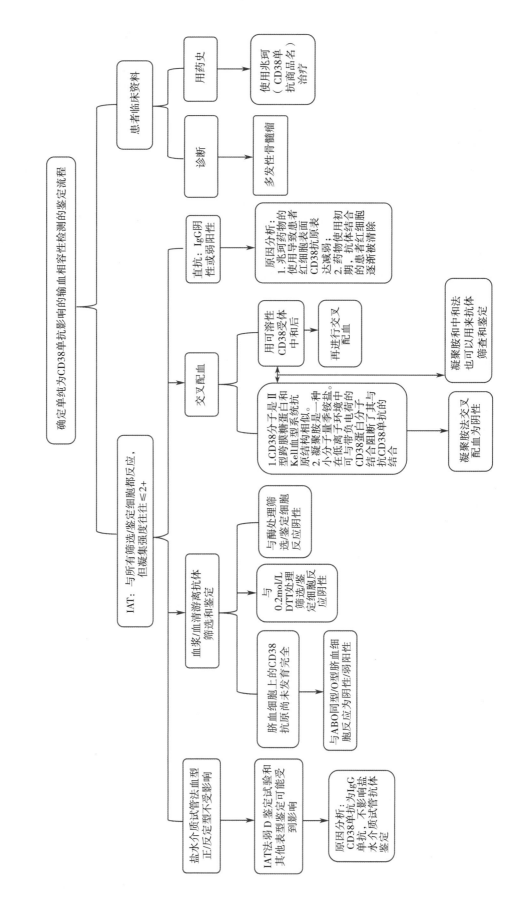

443

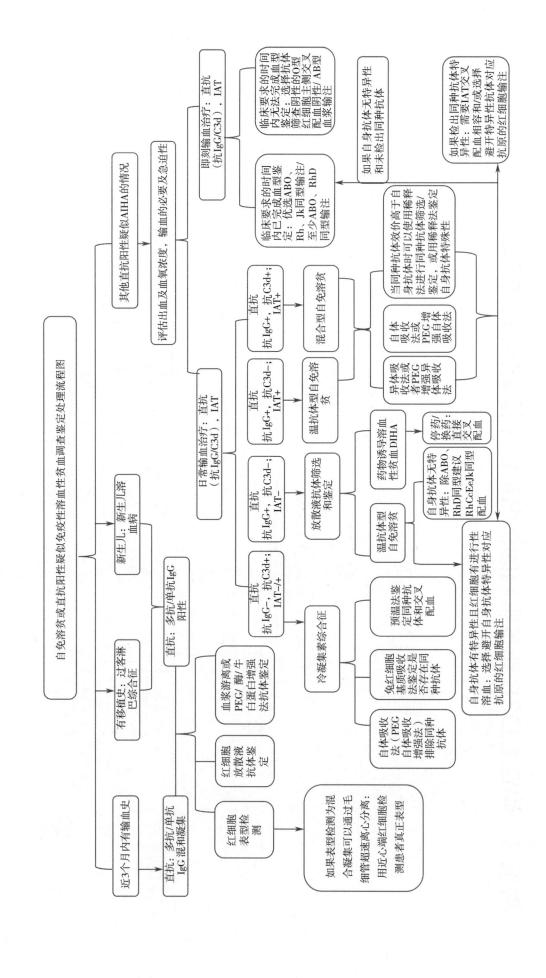

附录5 同种高频抗原抗体鉴定流程

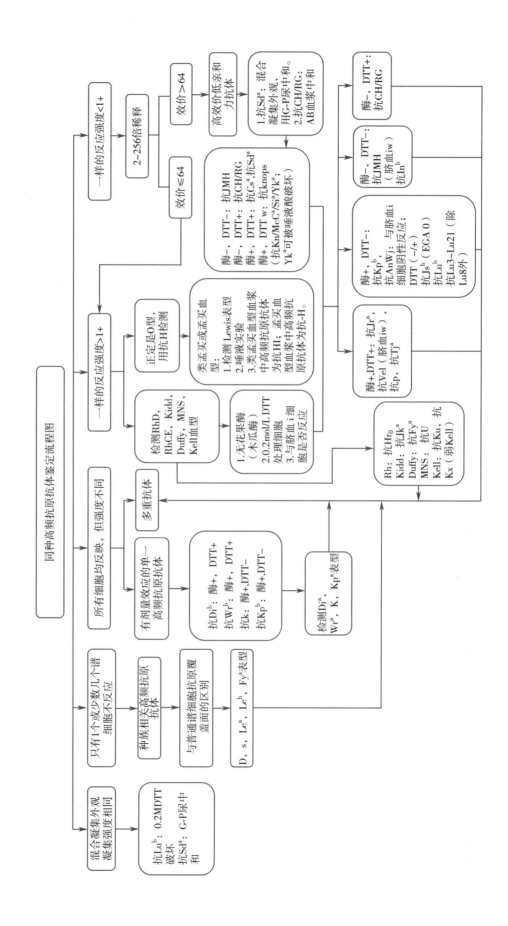

同种高频抗原抗体鉴定流程图

附录 6 吸收、放散试验的应用流程

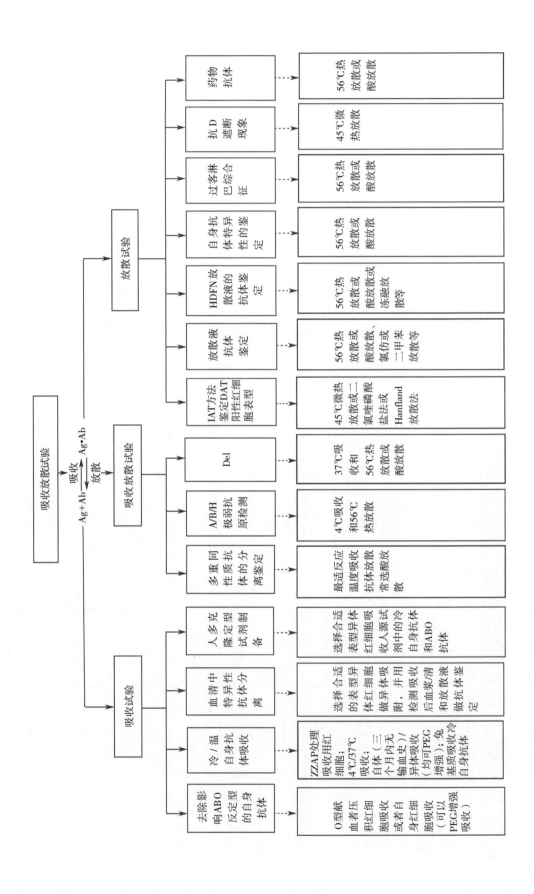